经皮给药制剂
从创新到生产

Dermal Drug Delivery
From Innovation to Production

主　编　〔美〕塔帕什·K. 高希（Tapash K. Ghosh）

主　审　陈　华　方　亮

主　译　潘宪伟　王征征

副主译　李斐菲　汤宏敏　王　元

U0218879

中国协和医科大学出版社

北　京

图书在版编目（CIP）数据

经皮给药制剂：从创新到生产 /（美）塔帕什·K.高希（Tapash K. Ghosh）主编；潘宪伟，王征征译. -- 北京：中国协和医科大学出版社, 2024. 7. -- ISBN 978-7-5679-2429-1

Ⅰ. R944.9

中国国家版本馆CIP数据核字第20241XV504号

主　　编	〔美〕塔帕什·K.高希（Tapash K. Ghosh）
主　　译	潘宪伟　王征征
责任编辑	李元君　赵　薇
封面设计	邱晓俐
责任校对	张　麓
责任印制	黄艳霞
出版发行	中国协和医科大学出版社
	（北京市东城区东单三条9号　邮编100730　电话010-65260431）
网　　址	www.pumcp.com
印　　刷	小森印刷（北京）有限公司
开　　本	787mm×1092mm　　1/16
印　　张	23.5
字　　数	490千字
版　　次	2024年7月第1版
印　　次	2024年7月第1次印刷
定　　价	89.00元

（版权所有，侵权必究，如有印装质量问题，由本社发行部调换）

译者名单

主　审　陈　华　方　亮

主　译　潘宪伟　王征征

副主译　李斐菲　汤宏敏　王　元

译　者　（按姓氏笔画排序）

刁义平　中国医学科学院皮肤病医院

王　元　药源药物化学（上海）有限公司

王征征　北京信义惠达机电设备有限公司

卢　迪　中科微针（北京）科技有限公司

冯　伟　北京万隆和科技有限公司

华　丽　上海博悦生物科技有限公司

刘子修　世界中医联合会经皮给药专委会

刘亚利　汕头大学医学院第一附属医院

汤宏敏　北京合邦兴业科学仪器有限公司

李　炜　北京德默高科医药技术有限公司

李长运　上海珩泽科技有限公司

李斐菲　北京倍美药业有限公司

吴学涛　北京乘风济海科技有限公司

何春怡　司徒梵克（珠海横琴）科技有限责任公司

谷　丽　南京樟益医药科技有限公司

陆家祺　深圳市锐拓仪器设备有限公司

林伟华　北京信义惠达机电设备有限公司

赵　军　山东新圣时代新材料有限公司

赵　嫣　亚宝药业北京药物研究院

信长颖　黑龙江省药品检验研究院

党晓怡　南京明捷生物医药检测有限公司

韩广乾　上海梓梦科技有限公司

潘宪伟　江苏柯菲平医药股份有限公司

塔帕什·K.高希（Tapash K. Ghosh）博士，先后就职于美国食品药品管理局（Food and Drug Administration，FDA）临床药理学办公室和药品质量办公室，美国药典专家组成员。在加入美国食品药品管理局前，曾在两个学术机构任职，也曾在制药行业短暂工作。本书为他的第四部著作，塔帕什·K.高希博士也发表过多篇科技论文，并就与药物开发相关的不同科学主题，多次在美国国内和国际发表演讲。

主译

潘宪伟，毕业于沈阳药科大学，硕士，高级工程师，世界中联经皮给药专业委员会理事，研发EFG公众号发起人。以第一作者和通讯作者身份在中国核心期刊和中国科技核心期刊发表论文5篇。先后在正大天晴、南京正大天晴和苏州二叶制药有限公司担任项目主管、分析室主任和分析部副总监岗位，现于江苏柯菲平医药股份有限公司担任分析部总监。对药物研发的质量控制研究和经皮给药制剂的研发有深刻理解。

王征征，北京信义惠达机电设备有限公司总经理，世界中联经皮给药专业委员会理事，中国民族医药学会会员，毕业于西安电子科技大学。作为技术骨干参与了中国第一台凝胶贴膏涂布机的研发及生产，获得相关专利十余项，对国产贴膏剂设备自主知识产权化转型做出了重要贡献。王征征从事经皮给药凝胶贴膏生产线设备的研发及实际应用推广工作十余载，有着丰富的实战经验和深厚的理论基础，对设备在试验阶段、中试阶段和商业批过程中的实际运用有着独到的认识与见解。

副主译

李斐菲，生物医药博士，北京倍美药业有限公司创始人，北京茗泽中和药物研究有限公司联合创始人，长期从事药品研发、申报及产业化工作；2013年开始专注于经皮给药领域，完成多个产品的申报及产业化建设，积极推进与国内化工企业合作，完成国产经皮药物辅料的备案工作。

汤宏敏，北京合邦兴业科学仪器有限公司创始人，总经理，江西中医药大学和清华大学联合培养研究生，药物分析专业，发表SCI收录和其他核心期刊文章15篇，国家及企业横向课题十几项，包含国家药典标准1项，化妆品行业标准1项。在国际头部知名分析仪器公司从业12年。中国医药生物技术协会药物分析专委会委员，熟悉制药行业各类分析仪器及方法。

王元，博士，药源药物化学（上海）有限公司创始人，总经理。中国科协海智计划专家，江苏省双创人才。北京大学药学院毕业，法国巴黎第六大学博士，曾在加拿大开展博士后研究和制药工艺研发12年。2003年归国创办药源药物化学（上海）有限公司，从事新药的药学研究、注册及定制化GMP生产服务，2022年12月加入科创板上市公司皓元医药。

Dina W. Ameen

Department of Pharmaceutics

Center for Dermal Research

Rutgers University

Piscataway，New Jersey

Muralikrishnan Angamuthu

Department of Pharmaceutics and Drug Delivery

The University of Mississippi

Starkville，Mississippi

Ajay K. Banga

Department of Pharmaceutical Sciences

Mercer University

Atlanta，Georgia

Tony Bennett

Global Manufacturing and Supply

GSK，UK

April C. Braddy

Division of Bioequivalence Ⅲ

Center for Drug Evaluation and Research（CDER）

Food and Drug Administration（FDA）

Silver Spring，Maryland

Scott A. Burton

3M Drug Delivery Systems Division

St. Paul, Minnesota

Dale P. Conner

Division of Bioequivalence Ⅲ

Center for Drug Evaluation and Research (CDER)

Food and Drug Administration (FDA)

Silver Spring, Maryland

Lisa A. Dick

3M Drug Delivery Systems Division

St. Paul, Minnesota

Shulin Ding

Silver Spring, Maryland

Daniel M. Dohmeier

3M Drug Delivery Systems Division

St. Paul, Minnesota

John T. Farrar

Departments of Epidemiology, Anesthesia, and Neurology

Center for Clinical Epidemiology and Biostatistics

University of Pennsylvania

Philadelphia, Pennsylvania

Gregory Fieldson

Tolmar Inc.

Ft. Collins, Colorado

Tapash K. Ghosh

Silver Spring, Maryland

Anushree Herwadkar
Department of Pharmaceutical Sciences
Mercer University
Atlanta, Georgia

Sarah A. Ibrahim
Center for Drug Evaluation and Research (CDER)
Food and Drug Administration (FDA)
Silver Spring, Maryland

Shamir N. Kalaria
Center for Translational Medicine
University of Maryland
Baltimore, Maryland

Chan Ko
3M Drug Delivery Systems Division
St. Paul, Minnesota

Majella E. Lane
School of Pharmacy
University College of London
London, UK

Howard I. Maibach
Department of Dermatology
University of California
San Francisco, California

Margareth R.C. Marques
United States Pharmacopeia (USP)
Rockville, Maryland

Nathaly Martos

Department of Pharmaceutics

Center for Dermal Research

Rutgers University

Piscataway, New Jersey

Bozena Michniak-Kohn

Department of Pharmaceutics

Center for Dermal Research

New Jersey Center for Biomaterials

Rutgers University

Piscataway, New Jersey

Amit Mitra

Center for Drug Evaluation and Research（CDER）

Food and Drug Administration（FDA）

Silver Spring, Maryland

S. Narasimha Murthy

Department of Pharmaceutics and Drug Delivery

The University of Mississippi

Starkville, Mississippi, and

Institute for Drug Delivery and Biomedical Research（IDBR）

Bengaluru, India

Timothy A. Peterson

3M Drug Delivery Systems Division

St. Paul, Minnesota

Ann M. Purrington

3M Drug Delivery Systems Division

St. Paul, Minnesota

Tannaz Ramezanli

Department of Pharmaceutics

Center for Dermal Research

Rutgers University

Piscataway, New Jersey

H.N. Shivakumar

Institute for Drug Delivery and Biomedical Research（IDBR）

KLE College of Pharmacy

Bengaluru, India

Neha Singh

Recipharm Laboratories Inc.

Morrisville, North Carolina

Caroline Strasinger

Center for Drug Evaluation and Research（CDER）

Food and Drug Administration（FDA）

Silver Spring, Maryland

Sonia Trehan

Center for Dermal Research

Rutgers University

Piscataway, New Jersey

Pei-Chin Tsai

Department of Pharmaceutics

Center for Dermal Research

Rutgers University

Piscataway, New Jersey

Rashmi Upasani
Purdue Pharma L.P.
Durham, North Carolina

Kenneth A. Walters
An-eX Analytical Services Ltd.
Cardiff, UK

Steven M. Wick
3M Drug Delivery Systems Division
St. Paul, Minnesota

Lindsey C. Yeh
Icahn School of Medicine at Mount Sinai
Foster City, California

Zheng Zhang
Center for Dermal Research
New Jersey Center for Biomaterials
Rutgers University
Piscataway, New Jersey

近年来，在经皮给药制剂领域，我们取得了巨大的进步，但与其他常规剂型相比，如普通片剂、注射液等，仍然存在一定的差距，其中包括处方开发、生产放大、质量控制、生物等效性评价、临床前、临床安全性评估和科学监管等各个方面。

目前，国内外虽有相关书籍对经皮给药制剂进行论述，但很多是侧重某一个方面，而本书共计分为14个章节，从上述各个方面进行阐述，包括：①在经皮给药制剂的概述和最新进展方面，对皮肤的屏障结构、候选化合物的筛选以及在各个领域的应用进行阐述；②在临床前和临床安全性方面，从体内外模型、皮肤毒性、刺激性、超敏反应等进行阐述；③对经皮给药制剂的设计、开发、生产、测试以及质量源于设计的理念进行阐述；④对半固体制剂和贴剂的质量测试、性能测试、生物等效性豁免、体内外相关性等进行阐述；⑤在临床研究方面，对临床的设计（包括患者的选择、对照处理、治疗时间、随机、盲法、临床试验规范和数据统计分析等）和相关的指南进行阐述；⑥对创新药、仿制药、非处方药的注册申请和监管标准进行阐述；⑦在微针递送方面，从微针的设计（包括结构材料、几何形状、阵列设计、穿刺深度、生产和供应）、临床前研究和监管考量等进行阐述；⑧从物料特性、生产工艺、质量标准、稳定性研究和药物残留等方面对经皮给药制剂的差异和未来考量等进行分析；⑨对经皮给药制剂的创新和未来考量进行展望，例如涂膜剂、气溶胶、卵磷脂凝胶、微海绵体、药妆等方面。

本书原著由美国食品药品监督管理局（Food and Drug Administration，FDA）审评专家塔帕什·K. 高希博士撰写。其中文版则是国内一部关于经皮给药制剂比较全面的综合性书籍，希望本书能为从事经皮给药制剂研究的人员提供有益的借鉴和参考。

梁秉文

世界中医联合会经皮给药专委会会长

2024年2月

随着质量控制和患者预后报告系统的不断进步，包括透皮和外用药物制剂在内的所有药物传递系统的开发、控制和监管的变化一直在不断发生。鉴于患者和医生报告的各种质量问题导致产品被召回或下架，制药行业和监管机构一直都在采取新的措施来解决这些问题。本书从多学科视角审视这些问题，各章节均由相关领域的专家进行撰写，以期改进相关产品的开发、设计、制造、质量、临床性能、安全性和规范。

本书提供了大量的最新信息，并按照经皮给药制剂的研究、开发和商业化各个阶段相对应的逻辑顺序进行呈现。作者来自不同的药物科学领域，因为他们所在领域的专业知识，可以客观地对这些产品开发和商业化的现状提出平衡的观点。他们的见解将为其他人提供有用的信息，以确保下一代经皮给药制剂的成功开发。

本书的主要内容包括以下方面。

- 对当前的进展进行介绍，包括透皮和外用药物制剂的新技术。
- 对新一代透皮和外用药物制剂的开发提出了挑战。
- 对生产和控制策略的新技术和质量源于设计（QbD）的内容进行介绍。
- 包括临床前和临床开发、监管考虑、安全性和质量方面的新观点。
- 对经皮给药制剂的监管挑战、差距和未来考虑因素进行讨论。

目 录

第1章 经皮给药系统：概述和最新进展

1.1 引言

本书第一版于1997年出版，是经皮给药系统（dermal and transdermal drug delivery system）领域的标准参考书籍。在本书第一版的第二章中，Bill Pfister对经皮治疗系统的现状进行了全面描述，其相关内容总结如下：

自15年前第一个［透皮递送系统（transdermal delivery system，TDS）］……问世以来，已有大量新的（经皮递送系统）获批上市。因此，皮肤用或通过皮肤进行被动或主动给药的新（系统）的开发和优化，具有良好的前景。在制药、生物技术和医疗器械等公司进行的可控药物递送研发的创新活动中，现有产品的成功仅是尚未发现技术和产品的"冰山一角"。

本章的目的是回顾该领域在过去22年的进展。我们是否成功地从这座隐喻的"冰山"中成功开发出产品，还是已屈服于"全球变暖"？在1997年，我们中的大多数人都在研究和开发用于皮肤和通过皮肤进行全身循环作用的药物递送系统，这可以被认为是自1954年Frazier和Blank撰写的专著《皮肤外用药物处方集》出版以来，该领域取得了巨大的进展。随着我们对经皮给药系统及其相关组分理化特性认知的提高，可有助于开发出理化和生物特性更加稳定的产品，使其有效期可维持到两年，甚至更长的时间。产品批准上市的监管过程可进一步确保其具有相对的安全性和有效性。然而，配方师通常会问这些问题：①配方是否可以优化？②能否更安全？③它在治疗上能否更有效？

在1997年，我们已对皮肤及控制经皮吸收的过程有了充分的了解。20世纪60年代末和70年代初，Scheuplein和Blank在其撰写的重要著作中拟定了基本准则，之后其他作者又对该准则进行了定期的回顾和更新。在大多数情况下，化合物在皮肤上的渗透过程是由角质层控制的，而角质层的化学成分和形态决定了化合物的吸收速度和程度。我们也知道如何通过化学或物理手段来改变皮肤屏障，进而改变很多化合物的扩散速率。

本章将回顾过去15年中在经皮给药系统开发方面取得的进步。皮肤渗透和促进技术以及递送系统一直是更新及回顾的主题，患者和正常角质层之间的差异也是如此。由于皮肤转运机制方面的最新进展已在其他地方（包括本卷）进行了综述，我们仅对经皮给药系统在产品的开发和使用方面的最新进展进行回顾。

1.2　皮肤屏障结构

局部起效和全身起效的经皮给药制剂均需要将活性物质递送到作用部位。因此，成功治疗的关键在于药物是否能够渗透进入和通过构成皮肤的各种膜。人体皮肤结构与其运转特性之间的关系一直是广泛研究的主题，关于其研究的最新进展有很多优秀的综述论文。尽管已通过试验证明，角质层的化学形态是化合物渗透通过皮肤的主要限速因素，其他因素也会对渗透程度有所影响。影响经皮吸收的次要因素包括温度、药物从皮肤的清除和脱皮。

表皮细胞起源于真皮层和活性表皮层之间的基底膜（图1.1），其中包括黑素细胞、朗格汉斯细胞、梅克尔细胞和角化细胞。基底角化细胞和基底基质之间的安全连接对皮肤的完整性至关重要，但这些细胞还必须能够分离和分裂，并通过终末分化形成角质层。从基底层角化细胞到角质层的形成，根据细胞分化的阶段可分为四层，由内向外分别为棘层、颗粒层、透明层和角质层。细胞从基底层到角质层更替的周期约为三周。颗粒层中含有很多片状亚单位的颗粒（图1.2）。这些是角质层细胞间脂质层的前体。在颗粒层的最外层，片状颗粒迁移至顶端细胞表面，在那里融合并最终将其内容物挤出到细胞间隙中。在这一分化过程中，角化细胞失去细胞核和其他细胞器，变得扁平而致密，形成透明层，最终转化为角质层。片状颗粒内容物的挤出是形成表皮渗透性屏障的基本要求。角质层角化细胞的角质化细胞包膜由交联的蛋白质复合物组成，其化学结构稳定且非常不易溶解。这些复合物在角质层细胞间脂质层的整体结构中具有重要作用。角质层细胞间脂质层的组成在生物系统中是独一无二的，

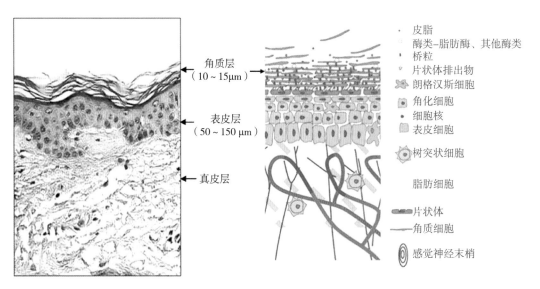

图1.1　皮肤的结构（由Sean Cleary提供；经Menon等人许可转载，2010年）

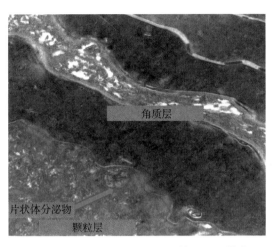

图1.2 角质层—颗粒层界面（经Menon等人许可转载，2012年）

一个显著的特点是其主要含有胆固醇和神经酰胺，但缺乏磷脂。细胞间脂质层是高度结构化的，因此非常稳定，可为化学物质的渗透提供一个非常有效的屏障。

1.3 皮肤结构与渗透的关系

　　人们很早就注意到，皮肤的渗透性主要受角质层迂回但连续的细胞间脂质层控制（图1.3）。因此，渗透的速率在很大程度上取决于化合物的物理化学特性，而最重要的是其分配进入细胞间隙的相对能力。不同化合物的渗透速率主要取决于三个变量：所用化合物的浓度、化合物在角质层和配方基质之间的分配系数，以及化合物在角质层中的扩散性。然而，如上所述，角质层并不是纯脂质膜，因为渗透速率与化合物的亲脂性呈S形曲线关系，这反映了亲水障碍的存在。相对极性的化合物会优先分配进入并扩散通过这些亲水区域。当化合物的亲脂性更强时，在渗透过程中会进一步丧失直接分配的敏感性。这通常可归因于富水性的活性表皮层对高亲脂性化合物的渗透具有很大的阻力。因此，这表明分配系数logP在1～3之间的化合物具有相对较高的渗透性。很明显，这种物理化学特性的要求极大地限制了适用于透皮给药的候选化合物数量。

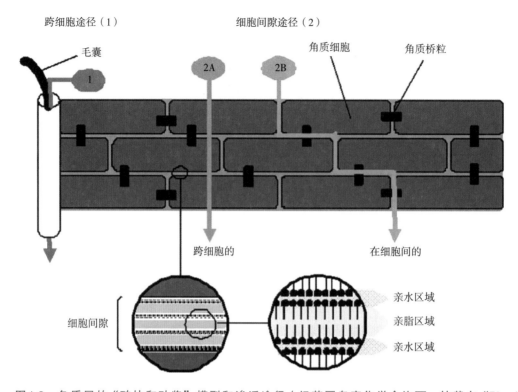

跨细胞途径（1）　　　　　细胞间隙途径（2）

毛囊

角质细胞　　角质桥粒

跨细胞的　　　　在细胞间的

细胞间隙

亲水区域
亲脂区域
亲水区域

图1.3　角质层的"砖块和砂浆"模型和渗透途径（经英国皇家化学会许可，转载自"Physical Chemistry Chemical Physics，2011，5216"）

1.4　具有全身作用的透皮制剂

1997年，世界范围内通过透皮给药途径进行全身递送的药物仅有10种。其中，7种药物在美国上市。之后，在美国又有10种药物获批通过透皮给药途径进行全身递送（表1.1）。

表1.1　具有全身作用的透皮贴剂药物

药物	适应证	FDA批准时间
东莨菪碱	晕动病	1979年
硝酸甘油	心绞痛	1982年
可乐定	高血压	1984年
雌二醇	雌激素替代疗法	1986年
芬太尼	慢性疼痛	1990年
睾酮	性腺功能减退	1995年
尼古丁	戒烟	1996年
雌二醇/醋酸炔诺酮	雌激素替代疗法	1998年
乙炔雌二醇/甲基孕酮	女性避孕	2001年

药物	适应证	FDA批准时间
奥昔布宁	遗尿症	2003年
哌甲酯	注意障碍/注意力缺陷多动障碍	2006年
司来吉兰	抑郁症	2006年
利斯的明	阿尔茨海默病	2007年
罗替戈汀	帕金森病	2007年/2012年
格拉司琼	化疗引起的呕吐	2008年
丁丙诺啡	中度至重度疼痛	2010年
舒马普坦	偏头痛	2013年[*]

注：* 梯瓦制药（Teva Pharmaceuticals）于2016年6月撤出市场。

1.4.1　女性避孕用复方制剂

女性避孕用激素贴剂的上市被认为是避免意外怀孕的重大进展，特别是对有可能错过每日口服避孕药的年轻女性而言。Ortho-Evra®是含有6mg甲基孕酮和0.75mg乙炔雌二醇的复方透皮避孕贴片。该贴片具有面积为20cm² 的黏胶分散型药物骨架以及标准的聚乙烯和聚酯背衬层。压敏胶为聚异丁烯/聚丁烯，它是两种活性成分以及交联聚维酮和月桂醇乳酸酯的载体。离型膜为带有聚二甲硅氧烷涂层的聚对苯二甲酸乙二醇酯，其在存储期间可对黏合层提供保护。该贴片在月经的第一天贴于臀部、腹部或上身，但不可贴于乳房，每日可递送150µg的甲基孕酮和20µg的乙炔雌二醇。每贴连续贴满一周，一周结束后更换新的贴剂，连续三周，第四周不贴敷。

Abrams等人在一系列条件下对Ortho-Evra®贴片的药代动力学进行了评估，并在2002年对相关研究内容进行了综述。根据口服250µg诺孕酯和35µg乙炔雌二醇的研究结果可知，甲基孕酮和乙炔雌二醇的血清浓度范围分别为0.6～1.2ng/ml和25～75pg/ml。在研究中，将Ortho-Evra®分别贴于12个健康女性的腹部，连续贴满7天后移除，然后再更换一个新的贴片，连续贴满10天。在贴敷第一个贴片后，连续收集19天的血样，结果发现约在48小时后甲基孕酮和乙炔雌二醇的血清浓度达到稳态水平。在研究期间，甲基孕酮和乙炔雌二醇的血清浓度在图1.4所示的浓度范围内。这些数据在三个周期的多剂量研究中得到了证实，尽管有证据表明在第一周期的第一周和第三周期的第三周之间有最小的累积。热、湿和活动对贴剂的药代动力学和黏附性没有影响（尽管所用的87个贴剂中有1个脱离）。此外，通过将贴片贴于身体的不同部位，如臀部、腹部、上身（乳房除外）和上臂，评估不同给药部位对血药浓度的影响，结果表明，除应用于腹部时血药浓度比其他部位低约20%外，各给药部位血清浓度水平均维持在参考值的浓度范围内（图1.4）。

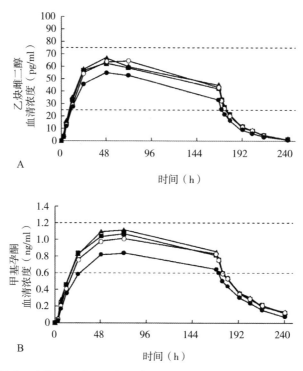

图1.4   分别将贴剂贴于身体的四个不同解剖部位（●腹部；▲手臂；■臀部；○躯干），连续贴满7天，以平均血清浓度对时间作图，（A）乙炔雌二醇和（B）甲基孕酮的曲线图。水平虚线表示参考范围。（经Blackwell Science Ltd.许可，转载自Abrams等人，2002a）

2001年，Creasy等人对Ortho-Evra®避孕贴片的临床研究概况进行了综述。研究发现，该贴片通过抑制促性腺激素来抑制排卵，其周期控制类似于口服诺孕酯和乙炔雌二醇，并可减少平均最大卵泡直径。该贴片具有可接受的有效性、安全性以及患者依从性，且没有光毒性或光致敏性。在2006年，随着三项Ⅲ期试验的成功完成，其中包括两项与口服避孕药的随机比较研究，该贴片被广泛接受作为一种安全有效的避孕措施。尽管该贴片的避孕效果与避孕药相似，但其依从性明显更好，尤其是对年轻的女性而言，而且该贴片也具有与口服避孕药相似的安全性和耐受性。同年，Jick等人发现Ortho-Evra®避孕贴片与口服孕激素、甲基孕酮和乙炔雌二醇相似，均具有增加非致命性静脉血栓栓塞的风险。然而，Dore等人在2010年研究发现，患者使用避孕贴片发生静脉血栓栓塞的风险是口服含诺孕酯的避孕药患者的2倍。2011年，鉴于这些研究和其他研究的发现，美国FDA要求对Ortho-Evra®避孕贴片的说明书进行修订，以更新相关安全性信息。尽管如此，Bodner等人对80名青少年和178名成人用户的调查研究发现，她们"对Ortho-Evra®的总体印象仍是积极的，且具有良好的依从性……"。

正在开发的其他复方透皮避孕贴片还有孕二烯酮和乙炔雌二醇、乙炔雌二醇和醋酸甲羟孕酮以及乙炔雌二醇和左炔诺孕酮。其中，乙炔雌二醇和左炔诺孕酮复方制剂（代号AG200-25，Agile Therapeutics）被设计用于每日递送100～120μg左炔诺孕酮和25～30μg

乙炔雌二醇，其在Ⅲ期试验中招募了近2000名妇女，并于2012年向FDA递交了注册申请。AG200-15的药代动力学特征是通过在36名健康女性中，采取开放、单中心的研究模式建立，并将其与口服含有乙炔雌二醇35μg和诺孕酯250μg的复方避孕药的药代动力学特性进行了比较。该研究采用随机交叉设计，分三个周期进行。在连续使用AG200-15避孕贴片21天并间隔7天不使用的导入周期（run-in cycle）之后，将参与者随机安排进行以下两种方案的一种：在使用AG200-15避孕贴片的21/7天周期之后或之前口服一个周期的避孕药。在使用AG200-15的第三周，乙炔雌二醇的平均最大血清浓度（C_{max}）和稳态浓度分别为51.3±17.3pg/ml和35.7±14.5pg/ml，而左炔诺孕酮的相应浓度分别为2400±1140pg/ml和1847±930pg/ml。对于AG200-15，乙炔雌二醇的C_{max}和稳态血清浓度分别比口服避孕药低约60%和15%～20%。低剂量左炔诺孕酮/乙炔雌二醇避孕贴片的安全性和耐受性研究表明，该贴片以及复方口服避孕药在肥胖和非肥胖妇女中的耐受性良好，任何治疗组的参与者中发生严重不良事件的比例均低于1%。

除复方避孕贴剂外，Sachdeva等人还对仅含有孕激素去氧孕烯的单方黏胶分散型透皮贴剂进行了评估。根据采用无毛大鼠皮肤进行的渗透性研究发现，去氧孕烯的渗透性明显高于左炔诺孕酮。此外，对不同类型压敏胶的评估表明，与聚异丁烯压敏胶（DuroTak 87-608A）相比，丙烯酸压敏胶无论是否带有官能团（DuroTak™ 87-4098和DuroTak 87-202A，Henkel），其对药物均具有非常高的溶解性。关于透皮避孕贴剂的最新研究进展可查阅Nelson于2015年撰写的综述论文。

1.4.2 尿失禁：奥昔布宁透皮制剂的应用

膀胱过度活动症是普遍存在的一个问题，严重影响美国16%～17%人群的生活质量。女性和男性急迫性尿失禁的患病率均随年龄的增长而增加，并可能导致活动不便和抑郁症。多年来，抗毒蕈碱剂一直是膀胱过度活动症的主要治疗方法。这些药物可通过拮抗膀胱的副交感控制神经来降低膀胱内压力，并同时减少逼尿肌的收缩频率，其中可用的治疗药物包括奥昔布宁、托特罗定、达非那新和弗斯特罗定，但这些药物的长期使用往往会引起抗毒蕈碱副作用，到目前为止，奥昔布宁透皮制剂仍然是首选的治疗方法。奥昔布宁（图1.5）是治疗膀胱过度活动症的最古老药物，对于口服途径，因肠壁和肝代谢的严重首过效应，其生物利用度非常低（约6%），因此对速释和缓释口服制剂而言，其用药剂量均相对较高。尽管其主要的肝代谢产物N-去乙基奥昔布宁具有活性，但它也是导致口干副作用的主要原因。基于这些原因，透皮疗法被认为是改善药物输送、减少副作用和提高患者依从性的一种潜在有利手段。目前，奥昔布宁有两种不同的透皮递送剂型：贴剂和凝胶剂。

奥昔布宁透皮贴剂最早在2003年上市，目前已上市销售的公司有Actavis和UCB，其商品名称分别为Oxytrol和Kentera，该贴剂为39cm²的丙烯酸压敏胶系统，在丙烯酸压敏胶中

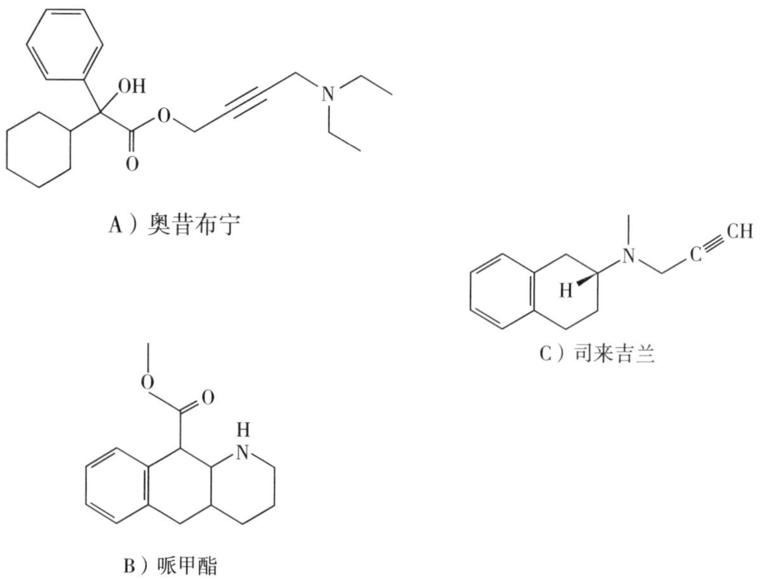

A）奥昔布宁

C）司来吉兰

B）哌甲酯

图1.5　奥昔布宁、哌甲酯和司来吉兰的化学结构式（理化数据见表1.2）

含有36mg奥昔布宁和三醋酸甘油酯，背衬层为聚酯/乙烯-醋酸乙烯酯，离型膜为硅化聚酯。在使用时，本品每贴每日可递送至全身3.9mg奥昔布宁，并可持续三到四天。奥昔布宁为R-异构体和S-异构体（50：50）的外消旋混合物，其中R-异构体在抗毒蕈碱活性中起主要作用。2001年，Zobrist等人对奥昔布宁经口和经皮给药制剂的药代动力学进行了研究。采用人体皮肤进行体外渗透的初步研究表明，奥昔布宁的R-对映异构体和S-对映异构体具有相同的渗透速率。研究方式为：①采用奥昔布宁透皮贴剂，持续佩戴96小时；②采用单剂量5mg的奥昔布宁速释片。在给药后，监控R-对映异构体、S-对映异构体以及主要代谢产物N-去乙基奥昔布宁的血浆浓度，其中奥昔布宁透皮贴剂和速释片分别监控108小时和6小时。结果表明，采用奥昔布宁透皮贴剂时，奥昔布宁和N-去乙基奥昔布宁的R-对映异构体的血浆浓度略低于S-对映异构体（图1.6）。对于R-对映异构体和S-对映异构体，N-去乙基奥昔布宁的AUC（曲线下面积）与奥昔布宁相比其结果均小于1。而口服给药，正如预期的那样，由于存在较高的首过效应，血浆中N-去乙基奥昔布宁的浓度远大于奥昔布宁。后来的一项研究对奥昔布宁透皮给药递送途径的适用性进行了论证，建议每周两次给药，同时确认在不同的解剖部位（腹部、臀部和髋部）给药具有相同的生物利用度。通常在第二次给药时，血浆浓度处于稳态条件，其中奥昔布宁的平均血浆浓度为3.1ng/ml，N-去乙基奥昔布宁为3.8ng/ml。

奥昔布宁透皮贴剂的安全性和有效性已经得到充分证实。在2002年，为了确定合适的剂量范围，Dmochowski等人在520名成年患者中采用随机双盲法，进行为期12周的试验，在试验中每周两次给予奥昔布宁透皮贴剂或安慰剂，使患者的每日递送剂量分别为0mg（安慰剂）、1.3mg、2.6mg、3.9mg。随后进行为期12周的开放滴定期，以评估药物的安全性和有

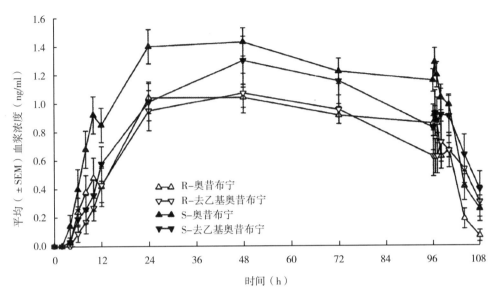

图1.6　采用单剂量奥昔布宁透皮贴剂，*R*-奥昔布宁、*S*-奥昔布宁、*R*-去乙基奥昔布宁和*S*-去乙基奥昔布宁的血浆浓度，96小时后移除贴片（经Zobrist等人许可转载，2001年）

效性。在每天3.9mg奥昔布宁剂量下，每周尿失禁发作的次数和每日平均尿频均比安慰剂少，生活质量明显改善。尽管2.6mg奥昔布宁组的平均排尿量有所增加，但1.3mg和2.6mg奥昔布宁组与安慰剂组相比并没有明显差异。在开放标签期，所有组每日均持续减少近三次尿失禁发作。研究者认为，每日透皮递送2.6mg和3.9mg奥昔布宁可改善膀胱过度活动症状和生活质量，且耐受性良好。在后来的分析中发现，奥昔布宁经皮制剂与安慰剂相比，可显著减少每日尿失禁和尿频发生的中位数，排尿量亦明显增加。此外，通常会发生与抗毒蕈碱剂相关的副作用，例如口干和便秘，同时在接受奥昔布宁治疗的患者中，在给药部位约有7.0%的患者会出现红斑，16.1%出现瘙痒。总之，奥昔布宁经皮制剂是安全有效的，可考虑作为一种治疗选择，以提高膀胱过度活动症患者的依从性，这一结论在2008年Staskin等人进行的研究中也得到了证实。此外，对于患有前列腺疾病的男性来说，奥昔布宁经皮制剂也是一种耐受性良好的治疗药物。

奥昔布宁还有一种安全有效的水醇凝胶系统，其适应证与透皮贴剂相同，持证商为Actavis，商品名为Gelnique，包括3%和10%两个规格。10%奥昔布宁凝胶剂含有以下非活性成分：乙醇、甘油、羟丙基纤维素、氢氧化钠和纯化水；而在3%奥昔布宁凝胶剂中，含有的非活性成分为二乙二醇单乙基醚、乙醇、羟丙基纤维素、丙二醇、丁基羟基甲苯、0.1mol/L盐酸和纯化水。3%奥昔布宁凝胶剂配方最初为Antares Pharma AG公司设计，由溶剂系统和渗透促进剂组成，可实现全身药物递送。该制剂可用于腹部、大腿、肩部或上臂，在给药后可迅速干燥，无任何残留。根据3%和10%规格凝胶剂的给药方案，每日可分别给予84mg和100mg的奥昔布宁，重复给药后二者的稳定性血药浓度相似，血浆浓度为4～6ng/ml，药峰浓度（$C_{\max}$）为8ng/ml。

2011年，Dmochowski等人采用健康受试者对可能影响10%奥昔布宁凝胶剂中药物递送的各种参数进行了评估，其研究内容包括：给药部位对递送的影响、防晒霜的应用对奥昔布宁吸收的影响、给药后淋浴对稳态药代动力学的影响，以及给药后因人与人之间皮肤的接触对奥昔布宁转移的影响。结果发现，在腹部、上臂/肩部或大腿每天单次给予1g奥昔布宁凝胶（100mg奥昔布宁），在0到24小时之间，不同的给药部位具有相似的AUC。此外，在给药后一个小时淋浴，或在给药前后半个小时使用防晒霜，均不影响奥昔布宁的整体系统水平。大多数情况下，应用于皮肤进行全身循环的药物都应有能够使其渗透进入和通过皮肤所需的物理化学特性。因此，需强调的是，应评估药物从一个人的皮肤转移到另一个人的可能性，尤其是在给药部位没有得到保护的情况下。在穿衣和不穿衣两种情况下，在给药一个小时后，对给药与未给药伴侣之间进行15分钟腹部对腹部剧烈运动接触的情况进行了研究。结果发现，在没有衣服保护的未给药伴侣血浆中能检测到奥昔布宁，平均药峰浓度（$C_{\max}$）为0.94ng/ml。在有衣服保护的情况下，14名未给药的受试者中有2名在48小时内有检测到奥昔布宁（$C_{\max} \leqslant 0.1$ng/ml），其他12人均未检出。

最近报道，3%奥昔布宁外用凝胶剂可用于尿急和/或混合性尿失禁患者的治疗，且具有良好的耐受性和有效性。

奥昔布宁相关的其他经皮递送系统，包括：①由聚乙烯醇、甲基丙烯酸酯和山梨醇作为增塑剂组成的生物黏附膜剂（bioadhesive film）；②定量喷雾剂；③包含水杨酸辛酯和丙二醇的溶剂系统。

1.4.3 注意力缺失多动症治疗药物：哌甲酯透皮制剂

哌甲酯（α-苯基-2-哌啶乙酸甲酯，图1.5）是一种温和的中枢神经系统兴奋剂，可用于治疗儿童和成人的注意障碍（attention deficit disorder，ADD）和注意力缺陷多动障碍（attention deficit and hyperactive disorder，ADHD）。该活性物质有游离碱和离子化（最常见的是盐酸盐）两种存在形式。盐酸哌甲酯和哌甲酯碱基有两个立体碳原子，可形成四个立体异构体，为两对对映异构体组成，即d-苏式-哌甲酯和l-苏式-哌甲酯以及d-赤式-哌甲酯和l-赤式-哌甲酯。该药物具有治疗作用的主要活性立体异构体是d-苏式-哌甲酯。哌甲酯主要通过脱酯作用代谢为无药理活性的利太林酸。

已批准几种哌甲酯口服制剂用于治疗ADD和ADHD，包括哌甲酯速释片和缓释片。这两种产品均含有外消旋的盐酸苏式-哌甲酯（即盐酸d-苏式-哌甲酯和盐酸l-苏式-哌甲酯的比例为1:1）。哌甲酯速释片有5mg、10mg和20mg三种规格，而缓释片仅有20mg规格。对成人而言，每日平均口服20～30mg哌甲酯可足以获得所需的治疗效果，而儿童的每日口服剂量在10～60mg之间，其确切的最佳剂量可通过滴定法进行确定。

1993年，Srinivas等人研究发现，口服哌甲酯存在肠壁和肝代谢的严重首过效应，导致其生物利用度较低。由于这一观察结果，再加上如表1.2所示的诱人物理化学特性，暗示该化合物可能适用于经皮给药。随后，Noven制药公司开发了一种被动透皮制剂，并授权给Shire制药公司，2006年经美国批准用于治疗6～12岁儿童的注意力缺陷多动障碍。2009年，FDA批准扩大用药人群至13～17岁的青少年。同年，该贴剂因离型膜剥离出现问题被临时召回，其原因可能是由于水分进入包装系统所致。自2010年10月起，该产品转由Noven制药公司销售。该产品由含有活性物质的支撑层（也可称为"黏合层"）、聚酯/乙烯－醋酸乙烯酯背衬层和含氟聚合物涂覆的聚酯离型膜组成。在支撑层中，含有丙烯酸和有机硅两种类型的压敏胶。此外，该贴剂的不同剂量是通过不同的尺寸大小实现的。

表1.2　部分经皮药物的理化特性和预估最大通量

药物	摩尔质量（MW）	logP	渗透系数 k_p * （cm/h×10^3）	水溶性（mg/ml）	预估最大通量** [μg/（cm^2·h）]
东莨菪碱	303	0.98	0.13	—	—
可乐定	230	1.85	1.47	0.8	1.18
雌二醇	272	4.01	27.8	0.0036	0.10
芬太尼	337	4.05	11.9	0.20	2.38
睾酮	288	3.32	7.18	0.023	0.17
奥昔布宁	357	3.96	7.77	0.024	0.17
哌甲酯	233	2.78	6.50	1.26	8.19
司来吉兰	187	2.64	9.77	1.72	16.8
利斯的明	250	2.24	2.10	2.91	6.11
罗替戈汀	315	5.39	145	0.01	1.45
格拉司琼	312	3.00	3.04	0.028	0.085
丁丙诺啡	468	4.90	7.59	0.0007	0.005

注：* 所有 k_p 都是根据Potts和Guy方程推导计算得出。** 根据预测的 k_p 和水溶性计算的最大通量（溶解度和logP来自www.chemspider.com网站，通过EPISuite软件计算获得）。

哌甲酯贴剂（商品名Daytrana）有10mg、15mg、20mg和30mg四种不同规格，建议将其贴在臀部区域，每贴佩戴时间9小时。在一项旨在确定不同解剖区域对哌甲酯吸收的影响研究中，González及其同事采用开放、单剂量、随机双向交叉的研究方式，将其贴在儿童受试者的臀部或肩胛区，结果发现贴在臀部的生物利用度约高31%。多项临床研究证实，哌甲酯经皮给药制剂对注意力缺陷多动障碍有治疗价值。虽然该制剂具有局部不良反应，如刺激性接触性皮炎，但这些不良反应通常是温和的，并且很容易通过简单的措施来克服，例如，给药部位轮换，在贴剂移除后涂敷氢化可的松外用制剂。更为严重的皮肤反应比较罕见。总的来说，注意力缺陷多动障碍的透皮疗法比口服疗法有多种优势，包括临床医生和家长/患者可通过贴剂的大小以及佩戴时间来确定最佳的临床剂量。然而，有人建议应对儿童注意力缺陷多动障碍长期治疗的安全性进行系统监测，尤其是治疗后是否会导致白斑病患病率的增加。

1.4.4 抑郁症的透皮疗法

司来吉兰（图1.5）是A型和B型单胺氧化酶不可逆抑制剂，用于早期帕金森病、抑郁症和老年痴呆症的治疗。虽然司来吉兰对B型单胺氧化酶（monoamine oxidase B，MAO-B）有较高的亲和力，但在抑郁症的治疗剂量下，它对A型和B型单胺氧化酶均有抑制作用。抗抑郁作用的机制还不完全清楚，但可能与神经递质活性的增强有关。口服给药，盐酸司来吉兰会经历严重的首过效应，导致其生物利用度较低且变异大，其活性代谢产物为苯丙胺、甲基苯丙胺和去甲基司来吉兰。在口服给药时，如果将司来吉兰与左旋多巴（L-DOPA）合用来治疗帕金森病，应避免进食含高水平酪胺的食品，以免引起高血压危险。每天两次、每次5mg的剂量方案就是由这一限制因素决定的。因此，通过抑制MAO-B治疗抑郁症所需的较高剂量司来吉兰，不能通过口服途径给药。2015年，Fowler等人研究发现，司来吉兰通过经皮给药途径可抑制大脑中的A型单胺氧化酶，因此，这种途径可能是有益的。

司来吉兰的分子量为187.28，logP为2.90，这在一定程度上可认为经皮给药可能是一种可行的替代给药途径。1997年，Rohatagi及其同事采用体外技术手段对司来吉兰在各种种属皮肤上的吸收情况进行了评估，其中包括人体皮肤。结果表明，司来吉兰在大鼠皮肤和无毛小鼠皮肤上的渗透性分别比人类皮肤高2倍和3倍。此外还得出结论，该药物在皮肤的代谢可忽略不计，对于规格为1.83mg/cm²的骨架型透皮贴剂，在体外渗透研究中24小时的累计渗透量为5.0mg。

1996年，在一项开放标签的交叉研究中，Barrett等人采用司来吉兰经皮制剂和盐酸司来吉兰口服制剂对老年受试者的安全性和药代动力学进行了对比研究。在研究中对司来吉兰及其代谢产物的血浆浓度进行测定。结果发现，单次口服10mg规格的口服制剂，血浆中药物浓度分别为司来吉兰1.19ng/ml、N-去甲基司来吉兰23.22ng/ml、L-苯丙胺4.78ng/ml、L-甲基苯丙胺14.08ng/ml，而单次给予24小时递送6.3mg司来吉兰的经皮制剂，血浆浓度分别为司来吉兰2.10ng/ml、N-去甲基司来吉兰0.85ng/ml、L-苯丙胺1.06ng/ml、L-甲基苯丙胺2.71ng/ml。通过剂量校正AUC对司来吉兰的暴露量进行比较发现，经皮给药途径是口服途径的50倍以上。此外，在使用透皮制剂后，根据红斑和水肿评分表评估可知，经皮制剂与对照组相似，其皮肤刺激程度较低。

2002年，Bodkin和Amsterdam随机分配177名患有重度抑郁症的成年门诊患者接受为期6周的司来吉兰贴剂（20mg规格，每天一次）或安慰剂治疗。在治疗中为减少酪胺的摄入水平，对饮食种类进行了限制。结果发现，采用司来吉兰贴剂治疗的患者与采用安慰剂治疗的患者相比有很大的改善。尽管接受司来吉兰贴剂治疗的患者，在给药部位不良反应事件更为常见，但二者没有明显差异。值得一提的是，在治疗中没有观察到传统单胺氧化酶抑制剂类抗抑郁药常见的副作用。此后，Amsterdam在没有对饮食限制的情况下，采用青年患者进行了一项双盲研究。在这项研究中，将289名18岁至65岁的患者随机分配接受为期8周的20mg规格司来吉兰贴剂或安慰剂的治疗。结果表明，在没有限制酪胺饮食的情况下，与安慰剂相比，司来吉兰贴剂具有统计学意义但温和的抗抑郁效果。此外，在给药部位，司来吉兰贴剂和安慰剂的副作用发生率分别为31.5%和15.1%，但其他部位副作用仍然相似。

2006年，Feiger等人在6～12mg/24h的剂量范围内对司来吉兰贴剂的安全性、有效性和耐受性进行了确认。在研究中，采用盲法将重度抑郁症患者随机分配用司来吉兰贴剂或安慰剂进行为期8周的治疗，分别在第1、第2、第3、第5、第6和第8周进行评估。与安慰剂相比，司来吉兰贴剂具有明显的改善。与以前的试验一样，最突出的副作用是给药部位反应和失眠。同年，Amsterdam和Bodkin公布了一项长期研究数据，在重度抑郁症患者的治疗中对患者初始和持续使用司来吉兰贴剂（6mg/24h）的安全性和有效性进行了评估。经过十周的治疗后，采用双盲法将患者随机分配用司来吉兰贴剂（6mg/24h）或安慰剂进行为期1年的治疗。在研究结束时，与安慰剂组复发率30.7%相比，司来吉兰贴剂治疗组明显减少，其复发率为16.8%。2008年，Culpepper和Kovalick对重度抑郁症患者的治疗中司来吉兰贴剂的早期临床研究情况进行了总结。

2006年2月，FDA批准司来吉兰贴剂用于治疗重度抑郁症（Emsam®贴剂，由萨默塞特公司持有、迈兰制药生产）。该贴剂为含有活性成分的丙烯酸压敏胶支撑层、背衬层和有机硅涂覆的离型膜组成，由$20cm^2$、$30cm^2$和$40cm^2$三种不同的尺寸，但每个尺寸均含有$1mg/cm^2$的司来吉兰，且在24小时递送司来吉兰的量均为$0.3mg/cm^2$（即24小时可分别递送6mg、9mg和12mg司来吉兰），其血浆浓度相对稳定（图1.7）。

在2006年4月至2010年10月期间，共有1516名患者发生3155例不良反应事件，占总暴露量的5.2%。其中，最常见的不良反应是给药部位反应和失眠。但是，该药物在任何剂量水平下都没有发生与食物相关的高血压危险报告。迄今，司来吉兰贴剂是唯一经FDA批准的可用于在口服给药的摄取、吸收和耐受性方面具有重大问题患者的抗抑郁药。此外，它仍然是唯一可以在没有饮食限制的情况下按治疗剂量使用的单胺氧化酶抑制剂（monoamine oxidase inhibitor，MAOI），而且与其他MAOI相比，副作用发生率低。

虽然有迹象表明，司来吉兰口服制剂与尼古丁经皮制剂联合使用可能有助于戒烟，但采用司来吉兰贴剂研究表明，这种治疗形式对该适应证的作用不大。

已有报道称，司来吉兰可采用其他替代透皮给药系统。2009年，Fang和同事尝试采用基于水凝胶的药物储库和速率控制聚乙烯膜（Solupor®膜）对透皮系统进行设计，并采用猪皮对*R*-司来吉兰和*S*-司来吉兰的体外渗透性进行测定，结果*R*-司来吉兰的通量为

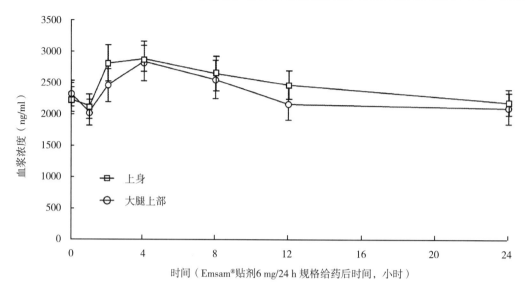

图1.7　健康志愿者使用Emsam®（6mg/24h）后司来吉兰的平均血浆浓度（来自Emsam®的处方说明）

1.13μg/（cm²·h）。当采用Solupor®膜作为限速膜时，药物的通量约降低2倍。*R*-司来吉兰在纤维素水凝胶中的通量与水溶液中相似。在膜和/或水凝胶存在的情况下，*R*-司来吉兰和*S*-司来吉兰的吸收速率相同。2011年，由同一团队的Chen等人对基于热敏水凝胶的司来吉兰透皮系统进行了评估。采用海藻酸盐和泊洛沙姆（Pluronic F127）的共聚物作为物理混合物或化学接枝。尽管化学接枝的热凝胶似乎能实现司来吉兰的持续释放，但它们降解比较迅速，而物理混合凝胶则相对稳定。

1.4.5　利斯的明经皮给药制剂在阿尔茨海默病治疗中的应用

胆碱酯酶抑制剂可用于轻度至中度阿尔茨海默病的治疗，以推迟该疾病更严重症状的发生。利斯的明（图1.8）对丁酰胆碱酯酶和乙酰胆碱酯酶都有抑制作用，是一种极其有效的药物。它对于阿尔茨海默病和帕金森病相关的痴呆症状均具有显著效果，如认知、功能和行为问题等。口服利斯的明的主要副作用是恶心和呕吐。利斯的明的分子量为250.3，通过ACD软件估算logP为2.055。尽管在口服给药情况下，利斯的明几乎可以完全吸收，但严重的首过代谢作用仍将其生物利用度降低至35%左右。1998年，Tse和Laplanche采用小型猪对口服、静脉注射和经皮给药途径利斯的明的药代动力学进行了测定。在研究中，经皮给药途径采用含有18mg利斯的明的一个或三个贴剂，连续贴满24小时，而口服途径通过胃插管给药1mg/kg。经皮给药途径，在第1天、第2天至第11天以及第12天分别在相同给药部位贴敷利斯的明贴剂、安慰剂和利斯的明贴剂。结果表明，口服给药途径具有非常严重的首过代谢作用，其母体药物的生物利用度非常低（约0.5%）。而经皮给药途径，在第一次给药后，两

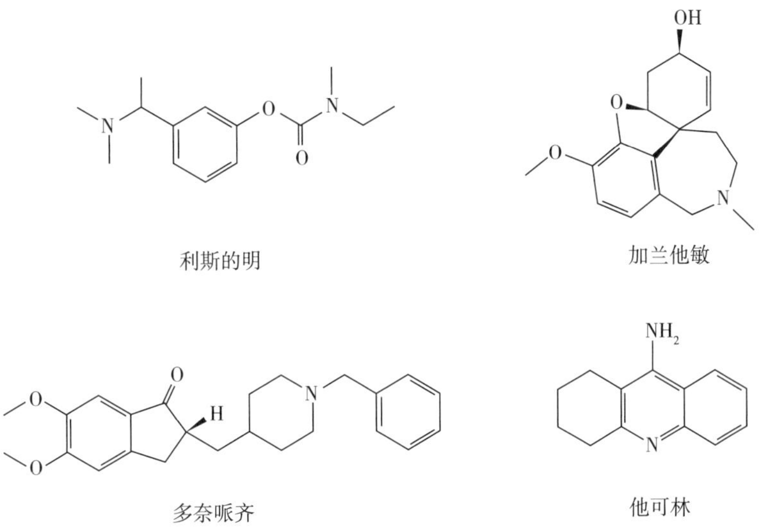

图1.8 用于阿尔茨海默病治疗的抗胆碱酯酶药物

个剂量水平均有约8%被吸收；第二次给药，两个剂量水平吸收均约增加2倍，作者将这种现象归因于水合作用或给药部位的磨损。

在2007年，Lefèvre等人也对利斯的明贴剂的药代动力学进行了评估，并同时对贴敷在上背、胸部、腹部、大腿和上臂的黏附性进行了测定。在这项单剂量、开放、交叉研究中，采用40名健康受试者，分别在不同身体部位贴敷含18mg利斯的明的10cm^{2}贴剂。结果发现，在上背、胸部和上臂部位的暴露水平和药峰浓度（C_{max}）最高。尽管不同部位的黏附性存在差异，但除胸部外，黏附性与药代动力学参数在统计学上没有明显的相关性。作者认为，根据该贴剂的药代动力学特征和黏附性能，以及上背、胸部和上臂较低的红斑发生率，说明其适合于临床使用。随后，该团队证明在阿尔茨海默病患者中，采用含18mg利斯的明的10cm^{2}贴剂获得的平均药物暴露量与采用12mg/d的胶囊剂相当。

2007年，Winblad等人在一项为期24周的双盲、双模拟、安慰剂和活性剂对照的试验中，以利斯的明口服制剂为参照，对利斯的明贴剂在阿尔茨海默病患者中的安全性、有效性和耐受性进行了评估。其中，利斯的明贴剂的规格为9.5mg/24h，尺寸为10cm^2。结果发现，利斯的明贴剂的治疗效果与口服制剂相似。然而，与胶囊剂相比，贴剂不良反应事件的发生率较低，如恶心和呕吐等。2011年，Grossberg等人对这项治疗研究结果数据的进一步分析表明，剂量高于9.5mg/24h的利斯的明贴剂可以提供额外的益处，并建议对13.3mg/24h的剂量进一步研究，这一发现在后来的研究中得到了证实。在Cummings等人对尺寸为5cm^2、10cm^2、15cm^{2}和20cm^{2}四种贴剂进行的研究评估中，发生中度或严重皮肤刺激的患者不到10%。在这项为期24周的盲法试验后，2010年，Cummings等人进行了为期28周的开放标签延续试验。在该试验的两个阶段，都对患者给药部位的皮肤状况进行了评估。在研究的第一阶段，

10cm²贴剂组中89.6%的患者"无、轻微或轻度"皮肤反应，且在发生不良反应的患者中，最常见的是红斑和瘙痒。在接下来为期28周开放标签研究中，皮肤的耐受性情况与双盲阶段相似。在Grossberg的后续研究中，对患有严重阿尔茨海默病的患者进行了为期24周的随机平行组双盲调查，与4.6mg/24h组相比，13.3mg/24h利斯的明贴剂组具有明显疗效。

约有60%的患者在佩戴利斯的明贴剂后在给药部位发生反应。已有报道，利斯的明贴剂可能导致刺激性接触性皮炎和变应性接触性皮炎。比较常见的是刺激性，这可以通过更换贴敷部位和使用润肤剂来控制，而过敏反应可通过使用皮质类固醇来控制。

利斯的明贴剂（Exelon®贴剂，诺华）在2007年6月经FDA批准上市，用于治疗与阿尔茨海默病和帕金森病有关的轻度至中度痴呆症。该贴剂有三种尺寸：含9mg利斯的明的5cm²贴剂，24小时递送剂量为4.6mg；含18mg利斯的明的10cm²贴剂，24小时递送剂量为9.5mg；以及含27mg利斯的明的15cm²贴剂，24小时递送剂量为13.3mg（图1.9）。每个贴剂需24小时更换一次，在24小时佩戴期间，贴剂中药物的释放率大约为50%。该贴剂由四层组成：支撑含药的聚基质（甲基丙烯酸丁酯、甲基丙烯酸甲酯）的背衬层、由有机硅压敏胶覆盖的含药层，以及离型膜。其他辅料还有硅油和维生素E。

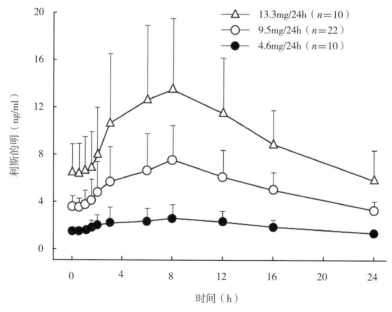

图1.9　健康志愿者使用不同剂量水平的Exelon®贴剂后，利斯的明的平均血浆浓度（来自Exelon®处方说明）

在阿尔茨海默病患者的治疗中，多奈哌齐（图1.8，表1.3）被认为是一种可替代的胆碱酯酶抑制剂，可考虑用于经皮给药。多奈哌齐的最大剂量为10mg/d，分子量为380，通过EPISuite软件预估其logP为4.86，因此该药物肯定是透皮途径的一个可行性候选药物。2015

年，Kim等人采用健康志愿者，对含有多奈哌齐43.75mg、87.5mg或175mg贴剂的单剂量耐受性和药代动力学进行了评估。这些贴剂被设计为3天的佩戴期。在佩戴期间，低剂量和高剂量贴剂的药峰浓度分别在5.24ng/ml到20.36ng/ml之间，可达到持续的剂量依赖性血浆浓度。此外，皮肤反应轻微，且耐受性良好。这项初步研究证实了多奈哌齐贴剂作为治疗阿尔茨海默病候选药物的潜力。

表1.3　所选透皮给药候选药物的理化特征和预估最大通量

药物名称	分子量	logP	渗透系数k_P*（cm/h×10³）	水溶性（mg/ml）	预估最大通量**[μg/（cm²·h）]
阿普唑仑	308	3.87	13.3	0.013	0.018
阿坡胺	626	3.05	—	—	—
大麻二酚	314	6.99	—	—	—
西酞普兰	324	3.74	8.62	0.031	0.267
多奈哌齐	380	4.86	24.49	0.0005	0.012
多沙唑嗪	451	2.09	.098	0.024	0.002
恩多西芬	374	5.61	90.78	0.003	0.272
非那雄胺	373	3.20	1.79	0.012	0.021
氟西汀	309	4.65	47.09	0.038	1.79
石杉碱甲	242	1.54	0.75	1.26	0.945
酮咯酸	376	2.45	—	—	—
拉西地平	456	5.39	20.02	0.0005	0.010
来曲唑	285	2.22	1.24	0.103	0.127
左旋多巴	197	−2.24	0.003	320	0.0960
去甲替林	263	4.74	104.1	0.002	0.208
普萘洛尔	259	2.60	3.33	0.228	0.759
雷沙吉兰	171	2.60	11.5	3.73	42.9
磺胺嘧啶	250	−0.34	0.031	28.1	0.871
托特罗定	326	5.73	216.8	0.004	0.862
长春西汀	351	4.30	14.73	0.013	0.191

注：*所有k_P都是根据Potts和Guy方程推导计算得出（1992年）。**根据预测的k_P和水溶性计算的最大通量（溶解度和logP来自www.chemspider.com网站，通过EPISuite软件计算获得）。

1.4.6　罗替戈汀在帕金森病中的应用

罗替戈汀（图1.10，表1.2）是一种非常有效的非麦角类选择性多巴胺D2激动剂，1989年首次确认可作为透皮给药的候选药物。1989年，Timmerman等人通过观察老鼠大脑中多巴胺的释放试验发现，与口服给药途径5小时的药物作用时间相比，经皮给药可实现13小时的更长药物作用时间。同年，Löschmann等人也证实了这一点，他们确定经皮给药可逆转在狨猴中诱发的帕金森病。口服给药途径具有非常严重的胃肠道代谢作用，目前只能通过经皮给药途径使用。2007年，在贴敷含^{14}C-标记的罗替戈汀贴剂后，通过对总放射性的药代动力学特征和相应的罗替戈汀血浆浓度进行定量测定，Cawello等人对罗替戈汀在人体的质量守恒进行了研究。贴剂含有4.485mg未标记和0.015mg ^{14}C-标记的罗替戈汀，佩戴时间为24小时。在研究中，对以下样本的放射性进行监控，包括：贴剂使用前；贴剂使用后；贴敷后96小时内的皮肤清洗样本、血浆、尿液和粪便；96小时后的角质层剥离样品。在贴敷后96小时内，总回收的样品量为94.6%。在24小时内，全身吸收的总放射量为46.1%。在尿液和粪便中，回收的放射量之和约为40.3%，表明吸收的大部分药物在96小时内可被清除。通过几项临床试验的药代动力学分析表明，在2mg/24h至8mg/24h的剂量范围内，罗替戈汀的暴露量成比例增加；在佩戴的24小时内，稳态血浆浓度保持不变（图1.11），但生物利用度因佩戴部位的不同存在差异，如在臀部、肩膀、腹部、胁腹、大腿和上臂之间；各自AUC的平均比率在腹部与胁腹的0.87至肩部与大腿的1.46之间。此外，没有出现与肾功能不全相关的药代动力学问题。

　　2001年，Hutton等人在一项Ⅱ期临床试验中，对不同剂量罗替戈汀贴剂的有效性进行了评估。在这项试验中，将85名帕金森病患者随机分配用安慰剂或罗替戈汀贴剂四个剂量的其中一个剂量进行为期21天的治疗。与安慰剂相比，在两个最高剂量罗替戈汀贴剂治疗的患者中，左旋多巴剂量显著降低，同时，该透皮贴剂的安全性和耐受性良好。在后来的一项临床研究中，对罗替戈汀在早期帕金森病患者治疗的安全性和有效性进行了评估。在这项开放

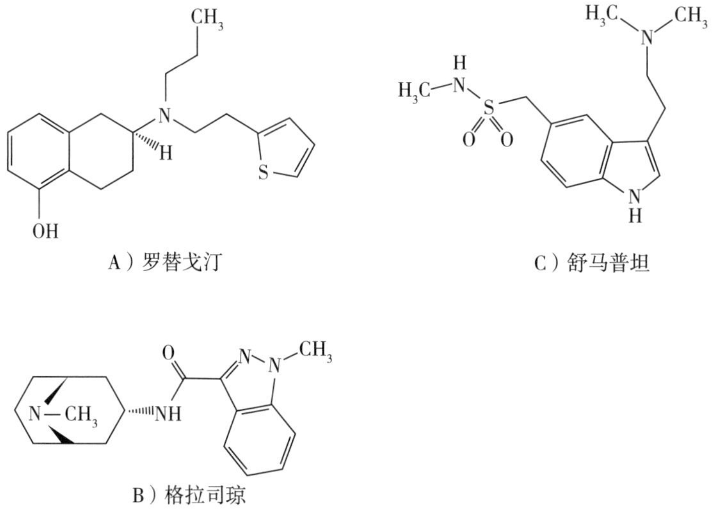

图1.10　罗替戈汀、格拉司琼和舒马普坦的化学结构（理化数据见表1.2）

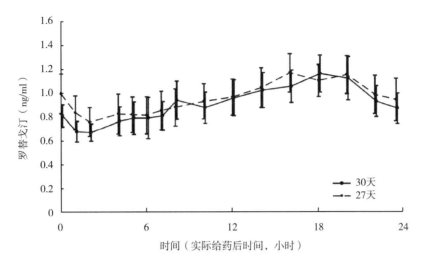

图1.11　在维持阶段的不同时间，早期帕金森病患者在贴敷8mg/24h后，罗替戈汀的平均血浆浓度（±95% 置信区间）（来自Neupro® 处方信息）

性研究中，采用罗替戈汀贴剂对患有早期帕金森病的31名患者进行治疗，最大剂量为18.0mg/d。达到最大剂量的患者有明显的改善。总的来说，这些数据表明，在早期帕金森病患者的治疗中，罗替戈汀是安全的、有效的，且耐受性良好。这些数据在多中心、随机、双盲研究中得到证实（Watts等，2007；Jankovic等，2007），其中得出的结论是，在剂量滴定为6mg/d的情况下，罗替戈汀贴剂在早期帕金森病患者的治疗中是有效的。在长期使用的情况下，罗替戈汀贴剂也是安全和有效的。最常见的副作用为嗜睡（18% ～ 25%）、给药部位反应（12% ～ 15%）和恶心（9%）。

很多帕金森病患者在接受口服药物治疗后，会出现胃肠道紊乱和吞咽困难，而将口服给药途径改为经皮给药可改善患者的胃肠道症状。

罗替戈汀贴剂也可用于不宁腿综合征的治疗。研究发现，采用2 ～ 3mg/24h罗替戈汀贴剂可显著降低不宁腿综合征的严重程度，随访研究表明，对于中度至重度不宁腿综合征患者，疗效长达五年。2015年，Elshoff及其同事对罗替戈汀贴剂在帕金森病和不宁腿综合征患者中的药理和药代动力学特性的进展进行了综述。

唯一上市的罗替戈汀贴剂于2007年在美国获得批准，其商品名为Neupro®，持证商为UCB Inc。该贴剂有6种不同的规格，递送剂量在1 ～ 8mg/24h，尺寸在5 ～ 40cm²，其剂量大小取决于尺寸。该贴剂是一种含罗替戈汀的贴片，具有镀铝聚酯薄膜组成的柔软棕褐色背衬膜。含有活性物质的支撑层由活性成分和以下辅料组成，包括抗坏血酸棕榈酸酯、聚维酮、焦亚硫酸钠和dl-α-生育酚。离型膜是一种含氟聚合物涂层的聚酯薄膜。

已经评估的罗替戈汀经皮递送的其他替代方式，包括弹性囊泡递送、离子渗透和微乳水凝胶。尽管这三种方法看起来比较有前景，但迄今还没有可替代的罗替戈汀透皮制剂上市。

1.4.7　格拉司琼透皮制剂用于化疗期间止吐

格拉司琼（图1.10，表1.2）是一种血清素5-HT$_3$受体拮抗剂，可作为止吐药，用于治疗化疗期间和化疗后的恶心和呕吐。1994年，该药物在美国批准上市，并于2008年9月被批准用于经皮递送（商品名为Sancuso®，持证商为ProStrakan Inc）。Sancuso®是一种含格拉司琼的贴片，其规格为34.3mg/52cm²，递送剂量为3.1mg/24h，佩戴时间为7天。2009年，Howell等人根据来自48名健康志愿者的Ⅰ期研究数据以及793名患者的Ⅱ期和Ⅲ期研究数据，对格拉司琼透皮贴片的药代动力学进行了描述。口服给药2mg格拉司琼，在2小时后可达到血浆药峰浓度（C_{max}），其平均浓度（C_{ave}）为2.6ng/ml。而贴敷52cm²的贴片后，在6天内血浆C_{ave}可维持在2.2ng/ml。格拉司琼的清除率不受年龄、性别、体重或肾功能的影响。

2011年，Boccia等人在一项双盲的临床Ⅲ期研究中，将格拉司琼透皮贴片控制化疗引起恶心和呕吐症状的有效性和耐受性与每日口服格拉司琼进行了对比。结果表明，透皮递送的疗效与口服给药一致，可作为一种替代途径，且单剂量佩戴时间可达7天。

研究发现，格拉司琼透皮贴片可用于缓解胃轻瘫（即胃排空延迟）的难治症状。

昂丹司琼是另一种5-HT$_3$受体拮抗剂，作为止吐药可通过透皮递送用于化疗期间和化疗后引起的恶心和呕吐治疗。在2015年，Patel和同事对凝胶剂中昂丹司琼的体外和体内皮肤渗透速率进行了评估。虽然昂丹司琼从凝胶中渗透通过猪皮的速率较低，但添加肉豆蔻酸异丙酯或樟脑可提高其渗透速率。此外，微穿孔技术可进一步增强透皮递送。因此，凝胶剂中昂丹司琼通过人体皮肤的速率还有待确定。

1.4.8　用于缓解疼痛的阿片类经皮给药制剂

阿片类药物芬太尼（图1.12，表1.2）通过皮肤的能力在20世纪70年代中期已经得到共识，随后在1987年，Sebel等人又对其进行了测定和报道。1990年，芬太尼透皮贴剂在美国上市，被广泛用于缓解疼痛。第一款芬太尼贴剂为储库型系统，由储库和皮肤之间的控释膜

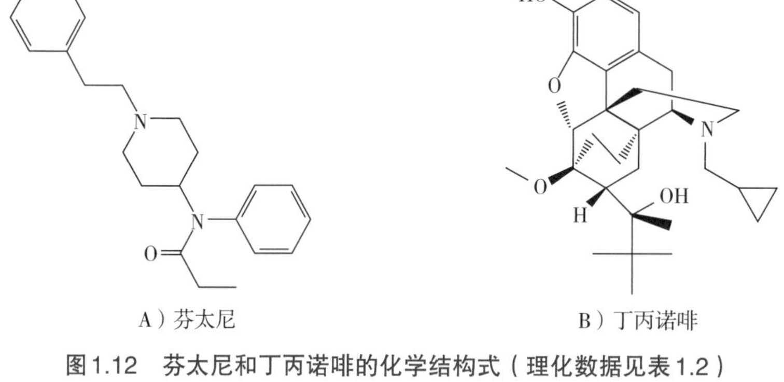

A）芬太尼　　　　　　　　　　　　B）丁丙诺啡

图1.12　芬太尼和丁丙诺啡的化学结构式（理化数据见表1.2）

控制药物的释放，其商品名为Durogesic®，持证商为Janssen。目前，虽然仍有储库型贴剂在售，但最近上市的芬太尼贴剂大部分为含有活性物质支撑层的骨架型贴剂（表1.4），两种类型贴剂之间具有生物等效性。2015年，有关于防篡改芬太尼贴剂开发和评估的报道，即将负载有低聚物颗粒的芬太尼分散于支撑层。

表1.4　已上市的芬太尼透皮贴剂示例

产品名称	可用剂量（μg/h）	贴剂类型
Durogesic DTRANS®	12/25/50/75/100	骨架型
Fencino®	25/50/75/100	骨架型
Fentalis®	25/50/75/100	储库型
Matrifen®	12/25/50/75/100	骨架型/控释膜
Tilofyl®	25/50/75/100	骨架型

芬太尼透皮贴剂可在72小时内通过皮肤进行持续递送（图1.13），根据尺寸大小可实现12.5 ～ 100μg/h的5个剂量水平，最大尺寸为42cm²。

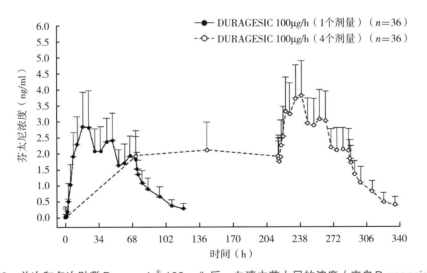

图1.13　单次和多次贴敷Duragesic® 100μg/h后，血清中芬太尼的浓度（来自Duragesic®处方信息）

慢性疼痛和痛觉过敏有时很难用经典的阿片类药物治疗，例如芬太尼，因为它的主要作用位点是μ-阿片受体。另外，丁丙诺啡（图1.12，表1.2）及其活性代谢物可通过作用于μ-、κ-和δ-受体发挥作用，与纯μ-受体激动剂相比，可能具有不同的镇痛和抗高敏痛效果。丁丙诺啡在1979年首次投入使用。1994年，Roy和同事对丁丙诺啡通过皮肤的能力进行了评估，体外研究结果表明，丁丙诺啡可通过透皮递送达到全身镇痛效果。1996年，Stinchcomb

等人对丁丙诺啡3-烷基酯前药渗透通过人体皮肤的体外研究表明，其在通过人体皮肤时完全水解转化为母体化合物，同时也表明丁丙诺啡以前药水解转化的形式通过皮肤的通量不超过其本身的通量。丁丙诺啡透皮制剂于2001年在欧洲获批上市，其商品名为Transtec®，持证商为Grunenthal，具有35μg/h、52.5μg/h和70μg/h三种规格，单剂量可贴敷96小时。Purdue Pharma的Butrans®在2010年6月经FDA批准，于2011年初在美国上市，该产品为骨架型设计，具有5μg/h、10μg/h和20μg/h三种规格，单剂量可贴敷7天，用于肿瘤和非肿瘤引起的慢性疼痛的治疗。Butrans®的非活性成分包括乙酰丙酸、油酸油醇酯、聚维酮和一种铝交联聚丙烯酸酯。

在一项需采用强效阿片类镇痛药长期治疗的患有慢性恶性或非恶性疼痛的445名患者中，对单剂量可持续贴敷72小时的丁丙诺啡透皮制剂的临床有效性进行了评估。在该研究中采用双盲法，将患者随机分配用安慰剂以及可递送35μg/h、52.5μg/h或70μg/h的丁丙诺啡透皮制剂进行治疗。结果表明，与安慰剂相比，丁丙诺啡透皮制剂可更有效地缓解疼痛。在一项开放性的随访研究中，对239名患者继续使用丁丙诺啡透皮制剂治疗的情况进行观察发现，该制剂具有高度的依从性，可有效改善患者的临床症状和生活质量。同样，在157名患有慢性重度疼痛患者的治疗中，各规格丁丙诺啡透皮制剂（35μg/h、52.5μg/h和70μg/h）均显示具有镇痛效果。在研究期间，采用丁丙诺啡治疗的患者使用舌下镇痛药的次数减少了56.7%，而安慰剂仅减少8%。

在一项上市后的监测研究中，对丁丙诺啡透皮制剂（商品名Transtec®）在日常临床使用中的有效性和安全性数据进行了评估，其中共计13 179名患者，包括3690名癌症疼痛患者和9489名非癌症疼痛患者。大多数患者采用35μg/h的初始剂量即可缓解疼痛症状，仅有约18%的患者需要增加剂量，不到5%的患者因效果不理想停止治疗。总体而言，该制剂可提供持续有效的镇痛作用，其效果呈剂量依赖性，但不受年龄或疼痛综合征的影响。此外，其耐受性和阿片类药物一样，没有出现与临床相关的耐受性问题。通常情况下，治疗的耐受性良好，根据对患者的具体评估情况，长期使用后，患者的认知和精神运动表现相对正常。进一步的评估证实，单剂量可贴敷72小时的丁丙诺啡透皮制剂可有效控制疼痛。

可用于慢性非恶性疼痛治疗的小规格丁丙诺啡透皮贴剂，其商品名为Butrans®，具有三种规格，分别为5μg/h、10μg/h和20μg/h，每7天贴敷一次。在一项关键的Ⅲ期临床研究中，对该贴剂治疗慢性腰部疼痛的情况进行了评估。研究中，将在开放标签导入期（run-in period）可耐受10μg/h或20μg/h规格丁丙诺啡透皮贴剂且具有疗效的患者随机分配继续用该贴剂或安慰剂治疗。在12周的治疗后，与安慰剂相比，接受丁丙诺啡透皮贴剂的患者其疼痛评分明显降低。因此，丁丙诺啡透皮贴剂可用于慢性非恶性疼痛治疗的治疗，且耐受性普遍良好。

2013年，Al-Tawil等人对可每7天贴敷一次的丁丙诺啡透皮贴剂的药代动力学研究表明，青年患者和老年患者之间无须调整剂量。连续三周、每周贴敷一次10μg/h规格的丁丙诺啡透皮贴剂，在第一次贴敷后48小时内可达到稳态血药浓度，之后可维持丁丙诺啡稳定输出。此外，通过黏附性分析表明该贴剂适用于7天的贴敷周期。

外用半固体阿片类配方制剂也可作为缓解局部疼痛的潜在治疗方式，包括：外周炎性痛和疱疹后神经痛。缓解疼痛的其他局部经皮治疗药物，包括：用于神经病理性疼痛和骨关节炎的辣椒素和用于缓解肌肉疼痛的盐酸替扎尼丁，尽管后者仍处于理论推测阶段。Peptu等人在2015年以及Leppert和同事在2018年对缓解疼痛的经皮给药途径进行了综述。

1.4.9　用于偏头痛治疗的透皮疗法

舒马普坦（表1.2）是一种天然存在的神经活性生物碱的合成类似物，如二甲基色胺。它是5-羟色胺（5-hydroxytryptamin，5-HT）受体的强效激动剂，可选择性地激活存在于颅内动脉的$5-HT_{1D}$和$5-HT_{1B}$亚型，以引起扩张动脉的血管收缩。舒马普坦还可以在三叉神经血管系统激活后抑制硬脑膜中血管周围三叉神经轴突释放血管活性神经肽，这可能是其对丛集性头痛具有活性的原因之一。多项双盲临床试验表明，在偏头痛的急性治疗中，口服100mg舒马普坦优于安慰剂，并且其疗效明显高于麦角胺或阿司匹林。

20世纪中期，有几篇关于舒马普坦皮肤渗透性和促渗策略的报道。2005年，Femenía-Font等人发现，采用乙醇、聚乙二醇600、山梨醇酐月桂酸酯、油酸以及萜类化合物柠檬烯和桉叶油醇对猪皮进行预处理，可增加舒马普坦的通量。随后，作者将这些结果与采用人体皮肤获得的数据进行比较，发现舒马普坦通过猪皮和人体皮肤的通量呈线性关系，尽管通过猪皮的通量是人体的两倍。采用人体皮肤进行体外研究发现，将化学促渗剂1-十二烷基氮杂环庚烷-2-酮（月桂氮酮）与离子导入法相结合是目前最有效性的促渗策略。2006年，Femenía-Font等人在一个旨在开发包含舒马普坦的生物黏附膜剂的研究中发现，当膜剂中含有二乙二醇单乙基醚和2-吡咯烷酮时，会降低舒马普坦的渗透性，而将膜封闭后可增加皮肤的渗透性。该团队成功研制了琥珀酸舒马普坦透皮制剂，其中包括：甲基纤维素和丙二醇；聚乙烯吡咯烷酮和山梨醇；聚乙烯吡咯烷酮-聚乙烯醇和山梨醇。该制剂是将琥珀酸舒马普坦分散于含5%月桂氮酮和甲基丙烯酸酯共聚物的压敏胶中，然后铺于封闭的背衬膜上。根据在猪耳皮肤进行的渗透性评估表明，当采用甲基纤维素膜时，可获得最大的通量，此外，与离子导入法结合可进一步增加渗透性。

2007年，NuPathe公司的科学家和他们的合作伙伴报道了他们独创的新型舒马普坦离子渗透经皮给药制剂（NP101）的药代动力学和安全性数据。这项研究在临床Ⅰ期采用随机、单中心、单剂量和六个周期的研究设计，在6个周期中对同一受试者分别按如下方式进行试验，具体为：①贴敷1个贴片，在0.5mA电流条件下维持3小时，舒马普坦的理论剂量为1.5mg；②贴敷1个贴片，在1.0mA电流条件下维持1.5小时，舒马普坦的理论剂量为1.5mg；

③贴敷2个贴片，在1.0 mA电流条件下维持3小时，舒马普坦的理论剂量为6.0mg；④贴敷2个贴片，在1.0 mA电流条件下维持6小时，舒马普坦的理论剂量为12.0mg；⑤口服50mg规格琥珀酸舒马普坦快速口崩片；⑥皮下注射6mg琥珀酸舒马普坦。结果表明，施加的总电流量与舒马普坦的递送量呈线性关系。在每小时6mA和12mA的电流条件下，采用该贴片可获得所需的全身舒马普坦暴露量，并可维持目标血浆浓度（≥10ng/ml）在7小时以上。尽管较长的佩戴时间有出现红斑的现象，但总体而言该贴剂的耐受性良好。2009年，在临床Ⅰ期的进一步研究中，Pierce等人将单剂量舒马普坦离子介导递送制剂的药代动力学特性与口服、注射和鼻腔给药的药代动力学特征进行了比较。在这项研究中，受试者分别接受以下五种药物的治疗，包括：100mg规格的舒马普坦片剂；皮下注射6mg舒马普坦；20mg规格的鼻喷剂；含3g凝胶溶液，可递送6mg舒马普坦的透皮贴片（Zelrix Ⅰ）；以及含2.6g凝胶溶液，可递送6mg舒马普坦的透皮贴片（Zelrix Ⅱ）。尽管两种透皮贴片的血浆药峰浓度（Peak Concentration，C_{max}）比皮下注射低约70%，但该贴片的血浆浓度处于口服制剂和鼻喷剂之间，在30分钟内可达到10ng/ml，且贴敷部位的皮肤反应较轻，大多数受试者的红斑在72小时内消失。作者总结认为，舒马普坦离子渗透经皮给药制剂可用于偏头痛患者的治疗，因为它能快速稳定地递送，并能避免与偏头痛相关的常见胃肠道问题。根据另一项在183名偏头疼患者中进行的为期12个月，共计给药2089次的长期研究，舒马普坦离子渗透经皮给药制剂（NP101）具有良好的耐受性和疗效。

舒马普坦透皮贴剂Ⅲ期临床试验共招募800名偏头痛患者，在成功完成Ⅲ期临床试验后，于2013年1月被FDA批准上市，用于成人有先兆或无先兆的急性偏头痛治疗，其商品名为Zecuity®，持有商为NuPathe公司。该贴剂在激活后2小时内可安全有效地缓解偏头痛以及与其相关的声光敏感度。一旦激活，可在4小时内通过皮肤递送6.5mg舒马普坦。Zecuity为水溶液配方，活性成分为琥珀酸盐，以舒马普坦碱基计为86mg。该制剂由一个离子导入装置以及一个包含两个无纺布垫和两种不同凝胶配方的药物储库卡片组成。琥珀酸舒马普坦凝胶配方含有水、丁基丙烯酸甲酯共聚物（聚胺）、月桂酸、己二酸和对羟基苯甲酸甲酯，以及无纺布黏胶垫。盐配方含有水、羟丙基纤维素、氯化钠和对羟基苯甲酸甲酯，以及无纺布黏胶垫。离子导入装置由黏合布和泡沫橡胶以及一个包含激活按钮、电池和电子装置的塑料圆顶组成（图1.14）。

然而，尽管Zecuity®贴剂在治疗偏头痛方面取得了明显的临床成功，但由于出现与瘢痕和灼伤相关的不良反应事件导致其在推出后约十个月内暂停上市。到目前为止，还没有再次推向市场。

对于舒马普坦，目前已评估的其他经皮给药系统，包括：弹性脂质体、非离子表面活性剂囊泡和可溶性微针阵列。

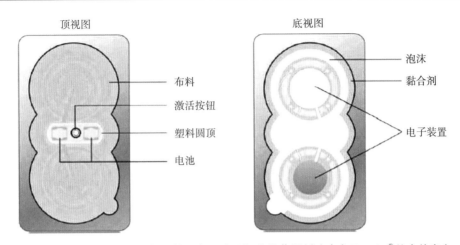

图1.14 NuPathe公司的舒马普坦离子渗透经皮给药制剂（来自Zecuity®处方信息）

1.4.10 早期可行性调查和其他方面的进展

对贴剂而言，尽管已有一些新的经皮递送技术，但目前仍遵循其基本的设计原理，即将药物分散在压敏胶或储库中。其他可促进药物递送的技术，包括：离子导入法（如目前已撤市的NuPathe公司的Zecuity®贴剂）、超声波或压力促渗法和大气微等离子体辐射。其他绕过角质层递送的系统有微针和弹道递送（ballistic delivery）。然而，对于皮肤渗透性、药物经皮递送的可行性以及所用材料特性的研究，仍然很活跃。科学文献也会不定期报道可改善或促进药物经皮递送的新配方制剂。例如，将老的药物开发为新的剂型，如将普萘洛尔或磺胺嘧啶开发为液晶纳米颗粒或其他凝胶配方，采用二氧化硅和纳米粒或碳纳米管和静电纺纤维控制药物的释放；或根据来自于壁虎脚上毛发的灵感来设计黏合剂。

已进行经皮递送系统评估，但尚未以该途径进入市场的化合物，包括：用于特发性肺纤维化治疗的吡非尼酮；用于偏头痛的佐米曲普坦；apomine（CAS编号为126411-13-0）；二氟尼柳；低分子量肝素；去甲替林；异烟肼；用于乳腺癌治疗的来曲唑和阿那曲唑；恩多西芬；去铁胺；降压药氢氯噻嗪与卡维地洛复方制剂和拉西地平；HIV抑制剂；加兰他敏；抗抑郁药氟西汀和西酞普兰；神经保护剂大麻二酚和长春西汀；左旋多巴；二甲双胍；用于良性前列腺增生联合治疗的多沙唑嗪和非那雄胺；阿普唑仑；肌肉松弛药硫辛酸；抗精神病药物利培酮；托特罗定；以及普萘洛尔（其中一些化合物的理化性质见表1.3）。令人惊讶的是，在多发性硬化症患者的治疗中，使用含三种髓鞘肽（MBP85-99、MOG35-55和PLP139-155）混合物的试验贴剂，可显著减少磁共振成像和临床确定的疾病活跃度，并且具有良好的安全性和耐受性。

选择性雌激素受体调节剂在临床上可用于雌激素受体阳性乳腺癌的预防和治疗。2013年，Güngör和同事从理论和实验两个方面，对几种选择性雌激素受体调节剂经皮渗透的可能性进行了评估。根据Potts和Guy（1992年）和Cleek和Bunge（1993年）方程推导得出的渗透系数，以及化合物的饱和溶解度，对克罗米芬、屈洛昔芬、恩多西芬、4-羟基他莫昔芬、他莫昔芬和托瑞米芬的最大通量预测值进行了计算，其预测值与采用猪皮进行的体外试验获得值对比见表1.5。作者认为，预测值和实验值之间存在良好的一致性，并且可以通过配方优化使乳房的局部组织和肿瘤部位获得所需的药物浓度水平，同时，经皮给药具有减少全身副作用的额外益处。

表1.5   选择性雌激素受体调节剂通量的预测值与实验值对比

药物	分子量（Da）	LogP（油/水）	J_{max} 预测值 [μg/（$cm^2 \cdot h$）]	J_{exp} 测定值 [μg/（$cm^2 \cdot h$）]
克罗米芬	406	6.65	0.015	0.10±0.09
屈洛昔芬	388	5.95	0.13	0.06±0.03
恩多西芬	374	5.45	0.10	0.94±0.50
4-羟基他莫昔芬	388	5.96	0.13	0.52±0.30
他莫昔芬	372	6.39	0.042	0.14±0.08
托瑞米芬	406	6.06	0.026	0.21±0.10

来源：Güngör等人，2013年.

物理经皮促渗技术一直处于近期研究的前沿，Zecuity® 贴剂的上市使离子导入法重新获得活力。例如，对于可能对阿尔茨海默病有治疗作用的乙酰胆碱酯酶抑制剂石杉碱甲，2013年，Kalaria和同事采用直流电阳离子导入法对其经皮递送的可行性进行了评估，并取得了令人满意的结果。该团队在早期也报道了雷沙吉兰和司来吉兰具有类似令人满意的结果。2012年，Djabri和同事将离子导入法用于儿科患者，用于经皮递送盐酸雷尼替丁，并获得了可接受的治疗水平。同样，离子导入法可促进羟甲基纤维素凝胶剂中非甾体抗炎药酮洛酸经皮递送至皮下肌肉组织。

1999年，Murthy报道可采用磁场促进药物的经皮渗透，因为其在研究中发现，随磁场强度的增加，苯甲酸渗透通过鼠皮的通量增加。根据最近的试验研究表明，体外磁场强度越大，磁泳促进利多卡因渗透通过猪皮的作用越强。磁场促进渗透的机制并不是直接调节角质层的渗透性，而是主要通过磁动势作用。2011年，Sammeta等人研究发现，磁泳和化学促渗剂（薄荷醇、二甲基亚砜、十二烷基硫酸钠或尿素，在5% w/v浓度下）均可促进利多卡因在大鼠皮肤上的渗透性，且这两种作用具有叠加效果。然而，采用磁泳技术促进人体皮肤渗透的可行性还有待确定。

近年来，微针技术一直是人们关注的焦点，也是《药物研究》（*Pharmaceutical Research*）杂志2011年1月第28卷第1期中的一个主题。在该主题中，特邀编辑Gary Cleary

对"来自学术界和工业界的15篇原创论文（涵盖）……微针从概念到人体临床试验的研究和进展……"进行了介绍（Cleary，2011年，第1页）。自2011年初该主题发布以来，该领域又有近200篇论文发表，其中很多涉及材料加工和几何形状的研究。例如，2012年，Donnelly和同事采用聚乙二醇10 000和甲醚–马来酸酐共聚物制备的水凝胶微针，在插入皮肤后就会因为吸收组织间液，膨胀形成连续的水凝胶导管，而后药物可通过这些导管从药物储库释放进入皮肤微循环。必要时，该微针可以从皮肤中完全去除。作者认为，采用微针递送，相比于角质层，药物通过皮肤的递送速率主要受水凝胶系统的交联密度影响。可用于微针制备的其他材料包括：麦芽糖、丙烯酸盐聚合物、硅、聚乙烯吡咯烷酮和壳聚糖。微针的几何形状也会对皮肤的渗透性产生重大影响。例如，2013年，Kochhar等人在体外研究发现，随针距的增加，聚乙二醇基微针中药物渗透进入鼠皮和猪皮的百分比增加。2013年，Gittard等人发现，增加长宽比和减少针尖直径可以减少丙烯酸酯基微针在应用于皮肤时弯曲的趋势。

2015年，Han和Dab也对微针和其他物理促渗技术相结合的方法进行了评估。研究发现，将超声波导入法和微针相结合可使模型化合物牛血清白蛋白通过猪耳皮肤的渗透性提高10倍，而两种方法单独使用可分别提高约4倍。目前已知的是，二者相结合可促进以下化合物的皮肤渗透性，包括：盐酸罗匹尼罗、乙二磺酸丙氯拉嗪、钙黄绿素和人类生长激素以及亮丙瑞林。

2015年，Walsh和同事研究了纳米形貌对分子量为150kD的蛋白类肿瘤坏死因子抑制剂依那西普透皮递送的影响。在研究中，将标准微针阵列与带有纳米涂层的微针阵列进行对比发现，在72小时内，后者渗透通过兔子皮肤的量是标准微针阵列的10.6倍。作者指出，纳米涂层可通过下调Claudins-1和Claudins-4，重构表皮紧密连接蛋白，促进蛋白质的递送。尽管尚未在人类皮肤上进行评估，但这项技术在递送大分子化合物渗透通过皮肤以实现全身作用方面可能非常有用。

1.5 外用治疗系统：目前概况

1.5.1 外用制剂

在过去二十年中，大量新的和改进的外用药物制剂获批上市，可用于各种皮肤病和指甲病的治疗。除传统的皮肤外用制剂外，如乳膏、凝胶、洗剂和软膏，可用于皮肤局部靶向给药的经皮治疗贴剂（dermal therapeutic patche，DTP）数量也明显增加。在本节中，从以下几个方面进行阐述，包括：①可用于经皮递送的候选化合物分子量范围；②DTP的代表性示例及设计特点；③对其他皮肤用制剂和甲用制剂的治疗应用进行简要回顾；④传统的促渗策略和新兴的制剂技术；⑤在外用仿制药的开发和许可方面存在的挑战。

1.5.2　经皮递送的候选药物

目前可用于皮肤局部治疗的药物制剂包括麻醉剂、抗菌剂、抗生素、甾体或非甾体抗炎药（NSAIDs）、角质溶解剂、局部镇痛剂、抗刺激剂和维甲酸，已上市的药物示例见表1.6。从这些药物的分子量和熔点可知，皮肤外用制剂的局限性并不像透皮递送那么狭窄。尽管如此，仍然需要进行合理的配方设计，以使活性成分在目标部位达到所需的治疗水平。因此，对于皮肤外用制剂，体外效力测试和药物通量评估是确保候选化合物安全有效、不可或缺的配方前开发内容。

表1.6　部分已上市皮肤外用制剂中活性成分的物理化学特性

药物	分子量（Da）	熔点（℃）	LogP（油/水）	治疗分类
戊酸倍他米松	476	190	4.1	甾体
辣椒素	305	65	3.3	抗刺激剂
克霉唑	345	147～149	6.3	抗真菌剂
红霉素	734	137	1.9	抗菌剂
氢化可的松	363	214	1.6	甾体
布洛芬	206	75～77	4.0	非甾体抗炎药
利多卡因	234	68～69	2.4	麻醉剂、镇痛剂
水杨酸甲酯	152	−9.0	2.2	发红剂
水杨酸	138	158～161	2.0	角质溶解剂
维A酸	300	180～190	6.8	类维生素A

1.5.3　透皮贴剂—开发历史、市场和产品特点

经皮治疗贴剂起源于亚洲，包括凝胶贴膏和橡胶贴膏。橡胶贴膏系指原料药物与橡胶基质混匀后涂布于背衬材料上制成的贴膏剂。虽然多年来在美国药典/国家处方集曾收载一些简单的橡胶贴膏，但目前仅收载有水杨酸贴膏。早期的DTP已演变为由先进的粘结涂层技术生产的更为复杂的贴剂。用于治疗带状疱疹后神经痛的利多卡因贴剂，其原研制剂商品名称为Lidoderm®，仿制药在2013年上市。目前已上市的DTP可用于肌肉疼痛、背痛、老茧、鸡眼、疣、皮肤擦伤、烧伤和感染的治疗，部分药物示例见表1.7。

表1.7　目前在美国和英国已上市的经皮治疗贴剂（DTP）示例

药物和规格	适应证	商品名称
辣椒素8%	带状疱疹后神经痛	Qutenza®
双氯芬酸依泊胺1.3%	轻微拉伤、扭伤、挫伤引起的急性疼痛	Flector®
氟氢缩松4mg/cm²	皮肤病（炎症和瘙痒）	Cordran®
利多卡因5.0%	带状疱疹后神经痛	Lidoderm®
水杨酸甲酯10.0%和薄荷醇3.0%	缓解疼痛	Salonpas®止痛贴

DTP的组分很多与透皮给药制剂相同，其组成可能包括背衬膜、含有活性物质和其他辅料（如促渗剂、增塑剂和抗氧剂等）的支撑层以及压敏胶离型膜。在一些DTP的设计中也可能包括控释膜。各组分材料的选择通常需要专门和独特的多学科技能。影响DTP设计的因素，包括但不限于产品概况、物理特性、消费者偏好、耐受性和副作用。在DTP的整个生产过程中还需要考虑材料加工技术的合理性，如溶剂浇铸法、热熔挤压法和聚合物挤出法等，以及切割、模切、装袋、包装和贴签工艺。

DTP背衬层是否采用封闭性材料，依赖于所递送的活性物质。封闭性背衬层可促使角质层外层发生水合作用，半封闭性膜允许一些水的流动，而非封闭性材料允许皮肤表面水蒸气的自由流动。商品名为Cordran®的DTP为封闭性背衬层，主要用于表皮下层的炎症和皮肤病的治疗。然而，在用于鸡眼和老茧去除的DTP中具有较厚的非封闭性背衬层，因为活性物质的作用部位在角质层。在这些产品中，背衬层还起到了缓冲给药部位的作用。

1.5.4　皮肤用制剂的治疗类别分类

1.5.4.1　老茧、鸡眼和疣的治疗

老茧、鸡眼和疣通常表现为皮肤的过度角质化，因此，角质溶解剂或可溶解角蛋白的活性物质可用于这类适应证的治疗。目前可用于这些适应证治疗的药物主要有水杨酸外用溶液剂、凝胶剂或乳膏剂，以及以橡胶或梧桐树胶为胶黏剂骨架的水杨酸透皮贴剂。也可以使用水杨酸火棉胶剂，该制剂是采用硝化纤维素制得的外用溶液剂，涂于皮肤表面后可形成一层薄膜。水杨酸可以单独使用，也可以和其他能促进角质层溶解的化合物一起使用，其中最常见的是乳酸。鬼臼毒素可用于生殖器部位疣的治疗，其剂型为醇基外用溶液剂或乳膏剂。此外，咪喹莫特乳膏也可用于该适应证的治疗。

1.5.4.2　疼痛

用于疼痛治疗的活性物质可能具有镇痛、麻醉、止痒或反刺激特性。其中，镇痛、麻醉或止痒的作用机制依赖于对疼痛、灼热、刺痛和瘙痒的皮肤感觉感受器的抑制。另外，抗刺激剂是通过产生温和的局部炎症反应发挥作用。用于局部疼痛治疗的主要活性成分包括：水

杨酸铵、水杨酸钠、水杨酸甲酯、水杨酸四氢糠酯、水杨酸二乙胺、乙二醇水杨酸酯、烟酸甲酯、烟酸乙酯、烟酸己酯、苯佐卡因、薄荷醇、樟脑、辣椒油树脂和利多卡因。通常，在大多数非处方药（OTC）中包含上述多种活性成分。目前，可用的剂型包括透皮贴剂、洗剂、搽剂、凝胶、乳膏、软膏和喷雾剂。

1.5.4.3　炎症

与炎症相关的疼痛症状可用甾体和非甾体类抗炎药进行治疗。可用于炎症治疗的甾体类药物包括二丙酸阿氯米松、二丙酸倍他米松或倍他米松戊酸酯、丁酸氯倍他松、氟氢缩松以及氢化可的松醋酸酯或丁酸酯（图1.15），相关的剂型有乳膏、泡沫剂、洗剂、软膏和透皮贴剂。甾体类也可以采用封闭递送的方式，以促进药物在特定情况下渗透进入皮肤。最常用的非甾体类抗炎药包括：双氯芬酸二乙胺、双氯芬酸依泊胺、双氯芬酸钠、联苯乙酸、布洛

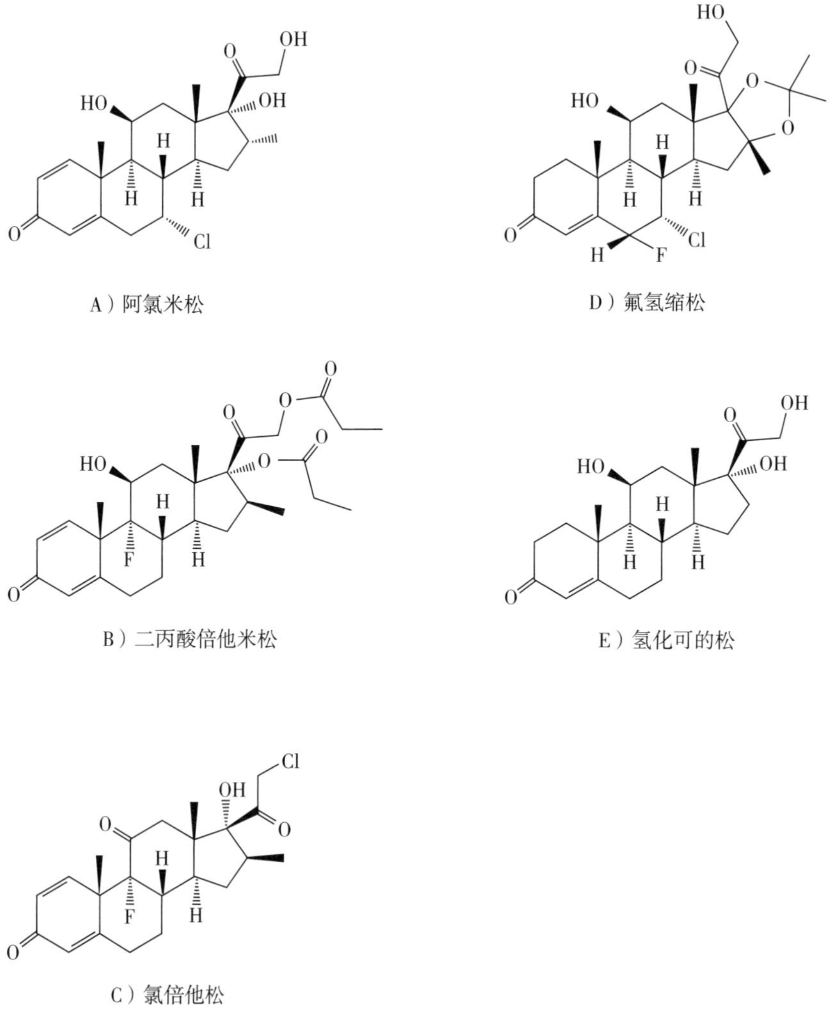

A）阿氯米松

D）氟氢缩松

B）二丙酸倍他米松

E）氢化可的松

C）氯倍他松

图1.15　一些外用甾体类抗炎药物

芬、吲哚美辛、酮洛芬、萘普生和吡罗昔康，目前可用的剂型有乳膏、透皮贴剂、泡沫剂、凝胶和喷雾剂。

1.5.4.4 麻醉剂

商品名为EMLA的利丙双卡因乳膏是油-水（1∶1）乳状液，活性成分为利多卡因和丙胺卡因的低共熔混合物，可用于局部麻醉（图1.16）。给药后，以封闭递送的方式发挥皮肤局部镇痛作用。它适用于针穿刺、皮肤浅层手术和激光治疗中完整皮肤的局部镇痛。传统的油/水乳膏、软膏以及喷雾剂也可用于利多卡因的局部递送。此外，也可采用丁卡因凝胶或利多卡因丁卡因乳膏进行局部麻醉。

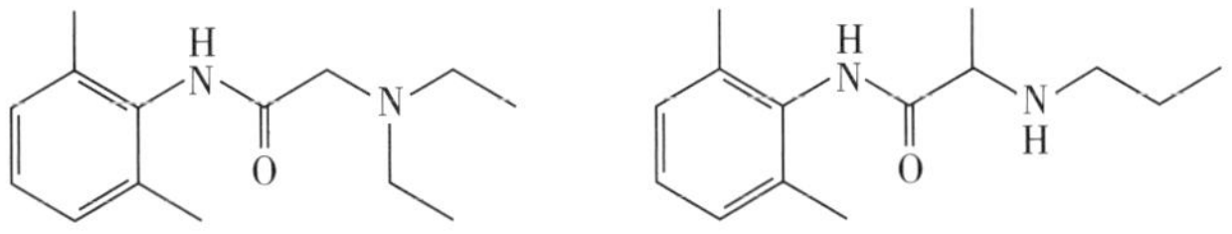

A）利多卡因　　　　　　　　　　　B）丙胺卡因

图1.16 用于局部麻醉和镇痛的外用麻醉剂

1.5.4.5 抗菌药物

皮肤干燥和特应性皮炎的治疗可采用抗菌药物，如苯扎氯铵乳膏和软膏，以及淋浴和沐浴润肤剂。抗菌用凝胶剂和乳膏剂也可用于痤疮的治疗。对于头皮屑的治疗，已证实含吡硫翁锌和硫化烯硒的洗发剂具有明显的效果。Biopatch®与前面描述的透皮贴剂不同，它是一种由吸水性聚氨酯泡沫组成的抗菌敷料，其中含有广谱抗菌剂葡萄糖酸氯己定。使用时，是将其包裹在血管和非血管经皮装置周围，以减少感染的风险并抑制微生物生长。研究发现，与安慰剂相比，Biopatch®可使微生物的平均数量减少100倍，且抑菌时间长达7天。

1.5.5 经皮给药制剂的促渗策略

为了促使药物递送进入或通过皮肤，可能需要采用物理或化学促渗技术。对于经皮给药制剂而言，最常用的方法通常是化学促渗法。一些化合物可以促进活性成分扩散通过皮肤，或暂时性的提高活性成分在皮肤中的溶解度；当两种机制同时存在时，二者可产生协同效应。

随着近年来对纳米技术的兴趣日增，人们对纳米乳液或微乳液（根据乳化液滴尺寸进行分类）在促进活性物质经皮递送方面的应用进行了探索。这些系统是热力学性质稳定的胶体药物递送载体。最近关于纳米乳液和微乳液的综述论文主要聚焦于其良好的生物物理学特性，以及促进活性物质经皮递送的潜力。目前，还没有商业化可用的纳米乳液或微乳液外用制剂。其中一个原因很可能是与常规制剂相比，这些系统具有较高的表面活性剂含量，导致其成本较高，且可能存在引起刺激性的担忧。

纳米技术在经皮给药系统领域的潜在应用一直是人们猜测的主题。然而，纳米颗粒本身不太可能渗入或渗透通过完整的人体皮肤。

正如前文所述，微针作为经皮给药系统的物理促渗策略备受关注，它由多个微米级别的针状结构与基座连接构成，针体高一般为25～2000μm（图1.17）。将这种微针阵列应用于生物膜后，可使其形成微米尺寸的通道。研究表明，微针能穿透角质层进入活性表皮层，可避免与真皮层中的神经纤维和血管接触。早期的微针通常由硅材料制成，但随着技术的重大进步，近年来微针可采用具有生物相容性、可生物降解的材质制备。根据微针结构的不同，可将活性成分装载到微针中或涂覆在微针表面，也可将储库型贴片黏附到微针阵列。除可有效地递送传统小分子药物外，在体外大分子靶向和疫苗递送方面也取得可喜的成果，经FDA批准，目前已有微针产品在开展Ⅱ期临床试验研究。微针的给药方式，即所谓的"戳、压、贴"，有一个明显的缺点，即所产生的孔维持时间较短，大约为两小时，这使其不能用于药物的长期递送。然而，Brogden等人在2013年报道，双氯芬酸可延长"孔"的维持时间，能使药物的持续递送时间达到7天。

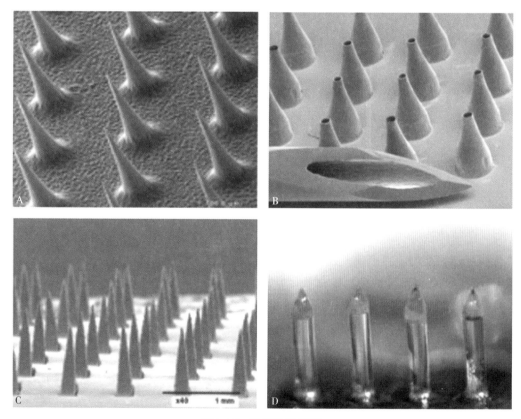

图1.17　微针阵列示例

注：（A）硅胶微针，采用"戳和贴"设计；（B）不锈钢微针，采用"戳和贴"设计，针体高1000μm；（C）空心金属微针，采用"戳和流"设计，针体高500μm；（D）PLGA制成的斜尖微针，钙黄绿素包裹在尖端，针体高600μm。

1.5.6　指甲用涂抹剂

外用制剂在皮肤病和指甲病的治疗中，具有较好的患者可接受性，同时与全身给药相比，具有较低的副作用。尤其是指甲病，与皮肤病相比，通常更难治愈，且所需的治疗时间更长。指甲是一种高度角质化的组织，对化合物的渗透性较低，其屏障特性对药剂学科学家而言是一个巨大的挑战。目前，可用于治疗指甲真菌感染的制剂为含有活性物质的涂膜剂（lacquer form），在给药后，随挥发性成分的蒸发会在指甲表面残留一层薄膜。尽管已有很多文献报道可采用化学和物理促渗技术来提高药物在指甲中的递送，迄今还没有新的配方制剂对这一领域产生显著影响。

1.5.7　外用制剂的开发和许可

外用新化学实体配方制剂开发的指南相对较少。人们似乎不太了解含有已知活性成分外用制剂的开发和监管途径，包括：①具有不同浓度的新配方制剂；②将外用制剂作为一种可替代的给药途径。读者可以参考Mugglestone等人在2012年对这一问题的详细讨论，其中给出了监管途径的相关指南，并对临床开发进行了着重阐述，可帮助申请人在欧洲获得外用制剂的上市许可。

对于绝大多数的仿制药上市申请，一些监管机构仍要求采用临床终点试验，证实与参比制剂的生物等效性。近年来，在预测体内生物等效性方面取得一定的进展，如日本监管机构允许采用胶带剥离法进行评估，越来越多的人认识到体外皮肤渗透试验在预测生物等效性评估方面的重要性和灵敏性。

1.6　结论

与医药科学几个世纪的开发历史相比，具有全身作用的透皮制剂，发展历程相对较短。然而，古代所用的软膏剂等产品通常为全身作用，且有证据表明，在16世纪伊丽莎白时代已认识到，一些软膏剂配方可用于"胃病"和"心脏相关疾病"的治疗（图1.18）。尽管在不同的个体、性别、种族和年龄之间，皮肤的屏障特性存在差异，在过去40年取得的进展是，可在一定程度上控制药物渗透通过皮肤的速率和程度，使之可以实现全身起效或局部作用的目的。在此期间，虽然存在这些困难，但仍有17种经皮给药全身作用的药物产品（包括19种不同的原料药）和几种经皮给药局部作用的药物产品上市。这并不容易。从对包含"经皮给药"（transdermal drug）一词的出版物检索结果可知，在1998—2012年期间，每年论文发表的数量呈逐步增长的趋势，其中2012年论文的数量约为1998年的2倍（图1.19）。这一数量几乎可以准确反映同一时期经皮给药制剂上市增长的数量，如1998年上市的品种有8个，

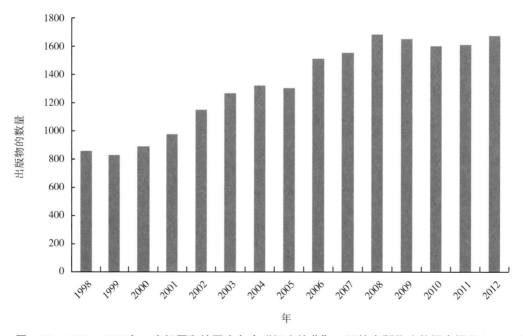

图1.18 描述用于胃和心脏病治疗的软膏制备方法（摘自 Sanford 档案，其中 Sanford 是生活在英国惠灵顿附近 Nynhead Court 的萨默塞特家族）

图1.19 1998—2012年，在标题和摘要中包含"经皮给药"一词的出版物（数据来源于 www.ncbi.nlm.nih.gov/pubmed. ）

而2013年为17个。这种不科学的概述可能会让不了解情况的人认为，对一个问题投入的资源越多，问题就越容易得到解决。虽然在大多数情况下确实如此，但大自然给予了适合保护我们的内部环境，并具有抵御外部环境危险的显著屏障，这反而又限制了我们通过经皮给药途径获得治疗水平药物浓度的能力。正如沃特金森所述"目前可用于经皮给药的所有制剂均符合适合经皮递送的严格物理化学和药代动力学标准"。然而，我们仍在不断地探索各种方法来克服皮肤屏障和打破它所必需的严格标准。众所周知的是，微针可同时做到这两点。虽然很多科学家将其作为经皮递送的技术之一，但是否可以确切地将微针定义为透皮疗法，仍然是值得商榷的。综上所述，我们可以得出结论，Pfister的"冰山"并没有屈服于全球变暖，且冰山的顶端正在逐步变大，然而，我们仍然还有很多开采工作要做。

参 考 文 献

1. Abla MJ, Chaturvedula A, O'Mahony C, Banga AK. 2013. Transdermal delivery of methotrexate for pediatrics using silicon microneedles. *Ther Deliv* 4 (5)：543-551.

2. Abrams LS, Skee DM, Wong FA, Anderson NJ, Leese PT. 2001a. Pharmacokinetics of norelgestromin and ethinyl estradiol from two consecutive contraceptive patches. *J Clin Pharmacol* 41：1232-1237.

3. Abrams LS, Skee DM, Natarajan J, Wong FA, Leese PT Creasy GW, Shangold MM. 2001b. Pharmacokinetics of norelgestromin and ethinyl estradiol delivered by a contraceptive patch [Ortho Evra/Evra] under conditions of heat, humidity, and exercise. *J Clin Pharmacol* 41：1301-1309.

4. Abrams LS, Skee DM, Natarajan J, Wong FA, Lasseter KC. 2001c. Multiple dose pharmacokinetics of a contraceptive patch in healthy women participants. *Contraception* 64：287-294.

5. Abrams LS, Skee DM, Natarajan J, Wong FA, Anderson GD. 2002a. Pharmacokinetics of a contraceptive patch (Evra/Ortho Evra) containing norelgestromin and ethinyloestradiol at four application sites. *Br J Clin Pharmacol* 53 (2)：141-146.

6. Abrams LS, Skee DM, Natarajan J, Wong FA. 2002b. Pharmacokinetic overview of Ortho Evra/Evra. *Fertil Steril* 77 (2 Suppl 2)：S3-12.

7. Ackaert OW, Eikelenboom J, Wolff HM, Bouwstra JA. 2010. Comparing different salt forms of rotigotine to improve transdermal iontophoretic delivery. *Eur J Pharm Biopharm* 74 (2)：304-310.

8. Agrawal SS, Aggarwal A. 2010. Randomised, cross-over, comparative bioavailability trial of matrix type transdermal drug delivery system (TDDS) of carvedilol and hydrochlorothiazide combination in healthy human volunteers：a pilot study. *Contemp Clin Trials* 31：272-278.

9. Agrawal SS, Pruthi JK. 2011. Development and evaluation of matrix type transdermal patch of ethinylestradiol and medroxyprogesterone acetate for anti-implantation activity in female Wistar rats. *Contraception* 84 (5)：533-538

10. Alberti I, Grenier A, Kraus H, Carrara DN. 2005. Pharmaceutical development and clinical effectiveness of a novel gel technology for transdermal drug delivery. *Expert Opin Drug Deliv* 2 (5)：935-950.

11. Al-Tawil N, Odar-Cederlöf I, Berggren AC, Johnson HE, Persson J. 2013. Pharmacokinetics of transdermal buprenorphine patch in the elderly. *Eur J Clin Pharmacol* 69 (2)：143-149.

12. Amsterdam JD. 2003. A double-blind, placebo-controlled trial of the safety and efficacy of selegiline

transdermal system without dietary restrictions in patients with major depressive disorder. *J Clin Psychiatry* 64 (2): 208-214.

13. Amsterdam JD, Bodkin JA. 2006. Selegiline transdermal system in the prevention of relapse of major depressive disorder: a 52-week, double-blind, placebo-substitution, parallelgroup clinical trial. *J Clin Psychopharmacol* 26 (6): 579-586.

14. Andresen T, Staahl C, Oksche A, Mansikka H, Arendt-Nielsen L, Drewes AM. 2011. Effect of transdermal opioids in experimentally induced superficial, deep and hyperalgesic pain. *Br J Pharmacol* 164 (3): 934-945.

15. Anissimov YG, Jepps OG, Dancik Y, Roberts MS. 2013. Mathematical and pharmacokinetic modelling of epidermal and dermal transport processes. *Adv Drug Deliv Rev* 65 (2): 169-190.

16. Archer DF, Stanczyk FZ, Rubin A, Foegh M. 2012. Ethinyl estradiol and levonorgestrel pharmacokinetics with a low-dose transdermal contraceptive delivery system, AG200-15: a randomized controlled trial. *Contraception* 85 (6): 595-601.

17. Archer DF, Stanczyk FZ, Rubin A, Foegh M. 2013. Pharmacokinetics and adhesion of the Agile transdermal contraceptive patch (AG200-15) during daily exposure to external conditions of heat, humidity and exercise. *Contraception* 87 (2): 212-219.

18. Arnold LE, Lindsay RL, López FA, Jacob SE, Biederman J, Findling RL, Ramadan Y. 2007. Treating attention-deficit/hyperactivity disorder with a stimulant transdermal patch: the clinical art. *Pediatrics* 120 (5): 1100-1106.

19. Bakshi A, Bajaj A, Malhotra M, Amrutiya N. 2008. A novel metered dose transdermal spray formulation for oxybutynin. *Ind J Pharm* Sci 70: 733-739.

20. Balaguer-Fernández C, Femenía-Font A, Merino V, Córdoba-Díaz D, Elorza-Barroeta MA, López-Castellano A, Córdoba-Díaz M. 2011. Elastic vesicles of sumatriptan succinate for transdermal administration: characterization and in vitro permeation studies. *J Liposome Res* 21 (1): 55-59.

21. Balaguer-Fernández C, Femenía-Font A, Del Rio-Sancho S, Merino V, López-Castellano A. 2008. Sumatriptan succinate transdermal delivery systems for the treatment of migraine. *J Pharm Sci* 97 (6): 2102-2109.

22. Baroni A, Buommino E, De Gregorio V, Ruocco E, Ruocco V, Wolf R. 2012. Structure and function of the epidermis related to barrier properties. *Clin Dermatol* 30 (3): 257-262.

23. Barrett JS, Hochadel TJ, Morales RJ, Rohatgi S, DeWitt KE, Watson SK, DiSanto AR. 1996a. Pharmacokinetics and safety of a selegiline transdermal system relative to single-dose oral administration in the elderly. *Am J Ther* 3 (10): 688-698.

24. Barrett JS, Szego P, Rohatgi S, Morales RJ, De Witt KE, Rajewski G, Ireland J. 1996b. Absorption and presystemic metabolism of selegiline hydrochloride at different regions in the gastrointestinal tract in healthy males. *Pharm Res* 13 (10): 1535-1540.

25. Barry BW. 1983. *Dermatological Formulations, Percutaneous Absorption*. New York: Marcel Dekker.

26. Benson HAE, Watkinson AC, eds. 2012. *Topical and Transdermal Drug Delivery*. Hoboken: Wiley.

27. Biberman R, Neumann R, Katzir I, Gerber Y. 2003. A randomized controlled trial of oral selegiline plus nicotine skin patch compared with placebo plus nicotine skin patch for smoking cessation. *Addiction* 98 (10): 1403-1407.

28. Bied AM, Kim J, Schwartz TL. 2015. A critical appraisal of the selegiline transdermal system for major depressive disorder. *Expert Rev Clin Pharmacol* 8: 673-681.

29. Bigal ME，Lipton RB，Newman LC，Pierce MW，Silberstein SD. 2015. Sumatriptan iontophoretic transdermal system reduces treatment-emergent nausea and is effective in patients with and without nausea at baseline-results from a randomized controlled trial. *Headache* 55 (8)：1124-1132.

30. Bigucci F，Abruzzo A，Saladini B，Gallucci MC，Cerchiara T，Luppi B. 2015. Development and characterization of chitosan/hyaluronan film for transdermal delivery of thiocolchicoside. *Carbohydr Polym* 130：32-40.

31. Boccia RV，Gordan LN，Clark G，Howell JD，Grunberg SM. Sancuso Study Group. 2011. Efficacy and tolerability of transdermal granisetron for the control of chemotherapy-induced nausea and vomiting associated with moderately and highly emetogenic multi-day chemotherapy：a randomized，double-blind，phase III study. *Support Care Cancer* 19 (10)：1609-1617.

32. Bodkin JA，Amsterdam JD. 2002. Transdermal selegiline in major depression：a double-blind，placebo-controlled，parallel-group study in outpatients. *Am J Psychiatry* 159 (11)：1869-1875.

33. Bodner K，Bodner-Adler B，Grünberger W. 2011. Evaluation of the contraceptive efficacy，compliance，and satisfaction with the transdermal contraceptive patch system Evra：a comparison between adolescent and adult users. *Arch Gynecol Obstet* 283 (3)：525-530.

34. Böhme K. 2002. Buprenorphine in a transdermal therapeutic system--a new option. *Clin Rheumatol* 21 (Suppl 1)：S13-16.

35. Bouwstra JA，Ponec M. 2006. The skin barrier in healthy and diseased state. *Biochim Biophys Acta* 1758：2080-2095.

36. Brogden NK，Banks SL，Crofford LJ，Sinchcomb AL. 2013. Diclofenac enables unprecedented week-long microneedle-enhanced delivery of a skin impermeable medication in humans. *Pharm Res* 30：1947-1955.

37. Brown MB，Williams AC. 2019. *The Art and Science of Dermal Formulation Development*. Boca Raton：CRC Press.

38. Cai B，Enqqvist H，Bredenberg S. 2015. Development and evaluation of a tampering resistant transdermal fentanyl patch. *Int J Pharm* 488 (1-2)：102-107.

39. Caon T，Campos CE，Simoes CM，Silva MA. 2015. Novel perspectives in the tuberculosis treatment：administration of isoniazid through the skin. *Int J Pharm* 494 (1)：463-470.

40. Cawello W，Ahrweiler S，Sulowicz W，Szymczakiewicz-Multanowska A，Braun M. 2012. Single dose pharmacokinetics of the transdermal rotigotine patch in patients with impaired renal function. *Br J Clin Pharmacol* 73 (1)：46-54.

41. Cawello W，Wolff HM，Meuling WJ，Horstmann R，Braun M. 2007. Transdermal administration of radiolabelled [14C] rotigotine by a patch formulation：a mass balance trial. *Clin Pharmacokinet* 46 (10)：851-857.

42. Cevc G，Vierl U. 2010. Nanotechnology and the transdermal route. A state of the art review and critical appraisal. *J Contr Rel* 141：277-299.

43. Chantasart D，Hao J，Li KS. 2013. Evaluation of skin permeation of B-blockers for topical drug delivery. *Pharm Res* 30：866-877.

44. Chen CC，Fang CL，Al-Suwayeh SA，Leu YL，Fang JY. 2011. Transdermal delivery of selegiline from alginate-Pluronic composite thermogels. *Int J Pharm* 415 (1-2)：119-128.

45. Chen MC，Huang SF，Lai KY，Ling MH. 2013. Fully embeddable chitosan microneedles as a sustained release depot for intradermal vaccination. *Biomaterials* 34 (12)：3077-3086.

46. Cheng C, La Grenade L, Diak IL, Brinker A, Levin RL. 2017. Chemical leukoderma associated with methylphenidate transdermal system: data from the US Food and Drug Administration adverse event reporting system. *J Pediatr* 180: 241-246.

47. Choi J, Choi MK, Chong S, Chung SJ, Shim CK, Kim DD. 2012. Effect of fatty acids on the transdermal delivery of donepezil: in vitro and in vivo evaluation. *Int J Pharm* 422 (1-2): 83-90.

48. Cork MJ, Danby SG, Vasilopoulos Y, Hadgraft J, Lane ME, Moustafa M, Guy RH, MacGowan AL, Tazi-Ahnini R, Ward SJ. 2009. Epidermal barrier function in atopic dermatitis. *J Invest Dermatol* 129: 1892-1908.

49. Clavenna A, Bonati M. 2014. Safety of medicines used for ADHD in children: a review of published prospective clinical trials. *Arch Dis Child* 99 (9): 866-872.

50. Cleary GW. 2011. Microneedles for drug delivery. *Pharm Res* 28 (1): 1-6.

51. Cleek RL, Bunge AL. 1993. A new method for estimating dermal absorption from chemical exposure. 1. General approach. *Pharm Res* 10: 497-506.

52. Creasy GW, Abrams LS, Fisher AC. 2001. Transdermal contraception. *Semin Reprod Med* 19: 373-380.

53. Cristancho MA, Thase ME. 2016. Critical appraisal of selegiline transdermal system for major depressive disorder. *Expert Opin Drug Deliv* 13: 659-665.

54. Culpepper L, Kovalick LJ. 2008. A review of the literature on the selegiline transdermal system: an effective and well-tolerated monoamine oxidase inhibitor for the treatment of depression. *Prim Care Companion J Clin Psychiatry* 10 (1): 25-30.

55. Cummings JL, Farlow MR, Meng X, Tekin S, Olin JT. 2010. Rivastigmine transdermal patch skin tolerability: results of a 1-year clinical trial in patients with mild-to-moderate Alzheimer's disease. *Clin Drug Investig* 30 (1): 41-49.

56. Cummings J, Froelich L, Black SE, Bakchine S, Bellelli G, Molinuevo JL, Kressig RW, Downs P, Caputo A, Strohmaier C. 2012. Randomized, double-blind, parallel-group, 48-week study for efficacy and safety of a higher-dose rivastigmine patch (15 vs. 10cm^2) in Alzheimer's disease. *Dement Geriatr Cogn Disord* 33 (5): 341-353.

57. Dagtekin O, Gerbershagen HJ, Wagner W, Petzke F, Radbruch L, Sabatowski R. 2007. Assessing cognitive and psychomotor performance under long-term treatment with transdermal buprenorphine in chronic noncancer pain patients. *Anesth Analg* 105 (5): 1442-1448.

58. Davila GW, Daugherty CA, Sanders SW. 2001. A short-term, multicenter, randomized doubleblind dose titration study of the efficacy and anticholinergic side effects of transdermal compared to immediate release oral oxybutynin treatment of patients with urge urinary incontinence. *J Urol* 166 (1): 140-145.

59. Deandrea S, Corli O, Moschetti I, Apolone G. 2009. Managing severe cancer pain: the role of transdermal buprenorphine: a systematic review. *Ther Clin Risk Manag* 5 (5): 707-718.

60. Djabri A, Guy RH, Delgado-Charro MB. 2012. Transdermal iontophoresis of ranitidine: an opportunity in paediatric drug therapy. *Int J Pharm* 435: 27-32.

61. Dmochowski RR, Davila GW, Zinner NR, Gittelman MC, Saltzstein DR, Lyttle S, Sanders SW. 2002. Efficacy and safety of transdermal oxybutynin in patients with urge and mixed urinary incontinence. *J Urol* 168 (2): 580-586.

62. Dmochowski RR, Newman DK, Sand PK, Rudy DC, Caramelli KE, Thomas H, Hoel G. 2011. Pharmacokinetics of oxybutynin chloride topical gel: effects of application site, baths, sunscreen and person-to-person transference. *Clin Drug Investig* 31 (8): 559-571.

63. Dmochowski RR, Nitti V, Staskin D, Luber K, Appell R, Davila GW. 2005. Transdermal oxybutynin in the treatment of adults with overactive bladder: combined results of two randomized clinical trials. *World J Urol* 23 (4): 263-270.

64. Donnelly RF, Garland MJ, Morrow DI, Migalska K, Singh TR, Majithiya R, Woolfson AD. 2010. Optical coherence tomography is a valuable tool in the study of the effects of microneedle geometry on skin penetration characteristics and in-skin dissolution. *J Control Release* 147: 333-341.

65. Donnelly RF, Singh TR, Garland MJ, Migalska K, Majithiya R, McCrudden CM, Kole PL, Mahmood TM, McCarthy HO, Woolfson AD. 2012. Hydrogel-forming microneedle arrays for enhanced transdermal drug delivery. *Adv Funct Mater* 22 (23): 4879-4890.

66. Dore DD, Norman H, Loughlin J, Seeger JD. 2010. Extended case-control study results on thromboembolic outcomes among transdermal contraceptive users. *Contraception* 81: 408-413.

67. Dragicevic N, Maibach HI, eds. 2015. *Percutaneous Penetration Enhancers*: *Chemical Methods in Penetration Enhancement*. Berlin: Springer.

68. Duscher D, Neofytou E, Wong VW, Maan ZN, Rennert RC, Inayathullah M, Januszyk M, Rodrigues M, Malkovskiy AV, Whitmore AJ, Walmsley GG, Galvez MG, Whittam AJ, Brownlee M, Rajadas J, Gurtner GC. 2015. Transdermal deferoxamine prevents pressure-induced diabetic ulcers. *Proc Nat Acad Sci* 112 (1): 94-99.

69. Elias PM. 1981. Lipids and the epidermal permeability barrier. *Arch Dermatol Res* 270: 95-117.

70. Elias PM, Feingold KR, eds. 2006. *Skin Barrier*. New York: Taylor & Francis.

71. Elshoff JP, Braun M, Andreas JO, Middle M, Cawello W. 2012. Steady-state plasma concentration profile of transdermal rotigotine: an integrated analysis of three, open-label, randomized, phase I multiple dose studies. *Clin Ther* 34 (4): 966-978.

72. Elshoff JP, Cawello W, Andreas JO, Mathy FX, Braun M. 2015. An update on pharmacological, pharmacokinetic properties and drug-drug interactions of rotigotine transdermal system in Parkinson's disease and restless legs syndrome. *Drugs* 75 (5): 487-501.

73. Fang JY, Hung CF, Chi CH, Chen CC. 2009. Transdermal permeation of selegiline from hydrogel-membrane drug delivery systems. *Int J Pharm* 380 (1-2): 33-39.

74. Farahmand S, Maibach HI. 2009. Transdermal drug pharmacokinetics in man: interindividual variability and partial prediction. *Int J Pharm* 367: 1-15.

75. Feiger AD, Rickels K, Rynn MA, Zimbroff DL, Robinson DS. 2006. Selegiline transdermal system for the treatment of major depressive disorder: an 8-week, double-blind, placebo-controlled, flexible-dose titration trial. *J Clin Psychiatry* 67 (9): 1354-1361.

76. Femenía-Font A, Balaguer-Fernández C, Merino V, Rodilla V, López-Castellano A. 2005a. Effect of chemical enhancers on the in vitro percutaneous absorption of sumatriptan succinate. *Eur J Pharm Biopharm* 61 (1-2): 50-55.

77. Femenía-Font A, Balaguer-Fernández C, Merino V, López-Castellano A. 2005b. Iontophoretic transdermal delivery of sumatriptan: effect of current density and ionic strength. *J Pharm Sci* 94 (10): 2183-2186.

78. Femenía-Font A, Balaguer-Fernández C, Merino V, López-Castellano A. 2006a. Combination strategies for enhancing transdermal absorption of sumatriptan through skin. *Int J Pharm 323* (1-2): 125-130.

79. Femenía-Font A, Padula C, Marra F, Balaguer-Fernández C, Merino V, López-Castellano A, Nicoli S, Santi P. 2006b. Bioadhesive monolayer film for the in vitro transdermal delivery of sumatriptan. *J Pharm*

Sci 95 (7): 1561-1569.

80. Fowler JS, Logan J, Volkow ND, Shumay E, Mc-Call-Perez F, Jayne M, Wang G-J, Alexoff DL, Apelskog-Torres K, Hubbard B, Carter P, King P, Fahn S, Gilmor M, Telang F, Shea C, Xu Y, Muench L. 2015. Evidence that formulations of the selective MAO-B inhibitor, selegiline, which bypass first-pass metabolism, also inhibit MAO-A in the human brain. *Neuropsychopharm* 40: 650-657.

81. Franz TJ, Lehman PA, Raney SG. 2009. Use of excised human skin to assess the bioequivalence of topical products. *Skin Pharmacol Physiol* 22 (5): 276-286.

82. Frazier CN, Blank IH. 1954. *A Formulary for External Therapy of the Skin*. Springfield, IL: Thomas.

83. Galipoglu M, Erdal MS, Güngör S. 2015. Biopolymer-based transdermal films of donepezil as an alternative delivery approach in Alzheimer's disease treatment. *AAPS Pharm Sci Tech* 16 (2): 284-292.

84. Gannu R, Palem CR, Yamsani VV, Yamsani SK, Yamsani MR. 2010. Enhanced bioavailability of lacidipine via microemulsion based transdermal gels: formulation optimization, ex vivo and in vivo characterization. *Int J Pharm* 388: 231-241.

85. Gao Y, Liang J, Liu J, Xiao Y. 2009. Double-layer weekly sustained release transdermal patch containing gestodene and ethinylestradiol. *Int J Pharm* 377 (1-2): 128-134

86. Garnock-Jones KP. 2013. Sumatriptan iontophoretic transdermal system: A review of its use in patients with acute migraine. *Drugs Aug* 3. [Epub ahead of print]

87. Gattu S, Maibach HI. 2011. Modest but increased penetration through damaged skin: an overview of the in vivo human model. *Skin Pharmacol Physiol* 24: 2-9.

88. Ghosh TK, Pfister WR, Yum SI [eds]. 1997. *Transdermal and Topical Drug Delivery Systems*. Buffalo Grove: Interpharm Press Inc.

89. Ghuman JK, Arnold LE, Anthony BJ. 2008. Psychopharmacological and other treatments in preschool children with attention-deficit/hyperactivity disorder: current evidence and practice. *J Child Adolesc Psychopharmacol* 18 (5): 413-447.

90. Giladi N, Boroojerdi B, Surmann E. 2013. The safety and tolerability of rotigotine transdermal system over a 6-year period in patients with early-stage Parkinson's disease. *J Neural Transm* Mar 19. [Epub ahead of print].

91. Gittard SD, Chen B, Xu H, Ovsianikov A, Chichkov BN, Monteiro-Riviere NA, Narayan RJ. 2013. The effects of geometry on skin penetration and failure of polymer microneedles. *J Adhes Sci Technol* 27 (3): 227-243.

92. Goldfischer ER, Sand PK, Thomas H, Peters-Gee J. 2015. Efficacy and safety of oxybutynin topical gel 3% in patients with urgency and/or mixed urinary incontinence: a randomized, double-blind, placebo-controlled study. *Neurourol Urodyn* 34 (1): 37-43.

93. Goldstein J, Smith TR, Pugach N, Griesser J, Sebree T, Pierce M. 2012. A sumatriptan iontophoretic transdermal system for the acute treatment of migraine. *Headache* 52 (9): 1402-1410.

94. González MA, Campbell D, Rubin J. 2009 Effects of application to two different skin sites on the pharmacokinetics of transdermal methylphenidate in pediatric patients with attentiondeficit/hyperactivity disorder. *J Child Adolesc Psychopharmacol* 19 (3): 227-232

95. González-Rodríguez ML, Mouram I, Cózar-Bernal MJ, Villasmil S, Rabasco AM. 2012. Applying the Taguchi method to optimize sumatriptan succinate niosomes as drug carriers for skin delivery. *J Pharm Sci* 101 (10): 3845-3863.

96. Gratieri T, Pujol-Bello E, Gelfuso GM, de Souza JG, Lopez RF, Kalia YN. 2013. Iontophoretic

transport kinetics of ketorolac in vitro and in vivo：Demonstrating local enhanced topical drug delivery to muscle. *Eur J Pharm Biopharm* Jun 19. pii：S0939-6411 (13) 00227-0. doi：10. 1016/j. ejpb. 2013. 06. 009. [Epub ahead of print]

97. Graziottin A. 2006. A review of transdermal hormonal contraception，focus on the ethinylestradiol/ norelgestromin contraceptive patch. *Treat Endocrinol* 5，359-365.

98. Graziottin A. 2008. Safety，efficacy and patient acceptability of the combined estrogen and progestin transdermal contraceptive patch a review. *Patient Pref Adherence* 2，357-367.

99. Greenspoon J，Herrmann N，Adam DN. 2011. Transdermal rivastigmine：management of cutaneous adverse events and review of the literature. *CNS Drugs* 25 (7)：575-583.

100. Griessinger N，Sittl R，Likar R. 2005. Transdermal buprenorphine in clinical practice--a post-marketing surveillance study in 13，179 patients. *Curr Med Res Opin* 21 (8)：1147-1156.

101. Grossberg GT，Farlow MR，Meng X，Velting DM. 2015. Evaluating high-dose rivastigmine patch in severe Alzheimer's disease：analyses with concomitant memantine usage as a factor. *Curr Alzheimer Res* 12 (1)：53-60.

102. Grossberg GT，Olin JT，Somogyi M，Meng X. 2011. Dose effects associated with rivastigmine transdermal patch in patients with mild-to-moderate Alzheimer's disease. *Int J Clin Pract* 65 (4)：465-471.

103. Guedes V，Castro JP，Brito I. 2018. Topical capsaicin for pain in osteoarthritis：a literature review. *Reumatol Clin* 14：40-45.

104. Guha RA，Shear NH，Papini M. 2010. Ballistic impact of single particles into gelatin：experiments and modeling with application to transdermal pharmaceutical delivery. *J Biomech Eng* 132 (10)：101003.

105. Güldenpfennig WM，Poole KH，Sommerville KW，Boroojerdi B. 2005. Safety，tolerability，and efficacy of continuous transdermal dopaminergic stimulation with rotigotine patch in early-stage idiopathic Parkinson disease. *Clin Neuropharmacol* 28 (3)：106-110.

106. Güngör S，Delgado-Charro MB，Masini-Etévé V，Potts RO，Guy RH. 2013. Transdermal flux predictions for selected selective oestrogen receptor modulators (SERMs)：comparison with experimental results. *J Contr Release* http：//dx.doi.org/10.1016/j.jconrel.2013.09.017

107. Hadgraft J，Lane ME. 2011. Skin：the ultimate interface. *Phys Chem Phys* 13 (12)：5215-5222.

108. Hair PI，Keating GM，McKeage K. 2008. Transdermal matrix fentanyl membrane patch (matrifen)：in severe cancer-related chronic pain. *Drugs* 68 (14)：2001-2009.

109. Ham AS，Buckheit RW. 2015. Current and emerging formulation strategies for the effective transdermal delivery of HIV inhibitors. *Ther Deliv* 6 (2)：217-229.

110. Han T，Das DB. 2013. Permeability enhancement for transdermal delivery of large molecule using low-frequency sonophoresis combined with microneedles. *J Pharm Sci* 102 (10)：3614-3622.

111. Han T，Das DB. 2015. Potential of combined ultrasound and microneedles for enhanced transdermal drug permeation：a review. *Eur J Pharm Biopharm* 89：312-328.

112. Hans G，Robert D. 2009. Transdermal buprenorphine-a critical appraisal of its role in pain management. *J Pain Res* 15 (2)：117-134.

113. Hening WA，Allen RP，Ondo WG，Walters AS，Winkelman JW，Becker P，Bogan R，Fry JM，Kudrow DB，Lesh KW，Fichtner A，Schollmayer E. 2010. Rotigotine improves restless legs syndrome：a 6-month randomized，double-blind，placebo-controlled trial in the United States. *Mov Disord* 25 (11)：1675-1683.

114. Herbison P，McKenzie JE. 2019. Which anticholinergic is best for people with overactive bladders? A

network meta-analysis. *Neurourol Urodyn* 38：525-534.

115. Hirano M，Isono C，Sakamoto H，Ueno S，Kusunoki S，Nakamura Y．2015．Rotigotine transdermal patch improves swallowing in dysphagic patients with Parkinson's disease. *Dysphagia* 30 (4)：452-456.

116. Högl B，Oertel WH，Stiasny-Kolster K，Geisler P，Beneš H，García-Borreguero D，Trenkwalder C，Poewe W，Schollmayer E，Kohnen R．2010．Treatment of moderate to severe restless legs syndrome：2-year safety and efficacy of rotigotine transdermal patch. *BMC Neurol* Sep 28 10-86. doi：10. 1186/1471-2377-10-86.

117. Honeywell-Nguyen PL，Arenja S，Bouwstra JA．2003．Skin penetration and mechanisms of action in the delivery of the D2-agonist rotigotine from surfactant-based elastic vesicle formulations. *Pharm Res* 20 (10)：1619-1625.

118. Howell J，Smeets J，Drenth HJ，Gill D．2009．Pharmacokinetics of a granisetron transdermal system for the treatment of chemotherapy-induced nausea and vomiting. *J Oncol Pharm Pract* 15 (4)：223-231.

119. Huang CT，Tsai MJ，Lin YH，Fu YS，Huang YB，Tsai YH，Wu PC．2013．Effect of microemulsions on transdermal delivery of citalopram：optimization studies using mixture design and response surface methodology. *Int J Nanomedicine* 8：2295-2304.

120. Hutton JT，Metman LV，Chase TN，Juncos JL，Koller WC，Pahwa R，LeWitt PA，Samii A，Tsui JK，Calne DB，Waters CH，Calabrese VP，Bennett JP，Barrett R，Morris JL．2001．Transdermal dopaminergic D (2) receptor agonist therapy in Parkinson's disease with N-0923 TDS：a double-blind，placebo-controlled study. *Mov Disord* 16 (3)：459-463.

121. Hwa C，Bauer EA，Cohen DE．2011．Skin biology. *Dermatol Ther* 24：464-470.

122. Im JS，Bai BC，Lee Y-S．2010．The effect of carbon nanotubes on drug delivery in an electrosensitive transdermal drug delivery system. *Biomaterials* 31：1414-1419.

123. Ita K．2015．Transdermal delivery of drugs with microneedles-potential and challenges. *Pharmaceutics* 7：90-105.

124. Jakasa I，Verbeck MW，Esposito M，Bos JD，Kezic S．2006．Altered penetration of polyethylene glycols into uninvolved skin of atopic dermatitis patients. *J Invest Dermatol* 127：129-134.

125. Jankovic J，Watts RL，Martin W，Boroojerdi B．2007．Transdermal rotigotine：double-blind，placebo-controlled trial in Parkinson disease. *Arch Neurol* 64 (5)：676-682.

126. Jensen LB，Petersson K，Nielsen HM．2011．In vitro penetration properties of solid lipid nanoparticles in intact and barrier-impaired skin. *Eur J Pharm Biopharm* 79：68-75.

127. Jick SS，Kaye JA，Russmann S，Jick H．2006．Risk of nonfatal venous thromboembolism in women using a contraceptive transdermal patch and oral contraceptives containing norgestimate and 35μg of ethinyl estradiol. *Contraception* 73：223-228.

128. Jick SS，Kaye JA，Li L，Jick H．2007．Further results on the risk of nonfatal venous thromboembolism in users of the contraceptive transdermal patch compared to users of oral contraceptives containing norgestimate and 35μg of ethinyl estradiol. *Contraception* 76：4-7.

129. Jick SS，Hagberg KW，Kaye JA．2010．ORTHO EVRA and venous thromboembolism：an update. *Contraception* 81：452-453.

130. Jose A，Mandapalli PK，Venuganti VV．2015．Liposomal hydrogel formulation for transdermal delivery of pirfenidone. *J Liposome Res* 26：1-9.

131. Jung E，Kang YP，Yoon IS，Kim JS，Kwon SW，Chung SJ，Shim CK，Kim DD．2013．Effect of permeation enhancers on transdermal delivery of fluoxetine：in vitro and in vivo evaluation. *Int J Pharm* 456 (2)：362-369.

132. Jung E，Lee EY，Choi HK，Ban SJ，Choi SH，Kim JS，Yoon IS，Kim DD. 2015. Development of drug-in-adhesive patch formulations for transdermal delivery of fluoxetine：in vitro and in vivo evaluations. *Int J Pharm* 487 (1-2)：49-55.

133. Kahn R，Gorgon L，Jones K，McSherry F，Glover ED，Anthenelli RM，Jackson T，Williams J，Murtaugh C，Montoya I，Yu E，Elkashef A. 2012. Selegiline transdermal system (STS) as an aid for smoking cessation. *Nicotine Tob Res* 14 (3)：377-382.

134. Kalaria DR，Patel P，Merino V，Patravale VB，Kalia YN. 2013. Controlled iontophoretic transport of Huperzine A across skin in vitro and in vivo：effect of delivery conditions and comparison of pharmacokinetic models. *Mol Pharm* Sep 13. [Epub ahead of print]

135. Kalaria DR，Patel P，Patravale V，Kalia YN. 2012. Comparison of the cutaneous iontophoretic delivery of rasagiline and selegiline across porcine and human skin in vitro. *Int J Pharm* 438 (1-2)：202-208.

136. Kapil RP，Cipriano A，Friedman K，Michels G，Shet MS，Colucci SV，Apseloff G，Kitzmiller J，Harris SC. 2013. Once-weekly transdermal buprenorphine application results in sustained and consistent steady-state plasma levels. *J Pain Symptom Manage* 46 (1)：65-75.

137. Kaunitz AM，Archer DF，Mishell DR，Foegh M. 2015. Safety and tolerability of a new low-dose contraceptive patch in obese and nonobese women. *Am J Obstet Gynecol* 212 (3)：318. e1-8.

138. Kilfoyle BE，Sheihet L，Zhang Z，Laohoo M，Kohn J，Michniak-Kohn BB. 2012. Development of paclitaxel-TyroSpheres for topical skin treatment. *J Contr Rel* 163：18-24.

139. Killen JD，Fortmann SP，Murphy GM Jr，Hayward C，Fong D，Lowenthal K，Bryson SW，Killen DT，Schatzberg AF. 2010. Failure to improve cigarette smoking abstinence with transdermal selegiline + cognitive behavior therapy. *Addiction* 105 (9)：1660-1668.

140. Kim YH，Choi HY，Lim H-S，Lee SH，Jeon HS，Hong D，Kim SS，Choi YK，Bae K-S. 2015. Single dose pharmacokinetics of the novel transdermal donepezil patch in healthy volunteers. *Drug Des Dev Ther* 9：1419-1426.

141. Kitzmiller JP，Barnett CJ，Steiner NS，Stoicea N，Kamar N，Luzum JA，Mikulik E，Bergese SD. 2015. Buprenorphine：revisiting the efficacy of transdermal delivery systems. *Ther Deliv* 6 (4)：419-422.

142. Kochhar JS，Quek TC，Soon WJ，Choi J，Zou S，Kang L. 2013. Effect of microneedle geometry and supporting substrate on microneedle array penetration into skin. *J Pharm Sci* Sep 11. doi：10. 1002/jps. 23724. [Epub ahead of print]

143. Kolli CS，Xiao J，Parsons DL，Babu RJ. 2012. Microneedle assisted iontophoretic transdermal delivery of prochlorperazine edisylate. *Drug Dev Ind Pharm* 38 (5)：571-576.

144. Konda S，Meier-Davis SR，Cayme B，Shudo J，Maibach HI. 2012. Age-related percutaneous penetration part 2：effect of age on dermatopharmacokinetics and overvies of transdermal products. *Skin Ther Lett* 17 (2)：5-7.

145. Kress HG，Boss H，Delvin T，Lahu G，Lophaven S，Marx M，Skorjanec S，Wagner T. 2010. Transdermal fentanyl matrix patches Matrifen and Durogesic DTrans are bioequivalent. *Eur J Pharm Biopharm* 75 (2)：225-231.

146. Kristi J，Teskac K，Grabnar PA. 2010. Current view on nanosized solid lipid carriers for drug delivery to the skin. *J Biomed Nanotechnol* 6 (5)：529-542.

147. Küchler S，Radowski MR，Blaschke T，Dathe M，Plendl J，Haag R，Schäfer-Korting M，Kramer KD. 2009. Nanoparticles for skin penetration enhancement-a comparison of a dendritic core-multishell-nanotransporter and solid lipid nanoparticles. *Eur J Pharm Biopharm* 71：243-250.

148. Kuehl PJ, Stratton SP, Powell MB, Myrdal PB. 2009. Preformulation, formulation and in vivo efficacy of topically applied apomine. *Int J Pharm* 382: 104-110.

149. Kumar V, Banga AK. 2012. Modulated iontophoretic delivery of small and large molecules through microchannels. *Int J Pharm* 434 (1-2): 106-114.

150. Lahm K, Lee G. 2006. Penetration of crystalline powder particles into excised human skin membranes and model gels from a supersonic powder injector. *J Pharm Sci* 95 (7): 1511-1526.

151. Lane ME. 2013a. The transdermal delivery of fentanyl. *Eur J Pharm Biopharm* 84: 449-455.

152. Lane ME. 2013b. Skin penetration enhancers. *Int J Pharm* 447 (1-2): 12-21.

153. Lanke SSS, Kolli CS, Strom JG, Banga AK. 2009. Enhanced transdermal delivery of low molecular weight heparin by barrier perturbation. *Int J Pharm* 365: 26-33.

154. Lee KE, Choi YJ, Oh BR, Chun IK, Gwak HS. 2013. Formulation and in vitro/in vivo evaluation of levodopa transdermal delivery systems. *Int J Pharm* Sep 2. pii: S0378-5173 (13) 00777-1. doi: 10. 1016/j. ijpharm. 2013. 08. 044. [Epub ahead of print]

155. Lefèvre G, Sedek G, Huang HL, Saltzman M, Rosenberg M, Kiese B, Fordham P. 2007. Pharmacokinetics of a rivastigmine transdermal patch formulation in healthy volunteers: relative effects of body site application. *J Clin Pharmacol* 47 (4): 471-478.

156. Lefèvre G, Sedek G, Jhee SS, Leibowitz MT, Huang HL, Enz A, Maton S, Ereshefsky L, Pommier F, Schmidli H, Appel-Dingemanse S. 2008. Pharmacokinetics and pharmacodynamics of the novel daily rivastigmine transdermal patch compared with twice-daily capsules in Alzheimer's disease patients. *Clin Pharmacol Ther* 83 (1): 106-114.

157. Lehman PA, Raney SG, Franz TJ. Percutaneous absorption in man: in vitro-in vivo correlation. 2011. *Skin Pharmacol Physiol* 24 (4): 224-230

158. Leppert W, Malec-Milewska M, Zajaczkowska R, Wordliczek J. 2018. Transdermal and topical drug administration in the treatment of pain. *Molecules* 23: 681.

159. Lewitt PA, Boroojerdi B, Surmann E, Poewe W. 2013. Rotigotine transdermal system for long-term treatment of patients with advanced Parkinson's disease: results of two open-label extension studies, CLEOPATRA-PD and PREFER. *J Neural Transm* 120 (7): 1069-1081.

160. Li L, Xu X, Fang L, Liu Y, Sun Y, Wang M, Zhao N, He Z. 2010. The transdermal patches for site-specific delivery of letrozole: a new option for breast cancer therapy. *AAPS PharmSciTech* 11 (3): 1054-1057.

161. Likar R, Kayser H, Sittl R. 2006. Long-term management of chronic pain with transdermal buprenorphine: a multicenter, open-label, follow-up study in patients from three shortterm clinical trials. *Clin Ther* 28 (6): 943-952.

162. Liput DJ, Hammell DC, Stinchcomb AL, Nixon K. 2013. Transdermal delivery of cannabidiol attenuates binge alcohol-induced neurodegeneration in a rodent model of an alcohol use disorder. *Pharmacol Biochem Behav* Sep 5. pii: S0091-3057 (13) 00210-4. doi: 10. 1016/j. pbb. 2013. 08. 013. [Epub ahead of print]

163. Liu C, Fang L. 2015. Drug in adhesive patch of zolmitriptan: formulation and in vitro/in vivo correlation. *AAPS Pharm Sci Tech* Mar 14 [Epub ahead of print].

164. Liu J, Wang Z, Liu C, Xi H, Li C, Chen Y, Sun L, Mu L, Fang L. 2012. Silicone adhesive, a better matrix for tolterodine patches-a research based on in vitro/in vivo studies. *Drug Dev Ind Pharm* 38 (8): 1008-1014.

165. Loder EW，Rayhill M，Burch RC. 2018. Safety problems with a transdermal patch for migraine：lessons from the development，approval，and marketing process. *Headache* 58：1639-1657.

166. Löschmann PA，Chong PN，Nomoto M，Tepper PG，Horn AS，Jenner P，Marsden CD. 1989. Stereoselective reversal of MPTP-induced parkinsonism in the marmoset after dermal application of N-0437. *Eur J Pharmacol* 166 (3)：373-380.

167. Lundborg M，Narangifard A，Wennberg CL，Lindahl E，Daneholt B，Norlen L. 2018. Human skin barrier structure and function analyzed by cryo-EM and molecular dynamics simulation. *J Structural Biol* 203：149-161.

168. Machado M，Hadgraft J，Lane ME. 2010. Assessment of the variation of skin barrier function with anatomic site，age，gender and ethnicity. *Int J Cosmet Sci* 32：397-409.

169. Madan JR，Argade NS，Dua K. 2015. Formulation and evaluation of transdermal patches of donepezil. *Recent Pat Drug Deliv Formul* 9 (1)：95-103.

170. Magyar K. 2011. The pharmacology of selegiline. *Int Rev Neurobiol* 100：65-84.

171. Mah CS，Kochhar JS，Ong PS，Kang L. 2013. A miniaturized flow-through cell to evaluate skin permeation of endoxifen. *Int J Pharm* 441 (1-2)：433-440.

172. Majumder M，Stinchcomb A，Hinds BJ. 2010. Towards mimicking natural protein channels with aligned carbon nanotube membranes for active drug delivery. *Life Sci* 86：563-568.

173. Malikou LS，Gargalionis AN，Piperi C，Papadavid E，Papavassiliou AG，Basdra EK. 2018. Molecular mechanisms of mechanotransduction in psoriasis. *Ann Transl Med* 6 (12)：245.

174. Mao YT，Hua HY，Zhang XG，Zhu DX，Li F，Gui ZH，Zhao YX. 2013. Ethosomes as delivery system for transdermal administration of vinpocetine. *Pharmazie* 68 (5)：381-382.

175. Marier JF，Lor M，Potvin D，Dimarco M，Morelli G，Saedder EA. 2006. Pharmacokinetics，tolerability，and performance of a novel matrix transdermal delivery system of fentanyl relative to the commercially available reservoir formulation in healthy subjects. *J Clin Pharmacol* 46 (6)：642-653.

176. Meadows KP，Pierce M，O'Neill C，Foster S，Jennings C. 2014. Samatriptan transdermal system can be correctly assembled and applied during migraine attacks. *Headache* 54 (5)：850-860.

177. Melero A，Garrigues TM，Alós M，Kostka KH，Lehr CM，Schaefer UF. 2009. Nortriptyline for smoking cessation：release and human skin diffusion from patches. *Int J Pharm* 378 (1-2)：101-107.

178. Menon GK，Cleary GW，Lane ME. 2012. The structure and function of the stratum corneum. *Int J Pharm* 435 (1)：3-9.

179. Michaels AS，Chandrasekaran SK，Shaw JE. 1975. Drug permeation through human skin：theory and in vitro experimental measurement，*AIChE* J 21：985-996.

180. Mitragotri S. 2013. Devices for overcoming biological barriers：the use of physical forces to disrupt the barriers. *Adv Drug Deliv Rev* 65 (1)：100-103.

181. Moore KT，Adams HD，Natarajan J，Ariyawansa J，Richards HM. 2011. Bioequivalence and safety of a novel fentanyl transdermal matrix system compared with a transdermal reservoir system. *J Opioid Manag* 7 (2)：99-107.

182. Mugglestone CJ，Mariz S，Lane ME. 2012. The development and registration of topical pharmaceuticals. *Int J Pharm* 435 (1)：22-26.

183. Murthy SN. 1999. Magnetophoresis：an approach to enhance transdermal drug diffusion. *Pharmazie* 54：377-379.

184. Murthy SN，Sammeta SM，Bowers C. 2010. Magnetophoresis for enhancing transdermal drug delivery：

mechanistic studies and patch design. *J Control Rel* 148：197-203.

185. Musazzi UM，Matera C，Dallanoce C，Vacondio F，De Amici M，Vistoli G，Cilurzo F，Minghetti P. 2015. On the selection of an opioid for local skin analgesia：structure-skin permeability relationships. *Int J Pharm* 489 (1-2)：177-185.

186. Nafisi S，Schäfer-Korting M，Maibach HI. 2015. Perspectives on percutaneous penetration：silica nanoparticles. *Nanotox* 9：643-657.

187. Nelson AL. 2015. Transdermal contraception methods：today's patches and new options on the horizon. *Expert Opin Pharmacother* 16 (6)：863-873.

188. Nicoli S，Penna E，Padula C，Colombo P，Santi P. 2006. New transdermal bioadhesive film containing oxybutynin：in vitro permeation across rabbit ear skin. *Int J Pharm* 325 (1-2)：2-7.

189. Nishifuji K，Yoon JS. 2013. The stratum corneum：the rampart of the mammalian body. *Vet Dermatol* 24 (1)：60-72.

190. Nugroho AK，Li G，Grossklaus A，Danhof M，Bouwstra JA. 2004. Transdermal iontophoresis of rotigotine：influence of concentration，temperature and current density in human skin in vitro. *J Control Release* 96 (1)：159-167.

191. Oertel W，Trenkwalder C，Beneš H，Ferini-Strambi L，Högl B，Poewe W，Stiasny-Kolster K，Fichtner A，Schollmayer E，Kohnen R，García-Borreguero D. 2011. Long-term safety and efficacy of rotigotine transdermal patch for moderate-to-severe idiopathic restless legs syndrome：a 5-year open-label extension study. *Lancet Neurol* 10 (8)：710-720

192. Ortiz PG，Hansen SH，Shah VP，Menne T，Benfeldt E. 2009. Impact of adult atopic dermatitis on topical drug penetration：assessment by cutaneous microdialysis and tape stripping. *Acta Derm Venereol* 89：33-38.

193. Osada T，Watanabe N，Asano N，Adachi Y，Yamamura K. 2018. Adverse drug events affecting medication persistence with rivastigmine patch application. *Patient Prefer Adherence* 12：1247-1252.

194. Pae CU，Bodkin JA，Portland KB，Thase ME，Patkar AA. 2012. Safety of selegiline transdermal system in clinical practice：analysis of adverse events from postmarketing exposures. *J Clin Psychiatry* 73 (5)：661-668.

195. Park CW，Son DD，Kim JY，Oh TO，Ha JM，Rhee YS，Park ES. 2012. Investigation of formulation factors affecting in vitro and in vivo characteristics of a galantamine transdermal system. *Int J Pharm* 436：32-40.

196. Pastore MN，Kalia YN，Horstmann M，Roberts MS. 2015. Transdermal patches：history，development and pharmacology. *Br J Pharmacol* 172 (9)：2179-2209.

197. Patel DR，Joshi A，Patel HH，Stagni G. 2015. Development and in-vivo evaluation of ondansetron gels for transdermal delivery. *Drug Dev Ind Pharm* 41 (6)：1030-1036.

198. Patrick KS，Caldwell RW，Ferris RM，Breese GR. 1987. Pharmacology of the enantiomers of threo-methylphenidate. *J Pharmacol Exp Ther* 241 (1)：152-158.

199. Pelham WE Jr，Manos MJ，Ezzell CE，Tresco KE，Gnagy EM，Hoffman MT，Onyango AN，Fabiano GA，Lopez-Williams A，Wymbs BT，Caserta D，Chronis AM，Burrows-Maclean L，Morse G. 2005a. A dose-ranging study of a methylphenidate transdermal system in children with ADHD. *J Am Acad Child Adolesc Psychiatry* 44 (6)：522-529.

200. Pelham WE，Burrows-Maclean L，Gnagy EM，Fabiano GA，Coles EK，Tresco KE，Chacko A，Wymbs BT，Wienke AL，Walker KS，Hoffman MT. 2005b. Transdermal methylphenidate，behavioral，

and combined treatment for children with ADHD. *Exp Clin Psychopharmacol* 13 (2)：111-126.

201. Peptu C，Rotaru R，Ignat L，Hemelnicu AC，Harabagiu V，Peptu CA，Leon MM，Mitu F，Colocaru E，Boca A，Tamba BI. 2015. Nanotechnology approaches for pain therapy. *Curr Pharm Des* 21：6125-6135.

202. Pergolizzi JV Jr，Mercadante S，Echaburu AV，Van den Eynden B，Fragoso RM，Mordarski S，Lybaert W，Beniak J，Oroń ska A，Slama O. 2009. The role of transdermal buprenorphine in the treatment of cancer pain：an expert panel consensus. *Curr Med Res Opin Curr Med Res Opin* 25 (6)：1517-1528.

203. Pfister WR. 1997. Transdermal and dermal therapeutic systems：current status. In：Ghosh TK，Pfister WR，Yum SI (eds). *Transdermal and Topical Drug Delivery Systems*. Buffalo Grove：Interpharm Press Inc，pp. 33-112.

204. Pierce D，Dixon CM，Wigal SB，McGough JJ. 2008. Pharmacokinetics of methylphenidate transdermal system (MTS)：results from a laboratory classroom study. *J Child Adolesc Psychopharmacol* 18 (4)：355-364.

205. Pierce M，Marbury T，O'Neill C，Siegel S，Du W，Sebree T. 2009. Zelrix：a novel transdermal formulation of sumatriptan. *Headache* 49 (6)：817-825.

206. Polinsky RJ. 1998. Clinical pharmacology of rivastigmine：a new-generation acetylcholinesterase inhibitor for the treatment of Alzheimer's disease. *Clin Ther* 20 (4)：634-647.

207. Potts RO，Guy RH. 1992. Predicting skin permeability. *Pharm Res* 9：663-669.

208. Pupe CG，Do Carmo FA，De Sousa VP，Lopes M，Abrahim-Vieira B，Ribeiro AJ，Veiga F，Rodrigues CR，Padula C，Santi P，Cabral LM. 2013. Development of a doxazosin and finasteride transdermal system for combination therapy of benign prostatic hyperplasia. *J Pharm Sci* 102：4057-4064.

209. Quinn HL，Bonham L，Hughes CM，Donnelly RF. 2015. Design of a dissolving microneedle platform for transdermal delivery of a fixed-dose combination of cardiovascular drugs. *J Pharm Sci* 104：3490-3500.

210. Razzaque Z，Heald MA，Pickard JD，Maskell L，Beer MS，Hill RG，Longmore J. 1999. Vasoconstriction in human isolated middle meningeal arteries：determining the contribution of 5-HT1B-and 5-HT1F-receptor activation. *Br J Clin Pharmacol* 47 (1)：75-82.

211. Regenthal R，Voskanian M，Baumann F，Teichert J，Brätter C，Aigner A，Abraham G. 2018. Pharmacokinetic evaluation of a transdermal anastrozole-in-adhesive formulation. *Drug Des Dev Ther* 12：3653-3664.

212. Roberts MS，Cross SE，Pellett MA. 2002. Skin transport. In Walters KA (ed.) *Dermatological and Transdermal Formulations*. New York：Marcel Dekker，pp. 89-195.

213. Roberts MS，Walters KA，eds. 2008. *Dermal Absorption and Toxicity Assessment*，2nd Edition. New York：Informa Healthcare.

214. Rohatagi S，Barrett JS，McDonald LJ，Morris EM，Darnow J，DiSanto AR. 1997. Selegiline percutaneous absorption in various species and metabolism by human skin. *Pharm Res* 14 (1)：50-55.

215. Ronnander P，Simon L，Spilgies H，Koch A，Scherr S. 2018. Dissolving polyvinylpyrrolidone-based microneedle systems for in-vitro delivery of sumitriptan succinate. *Eur J Pharm Sci* 114：84-92.

216. Roy SD，Roos E，Sharma K. 1994. Transdermal delivery of buprenorphine through cadaver skin. *J Pharm Sci* 83 (2)：126-130.

217. Sachdeva V，Zhou Y，Banga AK. 2013. In vivo transdermal delivery of leuprolide using microneedles and iontophoresis. *Curr Pharm Biotechnol* 14 (2)：180-193.

218. Sallam MA，Motawaa AM，Mortada SM. 2015. An insight on human skin penetration of diflunisal：

lipogel versus hydrogel microemulsion. *Drug Dev Ind Pharm* 41 (1)：141-147.

219. Saluja S，Kasha PC，Paturi J，Anderson C，Morris R，Banga AK. 2013. A novel electronic skin patch for delivery and pharmacokinetic evaluation of donepezil following transdermal iontophoresis. *Int J Pharm* 453 (2)：395-399.

220. Sammeta SM，Repka MA，Murthy SN. 2011. Magnetophoresis in combination with chemical enhancers for transdermal drug delivery. *Drug Dev Ind Pharm* 37：1076-1082.

221. Santos P，Watkinson AC，Hadgraft J，Lane ME. 2008. Application of microemulsions in dermal and transdermal drug delivery. *Skin Pharmacol Physiol* 21 (5)：246-529.

222. Santos P，Watkinson AC，Hadgraft J，Lane ME. 2010. Oxybutynin permeation in skin：the influence of drug and solvent activity. *Int J Pharm* 384 (1-2)：67-72.

223. Scheuplein RJ，Blank IH. 1971. Permeability of the skin. *Physiol Rev* 51：702-747.

224. Schwarz JC，Klang V，Hoppel M，Mahrhauser D，Valenta C. 2012. Natural microemulsions：formulation design and skin interaction. *Eur J Pharm Biopharm* 81 (3)：557-562.

225. Schwengber A，Prado HJ，Zilli DA，Bonelli PR，Cukierman AL. 2015. Carbon nanotubes buckypapers for potential transdermal drug delivery. *Mater Sci Eng C Mater Biol Appl* 57：7-13.

226. Sebel PS，Barrett CW，Kirk CJ，Heykants J. 1987. Transdermal absorption of fentanyl and sufentanil in man. *Eur J Clin Pharmacol* 32 (5)：529-531.

227. Shahid N，Siddique MI，Razzaq Z，Katas H，Wagas MK，Rahman KU. 2018. Fabrication and characterization of matrix type transdermal patches loaded with tizanidine hydrochloride：potential sustained release delivery system. *Drug Dev Ind Pharm* 44：2061-2070.

228. Shahzad Y，Louw R，Gerber M，du Plessis J. 2015. Breaching the skin barrier through temperature modulations. *J Contr Rel* 202：1-13.

229. Sharma S，Howells O，Rajendran N，Mcintyre S，Amni-Asi S，Henri P，Liu Y，Guy O，Cass AEG，Morris MC. 2019. Microneedle array-based platforms for future theranostic applications. *Chembiochem* doi：10. 1002/cbic. 201900112

230. Shimizu K，Hayashida K，Blajan M. 2015. Novel method to improve transdermal drug delivery by atmospheric microplasma irradiation. *Biointerphases* 10 (2)：029516.

231. Siafaka PI，Barmpalexis P，Lazaridou M，Papageorgiou GZ，Koutris E，Karavas E，Kostoglou M，Bikiaris DN. 2015. Controlled release formulations of risperidone antipsychotic drug in novel aliphatic polyester carriers：data analysis and modeling. *Eur J Pharm Biopharm* 94：473-484.

232. Siegel SJ，O'Neill C，Dubé LM，Kaldeway P，Morris R，Jackson D，Sebree T. 2007. A unique iontophoretic patch for optimal transdermal delivery of sumatriptan. *Pharm Res* 24 (10)：1919-1926.

233. Simmons K，Parkman HP. 2014. Granisetron transdermal system improves refractory nausea and vomiting in gastroparesis. *Dig Dis Sci* 59 (6)：1231-1234.

234. Simon L，Goyal A. 2009. Dynamics and control of percutaneous drug absorption in the presence of epidermal turnover. *J Pharm Sci* 98：187-204.

235. Simon L，Kim KS，Kanneganti K. 2011. Effects of epidermal turnover on the dynamics of percutaneous drug absorption. *Math Biosci* 229 (1)：16-21.

236. Singh ND，Banga AK. 2013. Controlled delivery of ropinirole hydrochloride through skin using modulated iontophoresis and microneedles. *J Drug Target* 21 (4)：354-366.

237. Singh P，Boniello S，Liu P，Dinh S. 1999. Transdermal iontophoretic delivery of methylphenidate HCl in vitro. *Int J Pharm* 178 (1)：121-128.

238. Sittl R, Griessinger N, Likar R. 2003. Analgesic efficacy and tolerability of transdermal buprenorphine in patients with inadequately controlled chronic pain related to cancer and other disorders: a multicenter, randomized, double-blind, placebo-controlled trial. *Clin Ther* 25 (1): 150-168.

239. Skaer TL. 2014. Dosing considerations with transdermal formulations of fentanyl and buprenorphine for the treatment of cancer pain. *J Pain Res* 7: 495-503.

240. Smallwood GH, Meador ML, Lenihan JP, Shangold GA, Fisher AC, Creasy GW, ORTHO EVRA/ EVRA 002 Study Group. 2001. Efficacy and safety of a transdermal contraceptive system. *Obstet Gynecol* 98: 799-805.

241. Smith EW, Maibach HI, eds. 2005. *Percutaneous Penetration Enhancers*, 2nd Edition. Boca Raton: Taylor & Francis.

242. Smith MT, Wyse BD, Edwards SR, El-Tamimy M, Gaetano G, Gavin P. 2015. Topical application of a novel oxycodone gel formulation (tocopherol phosphate mixture) in a rat model of peripheral inflammatory pain produces localized pail relief without significant systemic exposure. *J Pharm Sci* 104 (7): 2388-2396.

243. Smith TR, Goldstein J, Singer R, Pugach N, Silberstein S, Pierce MW. 2012. Twelve-month tolerability and efficacy study of NP101, the sumatriptan iontophoretic transdermal system. *Headache* 52 (4): 612-624.

244. Soler LI, Boix A, Lauroba J, Colom H, Domenech J. 2012. Transdermal delivery of alprazolam from a monolithic patch: formulation based on in vitro characterization. *Drug Dev Ind Pharm* 38 (10): 1171-1178.

245. Sonneville-Aubrun O, Simonnet JT, L'Alloret F. 2004. Nanoemulsions: a new vehicle for skincare products. *Adv Colloid Interface Sci* 108-109: 145-149.

246. Sozio P, Cerasa LS, Marinelli L, Di Stefano A. 2012. Transdermal donepezil on the treatment of Alzheimer's disease. *Neuropsychiatr Dis Treat* 8: 361-368.

247. Srinivas NR, Hubbard JW, Korchinski ED, Midha KK. 1993. Enantioselective pharmacokinetics of dl-threo-methylphenidate in humans. *Pharm Res* 10 (1): 14-21.

248. Staskin DR, Dmochowski RR, Sand PK, Macdiarmid SA, Caramelli KE, Thomas H, Hoel G. 2009. Efficacy and safety of oxybutynin chloride topical gel for overactive bladder: a randomized, double-blind, placebo controlled, multicenter study. *J Urol* 181 (4): 1764-1772.

249. Staskin DR, Rosenberg MT, Dahl NV, Polishuk PV, Zinner NR. 2008. Effects of oxybutynin transdermal system on health-related quality of life and safety in men with overactive bladder and prostate conditions. *Int J Clin Pract* 62 (1): 27-38.

250. Steiner DJ, Sitar S, Wen W, Sawyerr G, Munera C, Ripa SR, Landau C. 2011. Efficacy and safety of the seven-day buprenorphine transdermal system in opioid-naïve patients with moderate to severe chronic low back pain: an enriched, randomized, double-blind, placebo-controlled study. *J Pain Symptom Manage* 42 (6): 903-917.

251. Stewart WF, Van Rooyen JB, Cundiff GW, Abrams P, Herzog AR, Corey R, Hunt TL, Wein AJ. 2003. Prevalence and burden of overactive bladder in the United States. *World J Urol* 20 (6): 327-336.

252. Stiasny-Kolster K, Kohnen R, Schollmayer E, Möller JC, Oertel WH. 2004. Patch application of the dopamine agonist rotigotine to patients with moderate to advanced stages of restless legs syndrome: a double-blind, placebo-controlled pilot study. *Mov Disord* 19 (12): 1432-1438.

253. Stinchcomb AL, Paliwal A, Dua R, Imoto H, Woodard RW, Flynn GL. 1996. Permeation of buprenorphine and its 3-alkyl-ester prodrugs through human skin. *Pharm Res* 13 (10): 1519-1523.

254. Sun W，Araci Z，Inayathullah M，Manickam S，Zhang X，Bruce MA，Marinkovich MP，Lane AT，Milla C，Rajadas J，Butte MJ. 2013. Polyvinylpyrrolidone microneedles enable delivery of intact proteins for diagnostic and therapeutic applications. *Acta Biomater* 9 (8)：7767-7774.

255. Swart PJ，De Zeeuw RA. 1992. Extensive gastrointestinal metabolic conversion limits the oral bioavailability of the dopamine D2 agonist N-0923 in freely moving rats. *Pharmazie* 47：613-615.

256. Tamelier J，Chary S，Turner KL. 2013. Importance of loading and unloading procedures for gecko-inspired controllable adhesives. *Langmuir* 29 (34)：10881-10890.

257. Tavano L，Gentile L，Oliviero Rossi C，Muzzalupo R. 2013. Novel gel-niosomes formulations as multicomponent systems for transdermal drug delivery. *Colloids Surf B Biointerfaces* 110：281-288.

258. Tenreiro-Pinto J，Pereira FC，Loureiro MC，Gama R，Fernandes HL. 2018. Efficacy analysis of capsaicin 8% patch in neuropathic peripheral pain treatment. *Pharmacol* 101：290-297.

259. Timmerman W，Westerink BH，De Vries JB，Tepper PG，Horn AS. 1989. Microdialysis and striatal dopamine release：stereoselective actions of the enantiomers of N-0437. *Eur J Pharmacol* 162 (1)：143-210.

260. Trenkwalder C，Winkelmann J，Inoue Y，Paulus W. 2015. Restless leg syndrome-current therapies and management of augmentation. *Nat Rev Neurol* 11 (8)：434-445.

261. Trottet L，Merly C，Mirza M，Hadgraft J，Davis AF. 2004. Effect of finite doses of propylene glycol on enhancement of in vitro percutaneous permeation of loperamide hydrochloride. *Int J Pharm* 274 (1-2)：213-219.

262. Tse FL，Laplanche R. 1998. Absorption，metabolism，and disposition of [14C] SDZ ENA 713，an acetylcholinesterase inhibitor，in minipigs following oral，intravenous，and dermal administration. *Pharm Res* 15 (10)：1614-1620.

263. Vikelis M，Mitsikostas DD，Rapoport AM. 2014. Sumatriptan iontophoretic transdermal system for the acute treatment of migraine. *Pain Manag* 4 (2)：123-128.

264. Vikelis M，Springos KC，Rapoport AM. 2015. The iontophoretic transdermal system of sumatriptan as a new option in the acute treatment of migraine：a perspective. *Ther Adv Neurol Disord* 8 (4)：160-165.

265. Vučen SR，Vuleta G，Crean AM，Moore AC，Ignjatović N，Uskoković D. 2013. Improved percutaneous delivery of ketoprofen using combined application of nanocarriers and silicon microneedles. *J Pharm Pharmacol* 65 (10)：1451-1462.

266. Walczak A，Siger M，Ciach A，Szczepanik M，Selmaj K. 2013. Transdermal application of myelin peptides in multiple sclerosis treatment. *JAMA Neurol* Jul 1：1-6.

267. Walsh L，Ryu J，Bock S，Koval M，Mauro T，Ross R，Desai T. 2015. Nanotopography facilitates in vivo transdermal delivery of high molecular weight therapeutics through an integrindependent mechanism. *Nano Lett* 15 (4)：2434-2441.

268. Walters KA，ed. 2002. *Dermatological and Transdermal Formulations*. New York：Marcel Dekker.

269. Walters KA，Abdalghafor H，Lane ME. 2012. The human nail：barrier characterisation and permeation enhancement. *Int J Pharm* 435 (1)：10-21.

270. Walters KA，Hadgraft J，eds. 1993. *Pharmaceutical Skin Penetration Enhancement*. New York：Marcel Dekker.

271. Wang Z，Mu HJ，Zhang XM，Ma PK，Lian SN，Zhang FP，Chu SY，Zhang WW，Wang AP，Wang WY，Sun KX. 2015. Lower irritation microemulsion-based rotigotine gel：formulation optimization and in vitro and in vivo studies. *Int J Nanomedicine* 10：633-644.

272. Warshaw EM, Paller AS, Fowler JF, Zirwas MJ. 2008. Practical management of cutaneous reactions to the methylphenidate transdermal system: recommendations from a dermatology expert panel consensus meeting. *Clin Ther* 30 (2): 326-337.

273. Warshaw EM, Squires L, Li Y, Civil R, Paller AS. 2010. Methylphenidate transdermal system: a multisite, open-label study of dermal reactions in pediatric patients diagnosed with ADHD. *Prim Care Comp J Clin Psychiatry* 12 (6). pii: PCC. 10m00996. doi: 10. 4088/PCC. 10m00996pur.

274. Watkinson AC. 2013. A commentary on transdermal drug delivery systems in clinical trials. *J Pharm Sci* 102 (9): 3082-3088.

275. Watkinson AC, Bunge AL, Hadgraft J, Lane ME. 2013. Nanoparticles do not penetrate human skin-a theoretical perspective. *Pharm Res* 30: 1943-1946.

276. Watts RL, Jankovic J, Waters C, Rajput A, Boroojerdi B, Rao J. 2007. Randomized, blind, controlled trial of transdermal rotigotine in early Parkinson disease. *Neurology* 68 (4): 272-276.

277. Wiedersberg S, Guy RH. 2014. Transdermal drug delivery: 30 + years of war and still fighting! *J Control Rel* 190: 150-156.

278. Wilens TE, Morrison NR, Prince J. 2011. An update on the pharmacotherapy of attentiondeficit/hyperactivity disorder in adults. *Expert Rev Neurother* 11 (10): 1443-1465.

279. Wilkinson M, Pfaffenrath V, Schoenen J, Diener HC, Steiner TJ. 1995. Migraine and cluster headache-their management with sumatriptan: a critical review of the current clinical experience. *Cephalalgia* 15 (5): 337-357.

280. Williams AC, Walters KA. 2008. Chemical penetration enhancement: possibilities and problems. In Walters KA, Roberts MS. (eds) *Dermatologic, Cosmeceutic, and Cosmetic Development: Therapeutic and Novel Approaches*. New York: Informa Healthcare, pp. 497-504.

281. Wimbiscus M, Kostenko O, Malone D. 2010. MAO inhibitors: risks, benefits, and lore. *Cleveland Clin J Med* 77: 859-882.

282. Winblad B, Cummings J, Andreasen N, Grossberg G, Onofrj M, Sadowsky C, Zechner S, Nagel J, Lane R. 2007. A six-month double-blind, randomized, placebo-controlled study of a transdermal patch in Alzheimer's disease--rivastigmine patch versus capsule. *Int J Geriatr Psychiatry* 22 (5): 456-467.

283. Woitalla D, Kassubek J, Timmermann L, Lauterbach T, Berkels R, Grieger F, Müller T. 2015. Reduction of gastrointestinal symptoms in Parkinson's disease after a switch from oral therapy to rotigotine transdermal patch: a non-interventional prospective multicenter trial. *Parkinsonism Relat Disord* 21 (3): 199-204.

284. Wokovich AM, Shen M, Doub WH, Machado SG, Buhse LF. 2011. Evaluating elevated release liner adhesion of a transdermal drug delivery system (TDDS): a study of Daytrana™ methylphenidate transdermal system. *Drug Dev Ind Pharm* 37 (10): 1217-1224.

285. Wong TW. 2014. Electrical, magnetic, photomechanical and cavitational waves to overcome skin barrier for transdermal drug delivery. *J Control Rel* 193: 257-269.

286. Woo FY, Basri M, Masoumi HRF, Ahmad MB, Ismail M. 2015. Formulation optimization of galantamine hydrobromide loaded gel drug reservoirs in transdermal patch for Alzheimer's disease. *Int J Nanomed* 10: 3879-3886.

287. Yang Q, Guy RH. 2015. Characterisation of skin barrier function using bioengineering and biophysical techniques. *Pharm Res* 32 (2): 445-457.

288. Yu X, Jin Y, Du L, Sun M, Wang J, Li Q, Zhang X, Gao Z, Ding P. 2018. Transdermal cubic

phases of metformin hydrochloride: in silico and in vitro studies of delivery mechanisms. *Mol Pharm* 15: 3121-3132.

289. Zhang YT, Han MQ, Shen LN, Zhao JH, Feng NP. 2015. Solid lipid nanoparticles formulated for transdermal aconitine administration and evaluation in vitro and in vivo. *J Biomed Nanotechnol* 11 (2): 351-361.

290. Zhou W, He S, Yang Y, Jian D, Chen X, Ding J. 2015. Formulation characterization and clinical evaluation of propranolol hydrochloride gel for transdermal treatment of superficial infantile hemangioma. *Drug Dev Ind Pharm* 41 (7): 1109-1119.

291. Zobrist RH, Schmid B, Feick A, Quan D, Sanders SW. 2001. Pharmacokinetics of the R-and S-enantiomers of oxybutynin and N-desethyloxybutynin following oral and transdermal administration of the racemate in healthy volunteers. *Pharm Res* 18 (7): 1029-1034.

第2章 经皮给药制剂临床前和临床安全性评估

2.1 引言

自1979年美国FDA批准第一个透皮贴剂上市以来，目前已有很多透皮给药系统（transdermal drug delivery system，TDDS，也称为透皮给药制剂）成功上市。与口服药物相比，透皮贴剂具有许多优势，包括减少药物的首过效应、减少不良反应、方便给药且无痛等优点。在此期间，人们也通过采用化学促渗剂、电场（离子导入法和电穿孔）和超声波等技术对药物的经皮促渗方法进行了探索和优化。然而，透皮给药系统的发展仍然存在许多局限性，这在一定程度上可以解释为什么在过去的30年中上市的产品数量有限。经皮给药制剂的安全性评估通常是一个长期的过程，虽然技术还不够成熟完善，但基于过去30年的经验，还是可以统筹管理的。

2.2 皮肤的渗透性预测

药物通过皮肤进行局部递送的速率和程度取决于角质层（stratum corneum，SC）的渗透性。药物分子渗透通过角质层主要是通过细胞间脂质的被动扩散方式，包括跨细胞途径、细胞间隙途径和旁路（附属物）途径。角质层的屏障特性主要来自细胞膜中的脂质结构。脂质是细胞膜的主要成分，从膜中去除脂质可能会破坏其屏障特性。亲脂性物质比亲水性物质更容易渗透通过富含脂质的细胞膜。小的极性水溶性分子可以通过蛋白质亚基之间的小孔进入。旁路扩散是指通过毛囊皮脂腺和汗腺的扩散过程，一般情况下，这种途径对角质层的吸收影响较小，因为附属物的开口面积只占身体总表面积的万分之一左右。试验结果也证实了这一结论，如在1974年，Brisson对先天性汗腺缺失患者进行研究发现，其对药物扩散行为没有明显影响。然而，旁路扩散在高通量阶段以及对渗透性较低的分子（如大分子）可能具有重要影响。在2012年，Stahl等人通过对不同化合物的体外对比研究表明，旁路途径存在变异性。对于不溶于脂质膜的分子（如电解质）而言，细胞间隙途径是其主要运输途径。除电解质的运输外，细胞间隙途径在吸收中的作用较小。

被动扩散取决于溶质的分子和物理性质、载体以及皮肤的相互作用，因此，改变溶质转运的因素较多。角质层水合作用的变化，即伴随着水分和湿度的变化，其运转过程也会发生改变。如果表皮的水合作用达到极限，其渗透性甚至可增加五倍。矛盾的是，在屏障受到物理损伤的情况下，脱水也会促进吸收。角质溶解剂（如水杨酸）可通过破坏角质层促进吸收。局部血流量的增加可快速移走表皮下的药物分子，使之产生更大的浓度梯度来促进渗透。此外，也可通过升高温度增加分子的运动来促进吸收。以角化不全为特征的皮肤病（即银屑病和湿疹），其屏障功能损坏，药物局部渗透性可能更大。溶剂（载体）在扩散中起着至关重要的作用，因为它是影响分配系数的一个关键因素。通过载体赋予的封包水平可影响角质层的水合作用和局部皮肤温度，并且载体封包率越高，其促进吸收的作用就越大。

目前，对于皮肤渗透性的预测，已提出很多数学模型。但是，这些模型的建立均是基于来自于多个实验室和数据库的数据，这不可避免地包含了实验误差。为了描述和解释皮肤渗透所涉及的过程，许多数学模型使用起来既复杂又烦琐。此外，这些模型的建立主要是基于体外的研究数据。然而，这些模型可能低估了体内的数据。目前在一些案例中发现，其体内的数据比其中一些模型的预测值高10 000倍。

菲克扩散定律是描述分子经表皮扩散的一个简单数据模型。菲克定律假设，分子跨膜扩散幅度与从高浓度到低浓度的浓度梯度以及发生扩散的膜的表面积成正比，扩散速率与膜厚度成反比。J代表在设定的时间间隔内通过设定区域的扩散通量（单位时间内单位面积中物质的量，$mol \times cm^{-2} \times s^{-1}$）；$D_m$代表扩散系数，是分子固有迁移率的恒定特征。$L$是扩散路径的长度，是经皮吸收测试中膜的厚度。分配系数（K_m）是药物通过膜的速度，单位为$\mu g \times cm^{-2} \times h^{-1}$，除水分子外，在计算通量时必须考虑。溶质的$K_m$越高，分子就越容易扩散。$C_s$是供给室和接收室之间的浓度梯度（$C_{供给室} - C_{接收室}$）。

$$扩散通量（J）= \frac{分配系数（K_m）\times 扩散系数（D_m）\times 浓度梯度}{膜的厚度（L）}$$

应用于表征体外皮肤扩散的最基本模型，只有在采用无限剂量的具有充分搅拌的载体以及接收介质符合漏槽条件时才可以使用。如果采用有效剂量的载体或接收介质不能满足漏槽条件，这些模型将会发生变化。蒸发、挥发或吸附到皮肤表面均会造成载体或溶质体积的损失。

溶质-载体、载体-皮肤和溶质-皮肤之间的相互作用会导致扩散率随时间和空间的变化而产生更加复杂的变化。

2.3   经皮吸收的体外测定方法

在经皮吸收的体外研究中，有多种实验模型，每种模型均有自己的优势。体外研究的可行性在于，角质层为非活体组织，这可使皮肤在离体后仍可保持其渗透特性。一个常用的模型为两室扩散池，由供给室、渗透膜和接收室组成。供给室可根据所递送的药物是有限剂量还是无限剂量进行调整。一般来说，有限剂量是皮肤外用制剂的典型递送模型。在有限剂量条件下，药物通过皮肤渗透进入接收液之前，有一段初始的滞后时间。溶剂的挥发会影响外用药物制剂的递送行为，因为溶剂的挥发会导致药物的浓度增加，同时，由于不同溶剂的挥发速度不同，又会引起促渗剂混合物组成的变化。此外，溶剂的挥发也可能导致药物在皮肤表面出现过饱和现象，并析出产生沉淀。在经皮给药制剂中，无限剂量也很常见。如果将供给室加盖以防止溶剂挥发，或渗透的剂量很大，则可认为是有限剂量。还有一种用于贴剂的供给室，也可以根据贴剂的不同，进行无限剂量和有限剂量递送。

理想情况下，应采用人体皮肤作为渗透膜，然而，有多种因素限制了人体组织的广泛使用，如人体皮肤的使用受到很多伦理考虑和条件的约束。对于药物开发的临床前研究而言，在体外研究中，比较实际的做法是采用动物皮肤代替人体皮肤，这也是目前最广泛使用的做法。由于组织学和渗透性的差异，不同动物皮肤的渗透性与人体皮肤的差异程度不同，可根据研究目的的不同，选择性地采用灵长类动物、猪、小鼠、大鼠、豚鼠和蛇的皮肤进行替代。近交系动物的皮肤样本中，物种之间的个体间和个体内变异相对较小。

猪或小型猪和恒河猴的皮肤已经被证明是一种良好的动物模型，但啮齿类动物（如小鼠、大鼠和豚鼠）更常用于体外皮肤毒性研究。使用啮齿类动物的优点是它们的体型小、易于处理，且价格低廉。药物的渗透性因物种和药物特性的差异而不同。几乎不可能在动物皮肤和人体皮肤之间为各种药物的渗透性建立一致性的关系，这限制了动物皮肤在体外研究中的应用。

人体皮肤和动物皮肤在组织结构上存在差异，譬如说，毛囊的质量和数量、真皮和表皮的厚度以及真皮和表皮之间的连接等。皮肤的脂质含量是其屏障性能的主要衡量标志，然而，在不同的物种和解剖部位之间，脂质含量的差异较大。研究表明，与人体皮肤相比，动物皮肤的渗透性更强，而猪和猴的皮肤与人体组织最为相似。按皮肤的渗透性强弱，由低到高依次为：人、断奶仔猪、猴、狗、猫、马、兔子、山羊、豚鼠和小鼠。

与人体皮肤相比，小鼠皮肤的角质层较薄，渗透性更强，因此，与其他动物模型相比，小鼠皮肤是一种较差的体内模型。人体皮肤角质层的厚度为 $16.8\mu m$，而小鼠仅为 $5.8\mu m$。尽管无毛小鼠角质层的厚度不到人体的一半，但毛发稀疏，其皮肤结构与人体皮肤有些相似。研究表明，对于某些化合物，无毛小鼠的渗透特性与人体组织相似；而对于其他化合物，则截然不同。

与人体皮肤相比，大鼠皮肤的渗透性也较强。但是，在1982年，Bronaugh等人采用大鼠皮肤和人体皮肤进行体内和体外吸收的对比研究表明，二者具有良好的相关性，因此，在某些情况下，大鼠皮肤仍然是评估药物吸收的合适模型。然而，在评估药物吸收研究的模型中，豚鼠的应用有限，尽管豚鼠皮肤的外观与人体皮肤相似，但往往比人体组织具有更大的渗透性，且与人类皮肤相关性的数据较少。兔的皮肤渗透性更强，因此，也是一种较差的药物吸收研究模型，但是，较快的吸收特性使其可用于皮肤毒性的测试。尽管猪的皮肤有较大直径的毛囊，但采用猪或小型猪的皮肤和人体皮肤进行体外对比研究表明，二者具有很好的相关性。与实验中的所有其他模型相比，猪的毛囊密度最低。脱落的蛇皮是一种非公认但可接受的体外模型。尽管蛇不是哺乳动物，但其有很多优势，如缺乏毛囊、化合物的渗透速率与人体皮肤相似。此外，在研究中使用的是脱落的蛇皮，不会对动物造成伤害，而且一条蛇可以提供多个标本，这也消除了个体间差异。

人体皮肤与人类在体皮肤渗透性具有更好的相关性。可以使用取皮机制备中厚度的人体皮肤（厚度通常为200～400μm）或全层皮肤，但全层皮肤的厚度不应超过1 mm。然而，高质量的人体皮肤有限。通常情况下，人体皮肤是从废弃的移植组织、尸体或从美容以及其他外科手术中获得的。皮肤的不同组织部位、年龄和种族，甚至是同一供体的相同组织部位，其渗透性均存在差异。因此，在研究中，应明确所选择的皮肤信息。

在皮肤的选择和制备中，最好选择身体的同一组织部位，并记录所选择人群的年龄、性别、种族以及皮肤的制备方式。在采用人体皮肤进行的体外研究中，存在的另一个挑战是，人体皮肤的存放问题。对人体皮肤进行适当的维护和保存可创造一个更类似于体内的环境模型。1998年，Wester等人研究发现，人死后，在4℃条件下，将尸体储存在含有庆大霉素和Earle's平衡盐溶液的Eagles最低基础培养基中，人体皮肤在8天内可全部或部分保持其固有的特性，且仍具有代谢和酶活性。将皮肤存放在-22℃，或模拟表皮与真皮的剥离程序，将其放置在60℃进行加热处理，均会对皮肤的组织活力造成损伤。经济合作与发展组织（Organisation for Economic Cooperation and Development，OECD）指南规定，在试验中，必须对皮肤的屏障特性进行评估，但并没有给出有关最佳储存条件的具体要求。该指南指出，新鲜的离体皮肤应在24小时内使用，但可接受的储存期限可能因储存温度和酶系统的新陈代谢而异。2011年，Nielsen等人采用在-80℃条件下储存三周的人体皮肤进行体外经皮渗透研究，结果发现，由于皮肤的上层及其深层的结构变化，药物的渗透速率和总渗透量明显增加。目前，对经皮吸收的评估而言，欧洲替代方法验证中心（European Centre for the Validation of Alternative Methods，ECVAM）建议将皮肤储存在-20℃。在世界卫生组织发布的《环境健康标准：皮肤吸收》中指出，基于Bronaugh等人的研究成果，人体皮肤可以在-20℃下储存长达一年。无论储存条件如何，都必须证明皮肤屏障功能的完整性。这可以通过进行初步的渗透研究，并将测定结果与预定的可接受标准进行比较来实现，如采用氚化水渗透法进行评估。此外，经皮水分散失法也已被广泛用于皮肤屏障完整性的评估中。

在体外经皮吸收研究中，也可采用合成膜（包括纤维素和合成聚合物材质）作为渗透膜。采用合成膜可以减少动物的使用，并且易于获得，同时可保证批与批之间质量的一致性，因此，可以更好地对试验条件进行控制。纤维素膜由植物纤维制成，其组成为β-1，4-键连接的吡喃葡萄糖环，这使其具有相对刚性的结构。商业化可用纤维素膜的分子量截留范围通常在8000～15 000Da之间，其中可能含有添加剂，如软化剂、防腐剂和增塑剂等，这些成分可能会干扰药物的渗透。但是，它们具有水溶性，可根据生产商的建议将膜浸泡在水或沸水中除去。通常情况下，与生物膜或无孔合成膜相比，纤维素膜的渗透性更强。硅树脂也可作为合成膜用于扩散池系统中，因其特有的惰性和亲脂性，使其可以作为亲脂性药物渗透的理想环境，虽然其无孔特性对释放速率有一定的限速作用。但是，采用合成膜得到的测试结果通常不能反映透过皮肤的药物量和渗透速率，这使其应用受到限制。

在接收室中，通常采用生理盐水或磷酸盐缓冲溶液作为接收介质。待研究的化学物质必须可溶于接收介质中，以使其吸收不受阻碍。此外，接收介质还应具有维持皮肤组织活力的作用。Eagles最低基础培养基（minimum essential medium，MEM）、Hepes缓冲Hank's平衡盐溶液（Hepes-buffered Hanks' balanced salt solution，HHBSS）和杜氏磷酸盐缓冲盐水（Dulbecco modified phosphate-buffered saline，DMPBS）均可在24小时内维持大鼠皮肤的组织活力以及组织病理学的完整性，是接收介质的合适选择。此外，还可以通过在接收介质中添加抗菌剂来进一步促进皮肤组织活力的维持。研究表明，采用磷酸盐缓冲盐水（phosphate-buffered saline，PBS）作为接收介质，表皮和真皮在24小时内会自我分解，且无氧和有氧代谢活性丧失。接收介质中药物的浓度必须维持在饱和溶解度以下，才能确保药物进行稳态扩散。这可以通过频繁更换新的接收介质来实现——正如Marzulli、Bronaugh和其他人所述。

为了模拟人体皮肤的暴露情况，经济合作与发展组织（OECD）建议，固体制剂的上样量应在1～5mg/cm^2，液体制剂的上样量不应超过10μl/cm^2。无限剂量是指在每单位面积皮肤上涂敷大量的药物。需要考虑的另一个方面是，应将皮肤维持在接近正常皮肤温度32℃±1℃的恒定温度，同时将湿度控制在30%～70%。根据扩散池的设计原理不同，温度可通过水浴或加热器组件来调节。

剂量持续时间也应模拟人体的暴露情况。然而，虽然较短的时间间隔通常与体内的暴露情况最为一致，但是，剂量持续通常需要24小时，以充分表征药物的吸收曲线。还有一点需注意的是，在24小时后，皮肤的屏障完整性可能会存在问题。

2.4　经皮吸收的体内测定方法

动物皮肤作为药物经皮吸收特性、刺激性和毒性评估的一种模型，与其相关的质量特性已得到了广泛的研究。尽管动物皮肤并不完全相同，但在经皮给药制剂（TDDS）的临床前测试中，它仍可作为一种可接受的替代方法。虽然体外动物模型提供了关于药物通量的信息，但体内动物试验可在人体试验之前提供药物对皮肤和临床毒理学的相关信息。与体外研究中使用的孤立系统相比，体内研究是在完整的生理和代谢系统下进行的，其在研究时具有血管系统和活性生物酶。

体内研究相对复杂，因为在研究中需要使用活体动物，且通常需要使用带有放射性标记的试剂。总体而言，大鼠和兔的皮肤比人体皮肤渗透性更强，而豚鼠（耳郭后）、猪和猴的皮肤渗透性与人体皮肤最为相似。对于体内研究而言，可用于评估药物经皮吸收的方法有多种，如通过测定皮肤表层、尿液、血液或呼出空气中化学物质的含量来评估。

2.4.1　排泄物放射性研究

对经皮给药制剂而言，通过对药物中的活性成分进行放射性标记，可提高该药物在排泄物中的检测能力。通常，可采用 ^{14}C 或氚对化合物进行标记。在研究中，可通过对暴露的放射性或生物标志物进行测定来确定被吸收的药物量，并将尿液和/或粪便中放射性总量与对照物的暴露量进行比较。其中，对照物的暴露量是通过静脉内或吸入给药后，测定排泄物中的放射性量来确定的。但是，这种方法并不能反映药物的经皮代谢情况。经皮给药后，药物吸收的百分比可按下式进行计算：

$$吸收（\%）= \frac{经皮给药后的总放射量}{注射给药后的总放射量} \times 100\%$$

2.4.2　血液放射性研究

在采用血浆样品对化合物的吸收进行评估时，也需要对化合物进行放射性标记。对于这种测定方法，血浆的放射性可通过将外用给药与静脉给药的血浆浓度–时间曲线下的面积（area under the curve，AUC）进行比较来计算。

$$吸收 = \frac{AUC_{经皮给药}}{AUC_{排泄物}} \times 剂量_{静脉给药}$$

2.4.3　皮肤表面回收

皮肤表面回收是通过测定涂敷药物的损失量来间接评估经皮吸收量，即在移除局部透皮给药装置后，测定药物在皮肤中的残留量，其吸收的药物量以百分比形式表示。该方法不适用于易蒸发或沉淀的药物。此外，对该方法的准确性存在担忧，因为在研究过程中，涉及的因素较多，如药物残留量测定的准确性、对药物的暴露时间和暴露面积的控制等。

2.4.4　胶带剥离

胶带剥离法是测定角质层中化学物质的浓度。在研究中，将预先确定的皮肤区域暴露于化学物质一段时间（通常为30分钟），在暴露结束后采用1至3条胶带依次剥离角质层，然后对胶带中的活性成分进行分析。该方法的优点是不需要对化合物进行放射性标记。但是，该方法存在的问题是，每次剥离去除角质层的量取决于多种因素，包括胶带的黏附性、制剂特性、胶带黏附到皮肤时施加的压力以及角质层解剖学上的差异。还有一点比较重要的是，对胶带剥离时间的控制，如果从胶带黏附到剥离结束所需的总时间大于化合物扩散通过角质层的延迟时间，剥离过程中发生的扩散量可占待测吸收量的30%。收集角质层的量可通过以下方法进行校正，分别为：①采用减重法测定角质层的重量；②通过监控经皮水分散失值校正；③采用分光光度法测定胶带中蛋白质的含量。虽然胶带剥离法不适用于挥发性和渗透速率较快的经皮给药制剂，但该方法可用于渗透系数的测定以及生物利用度和/或生物等效性的评估，目前已成为体内经皮吸收测定的一项重要技术。

2.4.5　微透析

微透析是通过测定皮肤下细胞外液（extracellular fluid，ECF）中化学物质的浓度来评估皮肤的吸收情况，它的独特之处在于可以直接评估真皮层中的药物水平。在研究中，将微透析纤维的一端植入到皮肤的真皮层，另一端连接到泵和样品瓶。微透析纤维是一种中空管状的半透膜，其功能类似于血管，可允许分子通过。泵可通过微透析纤维灌注生理溶液（林格液），使其与周围组织的ECF平衡。该方法以指定的时间间隔收集透析液，然后采用合适的方法进行分析。微透析最适合于亲水性和少量的中度亲脂性药物。由于亲脂性药物在亲水性灌注液中的溶解度较低，以及蛋白质不能渗透通过微透析纤维，导致亲脂性药物和蛋白质的回收率很低，因此该方法不能用这两类药物。将微透析法与Franz型扩散池法进行对比研究发现，二者显示出良好的定量和定性相关性。但是，采用微透析法获得的结果与采用血浆样品获得的结果不太一致。此外，微透析虽是一种微创技术，但仍具有侵入性。微透析纤维的植入会导致血流量增加，组胺释放，这可能会影响药物的吸收，但血流量和组胺水平在30分钟后可恢复至正常水平。在试验时，皮肤的厚度会先增加、再减少，但在整个试验期间不会恢复到正常水平。2010年，Holmgaard等人研究表明，微透析有希望用在生物等效性和生物利用度的评估中。

2.4.6　呼吸分析

呼吸分析几乎可以在瞬间确定物质的局部生物利用度。局部给药后，可通过呼气分析仪对呼出的空气进行分析来确定呼出的药物量。呼气分析可用于检测挥发性有机化合物在皮肤暴露后每4秒的呼气中的药物含量。配备大气压采样辉光放电离子源的Teledyne 3Dq Discovery离子阱质谱仪是一种适用于此类分析的仪器。

2.4.7　光谱分析

光谱分析方法的运用已扩展到体内皮肤渗透量的测定中，其优点是非侵入性且能够产生实时的皮肤渗透数据。衰减全反射－傅立叶变换红外光谱（attenuated total reflectance-Fourier transform infrared，ATR-FTIR）采用了经过傅立叶变换方法改进的红外（infra-red，IR）光谱，提高了灵敏度和准确性。目前已具有商业化可用的设备，是渗透动力学研究中最常用的光谱技术。ATR-FTIR发射的IR光束可穿过IR透明晶体与皮肤样本接触，然后辐射渗透进入皮肤，被角质层吸收，而IR被吸收的能量形式与待测化合物正常吸收的IR光谱相对映。红外光束也会通过晶体内部反射，以使所有光束反射回分光光度计。在测定中得到的吸收光谱仅代表皮肤最表层的结果。如果将胶带剥离与ATR-FTIR联合使用，则可测定角质层的多个连续层。1998年，Touitou等人研究结果表明，采用ATR-FTIR测定的结果与其他测定角质层中药物浓度的方法之间具有良好的相关性。其他光谱分析方法的研究和使用较少。

根据OECD化学品检测指南，在体内研究中，建议采用体型相似、性别相同的实验动物。对于某些物质，尤其是具有雌激素活性的化合物，在同一物种中，动物的性别不同也有可能导致渗透性的差异。如果有数据表明皮肤对待测化合物的敏感性存在差异，则应使用毒性反应更大的性别。实验动物通常被随意给予食物和水，并保存在（22±3）℃的单个代谢笼中。剂量持续时间和给药面积的选择应模拟人体的使用情况，并在特定的时间对尿液、粪便和体液进行收集分析。在给药结束后对皮肤的刺激性进行检查，然后处死动物，采集血液进行分析。此外，也可以进一步切除动物的皮肤和器官进行分析。

2.5　经皮给药制剂临床前毒性测试

皮肤具有保护屏障的作用，在大多数情况下，能够防止化学物质和异物进入身体并改变其内部环境。在足够高的剂量下，吸收进入皮肤的化学物质可能引起局部和全身毒性。为了确定经皮给药制剂的潜在毒性，可将潜在的暴露情况与毒性测试结果进行对比分析。大多数情况下，对于口服和吸入给药途径，可对其全身毒性情况进行测定。然而，对于经皮给药途径而言，很难达到致毒剂量。此外，关于皮肤毒性的信息有限，这点可能需要采用动物口服或吸入给药途径的数据外推获取，也就是说，尝试将获得的体内毒性数据与皮肤暴露情况关联起来，然后通过外推法进行评估。

刺激性接触性皮炎和过敏性接触性皮炎是较为常见的局部皮肤毒性。急性皮肤毒性由短期暴露引起，可通过将成年大鼠、兔子或豚鼠暴露在不同剂量水平（包括2 g/kg体重的致死剂量）下进行测定。在研究中，观察动物的毒性反应，如病变、体重变化、死亡率等。研究结束时，应对所有动物进行尸检。根据毒性研究所需的最大剂量，许多化学品的经皮给药半数致死量（median lethal dose，LD_{50}）为2 g/kg。如果死亡病例与化合物有关，则可能需要进一步评估。也可采用重组表皮进行体外研究，测定局部刺激性或毒性，这可减少实验动物的需求和使用。

在外用和透皮制剂的开发过程中，一旦获得有效的药物治疗水平，就需要采用动物进行毒理学研究，然后进行人体皮肤致敏性评估。透皮给药（TDD）的主要障碍是易导致皮肤刺激性、变应性接触性皮炎（allergic contact dermatitis，ACD）和致敏的发生。此外，透皮治疗系统（transdermal therapeutic systems，TTS，也称为透皮给药制剂）也可能引起迟发型超敏反应。Ale对局部耐受性进行了详细的介绍。

普萘洛尔外用制剂引起刺激性的原因可能是给药后皮内较高浓度的普萘洛尔滞留量导致的。对于慢性炎症病患者，例如特应性皮炎，通常角质层的屏障完整性受损，这可能会促进药物的吸收，因此这些人群可能更容易出现刺激的现象。在50岁以上的人群中，一个常见的症状是"皮肤干燥"，这种情况下，皮肤的角质层通常存在结构缺陷。因此，这些人群在使用外用和TTS时，发生皮肤不良反应风险的水平可能更高。个体间皮肤的结构和功能特性普遍存在差异，这使得对外用或透皮制剂潜在不良反应的评估变得复杂。皮肤中存在的外周免疫监视系统的细胞和体液成分，在致敏化学物质或药物（如半抗原）渗透通过皮肤并与皮肤成分发生络合作用后，可产生相应的半抗原特异性、细胞介导的免疫反应。根据目前皮肤免疫学方面的知识可知，表皮朗格汉斯细胞和其他树突细胞是皮肤的主要抗原呈递细胞。接触性皮炎可大致分为刺激性接触性皮炎（最常见）和变应性接触性皮炎两大类，与刺激性皮炎不同的是，变应性接触性皮炎涉及免疫反应性。宿主反应，包括炎症、血管舒张、白细胞渗出并伴有皮肤红斑和瘙痒，是这两种类型刺激的标志。TTS的组分（如促渗剂）可能在诱导皮肤刺激的同时，进一步导致皮肤损伤。刺激性接触性皮炎可潜在增加变应性接触性皮炎发生的可能性。刺激性接触性皮炎是由细胞膜、细胞质或细胞核的直接毒性损伤引起的，药物、载体或用于将TTS固定在皮肤上的黏合剂均可能会引起刺激的发生。

对外用药物、化妆品或盥洗用品有频繁不良反应史的大部分人，也可能容易受到TTS的其他并发症和反应的影响。

皮肤代谢对β-受体阻断剂的透皮给药构成了几个潜在的障碍。只有在β-受体阻断剂的皮肤代谢产物具有活性、毒性或刺激性的情况下，才可能具有临床意义。1992年，Ademola等人在一项旨在开发β-受体阻断剂的TTS开发中，对其相关的皮肤代谢产物进行了回收。结果表明，除了难以达到和维持恒定的血药浓度外，活性代谢物可能还会对患有器官功能障碍的患者（如肾功能衰竭患者）造成较大的毒性。

对于透皮制剂而言，与较频繁进行的定量给药、灌胃和定量给水研究相比，其可获得的急性和慢性毒性评估数据较少。采用动物模型进行的毒理学和致癌性研究结果可用于评估药物的安全性。

本章介绍了在透皮给药制剂的毒理学和皮肤致敏性评价中，需要考虑的一些重要因素。这基于以下两个方面的假设：①局部和全身毒性取决于化学物质的皮肤渗透性；②应用于皮肤的透皮给药制剂在达到真皮层和进入全身循环之前需通过表皮层。

2.6　皮肤刺激性和致敏性评估

在早期筛查阶段，可在兔和/或人体上进行急性刺激试验，而累积刺激性可在人体上通过10天的删减刺激试验或21天的完整刺激试验的其中一种方式进行评估。在删减刺激试验中，采用10名受试者，按照药物说明书中指出的给药部位，在同一位置，每天贴敷一次，每周五天，持续两周。在试验结束后，如果10名受试者均未出现红斑或水肿现象，则临床上不太可能引起明显的刺激性。因为，在大多数情况下，TTS需每天或几天更换一次，且不会佩戴在完全相同的位置。但是，当有受试者表现出轻度或中等程度的刺激性时，就很难确定在临床上是否会产生强烈的刺激性。此外，可通过增加受试者的数量和用药的持续时间来评估药物的潜在刺激性，或同步采用参照药物进行对比研究。

在21天的完整刺激试验中，采用25名受试者，在封包条件下，每天佩戴一次，每周五天，持续三周。其中，周五佩戴的TTS应持续至周一早上。在早期开发阶段，应对TTS的极端情况进行认真评估。在这里，可采用临床上广泛应用的一种相关参照药物进行对比研究。

此外，也可采用测定皮肤微循环的激光多普勒技术评估TTS的刺激性。用这种方法评估皮肤刺激性的优点在于其客观性和无创性，将这些非侵入性的方法联合使用通常有助于透皮给药制剂的潜在刺激性评估。1991年，Kubota等人发现，通过给予高剂量的噻吗洛尔来实现全身作用的方式，很难避免红斑的产生，因为当局部给予噻吗洛尔时，皮肤会出现红斑现象。此外，对甲吲洛尔透皮贴剂的研究表明，其耐受性良好，在每日给药后的一周内，可诱导产生稳定、持续的β-受体阻滞剂药效学效应。然而，相比之下，普萘洛尔的耐受性不佳，它只能引起轻微的β-受体阻滞剂效应。

ACD与抗原的一系列免疫反应相关。豚鼠最大值试验是一种广泛可接受用于评估接触性过敏反应的试验，可以很容易地对TTS中各成分的刺激性进行评估。但需注意的是，在该测定中显示具有潜在过敏性的TTS成分，如果副作用很小，仍可能被数百万患者使用，所以应避免做出仓促的决定。可以根据典型症状做出一些初步判断。详细信息可参阅"2009年更新皮肤致敏体外数据评估范式——化学和定量构效关系（quantitative structure-activity relationship，QSAR）视角"。

透皮贴剂的使用会促进酵母菌、细菌和真菌的生长，这可能导致TTS的贴敷部位被感染。此外，温度的升高、水合作用和其他条件的变化，如CO_2血氧分压和pH的变化，也为微生物的生长提供了合适的环境。在封包条件下，金黄色葡萄球菌或白色念珠菌可引起皮肤局部表皮的感染。TTS促进微生物生长的潜在特性，可通过在贴剂使用前后分别对皮肤部位进行定量细菌培养来评估。再则，在封包条件下，出汗可能会导致痱子（红粟疹）的产生。如果长期使用，这些问题将会更加普遍。

2.7 皮肤超敏反应、变应性接触性皮炎和特应性皮炎的发病机制

对于非皮肤给药途径，进行毒性试验的目的是评估进入体内的化学物质对全身的影响。相比之下，对于皮肤给药途径而言，通常是采用短期试验设计的方式来评估其毒性作用，或仅对给药部位的化学刺激性进行评估，然而，旨在评估TTS局部和全身毒性作用的研究并不常见。在皮肤毒性研究中，最常用的物种是大鼠、小鼠和叙利亚仓鼠，而兔和豚鼠的使用较少。目前已获得关于大鼠和小鼠的大量数据，其中包括其行为、解剖学、遗传学、畜牧业、自发性疾病、自发性肿瘤发病率和对肿瘤诱导的易感性知识，这为评估这些物种的毒理学研究结果提供了更加可靠的基础。最理想的方法是，在相似的皮肤毒性研究条件下，采用对照药物进行对比研究。然而，迄今可用的经皮毒性研究数据较少，因此通常需要将结果与从其他暴露途径获得的数据进行比较。在皮肤毒性研究中，仓鼠、豚鼠和兔除常用于刺激性评估外，也可用于透皮给药制剂的潜在毒性评估。对透皮给药制剂的毒性反应性和严重程度的影响因素，除物种和品系外，还包括药物的给药部位和暴露时间。在研究中，给药部位通常是耳朵以及身体的侧面和背面区域。目前，虽已将兔耳皮肤用于评估药物对皮肤的潜在刺激性，但身体的侧面皮肤仍是研究中较常用的部位（OECD，1981年）。刺激性和致敏性研究的周期通常较短，在研究中，可采用合适的装置遮盖给药部位，或通过限制动物的活动来避免外部物质接触给药部位。透皮给药制剂的经皮吸收行为和对皮肤的反应，因给药部位的不同存在差异。与给药面积和剂量难以控制的其他剂型不同，向皮肤递送β-受体阻滞剂的TTS不会带来这些问题。

在经皮给药制剂的研究中，为了能最大限度地观察到潜在的毒性作用，可以采用具有最大表面积的TTS，使其与皮肤的接触面积最大，以增加药物的总吸收量。从这些研究中获得的数据可用于评估药物的局部和全身毒性作用，以及确定长期研究的透皮剂量。

皮肤的致敏反应在保护肌体免受病理因素侵害的同时，也可能损害肌体组织，从而引起病变。炎症反应是机体的一种重要免疫防御机制，其有害的影响来自免疫介导的病变，也称为"免疫病理"疾病。术语"过敏或敏感性"通常是指有害的免疫反应，是抗原（即诱导免疫反应的物质）与特异性抗体（如丙种球蛋白）或致敏T淋巴细胞的病理生理交互作用的结果。术语"过敏或致敏"通常表示细胞免疫反应延迟。延迟性皮肤过敏或接触性过敏一般情况下采用术语"变应性接触性皮炎"来表示。

以下对皮肤的免疫结构进行简要回顾。免疫系统的主要作用是保护肌体免受疾病的侵

害，其包括体液免疫和细胞介导免疫两个主要分支。细胞因子主要调节主动免疫反应。当免疫细胞和调节性因子的微妙平衡处于健康的平衡状态时，宿主具有免疫能力，能够抵御传染病或癌症，并同时对外来抗原具有免疫作用。免疫反应也会产生免疫病理性疾病，如自身免疫或过敏。人们认为，皮肤对药物的不适应和过敏反应是我们为使免疫系统能够抵御寄生虫和癌症而付出的进化代价。因此，能够提供抵抗感染和"肿瘤免疫监测"的免疫机制也可能导致免疫病理性疾病的产生，这是一把双刃剑。细胞介导免疫在ACD反应中具有负面作用，可能导致组织损伤、自身免疫紊乱和肉芽肿。同样，体液免疫也可在速发型超敏反应中损害宿主组织，如过敏反应、免疫复杂疾病和宿主细胞的细胞毒性。根据组织损伤的免疫病理机制，超敏反应一般分为以下五类。

Ⅰ型超敏反应（过敏性反应）：反应时间快。

Ⅱ型超敏反应（Ig依赖性细胞毒性）：反应时间可变，可导致细胞损伤。

Ⅲ型超敏反应（免疫机制）：反应时间为6～18小时，可破坏基底膜。

Ⅳ型超敏反应（细胞介导）：迟发性超敏反应（变应性接触性皮炎）。

Ⅴ型超敏反应（涉及双分子结合）：反应时间可变。

ACD的临床表现和发病率在不同的个体、种群、身体部位、暴露条件，以及不同的年龄、性别和人体的不同生理条件（如怀孕和生意周期等）下均有较大差异。

ACD反应由特异性抗原诱导，并由致敏B淋巴细胞（如分泌抗体的浆细胞）的特异性抗体引发，或在细胞介导的免疫情况下由致敏T淋巴细胞和巨噬细胞引发。大多数接触性致敏剂是通过"半抗原"的形式刺激诱导反应，其中所述的半抗原是一种不完整的抗原，因为它需要合适的载体分子才能诱导免疫反应。如果药物能够穿透皮肤并与皮肤中的氨基酸共价结合，那么就有可能发生皮肤过敏。如果半抗原−蛋白偶联物具有足够大的分子大小而被识别为外来抗原，则会产生特异性抗体和/或特异性细胞介导的免疫反应，使皮肤免疫系统对半抗原分子敏感。在皮肤再次暴露于致敏化学物质后，就可能引发皮肤超敏反应。这种炎症反应通常是由细胞介导的免疫反应引起的Ⅳ型超敏反应，亦称为迟发性超敏反应。

ACD可能是因过敏性半抗原与致敏个体的皮肤单次或多次接触导致的。致敏或诱导阶段的特征是过敏原特异性T效应淋巴细胞的分化和增殖，这需要在朗格汉斯细胞表面呈递与两种主要组织相容性抗原相关的半抗原。T细胞活化可通过白细胞介素（Il-1，Il-2）、γ-干扰素（γ-IFN）、前列腺素E（PGE）和其他免疫调节细胞因子进行调节。

特应性皮炎是一种常见的湿疹性皮肤病，具有严重的瘙痒症状，可遗传，通常在婴儿期发病；该疾病与免疫球蛋白E（IgE）的升高有关，在多次即时型超敏皮肤试验呈阳性，并可能伴随有过敏性鼻炎和支气管哮喘等症状。免疫系统控制超敏反应能力的改变可能对由此产生的炎症程度产生重大影响。免疫功能障碍对皮肤敏感性的影响包括对接触性致敏剂耐受性的改变以及对皮肤致敏激发的抑制作用。众所周知，皮质类激素具有强有力的免疫抑制作用，包括对ACD诱导期和激发期的抑制作用。采用动物模型研究发现，一些辅料和化学药物可以改变延迟型超敏反应；太阳光及其成分紫外线（UVB）（295～320nm）辐射可通过促进抑制性T细胞的生成，持续抑制过敏原对未经辐射小鼠皮肤的接触性超敏反应。耐受性、低反应性以及超敏反应的强弱可能与遗传或环境因素有关。

2.8　皮肤致敏性评估的体内测定法

在皮肤的致敏性诊断中，需要对病史进行完整的了解，并进行身体检查，以排除可能引起反应的其他情况。皮肤致敏性测试的目的是诊断或预测皮肤潜在的过敏情况。

2.8.1　速发型超敏反应试验（用于诊断接触性荨麻疹综合征）

接触性荨麻疹综合征可分为非免疫性（nonimmunological contact urticaria，NICU）和免疫性（immunological contact urticaria，ICU）两种，其中后者具有显著的临床意义，因为它不仅具有局部荨麻疹症状，同时还具有远处器官受累（哮喘、鼻炎、结膜炎和过敏反应）症状。NICU可以通过简单的动物和人体试验进行预测，而ICU目前还没有可用于预测的测定方法。

2.8.2　人体试验

人体试验可通过识别激发免疫球蛋白E介导炎症反应的特异性过敏原，用于诊断皮肤的Ⅰ型超敏反应，其主要测试方法包括皮肤点刺试验、皮内试验、皮肤滴定试验和皮肤刺激试验。皮肤刺激试验可用于确定贴片中的药物或辅料是否会引起皮肤疾病，识别整个贴片中的致病因子，有助于贴片配方的重新开发。

2.8.3　动物试验

动物试验可用于诊断速发型超敏反应。

2.8.4　诊断变应性接触性皮炎的迟发型超敏反应试验

斑贴试验可用于临床诊断人体对局部或透皮给药制剂的迟发型超敏反应。该试验的原理是将含有适量浓度药物和辅料的配方制剂放入斑试器的小室中，在涂抹均匀后，贴敷于皮肤，观察是否在局部诱发刺激或过敏。2012年，Lachapelle对诊断和光斑贴试验在人体的应用成果进行了总结。

2.8.5　人体斑贴试验

在采用豚鼠进行的致敏性结果为阴性的情况下，可采用人体斑贴试验对配方制剂的致敏性进行预测。研究时，可采用斑试器在不同的时间对200名受试者进行重复性损伤性斑贴试验，所用的载体通常是可用于豚鼠的水性基质（即乙醇或丙酮）、石油基质或最终配方。诱导阶段在前臂或背部贴敷无刺激性浓度的受试物，在封闭的条件下，每周三次，持续三周。两周后，在原始给药部位和另一只手臂的未给药部位贴敷无刺激性浓度的受试物进行激发测试，建议在一周或两周内完成，以帮忙更好地对结果进行解释。此外，还可结合激发试验来更好地预测透皮贴剂本身的潜力致敏性。

1991年，Robinson等人对曲普利啶透皮制剂的原发性皮肤刺激和过敏性接触性致敏潜力进行了评估。基于对该药物潜在的刺激性以及ACD反应的担忧，在初始的临床开发阶段进行了全面的皮肤毒性测试。通过兔子皮肤刺激试验以及豚鼠局部封闭涂皮试验研究表明，该制剂具有皮肤刺激性和ACD反应。在一项26名受试者参与的递增剂量临床药代动力学研究中，一名受试者在第二次暴露后，出现延迟性皮肤反应，提示可能会引起ACD。此外，在斑贴试验中，有五分之四的结果呈阳性，这表明该制剂具有较高的引起ACD的可能性。随后，采用具有缓冲能力的水性基质药物进行临床斑贴试验，其中所用的药物制剂与原配方制剂具有相同体外皮肤渗透行为。通过这些临床研究表明，虽然药物本身并没有显著的刺激性，但却可在高比例的受试者中诱导产生ACD反应。相比于这种给药途径对治疗效果的改善程度，该药物的皮肤不良反应发生率显著升高。基于这些研究结果，停止了该药物经皮给药途径的所有相关技术开发工作。在我们的实验室中，经常使用类似的方法来评估透皮给药制剂的皮肤毒性或ACD反应。

1994年，Ledger和Cormier发现可通过抑制致敏性药物作为抗原的免疫呈递来减少或预防皮肤的致敏性。此外，也可以通过采用皮质类激素与致敏性药物联合给药的方式来预防接触性过敏。

1995年，Green和Bluth开发了一种可测定化学物质对人体皮肤刺激性的方法。在测定中，首先将化学物质涂敷到滤纸上，然后密封，并每隔3分钟与受试基质交替作用于人体皮肤。结果显示，乳酸、辣椒素和乙醇对人体皮肤的反应性差异较大。

Friedrickson等人在一项研究中，对尼古丁透皮贴剂的接触性致敏潜力进行了测定，该研究分为两个阶段，其间间隔两周的休息期。在研究中，也对该贴剂的刺激迹象和主观耐受性进行了评估，如瘙痒或灼烧。在186名受试者中，只发现3人有迟发型接触性致敏症状，表现为伴有或不伴有浸出物的红斑，并且仅限于尼古丁透皮贴剂的佩戴部位。1994年，Sigman等人建立了一种构效关系模型，旨在解决使用数据评估系统中接触性过敏原引起的皮肤致敏问题。此外，一些相关的专家系统已经得到了广泛的应用。

2.8.6　动物模型

豚鼠皮肤可作为接触性超敏反应评估的合适模型。然而，与人体皮肤相比，该模型有几个结构上的差异，例如，更多的毛干以及更加平滑的真皮和表皮连接基底膜。适用于迟发型变应性接触性皮炎评估的方法包括豚鼠预测模型、豚鼠封闭斑贴试验、豚鼠最大化试验、小鼠耳肿胀试验和体外筛选方法。

很多因素影响皮肤超敏试验结果的解读，豚鼠过敏性试验的结果应结合可用的人体斑贴及激发试验数据一起进行分析。尽管外用和透皮制剂的皮肤致敏潜力，在临床上诱发皮肤病的风险极低，但通过在人体中进行重复损伤性的前瞻性剂量 – 效应研究，可获得活性成分与辅料的致敏阈值浓度，低于该浓度则不会出现致敏问题，基于此可以进一步评估透皮制剂的相对安全性风险。

皮肤作为人体的第二免疫器官，具有其特定的细胞结构和生理功能，使其可以抵御外部感染并具有对外来抗原的免疫能力。皮肤组织的特定结构可以解释致敏 T 淋巴细胞的亲表皮性、朗格汉斯细胞的抗原呈递以及可能有助于皮肤免疫的其他真皮细胞（如肥大细胞、角化细胞和树突状表皮细胞）的作用。正常人类皮肤中淋巴细胞亚群的免疫表型分布被称为"皮肤免疫系统"。此外，关于皮肤作为免疫器官的主要作用，已有文献进行详细报道（Henningsen，1991）。

2.9　经皮给药制剂刺激性评估的体外方法

皮肤刺激涉及以下几个过程，包括：经皮渗透、蛋白质变性、表皮细胞裂解、细胞毒性、细胞中酶的渗出、表皮细胞抗原的产生、细胞因子和炎症介质的产生。与体内研究常用的主观评估不同，如红斑或水肿，可将上述的一些过程作为细胞培养试验的终点来对皮肤的刺激性进行测定。

可采用不同的体外测试方法对局部或透皮给药制剂的细胞毒性进行评估，包括：形态学、细胞增殖、细胞黏附、细胞分化、细胞膜、细胞代谢、角质层（SC）完整性、细胞功能损伤和炎症介质的释放。用于评估细胞毒性的终点，包括：①可反映坏死引起的不可逆损伤的细胞活力的测量；②与皮肤刺激同时发生的炎症过程。

2.10　毒理学和皮肤刺激

对 TTS 而言，在其毒理学和皮肤致敏性评估中，存在"在受试者身体上两个或多个相似部位佩戴多种不同配方制剂"的可能。给药部位的数量取决于贴剂的尺寸和受试者。不同的贴剂和皮肤之间可能存在几种不同类型的毒副作用，根据性质的不同，大致可分为腐蚀性、刺激性或敏感性。病理学通常包括皮肤炎症，以及根据严重程度的不同，还会出现不同程度的坏死。用于评估化学药物皮肤毒性的体内测定方法也适用于透皮给药制剂的毒性评估。尽管透皮制剂中某些组分产生作用的机制尚不清楚，但已知的是这些组分与皮肤的相互作用非常复杂，可能同时涉及不同程度的腐蚀、刺激和致敏情况。

在TTS的潜在毒性评估中，如采用传统的试验方法，应慎重。因为这些方法正日益受到来自很多方面的挑战，譬如说，外推人体的有效性问题以及动物的使用要求问题。建立采用可替代的体外测定法，以期更好地对人体反应进行预测，并同时减少动物的使用。

此外，也可通过开发合适的体外模型来预测透皮制剂对皮肤的一些毒性作用。这种模型开发的基本原理是：①对透皮制剂中各组分的刺激性或致敏性进行评估；②将其作为第一级筛选测试，用于支持体内评估，以减少体内测试的内容，并作为化学药物开发的决策点；或③替代体内研究。可用于皮肤刺激性评估的体外模型包括构效关系、生物化学、细胞、组织、低等脊椎动物或无脊椎动物以及组织模型。

2.11　经皮给药制剂毒理学评估

皮肤刺激是透皮药物成功开发的一个主要限制因素。根据Ghosh等人开展的初步皮肤刺激研究表明，美托洛尔贴剂中各组分均不会对无毛大鼠造成明显的皮肤刺激。1996年，Feldstein等人发现，在普萘洛尔透皮贴剂的临床前研究中，水凝胶型压敏胶（pressure sensitive adhesives，PSA）既没有皮肤毒性和刺激性，也没有致敏性。但是，在普萘洛尔透皮贴剂的开发过程中，观察到非常严重的刺激性，这促使人们越来越关注这种药物的皮肤刺激性问题。然而，在1990年，Corbo等人得出的结论是，普萘洛尔和透皮贴剂中压敏胶均不会引起任何明显的皮肤刺激，这与上述结论不一致。我们发现，除药物本身的潜在刺激外，压敏胶、促渗剂和溶剂系统等也可能引起皮肤刺激。析因设计、单纯形-格子（simplex-lattice）设计和其他方法已被用于实现所需的释放模型以及经皮肾上腺素激动剂和阻滞剂之间的内聚性和黏附性的平衡。在处方工艺开发阶段，同样应关注透皮制剂各组分的毒性和对皮肤的刺激性。

2.12　影响外用制剂皮肤毒性的因素

影响药物经皮渗透的主要因素，也是导致透皮递送系统（transdermal delivery system，TDS）产生皮肤毒性的主要原因，通常可分为生物因素和物理因素。

2.12.1　生物因素

皮肤老化　由于医学和美容的原因，人们对皮肤的老化问题，关注度越来越高。人体对皮肤外用药物制剂的吸收能力取决于通过皮肤及皮下血管的扩散过程，而这两个过程都可能随皮肤的老化而发生变化。伴随着老龄化的加剧，皮肤老化的问题对人们的生活影响越来越大。因此，老年人用药正逐步引起人们的关注，然而，由于潜在的刺激性问题，皮肤老化使经皮药物递送成为一个更加复杂的问题。老化的皮肤,尤其是光损伤的皮肤,其屏障效果可能较差。此外,老年人的皮肤更容易割伤和擦伤,愈合速度较慢,再生率也逐渐变差。在皮肤老化的过程中,其真皮乳头缺失,导致真皮和表皮之间的连接位点减少,因此,表皮层可能更容易与真皮层剥离。另一个极端情况是,皮肤屏障尚未完全形成的早产儿,其皮肤渗透性较高;而足月的婴儿皮肤,其屏障效果与成年人一致。与年轻人相比,老年人皮肤的保水能力较差。因此,老年人的皮肤对"极性物质"的渗透性较差,而对于亲脂性药物而言,则没有发现明显的差异。在TTS的临床前评估中,采用拟定的目标年龄人群,对其成功开发至关重要。采用体外方法使用对乙酰氨基酚外用制剂进行研究,结果表明,在不同的年龄和性别之间,其吸收存在差异。关于年龄对经皮渗透的影响,可参考Konda等人于2012年撰写的综述论文。

皮肤状况　对于受损或患病的皮肤而言,其药物的渗透性与完整的皮肤不同,如经过冷冻预处理的皮肤,对8-甲氧基补骨脂素的渗透性增强,这是因为角质层受损后会导致药物的渗透性增强。

解剖部位　药物通过角质层的渗透系数(Kp)与扩散路径的长度成反比。因此,如果解剖部位的角质层较厚,如足底表面,其渗透系数预期会较小。但是,通过实验研究表明,并没有发现这种相关性,而角质层的脂质组成才是一种更可靠的渗透性预测指标。1983年,Rougier等人发现,药物的体内渗透性与皮肤的厚度无关,但是与角质细胞的大小呈反比。

皮肤代谢　皮肤可对TTS的成分进行代谢。例如,1995年,Ademola和Maibach研究发现,倍他米松的皮肤代谢产物倍他米松戊酸酯,可快速渗透通过皮肤,而药物渗透通过皮肤的速率影响其抗炎作用。

血液循环　原则上,皮肤组织中血流量的变化会影响药物的经皮吸收和对皮肤的刺激作用。然而,事实上,角质层是药物吸收的限速步骤;只有当药物渗透通过角质层的速率足够快,才可以通过血流量的变化控制药物的全身吸收。与血流量增加引起的药物吸收增加相反,血管收缩或血流量减少理论上会使TTS的经皮吸收降低。药物分子的缓慢渗透往往会使其在皮肤中蓄积,从而引发刺激。

2.12.2　物理化学因素

水合作用　当皮肤水分充足时,皮肤组织会逐渐软化、膨胀和起皱。虽然,在角质层发生水合作用时,可促进很多化学物质的经皮吸收过程,但此时也容易引起皮肤的刺激性。因此,在研究时,需对这两个因素进行综合评估。

药物结合　当药物分子与皮肤中各组分发生结合时,会阻碍其经皮吸收过程,从而导致对皮肤的刺激性增强。对于经皮药物递送制剂而言,如果药物与角质层的结合力较大,则会阻碍药物的经皮吸收过程。此时,可能需要采用更高的给药剂量,以提高可自有扩散的药物分子水平，从而促渗药物的渗透，但是这种方式也会增加药物对皮肤的毒性。

温度　角质层的温度通常在30～37℃范围内。通常情况下，短暂的温度变化对皮肤运转特性的影响可忽略不计，如冷却液的短暂使用。但是，如果在65℃以上暴露的时间大于1分钟，则会严重破坏皮肤的组织结构。在护肤品的开发过程中，应评估温度对皮肤的潜在影响。此外，影响渗透程度的其他因素，如性别和种族，也可能影响TTS的皮肤刺激性。

2.13　全身毒性和皮肤不良反应

对经皮给药制剂而言，其特殊性在于，不会经历肝脏的首过代谢作用，但是，在动物的毒性研究设计中，应关注皮肤的代谢作用。鉴于这些信息，很难通过口服给药途径对经皮给药制剂的慢性毒性和生殖毒性进行评估。在药物的上市申请中，申请人应提供在人体进行的长期不良反应数据，其中应包括支持产品疗效或耐受性的任何证据。

2.13.1　皮肤癌

皮肤癌是人体最常见的肿瘤之一。据统计，在每年新确诊的所有癌症中，约有三分之一起源于皮肤。采用动物试验进行致癌活性筛选研究表明，有大量的物质会引起癌症的发生，其中包括有机和无机以及天然或合成来源的各种类型化学产品。因此，在临床前研究中，应全面对相关化学物质的皮肤致癌潜力进行评估。目前已确认可诱发小鼠皮肤致癌的化学物质包括多环芳烃、亚硝胺、芳香胺和各种烷基化试剂等，而促进剂包括各种化合物、植物制品、烟草制品、表面活性剂、蒽酮、有机过氧化物和氢过氧化物、长链脂肪酸及其酯和酚类化合物等。透皮给药制剂中可能包含各种类型的辅料、促渗剂以及活性药物成分，这些组分可能与诱发剂发生协同作用，从而进一步促进皮肤癌的发生。因此，在临床前研究中，应对这种协同作用以及TTS的每个组分进行全面评估，以识别它们在诱发肿瘤发生的过程中发挥的潜在作用，如从暴露于致癌物到向靶细胞运输，直至代谢激活为最终致癌代谢产物，从而引起DNA损伤，导致可遗传癌症病变的发生。

如果在局部给药透皮制剂中存在肿瘤促进剂，则可能引发皮肤肿瘤。已知肿瘤促进剂的一个共同特征是它们可诱导皮肤炎症和表皮增生，因此，可通过在几周内重复给予TTS来评估其致癌潜力。

2.13.2　光致癌性

光致癌性是指紫外线辐射引发癌症的可能性。由于这种辐射能量仅局限于皮肤的真皮层及以上组织，因此与光相关的致癌性仅涉及皮肤组织，鉴于这些信息，仅需对皮肤外用制剂（包括透皮贴剂）进行评估。在TTS的光致癌性评估中，可采用动物模型，将其暴露在人工紫外线光源下几个月，然后以鳞状细胞癌和纤维肉瘤为指标进行评估。例如，大鼠在给予 TTS 后，通过电离辐射可产生基底细胞癌。

2.14　皮肤促渗的临床药理学考虑因素

根据预期的作用部位不同，皮肤外用药物制剂可分为局部给药局部起效和局部给药全身起效两种类型，其主要区别在于药物渗透通过皮肤的扩散速率。对于局部起效外用药物制剂，配方的设计应促使药物在皮肤部位的吸收和保留，不需要获得较高的药物渗透速率。对于透皮给药制剂，也就是局部给药全身起效的外用药物制剂，需要获得较高的药物渗透速率，以使药物快速的渗透通过角质层进入血液循环，实现全身治疗的目的。

由于某些物理化学原因，如较高的分子量或较大的极性，大多数药物不适合于透皮给药。因此，可能需要采用渗透促进剂来促进药物的经皮递送，以扩大可透皮递送的药物种类。

在透皮给药制剂的开发中，临床药理学原理的应用应基于这样一种假设，即药物的治疗效果与体液（如血液、血浆或尿液）中药物或可游离药物的总浓度相关。无论是否采用渗透促进剂，透皮给药制剂应具有促使药物或活性代谢产物渗透通过皮肤进入血液循环的能力，以使血浆或组织部位达到所需的治疗浓度。透皮给药制剂的开发通常是在其他给药途径的开发和批准上市之后。虽然以透皮给药途径为起点进行新药的开发绝非不可能，但当给药途径和给药速率发生改变时，药物的药代动力学和药理作用也会发生潜在变化，对于大多数透皮给药制剂而言，这可能会引起对临床药理学评估可靠性的担忧。此外，还有一点需要注意的是，经皮给药途径与其他给药途径的药物代谢途径不同。

在透皮制剂配方开发的过程中，药效浓度－效应关系的时间进程可能会发生变化。如果重要的代谢产物或对映体发生变化，表观浓度－效应关系也可能发生变化。因此，记录体液（如血浆或血液）中药物浓度与目标药物药理作用之间的关系将有助于透皮给药制剂的开发。速释制剂与控释口服制剂之间的转换也会产生类似的药效浓度－效应关系模型。很明显，在透皮制剂配方开发的过程中，可能会导致药物药理作用的时间进程发生实质性变化。1996 年，Abshagen 采用硝酸甘油透皮制剂进行临床研究表明，如果持续给药，则会出现临床耐受性风险。此外，化学促渗剂的选择可能会对产品的设计和开发策略产生重大影响。1996 年，Smith 等对经皮促渗剂的研究概况进行了总结。

此外，也可采用离子导入法和超声波等物理技术来促进药物的经皮递送。然而，采用离子导入法的一个主要问题是，该装置需要在高电流条件下才能发挥作用，这可能会对皮肤造成损伤。对于离子导入法，至关重要的是应采用具有足够皮肤黏附力、均匀分布电流以及能对离子性能进行良好控制的电子装置，因为这涉及使用过程中的安全性问题。

监管考虑因素

在局部或透皮给药制剂中采用渗透促进剂可能会改变临床疗效的时间进程。关于新药或新剂型药代动力学和生物利用度研究的具体要求，可参考FDA发布的指南"新药申请（NDA）中人体药代动力学和生物利用度部分的格式与内容"。对于采用渗透促渗技术的新透皮制剂，所需递交NDA有效性证明文件的详细信息也可从FDA医药审评和研究中心（CDER）的相关审查部门获取。如果采用未经批准的渗透促进剂可能也需要在NDA申请中递交其安全性信息。根据《联邦食品、药品和化妆品法案》第200.31条，经皮给药制剂应按照"新药"的要求，递交相应的科学数据来证明其临床安全性和有效性。此外，所有局部和透皮给药制剂以及控释制剂均需提供证据，证明其释放特性与药物说明书一致。

此外，应对局部或透皮给药制剂的局部刺激性和全身毒性进行评估，以确保其安全性。FDA可能会豁免动物全身毒性评估，但是，如果文献报道具有全身毒性，则可能会要求申请人在人体进行额外的临床试验，以评估其安全性。对于TTS或已上市药物新适应证的安全性和有效性论证，应进行临床试验。此外，必须提供临床有效性数据以支持药物可用于新适应证或药物具有卓越疗效的声明。

在某些情况下，如果怀疑由于不同的肝门静脉消除或胃肠道代谢而导致代谢途径发生重大改变，则可能需要进行额外的人体代谢研究，以确认药物的皮肤代谢情况。在英国，TTS与其他传统的剂型一样，采用相同的监管和官方审查程序，其药品监管程序是基于1988年的《药品法》，该法案要求药物应具有令人满意的质量、安全性和有效性，在拟定的给药剂量条件下，可用于特定适应证的治疗。每一种新的药物产品，无论是一种新的化学实体还是一种已知药物的新剂型，都应根据其自身的特性进行评估。此外，药物产品在英国上市销售之前，需获得临床试验证书和产品许可证。

应对经皮给药制剂的关键影响因素进行分析，以确定需要进行哪些临床或毒理学研究。关于FDA当前的监管视角，可查阅FDA通用或特定药品指南。

关于非临床研究的相关技术要求，需符合以下国际协调会议（ICH）指南。

- ICH M3（R2）：支持药物进行临床试验和上市的非临床安全性研究指导原则（ICH，2009年）。
- ICH S1A：药物致癌性试验必要性指导原则（ICH，1995年）。
- ICH S1B：药物致癌性试验（ICH，1997年）。
- ICH S1C（R2）：药物致癌性试验的剂量选择（ICH，2008年）。
- ICH S2（R1）：人用药物遗传毒性试验和结果分析指导原则（ICH，2011）。
- ICH S5A（R2）：检测药品的生殖毒性以及对雄性生殖能力的毒性（ICH，2000）。
- ICH S5B（R3）：人用药物生殖与发育毒性检测（ICH，2020）。

- ICH S7A：人用药品安全药理学试验指导原则（ICH，2000）。
- ICH S7B：人用药品延迟心室复极化（QT间期延长）潜在作用的非临床评价指导原则（ICH，2005）。
- ICH Q3A（R2）：新原料药中的杂质（ICH，2006）。
- ICH Q3B（R2）：新药制剂中的杂质（ICH，2006）。
- ICH Q3C（R8）：杂质——残留溶剂的指导原则（ICH，2021）。

除上述指南外，美国FDA针对局部外用制剂的特定适应证也拟定了相关的指南，如慢性溃疡和头虱感染。

2.15　总结

经皮给药制剂在药物递送方面具有很多优势，但该制剂在配方开发过程中存在一些障碍和限制，譬如说，难以对其安全性进行评估。国际委员会和FDA一直在试图简化他们对经皮给药制剂相关认知的科学看法，具体可以参见FDA和ICH指南。FDA关于安全性测试的相关指南可通过www.fda.gov查阅。通常情况下，在创新药的上市申请中，需采用动物进行基础的临床前研究工作，而仿制药申请可通过生物等效性试验进行评估。对透皮和局部外用制剂而言，安全性评估的第一步是对皮肤的刺激性和致敏潜力进行评估。在开展人体试验前，可根据一些体外和体内测试结果，并结合特定的数据模型对药物的吸收情况、刺激性或致敏性进行评估。然而，虽然可以采用动物模型对配方制剂的安全性和临床有效性进行评估，但该模型的使用有其局限性，因为它们对皮肤刺激性或致敏性的预测不一定准确。因此，在临床Ⅰ期安全性研究阶段，必须采用健康受试者，在最终的使用条件下，通过单次和多次重复给药的方式对透皮或局部外用制剂的安全性进行评估。在确认具有可接受的急性皮肤耐受性（即：具有可接受的刺激性，同时无致敏性）后，才可以招募患者人群，在临床Ⅱ期和Ⅲ期试验对产品产生局部皮肤不良反应的可能性进行评估，其中应考虑的重要变量包括但不限于年龄、性别、皮肤状况和解剖部位等。此外，对于包含新辅料的药物制剂，也应对其全身毒性以及亚急性和慢性皮肤毒性进行评估，如皮肤癌和光致癌性。一般来说，在监管要求和安全性评估方面，对非处方药（OTC）要求最低，简略新药申请（ANDA）相对较高，而新药申请（NDA）则呈指数级增长。

在安全性评估中，需要对与药理学和毒理学相关的所有要素进行综合考虑。通常，在体内毒性评估时需同时采用啮齿类和非啮齿类两种动物，同时，需要提供证据，说明所用动物与药理学和毒理学研究的相关性。在制定非临床开发计划时，适应证是确定非临床研究要素（剂量、给药途径、持续时间和人群）的关键因素，譬如说，非临床研究的首选给药途径应与临床给药途径一致。

参 考 书 籍

1. Maibach, H. I. *Toxicology of Skin*. Philadelphia: Taylor & Francis, 2001.

2. Schwindt, D. and Maibach, H. I. *Cutaneous Biometrics*. New York: Kluwer/Plenum, 2001.

3. Shah, V. P. and Maibach, H. I. Topical Drug Bioavailability, Bioequivalence, and Penetration. New York: Plenum, 1993.

4. Wang, R. A., Knack, J. B. and Maibach, H. I. *Health Risk Assessment: Dermal and Inhalation Exposure of Toxicants*. Boca Raton, FL: CRC, 1993.

5. Wilhelm, K. P., Zhou, H. and Maibach, H. I. *Dermatoxicology*. 8th ed. New York: Informa, 2012.

参 考 文 献

1. Abshagen, U. (1996) Controlled Clinical Studies of Tolerance Development and Dosing Problems in Nitrate Therapy. *Herz* suppl. 1: 23-30.

2. Ademola, J. and Maibach, H. I. (1995) Cutaneous Metabolism and Penetration of 8-MOP, Betamethasone-17-Valerate, Retinoic Acid, Nitroglycerine, and Theophylline. In: *Exogenous Dermatol.*, Eds. C. Surber, P. Elsner, and A. Bircher. Marcel Dekker, Inc., New York, pp. 201-215.

3. Ademola, J., Wester, R. C., and Maibach, H. I. (1992) Transport and Metabolism of Theophylline in Human Skin In Vitro. *J. Invest. Dermatol.* 98: 310-314.

4. Ademola, J., Wester, R. C., and Maibach, H. I. (1993) Metabolism of Propranolol During Percutaneous Absorption in Human Skin. *J. Pharm. Sci.* 82: 767-770.

5. Ademola, J., Montenegro, L., Scrofani, N., Bonina, F., and Maibach, H. I. (1996) Evaluation of Skin Blanching of Topical Corticosteroid Using Stratum Corneum Measurements. *Int. J. Pharm.* 140: 51-60.

6. Agarawal, R. and Mukhtar, H. (1991) Cutaneous Chemical Carcinogenesis. In: *Pharmacology of the Skin*, Ed. J. Mukhtar. CRC Press, Boca Raton, FL, pp. 372-384.

7. Ale, I., Lachapelle, J., and Maibach, H. I. (2009) Skin Tolerability Associated with Transdermal Drug Delivery Systems: An Overview. *Advances in Therapy*. 26 (10): 920-935.

8. Alikhan, F. S. and Maibach, H. (2011) Topical Absorption and Systemic Toxicity. *Cutan Ocul Toxicol*. 30 (3): 175-86.

9. Amkraut, A. and Shane, J. (1994) U. S. Patent 5, 077, 054.

10. Andersen, K. E., Maibach, H. I., and Anjo, M. D. (1980) The Guinea-Pig: An Animal Model for Human Skin Absorption of Hydrocortisone, Testosterone and Benzoic Acid? *Br J Dermatol*. 102 (4): 447-53.

11. Ashworth, J., Booker, J., and Breatthnach, S. M. (1991) Irritant Contact Dermatitis in Warehouse Employees. *Occup. Med.* 43: 32-34.

12. Balls, M. and Clothier, R. (2010) A FRAME response to the Draft Report on Alternative (Non-animal) Methods for Cosmetic Testing: Current Status and Future Prospects— 2010. *Altern Lab Anim*. 38 (5): 345-353.

13. Bartek, M. J., LaBudde, J. A., et al. (1972) Skin Permeability In Vivo: Comparison in Rat, Rabbit, Pig and Man. *J Invest Dermatol.* 58 (3): 114-123.

14. Brisson, P. (1974) Percutaneous Absorption. *Can Med Assoc J.* 110 (10): 1182-1185.

15. Bronaugh, R. L. and Stewart, R. F. F. (1985) Methods for Invitro Percutaneous Studies IV: The Flow-Through Diffusion Cell. *J Pharm Sci.* Jan; 74 (1): 64-67.

16. Bronaugh, R. L., Stewart, R. F., et al. (1982a) Methods for In Vitro Percutaneous Absorption Studies. I. Comparison with In Vivo Results. *Toxicol Appl Pharmacol.* 62 (3): 474-480.

17. Bronaugh, R. L., Stewart R. F., et al. (1982b) Methods for In Vitro Percutaneous Absorption Studies. II. Animal Models for Human Skin. *Toxicol Appl Pharmacol.* 62 (3): 481-488.

18. Bronaugh, R. L., Steward, R. F., and Simon, M. (1986) Methods for In Vitro Percutaneous Absorption Studies. VII: Use of Excised Human Skin. *J Pharm Sci.* 75 (11): 1094-1097.

19. Bronaugh, R. L., Dragicivec, N., and Maibach, H. I. (eds). (2005) *Percutaneous Absorption: Drugs, Cosmetics, Mechanisms, Methods.* 4th ed. CRC Press.

20. Chiang, A., Tudela, E., and Maibach, H. I. (2012) Percutaneous Absorption in Diseased Skin: An Overview. *J Appl Toxicol.* 32 (8): 537-563.

21. Collier, S. W., Sheikh, N. M., Sakr, A., Lichtin, J. L., Stewart, R. F., and Bronaugh, R. L. (1989) Maintenance of Skin Viability During In Vitro Percutaneous Absorption/Metabolism Studies. *Toxicol. Appl. Pharmacol.* 99: 522-533.

22. Corbo, M., Liu, J., and Chien, Y. (1990) Bioavailability of Propranolol Following Oral and Transdermal Administration in Rabbits. *J. Pharm. Sci.* 79: 584-590.

23. Cornell, J. A. (1990) Experiments with Mixtures, Designs, Models, and the Analysis of Mixture Data. John Wiley, New York.

24. Corsini, E., Brucloleri, A., Marinunch, M., and Galli, C. L. (1996) Endogenous Interleukin-1 Alpha Associated with Skin Irritation Induced by Tributyltin. *Tox. and Appl. Pharmacol.* 138: 268-274.

25. Crutcher, W. and Maibach, H. I. (1969) The Effect of Perfusion Rate on In Vitro Percutaneous Penetration. *J Invest Dermatol.* 53 (4): 264-269.

26. Di Nardo, A., Wertz, P., Ademola, J., and Maibach, H. I. (1996) The Role of Ceramides in Proclivity to Toluene and Xylene-Induced Skin Irritation in Man: Dermatosen. *Occup. Environ.* 43.

27. Elmets, E. A., Casarett, C., Doulls, C. D., Klassens, M. O., Amadur, A., and Doull, C. (1992) *Buehler Topical Patch Technique, Maximization Test, Mouse Ear Swelling Test and In Vitro Screening Methods,* Eds. Macmillian, New York, pp. 423-425.

28. Exon, J. H. and Koller, L. D. (1983) Effects of Chlorinated Phenols on Immunity in Rats. *Int. J. of Immunopharmacol.* 5: 131-136.

29. Farahmand, S. and Maibach, H. I. (2009) Estimating Skin Permeability from Physicochemical Characteristics of Drugs: A Comparison Between Conventional Models and an In Vivo-Based Approach. *Int J Pharm.* 375 (1-2): 41-47.

30. Feldstein, M. M., Tohmakhchi, V. N., Malkhazov, L. B., Vasiliev, A. E., and Platé, N. A. (1996) Hydrophilic Polymeric Matrices for Enhanced Transdermal Drug Delivery. *International Journal of Pharmaceutics.* 131 (2): 229-242.

31. Fisher, A. A. (1984) Dermatitis Due to Transdermal Therapeutic Systems. *Cutis.* 34: 526-530.

32. Fisher, A. A. (1986) Assessment of Contact Dermatitis. In: *Contact Dermatitis,* 3rd ed. Ed. A. A. Fisher, Lea and Febiger, Philadelphia.

33. Friedrickson, R. A., Hurt, R. D., Lee, G. M., Wingendes, L., Croghon, I. T., Lauger, G., Gomez-Dahl, L., Hahl, L., and Offord, K. P. (1995) High Dose Transdermal Nicotine Therapy for Heavy Smokers: Safety Tolerability and Measurement of Nicotine and Caffeine Levels. *Psychopharmacol.* 122: 215-222.

34. Gattu, S. and Maibach, H. I. (2011) Modest but Increased Penetration Through Damaged Skin: An Overview of the In Vivo Human Model. *Skin Pharmacol PHysiol.* 24: 2-9.

35. Ghosh, T. K., Adir, J., Xiang, S., and Onyilfur, S. (1995) Transdermal Delivery of Metoprolol II. In Vitro Skin Permeation and Bioavailability in Hairless Rats. *J. Pharm. Sci.* 84: 158-160.

36. Green, B. and Bluth, J. (1995) Measuring the Chemosensory Irritability of Human Skin. Journal of Toxicology: Cutaneous and Ocular Toxicology. 14 (1): 23-48.

37. Haseman, J. K., Crawford, D. D., Huff, J. E., Boorman, G. A., and McConnel, E. (1984) Results from 56 Two-Year Carcinogenicity Studies Conducted by the Natl. Toxicology Program. *J. Tox. / Envi. Health.* 14: 621-639.

38. Henningsen, G. M. (1991) Dermal Hypersensitivity: Immunologic Principles and Current Methods of Assessment. In: *Dermal and Ocular Toxicology: Fundamentals and Methods*, Ed. David W. Hobson. CRC Press, Boca Raton, FL, pp. 183-189.

39. Holmgaard, R., Nielsen, J. B., and Benfeldt, E. (2010) Microdialysis Sampling for Investigations of Bioavailability and Bioequivalence of Topically Administered Drugs: Current State and Future Perspectives. *Skin Pharmacol Physiol.* 23 (5): 225-243.

40. Hostýnek, J. J. and Maibach, H. I. (1998) Scope and Limitation of Some Approaches to Predicting Contact Hypersensitivity. *Toxicol in Vitro.* 12 (4): 445-453.

41. Hurkmans, J. F. G. M., Boddie, H. E., Van Driel, L. M. J., Van Doorne, H., and Junginger, H. E. (1985) Skin Irritation Caused by Transdermal Drug Delivery Systems During Long Term (5 days) Application. *Br. J. Dermatol.* 112: 461-467.

42. Kezic, S. (2008) Methods for Measuring In-Vivo Percutaneous Absorption in Humans. *Hum Exp Toxicol.* 27 (4): 289-295.

43. Kligman, A. M. and Balin, A. K. (1989) An Overview of Aging and the Skin. In: *Aging and Skin*, Eds. A. Kligman and A. R. Balin, Raven Press, New York, pp. 1-10.

44. Konda, S., Meier-Davis, S. R., Cayme, B., Shudo, J., and Maibach, H. I. (2012) Age-related Percutaneous Penetration Part 2: Effect of Age on Dermatophrmacokinetics and Overview of Transdermal Products. *Skin Therapy Letter.* (17) 6: 5-8

45. Kreilgaard, M. (2002) Assessment of Cutaneous Drug Delivery Using Microdialysis. *Adv Drug Deliv Rev.* 54 Suppl 1: S99-S121.

46. Kubota, K., Koyama, E., and Yasuda, K. (1991) Skin Irritation Induced by Topically Applied Timolol. *Br. J. Clin Pharm.* 31: 417-475.

47. Lachapelle, J. M. and Maibach, H. I. (2012) *Patch Testing and Prick Testing*. 3rd ed. Springer, New York, NY.

48. Lahti, A. and Maibach, H. I. (1984) An Animal Model for Nonimmunologic Contact Urticaria. *Toxicology & Applied Pharmacology.* 76 (2): 219-224.

49. Lakin, J. D. and Strecker, R. A. (1985) In: *Allergic Diseases, Diagnosis and Management*, 3rd ed. Ed. R. Patterson. J. B. Lippincott, Philadelphia, p. 191. 76: 219-224.

50. Lauerma, A. and Maibach, H. I. (1995) Provocative Tests in Dermatology. In: *Provocative Testing in*

Clinical Practice，Ed. S. C. Spector. Marcel Dekker，Inc.，New York，pp. 749-760.

51. Ledger，P. and Cormier，M. J. (1994) Reduction or Prevention of Sensitization to Drugs. U. S. Patent 5，120，545.

52. Levin，J. and Maibach，H. I. (2005) The Correlation Between Transepidermal Water Loss and Percutaneous Absorption: An Overview. *J of Control Release*. 103: 291-299.

53. Liu，P.，Ademola，J.，and Maibach，H. I. (1997). Pharmacodynamic Measurements of 8-MOP in Human Skin. *Skin Pharmacology*. 10: 21-27.

54. Lynch，D. H.，Robert，L. K.，and Daynes，R. A. (1987) Skin Immunology: The Achilles Heel of Transdermal Drug Delivery. *J. Controlled Rel*. 6: 39-50.

55. Malten，K. E. (1981) Thoughts on Irritant Contact Dermatitis. *Contact Dermatitis*. 7: 238-247.

56. Marzulli，F. and Maibach，H. I. (1975) Relevance of Animal Models: The Hexachlorophene Story. In: *Animal Models in Dermatology*，Ed. H. I. Maibach. Churchill-Livingstone，New York，pp. 156-167.

57. Marzulli，F. N.，Brown，D. W. C.，and Maibach，H. I. (1969) Techniques for Studying Skin Penetration. *Toxicol. Appl. Pharmacol*. Supplement 3: 76-83.

58. McGreesh，A. H. (1965) Percutaneous Toxicity. *Toxicol. Appl. Pharmacol*. Supplement 2: 20-26.

59. Nagels，H.，Klaus，K.，Wolff Hans-Michael，Y.，and Merkle，H. (1993). Optimization of HMPSA Formulation for Transdermal Bupranolol Delivery by Means of a [3，2} Simplex-Lattice Design. *Proceed. Inter. Symp. Contrl Rel. Bioac. Mater*. Abstract #1312，Drug Updates.

60. Nangia，A.，Berner，B.，and Maibach，H. I. (2005) Transepidermal Water Loss Measurements for Assessing Skin Barrier Functions During In Vitro Percutaneous Absorption Studies. In: *Percutaneous Absorption*，*Drugs-Cosmetics-Mechanisms-Methodology*. 4th ed.，Eds.，R. L. Bronaugh and H. I. Maibach. Taylor & Francis，Boca Raton，FL. Chp. 36，pp 489-495.

61. Neely，W. B. (1994) *Introduction to Chemical Exposure and Risk Assessment*. Lewis Publishers，Boca Raton，FL.

62. Nielsen，J. B.，Plasencia，I.，Sørensen，J. A.，and Bagatolli，L. A. (2011) Storage Conditions of Skin Affect Tissue Structure and Subsequent In Vitro Percutaneous Penetration. *Skin Pharmacol Physiol*. 24 (2): 93-102.

63. N. I. H. (1985) Guide for the Care and Use of Laboratory Animals. N. I. H. Publication No. 85-23. U. S. Dept. of Health and Human Services，Bethesda，MD.

64. OECD (1981) Acute Dermal Irritation/Corrosion. *OECD Guidelines for Testing of Chemicals* Section 4，no. 404. Organization for Economic Cooperation and Development，Paris.

65. OECD (2004) Skin Absorption: *in vitro* Method. *OECD Guidelines for Testing of Chemicals* Section 4，no. 428. Organization for Economic Cooperation and Development，Paris.

66. Patterson，R. (1985) Skin Allergies. In: *Allergic Diseases*，*Diagnosis and Management*，3rd ed. Ed. R. Patterson. J. B. Lippincott，Philadelphia，pp. 666-670.

67. Phillips，L. 2nd，Steinberg M.，Maibach H. I.，and Akers，W. A. (1972) A Comparison of Rabbit and Human Skin Response to Certain Irritants. *Toxicol Appl Pharmacol*. 21 (3): 369-382.

68. Poet，T. S.，Corley，R. A.，Thrall，K. D.，Edwards，J. A.，Tanojo，H.，Weitz，K. K.，Hui，X.，Maibach，H. I.，and Wester，R. C. (2000) Assessment of the Percutaneous Absorption of Trichloroethylene in Rats and Humans Using MS/MS Real-Time Breath Analysis and Physiologically Based Pharmacokinetic Modeling. *Toxico Sci*，56: 61-72.

69. Rawlings，A. V. (2017) The Stratum Corneum and Aging. In: *Textbook of Aging Skin*. Eds. ，M. Farage，K.

Miller, and H. Maibach. Springer, Berlin, Heidelberg, pp 67-90.

70. Reddy, M. B., Stinchcomb, A. L., et al. (2002) Determining Dermal Absorption Parameters In Vivo from Tape Strip Data. *Pharm Res*. 19 (3): 292-298.

71. Rigg, P. E. and Barry, B. W. (1990) Shed Snake Skin and Hairless Mouse Skin as Model Membranes for Human Skin During Permeation Studies. *J Invest Dermatol*. 94: 235-240.

72. Roberts, D. W. and Patlewicz, G. Y. (2010) Updating the Skin Sensitization in vitro Data Assessment Paradigm in 2009—a chemistry and QSAR perspective. *J Appl Toxicol*. 30 (3): 286-288.

73. Robinson, M. K., Parsell, K. W., Breneman, D. L., and Cruze, C. A. (1991) Evaluation of the Primary Skin Irritation and Allergic Contact Sensitization Potential of Transdermal Triprolidine. *Fund. and Appl. Toxicol*. 17: 103-119.

74. Rosenthal, D. S., Roop, D. R., Huff, C. A., Weiss, J. S., Ellis, C. N., Hamilton, T. A., Vorhees, J., and Yuspa, S. H. (1990) Changes in Photoaged Human Skin Following Topical Application of All-Trans RA. *J. Invest. Dermatol*. 95: 510-515.

75. Rougier, A., Dupuir, D., Lotte, C., and Roguet, R. (1983) In Vivo Correlation Between Stratum Corneum Reservoir Function and Percutaneous Absorption. *J. Invest. Dermatol*. 81: 275-278.

76. Sato, S. and Wan Kim, S. (1984) Macromolecular Diffusion Through Polymer Membranes. *Int. J. Pharm*. 22: 229-255.

77. Scott, R. E., Walker, M., and Dugard, P. H. (1986) In Vitro Percutaneous Absorption Experiments: A Technique for the Production of Intact Epidermal Membranes from Rat Skin. *J. Soc. Cosmet. Chern*. 37: 35-41.

78. Sell, S. (1981) *Immunologic Considerations in Toxicology*, vol. 1, Ed. R. P. Sharma. CRC Press, Boca Raton, FL, p. 123.

79. Shah, N., Ademola, J. J., and Maibach, H. I. (1996) Efforts of Freezing and Azido Treatment of In Vitro Human Skin on the Flux and Metabolism of 8-Methoxpswalen. *Skin Pharmacol*. 9: 270-280.

80. Shah, V. P. and Skelly, J. P. (1992) Regulatory Considerations in Transdermal Systems in the United States. In: *Transdermal Controlled Systemic Medicine Medications*, Ed. Y. W. Chien. Marcel Dekker, Inc., New York, pp. 399-420.

81. Sigman, C. C., Bagheri, D., and Maibach, H. I. (1994) Approaches to Structure and Activity Relationship in Skin Sensitization. In: *In Vitro Skin Toxicology*, Eds. A. Rougier, A. Goldberg, and H. I. Maibach. Mary Ann Liebert., Inc., New York, pp. 271-280.

82. Simon, G. A. and Maibach, H. I. (2000) The Pig as an Experimental Animal Model of Percutaneous Permeation in Man: Qualitative and Quantitative Observations-An Overview. *Skin Pharmacol Appl Skin Physiol*, 13: 229-234.

83. Simon, G. A., and Maibach, H. I. (1998) Relevance of Hairless Mouse as an Experimental Model of Percutaneous Penetration in Man. *Skin Pharmacol. Appl. Skin Physiol*. 11: 80-86.

84. Singh, B. (1981) Plant Cutaneous Sensitizers In: *Immunologic Considerations in Toxicology*, vol. 1, Ed. R. P. Sharma. CRC Press, Boca Raton, FL, pp. 123-130.

85. Skelly, J. P., Amidon, G. L., Barr, W. H., Benet, L. Z., Cater, J. E., Robinson, J. R., Shah, V. P., and Yacobi. (1990) In Vitro and In Vivo Testing and Correlation of Oral Controlled/Modified Release Dosage Forms. *Pharm. Res*. 7: 975-982.

86. Slavin, R. G. (1985) In: *Allergic Diseases, Diagnosis and Management*, 3rd ed. Ed. R. Paterson. Lippincott, Philadelphia, p. 662.

87. Smith, E. and Maibach, H. I. (1995) *Percutaneous Penetration Enhancer*. 2nd ed. Informa Healthcare, New York, NY.

88. Stahl, J., Niedorf, F., Wholert, M., and Kietzmann, M. (2012). The In Vitro Use of the Hair Follicle Closure Technique to Study the Follicular and Percutaneous Permeation of Topically Applied Drugs. *Altern Lab Anim*. 40 (1): 51-57.

89. Streilein, J. W. (1989) In: *Immune Mechanisms in Cutaneous Diseases*, Ed. D. A. Norris. Marcel Dekker, Inc., New York, pp. 73-96.

90. Takahashi, K, Tmagawa S., Katagi, T., Rytting, J. B., Nishihata, T., and Mizuno, N. (1993) Percutaneous Permeation of Basic Compounds through Shed Snake Skin as a Model Membrane. *J Pharm Pharmacol*. 45 (10): 882-826.

91. Takeuchi, H., Mano, Y., et al. (2011) Usefulness of Rat Skin as a Substitute for Human Skin in the In Vitro Skin Permeation Study. *Exp Anim*. 60 (4): 373-384.

92. Touitou, E., Meidan, V. M., et al. (1998) Methods for Quantitative Determination of Drug Localized in the Skin. *J Control Release*. 56 (1-3): 7-21.

93. Touitou, E. and Abed, L. (1985) The Permeation Behaviour of Several Membranes with Potential Use in the Design of Transdermal Devices. *Acta Pharm. Helv*. 60: 193-198.

94. U.S. Food and Drug Administration/Center for Drug Evaluation and Research (1995) Guideline, I., S3A: Toxicokinetics: The Assessment of Systemic Exposure in Toxicity Studies in International conference on harmonisation of technical requirements for registration of pharmaceuticals for human use.

95. U.S. Food and Drug Administration/Center for Drug Evaluation and Research (1996) Guideline, I. S1A: The Need for Long-term Rodent Carcinogenicity Studies of Pharmaceuticals in International conference on harmonisation of technical requirements for registration of pharmaceuticals for human use.

96. U.S. Food and Drug Administration/Center for Drug Evaluation and Research (1998) Guideline, I. S1B: Testing for Carcinogenicity of Pharmaceuticals in International conference on harmonisation of technical requirements for registration of pharmaceuticals for human use.

97. U.S. Food and Drug Administration/Center for Drug Evaluation and Research (2001) Guideline, I., S7A: Safety Pharmacology Studies for Human Pharmaceuticals, in International conference on harmonisation of technical requirements for registration of pharmaceuticals for human use.

98. U.S. Food and Drug Administration/Center for Drug Evaluation and Research (2005) Guideline, I., S7B: Nonclinical Evaluation of the Potential for Delayed Ventricular Repolarization (QT Interval Prolongation) Human Pharmaceuticals, in International conference on harmonisation of technical requirements for registration of pharmaceuticals for human use.

99. U.S. Food and Drug Administration/Center for Drug Evaluation and Research (2006) Guideline, I. S8: Immunotoxicity Studies for Human Pharmaceuticals in International conference on harmonisation of technical requirements for registration of pharmaceuticals for human use.

100. U.S. Food and Drug Administration/Center for Drug Evaluation and Research (2008) Guideline, I. S1C (R2): Dose Selection for Carcinogenicity Studies of Pharmaceuticals in International conference on harmonisation of technical requirements for registration of pharmaceuticals for human use.

101. U.S. Food and Drug Administration/Center for Drug Evaluation and Research (2009) Guideline, I. M3 (R2): Guidance on nonclinical safety studies for the conduct of human clinical trials and marketing authorization for pharmaceuticals in International conference on harmonization of technical requirements for registration of pharmaceuticals for human use.

102. U.S. Food and Drug Administration/Center for Drug Evaluation and Research (2012) Guideline，I. S2 (R1)：Genotoxicity Testing and Data Interpretation for Pharmaceuticals Intended for Human Use in International conference on harmonisation of technical requirements for registration of pharmaceuticals for human use.

103. Wang，C.Y. and Maibach，H.I. (2011) Why Minimally Invasive Skin Sampling Techniques? *A Bright Scientific Future*. I. 30 (1)：1-6

104. Wester，R.C.，Christoffel，J.，et al. (1998) Human Cadaver Skin Viability for In Vitro Percutaneous Absorption：Storage and Detrimental Effects of Heat-Separation and Freezing. Pharm Res. 15 (1)：82-84.

105. Wester，R.C. and Maibach，H.I. (1985) Animal Models for Percutaneous Absorption. In：Models in Dermatology. Eds. H.I. Maibach and N. J. Lowe. Karger, Basel，pp. 159-169.

106. Zhai，H. and Maibach，H.I. (2001) Effects of Skin Occlusion on Percutaneous Absorption：An Overview. Skin Pharmacol Appl Skin Physiol. 14 (1)：1-10.

第3章

体外渗透研究中膜和研究模型选择的考虑因素

3.1　人体皮肤及活性物质体外渗透的介绍

3.1.1　人体皮肤

皮肤是人体最大的器官，对机体起到保护作用，具有维持体液稳态、调节体温和感受外部刺激等重要功能，是活性物质经皮传递的主要部位。人体皮肤主要由表皮层和真皮层两部分组成。其中，表皮层主要由增殖和分化的角质细胞组成，真皮层富含成纤维细胞、结缔组织和血管。

表皮层由多层鳞状上皮细胞组成，在组织学上可分为基底层、棘层、颗粒层和角质层等亚层。基底层位于连接表皮和真皮层的基底膜的正上方。由于可持续进行有丝分裂，基底层负责皮肤细胞的不断更新（更新周期需要40～56天，具有年龄依赖性）。当角质细胞向外向上移动时，它们开始产生子细胞。随后子细胞开始分化，其细胞核扁平，外形呈层状，形成棘层。随着细胞的迁移，在棘层之上形成了颗粒层。颗粒层包含无核角质形成细胞，这些无核角质细胞仅有颗粒状细胞质，细胞间的空间充满了胞外分泌释放的层状体。在角质形成细胞分化的最后阶段，细胞到达最外层，即角质层。角质层细胞的细胞质富含角蛋白，细胞被细胞间脂质包围，形成"砖墙结构"。角质层含有约40%的蛋白质、40%的水和18%～20%的脂类，是活性物质透过皮肤的主要屏障。

表皮层下方是3～5mm厚的真皮层。真皮层由成纤维细胞组成并支撑着表皮层。这些成纤维细胞来自编织纤维蛋白组成的细胞外基质（ECM）。真皮层分为两层：①乳头层，位于表层，含有血管，为上面的表皮层提供营养；②网状层，较厚，含有皮脂腺、汗腺、毛囊、血管、淋巴管和神经。总的来说，真皮层是皮肤中具有亲水性的组分，对强疏水性药物的经皮扩散具有一定的阻碍作用。

3.1.2　皮肤渗透

3.1.2.1　吸收屏障和皮肤渗透

人体皮肤具有吸收屏障的作用，可阻止病原体和毒素等有害物质进入机体，同时限制外部环境中多种小分子和强亲水大分子的经皮渗透。虽然亲水性更强的活性表皮层和真皮层会阻碍强疏水性药物的吸收，但经皮吸收过程的限速步骤却来源于皮肤角质层。

物质的渗透性与其分子量、亲脂性、环境pH和电离状态有关。一般情况下，分子量小于500 Da的分子能够渗透通过角质层。一旦分子量超过500 Da，该分子的经皮吸收就会快速下降。化合物的亲脂性也是影响渗透的主要因素。亲水性化合物很难通过角质层，而强疏水性化合物则往往滞留在角质层中。因此，具有适宜脂溶性的化合物（LogP 1～3）具有更强的经皮渗透性能。对于弱酸或弱碱性化合物，环境的pH直接影响其解离状态，进而影响其渗透性。非解离型的利多卡因、水杨酸和尼古丁的经皮透过速率显著高于其解离型。这与基于pH-分配理论所推测的结果相一致。

药物的总经皮渗透量是药物以被动扩散形式经多种路径透过皮肤的总量（图3.1）。活性物质通过皮肤屏障的渗透途径包括（A）跨细胞途径（跨细胞），（B）细胞间途径（细胞间），（C）经附属器官途径（沿毛囊和汗腺轴），（D）物理促透技术（如微针和热穿孔）产生的微孔。一般认为亲水化合物通过细胞间途径透过皮肤，而疏水化合物倾向于通过跨细胞途径进行渗透。小分子和大分子蛋白质都可以通过物理促透技术产生的微孔实现经皮透过。

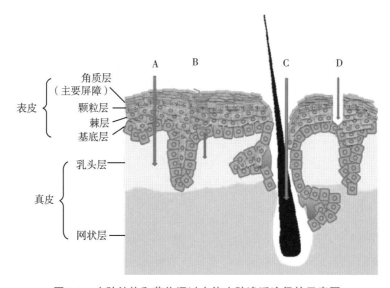

图3.1   皮肤结构和药物通过人体皮肤渗透途径的示意图

注：（A）通过细胞膜的跨细胞途径，（B）通过细胞间曲折通路的细胞间途径，（C）通过毛囊和汗腺等附属物途径和（D）药物通过物理促透技术（如微针和热穿孔）产生的微孔进行经皮透过

3.1.2.2   采用Franz扩散池进行经皮吸收研究

在体外渗透评价中，Franz扩散池法已广泛用于比较药物从不同处方中进入和透过皮肤的性能，并可为预测药物的体内经皮吸收提供有价值的数据。Franz扩散池法通常使用立式

或水平扩散装置，该装置包含一个供给室和一个接收室，两室被膜隔开。该膜可以是离体的人体皮肤、动物皮肤、人皮肤等效物（HSEs）或人造聚合物膜。各种膜的优缺点将在本章节后续内容中详细讨论。在Franz扩散试验中，接收室中通常充满磷酸盐缓冲液（PBS）或生理盐水，并确保符合漏槽条件（接收介质中的药物浓度不超过其饱和溶解度的20%）。膜的温度应维持在生理温度（即皮肤的表面温度32℃）。在实验过程中，将活性药物或制剂应用于皮肤的表皮侧，在事先确定的时间点从接收室中采集样品，并补充以等体积的、新鲜的接收介质。在不同时间点或者在实验结束时渗透通过膜和滞留在膜中的药物量可以使用相应的分析方法［例如，高效液相色谱法（HPLC）、液相色谱－质谱联用法（LC-MS）］分别进行测定。

药物凭借浓度梯度以被动扩散方式透过膜的行为可以用菲克第一定律来描述：

$$J=\frac{dM}{Sdt}=P（C1-C2）=DK（\frac{C1-C2}{h}）$$

其中，药物透过速率（J）是药物（M）在单位时间间隔（t）内渗透通过单位面积（S）的量；P为药物的渗透系数；$C1$和$C2$分别是供给室和接收室中的药物浓度。

渗透系数可用扩散系数（D）、分配系数（K）和膜厚（h）表示为：

$$P=\frac{DK}{h}$$

稳态时的透过速率可以从单位面积的药物累计透过量－时间曲线的线性部分获得。从体外Franz扩散试验中获得的透过速率、渗透系数、分配系数可能有助于预测透皮给药制剂的体内性能。

3.2 膜的选择

在体外渗透试验中，通常采用离体人体皮肤和动物皮肤等离体膜进行研究。当生物膜不可用时，可以在某些条件下使用重建的人体皮肤等效物（human skin equivalents，HSEs）和合成聚合物膜。膜的选择取决于可及性、研究目的和测试药物的理化性质等。本章将详细阐述多种不同的生物膜和合成聚合物膜，以及这些膜在使用中的局限性和挑战。

3.2.1 人体皮肤

人体皮肤被国际指南OECD TG 428和世界卫生组织环境健康标准235视为体外/离体经皮吸收研究的"金标准"。根据文献报道，角质层在皮肤剥离后仍然保持其屏障功能。用于经皮吸收研究的人体皮肤可来自整容手术、活组织检查和乳房缩小手术或尸体。在满足可及性条件下，活体皮肤是首选，但冷冻的（非活体）尸体皮肤通常更容易获得。此外，根据研究的目的和药物的理化性质，可以使用不同厚度的皮肤（全皮、部分剥离的皮肤或角质层）。

3.2.1.1 人活体皮肤

新鲜的人活体皮肤可通过整容手术、活组织检查或截肢后手术获取。整容手术切除的腹部或乳房皮肤通常是新鲜皮肤的来源。皮肤组织必须尽快（保持在4℃的条件下）转移到进行离体试验的实验室内。首先对皮肤进行视检以排除存在损伤的皮肤，然后去除皮下组织。离体皮肤的厚度不应超过1mm，否则真皮层对药物的滞留作用将会干扰脂溶性药物的经皮渗透。为了保持皮肤活性，可使用Eagle最低基础培养基和Eagle平衡盐溶液浸泡过的纱布包裹皮肤。有学者报道离体皮肤（死后立即获得）的活性可维持长达8天之久。在此项研究中，将皮肤于4℃保存在Eagle最低基础培养基和Eagle平衡盐溶液中，并向其中加入庆大霉素（浓度为50μg/ml）。通过监测离体皮肤中葡萄糖无氧代谢产生的乳酸量来表征皮肤活性。结果显示离体皮肤的活性可持续8天。

有活性的皮肤在经皮吸收过程中会代谢某些化学物质。研究表明，根据苯并［a］芘的物理化学性质，皮肤代谢对其渗透有重要影响。与非活性皮肤相比，苯并［a］芘通过活性皮肤的渗透量大幅提高。据此推测，具有高脂溶性的苯并［a］芘在皮肤中发生了生物转化并转化为具有不同溶解度和分配特性的代谢物，这些代谢物会以不同的速率或吸收途径透过皮肤。相反，睾酮代谢物没有表现出这种作用。

使用有活性的皮肤可以研究前体药物的经皮吸收。Mavon等比较了新型维生素E前药δ-生育酚葡糖苷与维生素E醋酸酯在活体人皮肤中的皮肤渗透和代谢。此研究中使用的皮肤来源于整形手术（腹部整形术），其被保存在特定成分的介质中并可在72小时内保持活性。活性皮肤能够在经皮渗透过程中将δ-生育酚葡糖苷生物转化为游离生育酚，而维生素E醋酸酯则未发现此种代谢。因此，维生素E的前药可作为经皮给药处方中优良的备选抗氧剂。

3.2.1.2 非活性人体皮肤

冷冻的、非活性离体人尸体皮肤可从组织库中获得。由于其易于采购和可及性强，此类皮肤比活性皮肤更广泛地用于体外渗透实验。研究表明，非活性的人尸体皮肤在多种化合物的渗透研究中有所应用。人尸体皮肤在剥离后通常储存在-20℃以备后用（12个月或更短时间内）。在此期间，只要皮肤储存得当，皮肤的屏障性能就会保持不变。Harrison等的研究表明，皮肤在-20℃下储存一年以上后仍能保持其透水特性。Dennerlein等报道，无论是新鲜剥离的皮肤还是经冷冻的皮肤（-20℃下30天），均未对1,4-二恶烷、苯甲醚和环己酮的渗透性显示出任何差异。然而，储存条件可能会影响皮肤的屏障特性。Neilson等发现，由于冷冻诱导的表皮结构破坏，将皮肤在-80℃下储存三周会增加其对咖啡因的渗透性。通常认为冷冻可能会导致冰晶形成，从而破坏皮肤结构。因此，正确储存并测试冷冻的非活性皮肤的完整性对于确认体外数据的可靠性和准确性至关重要。

3.2.1.3　全层和部分剥离的皮肤

在体外渗透测定中可以使用不同厚度的皮肤。这些皮肤包括全层皮肤（由真皮、表皮和角质层组成）、部分剥离的皮肤（表皮和角质层）和经热或酶分离的角质层。对于高亲脂性化合物的透皮性能评价，部分剥离的皮肤和角质层较全皮更常用。这是因为全皮中的真皮层可能会阻碍药物分配进入接收介质，导致体外评价中被测药物的渗透性能被低估。Van de Sandt等发现，将皮肤的厚度从0.9mm降低到0.5mm，对亲脂性药物睾酮透皮性能的影响大于亲水性药物咖啡因和苯甲酸。与较厚的皮肤相比，较薄的皮肤对睾酮的渗透性更高。他们还研究了皮肤厚度对包括咖啡因（logP = 0.01）、睾酮（logP = 3.32）、残杀威（logP = 1.52）和丁氧基乙醇（logP = 0.83）在内的不同亲脂性化合物经皮渗透性能的影响。结果显示，降低皮肤厚度对咖啡因的渗透率和渗透量无显著影响，但可显著增加亲脂性药物丁氧基乙醇、残杀威和睾酮的渗透速率。这表明真皮组织具有亲水性，对亲脂性化合物具有渗透屏障作用。因此，使用全层皮肤会增加亲脂性药物的经皮渗透阻力，由此会得到被低估的渗透率。这一方面是由于药物扩散的路径增加，另一方面则由于药物在真皮中形成了药物储库，扩散进入接收介质的量相应减少。

3.2.1.4　使用人体皮肤的挑战

使用人体皮肤进行体外经皮吸收研究存在几个主要挑战。这些挑战包括正确的皮肤储存、屏障完整性受损、内在变异性、皮肤供体间和皮肤供体内的变异性和伦理问题。

- 正确的皮肤保存：皮肤需要在−20℃保存，以保持皮肤样本的屏障功能。反复冻融通常会导致皮肤屏障功能受损。经热分离得到的表皮可在4℃条件下保存，其透水性不会发生显著变化。

- 屏障完整性受损：皮肤屏障的完整性可能会因疾病、外伤、不当的样品采集和/或处理方法以及不适当的储存条件而受损。基于上述原因，OECD 428指南规定必须通过如经皮水分散失（TEWL）、电阻（ER）或氚水渗透等方法测试人尸皮的完整性。

- 内在的变异性：皮肤具有内在变异性，如脂质含量、毛囊数量和水合作用程度的差异等均可能影响化合物的渗透性。与皮肤渗透性相关的变异性就成了体外/离体经皮渗透研究的主要挑战。皮肤渗透性的差异可能与种族和解剖部位有关，但与年龄和性别无显著相关性。

- 供体间和供体内的变异性：Southwell等采用人尸腹部皮肤对具有不同理化性质化合物的渗透性进行了评估，发现供体间和供体内的皮肤变异系数分别为66%和43%。Akomeah等提出，亲水性药物的渗透可能对皮肤供体间和供体内的变异性更敏感。这与皮肤结构差异影响亲水性药物的经皮渗透路径有关。Meidan和Roper进行了另一项更大规模的评价供体间和供体内氚水渗透率的研究。他们发现，供体内的变异性高于供体间变异性。这一结论与之前的研究结果相矛盾。

- 伦理问题：使用活体受试者进行体内试验的相关伦理要求合理使用来自活体或已故捐赠者的人体皮肤。在这两种情况下，都需要获得捐赠者的书面同意，即捐赠的皮肤将仅用于既定的研究目的。

3.2.2　动物皮肤

动物模型是研究化学物质经皮吸收速率和预测外用制剂体内渗透行为的重要且实用的模型。当人体皮肤不可及时，通常使用动物皮肤进行替代。尽管离体动物皮肤通常比人体皮肤渗透性更强，但它在体外/离体渗透筛选方面具有诸多优势。这些优势包括可及性强和较少的个体间变异性。此外，可选择特定性别和年龄的试验动物，且对从动物身上采集皮肤的监管也较少。哺乳动物、啮齿动物和爬行动物等皮肤模型已被用于透皮研究。其中，猴子皮肤和猪皮被认为是比啮齿动物皮肤更适宜的皮肤模型。表3.1描述了不同种属的皮肤层厚度，并与人体皮肤进行了比较。在本节，我们将对常用的经皮渗透研究动物模型进行简要概述。

表3.1　不同动物皮肤厚度与人皮肤厚度的比较

种属，皮肤部位	角质层（μm）	表皮（μm）	全皮（mm）	参考文献
人，腹部	—	79	1.33	49
人，前额	—	94	0.86	49
人，前臂	17	36	1.5	50
人，大腿	23	110	2.4	-
猪，背部	26	66	3.4	51
猪，耳	10	50	1.3	51
	17～28	60～85	1.52～2.32	32
猪，外耳	9	62	1.18	48
小鼠，背部	5	13	0.8	51
大鼠，背部	34.7	61.1	2.8	47
大鼠，腹部	13.8	30.4	1.66	47
家兔，内耳	12	17	0.28	48

3.2.2.1　猪皮

猪皮容易获得，是体外和体内皮肤/经皮渗透研究的适宜模型。猪的体型大小适宜，易于取皮。人体皮肤和猪皮在皮层厚度、毛囊结构、真皮内分化的乳头状体、真皮血管的数量、大小和分布以及弹性组织含量等方面均具有相似性。猪皮和人体皮肤也有一些不同之处，如猪皮的小汗腺数量较少和脂肪含量较高。由于猪皮的脂肪含量高，脂溶性化合物更易于滞留在脂肪区域，因而不易进入体循环。

Barbero和Frasch对人体皮肤和猪皮肤在体外渗透研究中渗透性和滞后时间方面的差异进行全面总结。他们对猪、豚鼠和无毛豚鼠皮肤作为人体皮肤替代物的适用性进行了研究，发现这些模型的变异性较小，且它们与人体皮肤之间存在显著的正相关。Maibach课题组发表了一篇涵盖46项研究、77种化合物渗透性的综述，发现86%的化合物采用猪皮肤模型的经皮渗透性落在±1/2 log人体皮肤渗透性的区间范围内。

猪耳皮肤也是研究药物经毛囊吸收的良好模型。在对德国家猪耳部皮肤结构的研究中发现，每平方厘米猪耳皮肤平均有20根毛发，这一数量与文献报道的人类绒毛的毛囊密度非常接近（14～32个/cm²）。此外，猪耳皮肤是比离体人体皮肤更适合用于局部作用化学物质经毛囊递送和储存研究的皮肤模型。这主要是由于人体皮肤在剥离后产生收缩所致。与之相反，猪耳皮肤与软骨相连，不会产生收缩。

3.2.2.2　灵长类动物皮肤

在所有动物中，猴子在系统发育上最接近人类。因此，它们的皮肤与人体皮肤非常相似。在人体皮肤上观察到的皮肤渗透性的区域差异也存在于猴子身上。然而，由于伦理原因，灵长类动物的使用成本高昂且受到限制。

氢化可的松、睾酮和苯甲酸在恒河猴和人体的经皮吸收结果表明，这些化合物在两种皮肤类型中的总吸收百分比相似。在一项持续24小时的芳香马来酸二乙酯在恒河猴和人体的经皮吸收试验中，挥发性香料有54%被人体皮肤吸收，而在猴子皮肤中则有69%被吸收。

3.2.2.3　啮齿类动物皮肤

由于可及性强、易于处理、成本低和数据的可重复性高，啮齿动物成为透皮筛选试验和注册用毒性研究的另一种常用模型。然而，与人体皮肤相比，啮齿动物的皮肤通常具有更高的渗透性，会造成对化学物质经皮吸收的过高预估。啮齿动物皮肤的角质层更薄，毛囊密度更高，角质层中细胞间脂质的组成和排列方式也与人体不同。

Jung和Maibach回顾了79项研究中110种化合物的经皮吸收情况。他们报告称，对于大多数化合物，大鼠皮肤比人体皮肤更易透过。Bond和Barry研究了裸鼠皮肤在长时间水合条件下作为人体皮肤替代物的适用性。他们的研究结果表明，人体皮肤可在6～8天的渗透研究中保持屏障特性。相比之下，裸鼠皮肤角质层的完整性被长时间水合作用所破坏，并导致皮肤渗透性在水化几天后显著增强。因此，当试验时间小于12小时，可使用啮齿类动物皮肤进行渗透性筛选。Van Ravenzwaay和Leibold比较了多种农药在人和大鼠表皮中的经皮吸收速率。他们观察到大鼠表皮对体外试验的所有化学物质具有较高的渗透性。该研究还发现，在大多数情况下，大鼠皮肤的在体渗透性低于离体皮肤的体外渗透性，但比离体人体皮肤的渗透性更高。

为了便于通过大鼠皮肤的经皮渗透性更好地预测人体的经皮渗透速率，多个研究小组建议采用平行四边形方法进行数据评估。在这种方法中，采用大鼠体外和体内的经皮吸收结果以及人体的体外经皮吸收结果，计算人体的体内经皮吸收：

$$人体_{体内} = \frac{(大鼠_{体内}) \times (人体_{体外})}{(大鼠_{体外})}$$

Ross等采用这种方法对具有不同logP值的多种活性物质的人体经皮吸收情况进行了评估，结果显示，大多数情况下估算得到的经皮吸收值≤人在体经皮吸收测定值的1.7倍。平行四边形方法也可用于诸如猪等其他动物模型。当化合物的体内和体外经皮吸收量的比值在动物皮肤和人体皮肤中保持一致时，这种方法是有效的。

3.2.2.4　蛇（鳞）皮

脱落的鳞状表皮是另一种被认为可代替人体皮肤的模型。有鳞爬行动物的表皮由α和β角蛋白组成，并且与哺乳动物皮肤类似，均含有中性和极性脂质。发育成熟的皮肤每2～3个月即可发生一次蜕皮。因此，可得到完整的、无切割痕迹的鳞皮。一只动物即可重复提供蜕皮，使用此种皮肤得到的试验结果的个体间变异性较低。据报道，这种膜具有类似人体皮肤的渗透屏障，并且可以在室温下保存而不会变质。所以，该皮肤模型可用于经皮透过速率的预测。

Rigg和Barry研究了水合作用和多种化学促透剂对人体皮肤、裸鼠皮肤和两种蛇皮（Elaphe obsolete 和 Python molurus）的膜渗透性影响。试验结果表明，与裸鼠皮肤不同，人体皮肤和蛇皮的渗透性在长时间水合作用下没有显著变化。但是，在对透皮促进剂的促透作用考察中，使用蛇皮模型会低估促透效果，而使用裸鼠皮肤模型则会高估促透效果。

3.2.2.5　兔皮

兔子皮肤具有快速经皮吸收的特性，此特性是一种良好的评价皮肤毒性的指标。白兔是评估局部外用制剂皮肤刺激性的标准和有效模型。然而，兔子皮肤通常比人体皮肤的渗透性更高，用兔皮作为皮肤模型得到经皮吸收结果往往偏高。Nicoli等对兔耳皮肤的经皮渗透性研究发现，兔耳皮肤与猪耳皮肤对所测化合物（利多卡因、曲普瑞林和硫代秋水仙碱苷）的渗透性相当。兔耳角质层的厚度与猪耳和人的皮肤相似，但其表皮层和真皮层较薄（表3.1）。兔皮在其他方面，包括角质层的脂质成分（更高的亲脂性）和毛囊密度（更高的密度）等也与人皮和猪皮相异。兔皮的这种特性对咖啡因和尼古丁等亲水性物质的渗透性较低，对亲脂性化合物的吸收则较高。

3.2.2.6　使用动物皮肤的挑战

已有大量文献报道使用动物模型可对经皮吸收动力学进行预测。在人体皮肤的所有替代模型中，动物皮肤显示出更高的药物扩散阻力，但它缺乏人工合成膜的稳定性和均匀性。正如我们在本章中所阐述的，动物皮肤与人体皮肤在厚度、毛发密度和生化成分等特征上存在差异。动物皮肤的脂质含量是影响其屏障特性的主要决定因素。因此，不同种属和部位之间皮肤存在的扩散性差异主要是由脂质组成的变化所引起的。总体而言，常见的实验动物皮肤比人体皮肤的渗透性强，皮肤渗透性依次增强的顺序为：黑猩猩、人、猪、猴、狗、猫、马、兔、山羊、豚鼠和小鼠。

3.2.3　人体皮肤等效物（HSEs）

渗透性测试的理想模型是成本低、可再生且变异性小，易于获得并且易于采购的人体活性皮肤。在某种程度上，人体皮肤等效物（HSEs）已经部分实现了上述理想模型特征。经济合作与发展组织（OECD）发布的第28号试验指南指出，如果可以从文献中获得类似试验结果，则可以将重建的HSEs用于体外吸收评价。重建的HSEs是活性三维（3D）组织模型，与正常人体皮肤的形态和生化组成极为相似。根据用于模型重建的结构组成和基质，HSEs可分为两大类：①重构人表皮（RHEs），它由惰性滤膜及其上的多层增殖和分化的角质形成细胞组成；②全层HSEs，由成纤维细胞填充的胶原基质及其上的角质形成细胞组成。基于HSEs可形成有组织和分化的表皮结构（尤其是形成角质层）的能力，已经有多项研究评估它们作为渗透模型的能力以及替代人体和动物皮肤的可行性（表3.2）。

表3.2　市售HSEs与人体皮肤和猪皮肤药物渗透性的比较

市售HSEs	公司	模型药物	与人体皮肤的比较	与猪皮肤比较	参考文献
RHEs					
EpiDerm	MatTek Corp（Ashland, USA）	氟芬那酸	渗透速率高5倍		57
SkinEthic	Episkin（Lyon, France）	特比萘芬	渗透速率高24倍	渗透速率高37倍	56
		克霉唑	渗透速率高900倍	渗透速率高900倍	
		氢化可的松	渗透速率高200倍	渗透速率高500倍	
		水杨酸	渗透速率高6倍	渗透速率高15倍	
Episkin	Episkin（Lyon, France）	睾酮	渗透系数高100倍		67
		咖啡因	渗透系数高10倍		
全层					
Graftskin™ LSE™	Organogenesis（MA, USA）	特比萘芬	渗透速率高24倍	渗透速率高25倍	56
		克霉唑	渗透速率高1000倍	渗透速率高1000倍	
		氢化可的松	渗透速率高200倍	渗透速率高400倍	
		水杨酸	渗透速率高2倍	渗透速率高3.5倍	
Phenion® FT	Henkel（Düsseldorf, Germany）	睾酮		渗透系数高20倍	58
		咖啡因		渗透系数高200倍	

3.2.3.1　重建人表皮（RHEs）

重建人表皮（RHEs）由非细胞惰性过滤基质及其上的分化的角质形成细胞组成。虽然这些模型具有分化的角质层，但与正常人体皮肤相比，这些只有表皮的皮肤等效物具有较差的屏障特性。Schmook等分别采用市售RHEs，SkinEthic™（Episkin，法国）以及人、大鼠和猪的皮肤对不同亲水性药物的渗透曲线进行对比研究，结果发现，相对亲水性的化合物（水杨酸）通过该RHEs的透过速率与人体皮肤相当。不过，对于疏水性更强的药物，如克霉唑和氢化可的松，通过该RHEs的透过速率分别高出约900倍和200倍。在另一项对氟芬那酸（亲脂性模型药物）渗透性的研究中，使用市售RHEs，EpiDerm™（MatTek，亚什兰，美国）的透过速率比使用热分离人表皮的透过速率高5倍。一般认为，RHEs具有比人表皮更高的渗透性。尽管得到的透过速率会高于真实值，但RHEs仍可用于化合物渗透性强弱的判断。一项由十个实验室进行的验证性研究表明，使用Episkin（法国Episkin）、EpiDerm 和SkinEthic 3种RHEs模型，对甘露醇、苯甲酸、咖啡因、尼古丁、地高辛、氟芬那酸、睾酮、克霉唑和伊维菌素的渗透性进行评估，在无限和有限剂量条件下，其结果均可以反映这些物质渗透通过人体表皮能力的大小。此外，与人体表皮相比，使用RHEs获得的渗透数据具有更低的变异性。

3.2.3.2　全层HSEs

全层HSEs模型包含填充有成纤维细胞的真皮基质及其上生长的角质形成细胞，它们形成了表皮和真皮部分。市售商品，如Graftskin™ LSE™（Organogenesis，MA，美国）和Phenion FT®（Henkel Corp，Düsseldorf，德国），已进行了渗透测试评估。Schmook等比较了特比萘芬、克霉唑、氢化可的松和水杨酸在Graftskin LSE模型上的渗透情况，并将这些数据与使用SkinEthic（Episkin，France）模型、人皮、猪皮和大鼠皮肤的数据进行了比较。与人体皮肤相比，全层Graftskin LSE对水杨酸具有足够的屏障功能。但对于疏水性更强的克霉唑和氢化可的松，使用HSE模型得到的透过速率则分别至少增加了1000倍和200倍。在另一项研究中，Ackermann等以睾酮、咖啡因、苯甲酸和尼古丁为被测化合物，以猪皮和RHEs（即EpiDerm、SkinEthic、Episkin）为对照，评估了Phenion FT® 作为经皮吸收模型的渗透性能。结果显示，Phenion FT®比猪皮更易渗透，但对尼古丁和睾酮等亲脂性化合物的渗透性与RHEs相当。作者提出，亲脂性化合物的延迟透过是化合物额外摄取和在真皮中形成化合物储库以及表皮中存在不同脂质形式的综合结果。尽管Phenion FT®的屏障功能劣于猪皮，但其渗透结果的重现性依旧良好。

3.2.3.3　HSEs作为渗透模型存在的挑战

人们在建立用于渗透试验的RHEs和全层HSEs模型的过程中进行了多方尝试，付出了诸多努力。研究数据表明，HSEs 模型可区分药物渗透特性的强弱，通常使用HSEs的数据重现性也优于人体皮肤。但当前HSEs模型得到的渗透试验结果会高于使用人体皮肤的结果，这是其在应用中的主要问题。这可能是由于当前HSEs模型中角质层的脂质成分和排列与人皮不同所致。在分析了HSEs模型的内部组成后，发现角质层中单饱和脂肪酸和六角脂质占比增加。这可能是导致HSEs模型具有较低屏障性能的原因之一。然而，通过添加氯贝丁酯、脂肪酸和抗坏血酸优化了HSEs的制备条件，并证明全层HSEs内部胶原蛋白基质中的神经酰胺组成和屏障功能可以得到改善。HSEs的另一个主要缺陷是缺乏如毛囊、皮脂腺和汗腺等皮肤附属物。带有皮肤附属物的HSEs模型还尚未开发成功。对于纳米颗粒给药系统，皮肤模型具有皮肤附属物是很重要的。纳米颗粒局部和透皮治疗多种皮肤疾病的应用已经得到了深入研究。研究表明纳米颗粒中的药物递送是通过药物在毛囊中蓄积进行的。因此，在HSE模型中加入皮肤附属物可以进一步优化这些模型，并将毛囊递药途径嵌入到HSEs中。

HSEs的其他局限性包括活性和保质期短，以及由于支撑膜脆弱而导致的样品处理问题。关于这方面的研究还在进行中。先进的生物材料（如脱细胞组织）和先进的制造技术（如3D打印）可以为各种以药物筛选目的的研究提供功能性HSEs。因此，我们期待未来的新技术可以不断改进现有模型，实现特定模型可以满足实际需求的目标。最终，具有理想屏障特性、渗透性数据变异性较小以及具有体外/体内相关性的HSEs模型可助力于局部应用药物的开发。

3.2.4　聚合物膜

体外/离体渗透研究可以使用人体皮肤、动物皮肤和HSEs。但生物皮肤样本的使用受到可及性的限制，HSEs则是包含活性组织的产品，在样本制备完成和用于渗透试验间具有关键的效期。对于这些活性样本，批次间的差异及其对药物渗透的影响也是值得关注的问题。相比之下，聚合物膜更易得，通常不需要特殊的储存条件，使用前亦无须进行过多预处理。聚合物膜的关键特性来源于其化学特性或其生产制造过程。因此，使用聚合物膜的药物渗透数据的重现性可以得到保证。聚合物膜的此种特性可对渗透研究中各参数进行额外的控制，利于研究人员阐明影响渗透的因素。但是，这些聚合物膜中不含细胞，也不能像正常人体皮肤那样表达酶活性或脂质/蛋白质间的相互作用。因此，研究人员在使用此类膜进行渗透性研究时需意识到其局限性。

市场上有各种各样的聚合物膜。这些聚合物膜可以根据不同的标准进行分类，例如，根据组成成分，聚合物膜可分为"硅基"（主要成分为聚二甲基硅氧烷，Polydimethylsiloxane，PDMS）、"纤维素基"（例如再生纤维素、纤维素酯和硝酸纤维素）和"合成聚合物基"（例如，聚丙烯腈、尼龙、砜、聚碳酸酯和聚丙烯膜等）。聚合物膜也可以根据多孔还是无孔来表征，例如，硅胶膜是无孔的，而纤维素膜和合成聚合物膜通常是多孔的，并具有不同的厚度、孔径和分子量截留值（molecular weight cut off，MWCO）。此外，根据膜的透过速率，聚合物膜还可分为高透过速率和低透过速率两种类型。总体而言，聚合物膜多用于制剂中药物的释放特性研究。由于可模拟皮肤的亲脂性，且具有限制渗透的特性，硅胶膜常被用于模拟皮肤。在接下来的章节中，我们将进一步讨论使用硅胶膜进行皮肤渗透性研究的内容。

3.2.4.1　硅胶膜

硅胶膜是有机硅聚合物，其主链结构由硅氧（Si-O）单元组成。在有机硅聚合物中，聚二甲基硅氧烷（PDMS）是其基本形式，每个硅分子与两个甲基相连。PDMS 具有多种特性，如高柔韧性、低玻璃化转变温度和高透气性。有机硅聚合物的性能可以通过改变PDMS的化学结构进行调整。例如，对PDMS的一个重要修饰是加入乙烯基，这显著提高了与有机过氧化物的交联效率。甲基乙烯基硅橡胶是一种应用广泛的硅橡胶。

PDMS膜已被广泛用于模拟和预测药物的皮肤渗透性。早期的研究焦点之一是探索原子电荷对化合物渗透性的影响。Chen 等报道了使用分子模拟手段研究芳香化合物透过PDMS膜的渗透性的经验模型。该研究者对苯、喹啉、萘、吡啶、萘啶、呋喃、苯并呋喃、咪唑、苯并咪唑、吲哚、噻吩、吡咯、吡唑、哒嗪、吡嗪等15个环类、103个化合物进行了研究。结果显示透过速率受原子电荷的显著影响。通过对偏电荷（partial charge）、溶解度和分子量之间的关系进行统计分析归纳出的通用定量结构 - 可递送性关系（quantitative structure transportability relationships，QSTR）模型，可用于估算这15类化合物的透过速率。随后，同一研究小组改进了模型，并在此基础之上研究了171种化合物通过PDMS膜的最大稳态透过速率。试验结果进一步证明，简单的QSTR方程能够准确预测多种化合物的稳态透过速率。通过计算稳态透过速率数据可预测化合物的表观渗透率，这进一步验证了原子电荷对物质递送的影响。

Geinoz 等人对药物形成氢键的能力与药物通过硅胶膜渗透性之间的关系进行了考察，并重点研究了包括取代苯酚和四种药物（地西泮、利多卡因、尼古丁和邻甲苯海拉明）在内的16种化合物的结构参数。该研究选择取代的酚类化合物作为考察对象，是因为它们的氢键形成特性差异较大，同时其他分子参数（如大小和形状）则几乎相同。试验结果表明，外源性物质通过PDMS膜的渗透主要受其氢键供体能力的控制，反过来又受到分子内相互作用的强烈影响。药物亲脂性也会影响渗透性，当将异质性药物纳入研究时必须考虑到这一点。

PDMS膜在分子模拟中的应用有助于理解原子电荷、氢键能力和亲脂性的作用。然而，不同于生物膜的非均匀性特征，PDMS膜质地均匀。例如，在研究了五种模型化合物（睾酮、雌二醇、皮质酮、醛固酮和腺苷）在PDMS膜上的渗透后，发现所有五种药物的渗透系数均服从高斯正态分布。这与模型化合物透过哺乳动物皮肤渗透系数的非高斯分布形成鲜明对比。

3.2.4.2　使用聚合物膜面临的挑战

由于消除了生物变异性，在渗透测试中使用聚合物膜可以更精确地控制试验条件。仅有的变量是膜的固有特性和试验药物的理化性质。聚合物膜可用于早期处方优化和处方间比较，也可用于测试某些辅料的效果。此类膜具有较长的保质期，试验中使用方便，通常价格低廉且容易获得。与人类和动物皮肤相比，聚合物膜带来的安全性和生物危害问题最小。

然而，聚合物膜在使用过程中仍存在一些挑战，如不确定的体外/体内相关性（in vitro/in vivo correlations，IVIVC）、缺乏代谢活性、不同材料和孔径的膜屏障功能不同、缺乏细胞成分以及无法模拟经皮递送路径。聚合物膜的最大缺点是缺少生物结构和脂质组成，这极大地限制了对药物通过细胞间脂质通道时所发生的相互作用的评估。此外，如果辅料是通过与角质层脂质相互作用来改变透过速率的化学渗透促进剂，则聚合物膜不适用于评价制剂中该辅料的功效。

3.3 其他新型体外模型

由于测试量低，使用传统的人类或动物皮肤样本评估潜在候选药物和制剂的效果将是一项艰巨的任务。新技术将加入脂质组分的聚合物膜装载于96孔板，形成了可提供药物或制剂快速筛选功能的新模型。此外，HSEs与微流体装置的组合，即"皮肤芯片"模型也在开发中。这些模型可在一定程度上模拟血流、皮肤生理和皮肤代谢，可用作筛选工具来获取药物的系统药代动力学和药效学信息。后续章节中将讨论这些高通量模型的示例。

3.3.1 皮肤PAMPA模型

平行人工膜渗透性测定技术（parallel artificial membrane permeability assay，PAMPA）最早由Kansy等提出，用于辅助药物的被动膜渗透性的快速测定。在PAMPA模型中，将接收室置于供给室的顶部，供给室采用多孔微量滴定板，两者之间由含有脂质成分的人工膜隔开。目前发现，PAMPA模型与药物通过多种屏障（包括胃肠道、血脑屏障和皮肤）的渗透性具有相关性。该方法具有低成本和高通量的特点，在药物早期发现阶段的先导化合物筛选中已引起制药行业的广泛关注。Ottaviani等开发了一种皮肤特异性模型，即皮肤-PAMPA。该模型在聚偏氟乙烯（polyvinylidene fluoride，PVDF）膜上加入了不同比例的硅油和肉豆蔻酸异丙酯混合物。在一项对19种化合物的研究中发现，这些化合物的皮肤-PAMAPA模型渗透系数（70%硅和30%肉豆蔻酸异丙酯）与人体皮肤渗透系数具有相关性。此外，受试化合物在皮肤-PAMAPA模型上的滞留量与其角质层/水分配系数相关。这表明该模型可以反映化合物对角质层的亲和力。

3.3.2 Strat-M™膜

Strat-M™（EMD Millipore，Danvers，USA）膜是一种市售的可模拟人体皮肤的聚合物膜。在多种情况下该膜对药物的渗透与人体皮肤对药物的渗透具有良好的相关性。它是一种合成聚合物膜，由多层聚醚砜（Polyethersulfone，PES）（阻碍扩散）及聚烯烃（polyolefin，PO）层（具扩散性）组成，各层结构形成类似于人体皮肤的疏水和亲水结构域。膜中的多孔结构被专有的合成脂质混合物填充，孔径从顶部（PES层）到底部（PO层）逐渐减小。Uchida等证明了Strat-M膜与离体人皮和无毛大鼠皮肤样本的相关性。在这项研究中，考察并计算了分子量在152～289，油水分配系数在−0.9～3.5的13种化学物质的渗透数据和渗透系数（logP）。研究表明，化学物质的亲脂性（$logK_{o/w}$）增加会引起logP的增加，Strat-M膜与人体和无毛大鼠皮肤的logP关系接近1:1，相关系数分别为$r^2 = 0.929$和$r^2 = 0.970$。在另一项研究中，Karadzovska和Riviere在将Strat-M膜裁切成直径为6mm的膜后，将其装载入96孔滤板中，对分子量为138～360、$logK_{o/w}$为−0.07～4.5的6种化合物（包括咖啡因、可的松、双氯芬酸钠、甘露醇、水杨酸和睾酮）的渗透性进行研究，并同时采用Franz扩散池和猪皮对上述化合物的渗透性进行对比研究。结果发现，药物在Strat-M膜中和猪皮内的残留量具有良好的相关性（$r^2 = 0.73$）。此外，与扩散池法得到的数据相比，使用Strat-M膜可以预测双氯芬酸钠、甘露醇和睾酮在介质中呈饱和状态时的渗透强弱顺序。然而，使用装载Strat-M膜的96孔滤板得到的经皮吸收数据的对数值与使用Franz扩散池和猪皮得到的数据却无显著相关性。

3.3.3　磷脂囊泡渗透（PVPA）模型

磷脂囊泡渗透（phospholipid vesicle-based permeation，PVPA）模型本质上是为了模拟人体角质层而设计的。该模型将脂质体紧密融合在Transwell板中的聚合物膜过滤器支撑上（纤维素酯；0.65μm孔径），用于预测药物通过皮肤屏障的被动扩散。Engesland等测试了模型药物吲哚美辛、水杨酸、布洛芬、氟芬那酸、钙黄绿素和FITC标记的右旋糖苷在不同PVPA模型中的渗透。结果显示，当PVPA模型中脂质体的脂质组成为50%蛋黄磷脂酰胆碱、27.5%神经酰胺、12.5%胆固醇、2.5%硫酸胆固醇和7.5%棕榈酸时，可较好地模拟角质层的屏障。此外，研究者认为，脂质体可以被视为细胞的简单模型，与PAMPA模型中存在的连续亲脂环境相比，它可以在更大程度上模拟体内结构。此外，与辛醇和水的分配试验相比，预测脂质体和缓冲液之间分配可以更好地预测药物的渗透性。不过，仍然需要将该模型和人体皮肤的渗透性进行直接比较，以便建立PVPA模型与人体皮肤之间的真实相关性。

3.3.4　皮肤芯片

微流体技术近期的创新突破提供了整合三维（3 dimensions，3D）组织工程模型的新方法，搭建了器官芯片的平台用于药物筛选。微流体系统可精确操作微升体积的液体，从而模拟膜中的血液循环。在微流体系统中培养多个3D器官替代物，即"器官芯片"，可以将各微室相互连接，模拟药物ADME（吸收、分布、代谢和排泄）的整个过程。Atac等报道了在单个微流体设备上成功培养了市售的全层 HSEs（EpiDermFT™；MatTek MA，美国）、离体人体皮肤和单个毛囊单位。动态灌注芯片可以克服常规静态组织培养中培养周期短的缺点。此外，药物通过各种组织腔室的能力可模拟药物的系统分布。Abaci 等通过无泵 HSEs 芯片模型评价了多柔比星的皮肤毒性。HSEs 芯片上的微通道可用于模拟组织中的生理停留时间和血流，使得局部给药后测定相关药物浓度成为可能。通过在 HSEs 表皮局部应用荧光素标记的寡核苷酸来研究 HSEs 芯片的透皮转运和屏障特性，并通过在 HSEs 芯片储库中添加临床相关的多柔比星量（即 36μmol/L）来研究药物毒性。作者指出，HSEs 能够在三周内保持完整的屏障特性，多柔比星的毒性作用则通过组织学和生物标志物（即 Ki67 和兜甲蛋白）免疫染色得到确证。开发离体人皮或 HSEs 的微流控装置可以用来评估药物的 ADME，如评估纳米粒给药系统中药物的 ADME。

3.3.5　新模型面临的挑战

人们正在不断设计和测试更精密、更快、更有效和生理相关性更优的药物渗透筛选工具。尽管脂质/合成聚合物膜（如 Skin-PAMPA 和 Strat-M 模型）和融合脂质体系统（PVPA）已在原有基础上进行了改进，但这些系统仍然不能完成主动运输、细胞代谢和缺乏皮肤附属物。此外，在实现 96 孔板中更高效率筛选的过程中，由于药物加入量少，接收介质体积小，药物浓度的准确定量就成了问题，需要对被测药物进行放射性标记。皮肤芯片可以收集药物的系统递送和分配的多种信息，但仍处于早期开发阶段。它面临的挑战包括：可扩展性问题、分析检测限制、与单个芯片上与其他器官/组织的结合，以及每种组织对介质补充的不同要求等。

3.4　结论及未来发展方向

在开发安全有效的经皮给药制剂的过程中，进行体外/离体皮肤渗透试验是不可或缺的步骤。在该研究中，可采用 Franz 扩散池和不同类型皮肤膜，以便在处方筛选过程中提供有效信息。在所有膜中，剥离后可保持角质层完整性的人体皮肤仍被各国监管机构视为皮肤模型的金标准。当无法获得人体皮肤时，动物皮肤可作为人体皮肤的优良替代品，尤其是后续继续使用该种动物进行体内研究时，动物皮肤的替代作用将更显著。在动物皮肤中，猪皮因其在形态和屏障特性上与人体皮肤相似，是人体皮肤最好的替代品。此外，猪皮已被证明是研究药物经毛囊给药的良好模型。对于人体皮肤等效物（HSEs），目前虽然可以使用，但其缺点是对许多药物透过速率的测定值高于实际情况。聚合物膜（如硅胶膜）具有低变异性，同时在某些情况下，具有提供定量结构-可递送性关系（QSTR）的能力。但它们无生物活性，且是质地均一的，这与生物膜的非均质性有很大不同。

为了开发出更具有效性、准确性和生物相关性的皮肤模型，更好预测药物的经皮渗透性能，诸如皮肤PAMPA、Strat-M、PVPA和皮肤芯片等新模型正在持续开发中（图3.2）。皮肤PAMPA、Strat-M和PVPA在聚合物膜基础上加入了脂质成分，以期能模仿皮肤的生物学特性。如能将这些类型的膜应用于制剂开发的高通量筛选中，将极大地提高制剂的开发效率。此外，基于微流体的设备，如皮肤芯片，具备表征药物经皮吸收、代谢、排泄和分布过程的潜力。

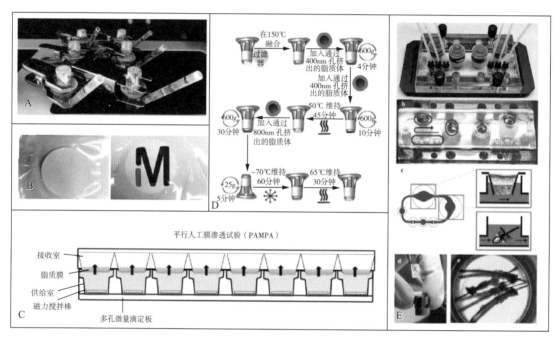

图3.2   传统的Franz扩散池（A）；新的渗透模型：Strat-M膜（B）；皮肤－平行人工膜渗透技术（Skin-PAMPA）（C）；磷脂囊泡渗透（PVPA）模型（D）和皮肤芯片模型（E）。（图3.2D改编自参考文献85，并取得John Wiley and Sons出版社许可；图3.2E改编自参考文献87，且取得英国皇家化学学会许可）

目前，单一的模型尚不足以预测和重现药物经皮渗透的复杂过程。尽管这些皮肤模型各有优势，但都具有局限性。在对皮肤模型进行选择和对得到的数据进行解释时应慎之又慎。

参 考 文 献

1. Koster，M. I. Making an epidermis. *Ann N Y Acad Sci* 1170，7，2009.

2. Kanerva，L.，Elsner，P.，Wahlberg，J. E.，and Maibach，H. I. *Handbook of Occupational Dermatology*. New York：Springer-Verlag Berlin Heidelberg；2013.

3. Bos，J. D.，and Meinardi，M. M. The 500 Dalton rule for the skin penetration of chemical compounds

and drugs. *Exp Dermatol* 9，165，2000.

4. Menczel，E.，and Goldberg，S. pH effect on the percutaneous penetration of lignocaine hydrochloride. *Dermatologica* 156，8，1978.

5. Leveque，N.，Makki，S.，Hadgraft，J.，and Humbert，P. Comparison of Franz cells and microdialysis for assessing salicylic acid penetration through human skin. *Int J Pharm* 269，323，2004.

6. Hukkanen，J.，Jacob，P.，3rd，and Benowitz，N. L. Metabolism and disposition kinetics of nicotine. *Pharmacol Rev* 57，79，2005.

7. OECD. Test No. 428: Skin Absorption: In Vitro Method. In: Development O. f. E. C. -o. a.，ed. 2004.

8. WHO. *Dermal Absorption (EHC 235)*. In: World Health Organization I. P. o. C. S.，ed. Germany 2006.

9. Marzulli，F. N.，Brown，D. W. C.，and Maiback，H. I. Techniques for studying skin penetration. *Toxicol Appl Pharmacol* Supplement No. 3，76，1969.

10. Bronaugh，R. L.，Stewart，R. F.，Congdon，E. R.，and Giles，A. L.，Jr. Methods for in vitro percutaneous absorption studies. I. Comparison with in vivo results. *Toxicol Appl Pharmacol* 62，474，1982.

11. Friend，D. R. In vitro skin permeation techniques. *J Control Release* 18，235，1992.

12. Diembeck，W.，Beck，H.，Benech-Kieffer，F.，Courtellemont，P.，Dupuis，J.，Lovell，W.，Paye，M.，Spengler，J.，and Steiling，W. Test guidelines for in vitro assessment of dermal absorption and percutaneous penetration of cosmetic ingredients. European Cosmetic，Toiletry and Perfumery Association. Food Chem Toxicol 37，191，1999.

13. Wester，R. C.，Christoffel，J.，Hartway，T.，Poblete，N.，Maibach，H. I.，and Forsell，J. Human cadaver skin viability for in vitro percutaneous absorption: storage and detrimental effects of heat-separation and freezing. Pharm Res 15，82，1998.

14. Kao，J.，Patterson，F. K.，and Hall，J. Skin penetration and metabolism of topically applied chemicals in six mammalian species，including man: an in vitro study with benzo [a] pyrene and testosterone. Toxicol Appl Pharmacol 81，502，1985.

15. Mavon，A.，Raufast，V.，and Redoules，D. Skin absorption and metabolism of a new vitamin E prodrug，delta-tocopherol-glucoside: in vitro evaluation in human skin models. J Control Release 100，221，2004.

16. Ritschel，W. A.，Sabouni，A.，and Hussain，A. S. Percutaneous absorption of coumarin，griseofulvin and propranolol across human scalp and abdominal skin. Methods Find Exp Clin Pharmacol 11，643，1989.

17. Bronaugh，R. L.，Stewart，R. F.，and Simon，M. Methods for in vitro percutaneous absorption studies. VII: Use of excised human skin. J Pharm Sci 75，1094，1986.

18. Harrison，S. M.，Barry，B. W.，and Dugard，P. H. Effects of freezing on human skin permeability. J Pharm Pharmacol 36，261，1984.

19. Dennerlein，K.，Schneider，D.，Glen，T.，Schaller，K. H.，Drexler，H.，and Korinth，G. Studies on percutaneous penetration of chemicals-impact of storage conditions for excised human skin. Toxicology In Vitro 27 (2)，708-713，2013.

20. Nielsen，J. B.，Plasencia，I.，Sorensen，J. A.，and Bagatolli，L. A. Storage conditions of skin affect tissue structure and subsequent in vitro percutaneous penetration. Skin Pharmacol and Physiol 24，93，

2011.

21. van de Sandt, J. J., van Burgsteden, J. A., Cage, S., Carmichael, P. L., Dick, I., Kenyon, S., Korinth, G., Larese, F., Limasset, J. C., Maas, W. J., Montomoli, L., Nielsen, J. B., Payan, J. P., Robinson, E., Sartorelli, P., Schaller, K. H., Wilkinson, S. C., and Williams, F. M. In vitro predictions of skin absorption of caffeine, testosterone, and benzoic acid: a multi-centre comparison study. Regul Toxicol Pharmacol 39, 271, 2004.

22. Wilkinson, S. C., Maas, W. J., Nielsen, J. B., Greaves, L. C., van de Sandt, J. J., and Williams, F. M. Interactions of skin thickness and physicochemical properties of test compounds in percutaneous penetration studies. Int Arch Occup Environ Health 79, 405, 2006.

23. USEPA. Interim report dermal exposure assessment: Principles and applications exposure assessment group office of health and environmental assessment. In: Agency U. S. E. P., ed. Washington, 1992. p. 1.

24. Bronaugh, R. L., and Stewart, R. F. Methods for in vitro percutaneous absorption studies. VI: Preparation of the barrier layer. J Pharm Sci 75, 487, 1986.

25. Franken, A., Eloff, F. C., du Plessis, J., Badenhorst, C. J., and Du Plessis, J. L. In vitro permeation of platinum through African and Caucasian skin. Toxicol Lett 232, 566, 2015.

26. Southwell, D., Barry, B. W., and Woodford, R. Variations in permeability of human skin within and between specimens. Int J Pharm 18, 299, 1984.

27. Akomeah, F. K., Martin, G. P., and Brown, M. B. Variability in human skin permeability in vitro: comparing penetrants with different physicochemical properties. J Pharm Sci 96, 824, 2007.

28. Meidan, V. M., and Roper, C. S. Inter-and intra-individual variability in human skin barrier function: a large scale retrospective study. Toxicol In Vitro 22, 1062, 2008.

29. Jung, E. C., and Maibach, H. I. Animal models for percutaneous absorption. J Appl Toxicol 35, 1, 2015.

30. Barbero, A. M., and Frasch, H. F. Pig and guinea pig skin as surrogates for human in vitro penetration studies: a quantitative review. Toxicol In Vitro 23, 1, 2009.

31. Simon, G. A., and Maibach, H. I. The pig as an experimental animal model of percutaneous permeation in man: qualitative and quantitative observations— an overview. Skin Pharmacol Appl Skin Physiol 13, 229, 2000.

32. Jacobi, U., Kaiser, M., Toll, R., Mangelsdorf, S., Audring, H., Otberg, N., Sterry, W., and Lademann, J. Porcine ear skin: an in vitro model for human skin. Skin Res and Technol 13, 19, 2007.

33. Lademann, J., Patzelt, A., Richter, H., Antoniou, C., Sterry, W., and Knorr, F. Determination of the cuticula thickness of human and porcine hairs and their potential influence on the penetration of nanoparticles into the hair follicles. J Biomed Opt 14, 021014, 2009.

34. Wester, R. C., and Maibach, H. I. Percutaneous absorption in the rhesus monkey compared to man. Toxicol Appl Pharmacol 32, 394, 1975.

35. Bronaugh, R. L., Wester, R. C., Bucks, D., Maibach, H. I., and Sarason, R. In vivo percutaneous absorption of fragrance ingredients in rhesus monkeys and humans. Food Chem Toxicol 28, 369, 1990.

36. Ghosh, B., Reddy, L. H., Kulkarni, R. V., and Khanam, J. Comparison of skin permeability of drugs in mice and human cadaver skin. Indian J Exp Biol 38, 42, 2000.

37. Bond, J. R., and Barry, B. W. Limitations of hairless mouse skin as a model for in vitro permeation studies through human skin: hydration damage. J Invest Dermatol 90, 486, 1988.

38. van Ravenzwaay, B., and Leibold, E. A comparison between in vitro rat and human and in vivo rat skin absorption studies. Hum Exp Toxicol 23, 421, 2004.

39. van Ravenzwaay, B., and Leibold, E. The significance of in vitro rat skin absorption studies to human risk assessment. Toxicol In Vitro 18, 219, 2004.

40. World Health Organization, I. P. o. C. S. Dermal Absorption. Environmental Health Criteria 235. Geneva: WHO Press; 2005.

41. Ross, J. H., Reifenrath, W. G., and Driver, J. H. Estimation of the percutaneous absorption of permethrin in humans using the parallelogram method. J Toxicol Environ Health A 74, 351, 2011.

42. Roberts, J. B. Use of Squamate Epidermis in Percutaneous-Absorption Studies-A Review. J Toxicol Cutan Ocul Toxicol 5, 319, 1986.

43. Rigg, P. C., and Barry, B. W. Shed snake skin and hairless mouse skin as model membranes for human skin during permeation studies. J Invest Dermatol 94, 235, 1990.

44. Bronaugh, R. L., Stewart, R. F., and Congdon, E. R. Methods for in vitro percutaneous absorption studies. II. Animal models for human skin. Toxicol Appl Pharmacol 62, 481, 1982.

45. Draize, J. H., Woodard, G., and Calvery, H. O. Methods for the study of irritation and toxicity of substances applied topically to the skin and mucous membranes. J Pharmacol Exp Ther 82, 377, 1944.

46. Hui, X., Lamel, S., Qiao, P., and Maibach, H. I. Isolated human and animal stratum corneum as a partial model for the 15 steps of percutaneous absorption: emphasizing decontamination, part II. J Appl Toxicol 33, 173, 2013.

47. Haigh, J. M., and Smith, E. W. The selection and use of natural and synthetic membranes for in vitro diffusion experiments. Eur J Pharm Sci 2, 311, 1994.

48. Nicoli, S., Padula, C., Aversa, V., Vietti, B., Wertz, P. W., Millet, A., Falson, F., Govoni, P., and Santi, P. Characterization of rabbit ear skin as a skin model for in vitro transdermal permeation experiments: histology, lipid composition and permeability. Skin Pharmacol and Physiol 21, 218, 2008.

49. Lee, Y., and Hwang, K. Skin thickness of Korean adults. Surg Radiol Anat 24, 183, 2002.

50. Rougier, A., Dupuis, D., Lotte, C., Roguet, R., Wester, R. C., and Maibach, H. I. Regional variation in percutaneous-absorption in man-measurement by the stripping method. Arch Dermatol Res 278, 465, 1986.

51. Boudry, I., Trescos, Y., Vallet, V., Cruz, C., and Lallement, G. Methods and models for percutaneous absorption studies of organophosphates. Pathol Biol 56, 292, 2008.

52. Elias, P. M., Cooper, E. R., Korc, A., and Brown, B. E. Percutaneous transport in relation to stratum corneum structure and lipid composition. J Invest Dermatol 76, 297, 1981.

53. Zhang, Z., and Michniak-Kohn, B. B. Tissue engineered human skin equivalents. Pharmaceutics 4, 26, 2012.

54. OECD. Guidance document for the conduct of skin absorption studies-Series on Testing and Assessment No. 28. In: Development O.f.E.C.-o.a., ed. Paris 2004.

55. Schafer-Korting, M., Bock, U., Diembeck, W., Dusing, H. J., Gamer, A., Haltner-Ukomadu, E., Hoffmann, C., Kaca, M., Kamp, H., Kersen, S., Kietzmann, M., Korting, H. C., Krachter, H. U., Lehr, C. M., Liebsch, M., Mehling, A., Muller-Goymann, C., Netzlaff, F., Niedorf, F., Rubbelke, M. K., Schafer, U., Schmidt, E., Schreiber, S., Spielmann, H., Vuia, A., and Weimer, M. The use of reconstructed human epidermis for skin absorption testing: results of the validation study. Altern Lab Anim 36, 161, 2008.

56. Schmook, F. P., Meingassner, J. G., and Billich, A. Comparison of human skin or epidermis models with human and animal skin in in-vitro percutaneous absorption. Int J Pharm 215, 51, 2001.

57. Zghoul, N., Fuchs, R., Lehr, C. M., and Schaefer, U. F. Reconstructed skin equivalents for assessing percutaneous drug absorption from pharmaceutical formulations. ALTEX 18, 103, 2001.

58. Ackermann, K., Borgia, S. L., Korting, H. C., Mewes, K. R., and Schafer-Korting, M. The Phenion full-thickness skin model for percutaneous absorption testing. Skin Pharmacol and Physiol 23, 105, 2010.

59. Thakoersing, V. S., van Smeden, J., Mulder, A. A., Vreeken, R. J., El Ghalbzouri, A., and Bouwstra, J. A. Increased presence of monounsaturated fatty acids in the stratum corneum of human skin equivalents. J Invest Dermatol 133, 59, 2013.

60. Batheja, P. Polymeric nano spheres for skin penetration enhancement: In vitro and In vivo assessment in skin models. PhD Thesis Rutgers-The State University of New Jersey, January 2010.

61. Zhang, Z., Tsai, P. C., Ramezanli, T., and Michniak-Kohn, B. B. Polymeric nanoparticles-based topical delivery systems for the treatment of dermatological diseases. Wiley Interdiscip Rev Nanomed Nanobiotechnol 5, 205, 2013.

62. Shim, J., Seok Kang, H., Park, W. S., Han, S. H., Kim, J., and Chang, I. S. Transdermal delivery of mixnoxidil with block copolymer nanoparticles. J Control Release 97, 477, 2004.

63. Lademann, J., Richter, H., Teichmann, A., Otberg, N., Blume-Peytavi, U., Luengo, J., Weiss, B., Schaefer, U. F., Lehr, C. M., Wepf, R., and Sterry, W. Nanoparticles--an efficient carrier for drug delivery into the hair follicles. Eur J Pharm Biopharm 66, 159, 2007.

64. Otberg, N., Patzelt, A., Rasulev, U., Hagemeister, T., Linscheid, M., Sinkgraven, R., Sterry, W., and Lademann, J. The role of hair follicles in the percutaneous absorption of caffeine. Br J Clin Pharmacol 65, 488, 2008.

65. Tsai, P. C., Zhang, Z., Michniak Kohn, B. B., and Florek, C. Constructing human skin equivalents on porcine acellular peritoneum extracellular matrix for in vitro irritation testing. Tissue Eng Part A, 2015.

66. Lee, W., Debasitis, J. C., Lee, V. K., Lee, J. H., Fischer, K., Edminster, K., Park, J. K., and Yoo, S. S. Multi-layered culture of human skin fibroblasts and keratinocytes through three-dimensional freeform fabrication. Biomaterials 30, 1587, 2009.

67. Netzlaff, F., Kaca, M., Bock, U., Haltner-Ukomadu, E., Meiers, P., Lehr, C. M., and Schaefer, U. F. Permeability of the reconstructed human epidermis model Episkin in comparison to various human skin preparations. Eur J Pharm Biopharm 66, 127, 2007.

68. Yamaguchi, Y., Usami, T., Natsume, H., Aoyagi, T., Nagase, Y., Sugibayashi, K., and Morimoto, Y. Evaluation of skin permeability of drugs by newly prepared polymer membranes. Chem Pharm Bull 45, 537, 1997.

69. Jantharaprapap, R., and Stagni, G. Effects of penetration enhancers on in vitro permeability of meloxicam gels. Int J Pharm 343, 26, 2007.

70. Ng, S. -F., Rouse, J., Sanderson, D., and Eccleston, G. A comparative study of transmembrane diffusion and permeation of Ibuprofen across synthetic membranes using Franz diffusion cells. Pharmaceutics 2, 209, 2010.

71. Cronin, M. T., Dearden, J. C., Moss, G. P., and Murray-Dickson, G. Investigation of the mechanism of flux across human skin in vitro by quantitative structure-permeability relationships. Eur J

Pharm Sci 7，325，1999.

72. Garrett，E. R.，and Chemburkar，P. B. Evaluation，control，and prediction of drug diffusion through polymeric membranes. I. Methods and reproducibility of steady-state diffusion studies. J Pharm Sci 57，944，1968.

73. Du Plessis，J.，Pugh，W. J.，Judefeind，A.，and Hadgraft，J. The effect of hydrogen bonding on diffusion across model membranes：consideration of the number of H-bonding groups. Eur J Pharm Sci 13，135，2001.

74. Chorvath，I.，Lee，M.，Li，D.，Nakanishi，K.，Lee，Y.，Oldinski，R. L.，Romenesko，D. J.，and Sage，J. P. Thermoplastic silicone elastomers formed from nylon resins. In：W. I. P. O.，ed. Patent Cooperation Treaty 2001.

75. Chen，Y.，Yang，W. -L.，and Matheson，L. E. Prediction of flux through polydimethylsiloxane membranes using atomic charge calculations. Int J Pharm 94，81，1993.

76. Chen，Y.，Vayumhasuwan，P.，and Matheson，L. E. Prediction of flux through polydimethylsiloxane membranes using atomic charge calculations：application to an extended data set. Int J Pharm 137，149，1996.

77. Geinoz，S.，Rey，S.，Boss，G.，Bunge，A. L.，Guy，R. H.，Carrupt，P. A.，Reist，M.，and Testa，B. Quantitative structure-permeation relationships for solute transport across silicone membranes. Pharm Res 19，1622，2002.

78. Frum，Y.，Eccleston，G. M.，and Meidan，V. M. Evidence that drug flux across synthetic membranes is described by normally distributed permeability coefficients. Eur J Pharm Biopharm 67，434，2007.

79. Kansy，M.，Senner，F.，and Gubernator，K. Physicochemical high throughput screening：parallel artificial membrane permeation assay in the description of passive absorption processes. J Med Chem 41，1007，1998.

80. Bujard，A.，Voirol，H.，Carrupt，P. A.，and Schappler，J. Modification of a PAMPA model to predict passive gastrointestinal absorption and plasma protein binding. Eur J Pharm Sci 77，273，2015.

81. Campbell，S. D.，Regina，K. J.，and Kharasch，E. D. Significance of lipid composition in a blood-brain barrier-mimetic PAMPA assay. J Biomol Screen 19，437，2014.

82. Ottaviani，G.，Martel，S.，and Carrupt，P. A. Parallel artificial membrane permeability assay：a new membrane for the fast prediction of passive human skin permeability. J Med Chem 49，3948，2006.

83. Uchida，T.，Kadhum，W. R.，Kanai，S.，Todo，H.，Oshizaka，T.，and Sugibayashi，K. Prediction of skin permeation by chemical compounds using the artificial membrane，Strat-M. Eur J Pharm Sci 67，113，2015.

84. Karadzovska，D.，and Riviere，J. E. Assessing vehicle effects on skin absorption using artificial membrane assays. Eur J Pharm Sci 50，569，2013.

85. Engesland，A.，Skar，M.，Hansen，T.，Skalko-Basnet，N.，and Flaten，G. E. New applications of phospholipid vesicle-based permeation assay：permeation model mimicking skin barrier. J Pharm Sci 102，1588，2013.

86. Lee，J. B.，and Sung，J. H. Organ-on-a-chip technology and microfluidic whole-body models for pharmacokinetic drug toxicity screening. Biotechnol J 8，1258，2013.

87. Atac，B.，Wagner，I.，Horland，R.，Lauster，R.，Marx，U.，Tonevitsky，A. G.，Azar，R. P.，and Lindner，G. Skin and hair on-a-chip：in vitro skin models versus ex vivo tissue maintenance with dynamic perfusion. Lab Chip 13，3555，2013.

88. Abaci, H. E., Gledhill, K., Guo, Z., Christiano, A. M., and Shuler, M. L. Pumpless microfluidic platform for drug testing on human skin equivalents. Lab Chip 15, 882, 2015.

89. Bhise, N. S., Ribas, J., Manoharan, V., Zhang, Y. S., Polini, A., Massa, S., Dokmeci, M. R., and Khademhosseini, A. Organ-on-a-chip platforms for studying drug delivery systems. J Control Release 190, 82, 2014.

第4章 透皮给药系统的设计、开发、生产和测试

4.1 简介

在透皮给药制剂领域，有很多关于皮肤渗透和化合物促渗的相关文献，这是因为，在透皮制剂开发过程中，这些均是必须要解决的问题。然而，除皮肤渗透性相关的基本问题外，开发过程还必须解决与贴剂相关的其他问题，例如：如何进行合理的贴剂设计？什么材料适合用于贴剂？贴剂如何生产？如何将质量源于设计的理念运用到贴剂的化学、生产和控制中？应通过哪些参数的评估来确保制剂的质量？本章的目的是对目前如何处理这些问题提供一些实际的见解，并提供一些代表当前技术水平的示例。

通常情况下，透皮贴剂的设计取决于待递送的特定化合物性质。虽然，药物产品的设计必须以良好的科学为基础，但可能有多种方法可以最终实现相同的结果。目前，可用于透皮贴剂设计的方法有多种，本章将对这些设计方法及其优缺点和适用性进行详细讨论。因药物的性质不同，通常情况下，处方成分的选择也会存在差异，对透皮贴剂来说，压敏胶的选择至关重要。此外，透皮贴剂对皮肤的黏附性能也是需要重点考虑的内容，在处方开发过程中，也需同步进行考虑。透皮贴剂的生产工艺因设计方法和材料的选择而异。本章将会对透皮贴剂生产过程中涉及的基本操作，以及从实验室到生产放大过程中需要考虑的重要因素进行介绍。最后，在透皮贴剂的质量评估方面，一些测试内容比较重要，本章也会对其进行阐述，其中包括化学测试和物理测试，尤其是对透皮贴剂的黏附性能测定进行了详细讨论。

4.2 透皮制剂的设计

透皮制剂设计的一个主要目标是将药物通过皮肤递送进入全身循环并达到有效血药浓度，以实现疾病的预防或治疗，尽管也有个别药物的目标是局部递送。虽然概念比较简单，但要将这一目标付诸实践，需要同时权衡和优化多种产品属性。

过去35年，在透皮制剂领域取得了快速的发展。目前，根据其结构组成可分为储库型

和骨架型两种设计，如图4.1所示。然而，比较常用的是骨架型设计，尤其是其中的黏胶分散型药物设计。自1996年以来，每种上市的新药透皮制剂均是采用的骨架型设计，其中约有85%的新药采用的是黏胶分散型药物设计。虽然每种透皮制剂的设计类型之间存在显著差异，但仍然存在几个共同的方面，即：均包含背衬层、黏合层（亦称为"支撑层"）、离型膜和药物四个基本元素。

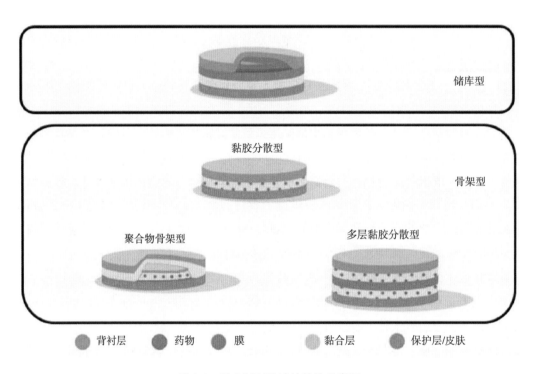

图4.1 透皮制剂设计的结构示意图

尽管药物递送是所有透皮给药制剂的主要目标，但对透皮给药制剂而言，皮肤黏附性的建立和维持是实现这一目标的基础。为了使药物按照预期的目标，可重复地递送到全身循环，需要对压敏胶进行合理的选择，以确保在整个佩戴期间有足够的皮肤黏附性。目前，大多数透皮给药制剂采用以下压敏胶的一种或几种，包括聚异丁烯类、丙烯酸酯类和硅酮类。表4.1所列为已在美国上市透皮贴剂，所用的产品设计类型和压敏胶种类。此外，本章后面将会对压敏胶选择的重要性进行详细讨论。

背衬层和离型膜可用于容纳配方制剂，其中，背衬层主要作为配方制剂的载体，而离型膜在使用前需撕下。理想情况下，背衬层和离型膜对配方制剂的其他组分应具有惰性，或使相互作用最小化。本章后面将会对背衬层和离型膜选择时需要考虑的因素进行讨论。

表4.1 美国已上市透皮贴剂中所用的产品设计类型和压敏胶种类

透皮制剂	产品设计类型				压敏胶类别		
	储库型	骨架型			聚异丁烯类	丙烯酸酯类	硅酮类
		聚合物骨架型	黏胶分散型药物	多层黏胶分散型药物			
睾酮（Androderm[R]）	■					■	
丁丙诺啡（BuTrans[R]）		■				■	
可乐定（Catapres-TTS[R]）				■	■		
雌二醇（Climara[R]）			■			■	
雌二醇/左炔诺孕酮（Climara Pro[R]）			■			■	
雌二醇/去甲炔诺酮乙酸酯（Combipatch[R]）			■				■
哌甲酯（Daytrana[R]）			■			■	■
芬太尼（Duragesic[R]）			■			■	
司来吉兰（Emsam[R]）			■			■	
卡巴拉汀（Exelon[R]）				■			■
双氯芬酸依泊胺（Flector[R]）			■			■	
利多卡因（Lidoderm[R]）			■			■	
硝化甘油（Minitran™）			■			■	
罗替戈汀（Neupro[R]）			■				■
尼古丁（Nicoderm CQ[R]）				■	■		
诺孕曲明/乙炔雌二醇（Ortho Evra[R]）			■		■		
奥昔布宁（Oxytrol[R]）			■			■	
硝酸甘油（NitroDur[R]）			■			■	
辣椒素（Qutenza[R]）			■			■	
格拉司琼（Sancuso[R]）			■			■	
硝酸甘油（Transderm-Nitro[R]）	■					■	
东莨菪碱（Transderm Scop[R]）				■	■		
雌二醇（Vivelle Dot[R]）			■			■	■

4.2.1 储库型产品设计

储库型透皮制剂设计的特点是将含有药物的溶液或混悬液包裹在储库中，然后通过半渗透膜和压敏胶与离型膜分隔开。压敏胶起到与皮肤黏附的作用，可作为膜和离型膜之间的连续层，或以同心圆的形式，涂在膜的周边。

液体储库型透皮制剂在设计上相对简单，其中包含全部辅料和至少部分药物的单相溶液。药物在辅料中处于部分或全部溶解状态。在佩戴期间，药物优先渗透到膜中，然后以被动扩散的方式通过膜向皮肤移动。在溶液为混悬状态的情况下，随着药物从溶液相释放出来，更多的混悬药物会逐步溶解，从而补充溶液相。储库型透皮制剂的主要优点是，在设计合理的情况下，可实现零级释放动力学。

膜的正确选择对储库型贴剂的设计至关重要。药物在膜内的扩散特性决定了药物从贴剂中释放的速率。通常情况下，膜必须表现出优于储库介质的药物渗透性。在某些情况下，可以将膜设计成允许药物和一种或多种辅料通过，如具有促渗作用的辅料。由于储库型产品设计的零级释放特性依赖于储库中溶液相的恒定药物浓度，因此在这些系统中的药物递送效率，很大程度上取决于处方和辅料的性质（透皮贴剂的药物递送效率等于佩戴期间递送的药物量除以贴剂的总含量）。

对储库型产品设计而言，膜在药物的释放和递送中起着关键的作用。然而，这种设计特别容易受到剂量倾泻的影响。膜层破裂或储库周边密封性不足，均可能导致药物从储库的释放速率和/或药物递送到体循环的速率显著增加，致使药物的吸收不受控制。因此，这种类型的缺陷会引起安全性的担忧，也是人们一直在关注的问题，尤其是对芬太尼透皮贴剂而言，由于该原因的存在，导致产品的数次召回。因此，目前的一个趋势是，在产品的开发过程中会尽量避免这种设计。

4.2.2　骨架型产品设计

骨架型产品的设计不同于储库型，它是由骨架控制药物的释放，而不是将含有药物的溶液或混悬液通过聚合物膜密封后包裹在储库中。通常，骨架型产品设计可分为三个不同的子类别：黏胶分散型、聚合物骨架型和多层黏胶分散型。

4.2.2.1　黏胶分散型药物产品设计

黏胶分散型（drug-in-adhesive，DIA）透皮贴剂的设计特点是将药物直接分散在压敏胶中。在该类型的设计中，压敏胶作为透皮贴剂的基础，具有与皮肤黏附的功能，其中包含药物和所有辅料。DIA系统设计被许多人认为是透皮贴剂设计中最先进的设计模型，这从最近在美国推出的13种新药透皮制剂中有11种采用了这种设计可以看出。

DIA透皮贴剂的设计不仅要求药物从制剂中的释放行为可重现，而且要求在整个佩戴期间，随着药物和/或辅料从DIA透皮贴剂中逐步消耗，制剂的皮肤黏附性能必须始终保持一致。因此，为了补偿因药物和/或辅料的消耗对压敏胶的影响，通常情况下，每种DIA透皮贴剂均需采用定制化的压敏胶聚合物。正是由于上述要求，致使DIA透皮贴剂成为四种基本设计类型中最复杂的制剂之一。然而，如果能够对其进行合理设计，DIA透皮贴剂可提供优于其他贴剂设计的几种优势。

由于DIA透皮贴剂不需要涂敷压敏胶或以同心圆的形式对储库型贴剂的周边进行密封，因此DIA设计可提供最大限度的皮肤接触面积，进而促进药物的释放。对于给定的药物递送速率，这种设计可实现最小的贴剂面积。

除可充分利用表面积外，通常情况下，DIA设计也能与皮肤表面非常贴合。典型的DIA设计非常薄，如商品名称为Minitran™的硝酸甘油透皮贴剂厚度为165μm，商品名称为NitroDur®的硝酸甘油透皮贴剂厚度为200μm。通过对背衬膜的合适选择以及处方的合理设计，可获得非常薄且能与皮肤高度贴合的舒适透皮贴剂。

与DIA设计相关的主要缺点是药物的持续递送时间。药物从DIA透皮贴剂中的释放遵循一级动力学，也就是说，释放速率与压敏胶中的药物浓度成正比。伴随着药物从DIA透皮贴剂中持续释放，药物的浓度会逐步降低。但是，如果在制剂中包含一个混悬药物颗粒的储库，或采用多层DIA设计，药物的浓度将不会很快受到影响。然而，无论在什么情况下，都需要维持一个相对恒定的药物递送曲线，而且，通常情况下，需在开发阶段通过临床研究对其进行评估。此外，通过在制剂中增加药物的量，虽然可以部分补偿递送过程中药物的消耗，但是这种方法通常会导致药物的递送效率降低。

4.2.2.2　聚合物骨架型

该类型的设计是，将药物均匀分散在聚合物基质中，压成具有一定面积和厚度的含药层，将压敏胶黏附在含药层周围或直接黏附在含药层上，再黏附于皮肤上，利用压敏胶、聚合物的特性控制药物的释放。

聚合物骨架型贴剂是透皮贴剂设计中最简单的方法之一，其最基本的设计方式是，将含有药物的聚合物基质通过压敏胶覆盖层与皮肤接触。根据聚合物基质中药物分子和辅料的特性，可能需要引入不渗透层，以最大限度地减少药物和辅料迁移进入压敏胶覆盖层的可能性。通过利用单独的压敏胶覆盖层来赋予其对皮肤的黏附性，在很大程度上避免了与药物/压敏胶或辅料/压敏胶相互作用相关的大多数制剂复杂性。然而，这种设计通常是以增加贴剂的表面积为代价，因为覆盖层必须延伸到含药聚合物基质的边缘之外。

骨架型透皮贴剂的药物释放特性取决于含药聚合物基质，因为其没有作为释放速率调节屏障的膜层。药物从聚合物基质释放后直接暴露于皮肤表面，其递送速率由角质层控制。但是，与其他透皮贴剂设计一样，可通过在制剂中添加辅料，改变角质层的屏障功能，来改变药物递送的速率。此外，骨架型透皮贴剂在辅料选择方面具有一定的优势。

与储库型透皮贴剂一样，聚合物骨架型透皮贴剂的设计结构使其具有特定的物理特性，其中最明显的是整体尺寸。为了便于压敏胶与含药聚合物基质的分离，整个贴剂的表面积需远大于基质面积。压敏胶延伸的量在一定程度上取决于含药聚合物基质的厚度。也就是说，基质越厚，压敏胶延伸的量必须越宽，以确保具有足够的皮肤黏附力。Butrans®是最新推出的骨架型透皮贴剂，其基质比较薄，因此对整个贴剂的表面积影响较小。

4.2.2.3　多层黏胶分散型药物产品设计

骨架型贴剂设计的另一个类型是多层黏胶分散型（DIA）药物产品设计。如图4.1所示，多层 DIA 设计包括在两个不同的 DIA 层之间添加一层膜，或在单个背衬层下添加多个 DIA 层。已上市的多层 DIA 药物产品有 Catapress®（可乐定）、Transderm Scop®（东莨菪碱）、Exelon®（卡巴拉汀）和 Nicoderm®（尼古丁）。采用这种设计的主要原因可能有两个：一是便于对递送速率进行控制（通过在设计中加入膜或第二个 DIA 层）；另一个是利用与皮肤接触的 DIA 层，该层相对不受贴剂内药物和辅料含量的影响，从而保持更好的皮肤黏附性。最近的一个此类设计的例子是 Exelon® 贴剂。

4.3 贴剂设计工艺的选择

透皮贴剂最佳设计工艺的选择应基于对候选化合物和产品特性的理解。首先，必须要明确回答所需的目标产品概况是什么，包括：

（1）全身剂量递送范围是多少？

（2）产品的目标人群是什么？

（3）目标人群可接受的贴剂最大规格是什么？

（4）产品的给药部位是什么？

（5）给药周期是什么（每天、每两周、每周）？

（6）给药结束后，与贴剂中药物残留相关的成本和风险是什么？

根据 FDA 质量源于设计（quality by design，QbD）的理念，产品定义有时也被称为设计规范或目标产品质量概况（quality target product profile，QTPP）。关于透皮贴剂仿制药的 QTPP，如表 4.2 所示。通常情况下，在确定产品的 QTPP 后，应首先对候选化合物进行评估。图 4.2 所示为透皮给药制剂候选化合物评估的主要里程碑和工作流程。

表 4.2 透皮给药制剂的目标产品质量概况（QTPP）示例

目标产品质量概况	目标	依据
剂型	透皮贴剂	药物等效性要求，与参比制剂具有相同的剂型
给药途径	透皮给药	药物等效性要求，与参比制剂具有相同的剂型
规格	X，Y，Z（μg/h）	药物等效性要求，与参比制剂具有相同的剂型
药代动力学	血浆浓度时间曲线下面积（AUC）和峰浓度（C_{max}）的 90% 置信区间在参比制剂的 80% ～ 125% 范围内	生物等效性要求，根据 FDA 发布的适用于 ANDA 申请人透皮给药制剂开发的相关指南
临床黏附力	在佩戴期间，贴剂的黏附力非劣效于参比制剂	生物等效性要求，根据 FDA 发布的适用于 ANDA 申请人其他类型透皮给药制剂开发的相关指南
局部耐受性	安慰剂对皮肤的刺激和致敏作用非劣效于参比制剂	生物等效性要求，根据 FDA 关于 ANDA 申请人透皮给药制剂开发的相关指南

续 表

目标产品质量概况	目标	依据
稳定性	有效期在室温条件最少为24个月	有效期不短于参比制剂
产品质量属性	物理特性	符合相应的质量标准、药典限度或药物等效性要求
	鉴别	
	含量测定	
	含量均匀度	
	药物释放	
	杂质和降解产物	
	辅料含量	
	残留溶剂	
	微生物限度	
	黏附力（例如剥离强度、离型膜剥离、初黏力）	
容器密闭系统	合适的容器密闭系统应使产品在有效期内符合其QTPP，并可确保运输过程中的完整性	确保产品在有效期内质量符合规定
给药方式和说明书	与参比制剂相同	参比制剂说明书中提供的信息

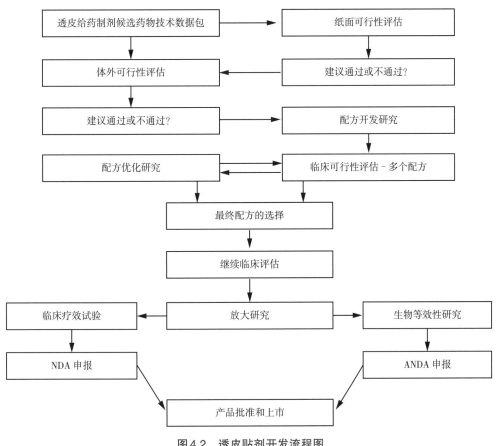

图4.2 透皮贴剂开发流程图

第一步是进行"纸面"可行性评估，也就是说，基于适当的数学模型或现有的渗透数据数据库对皮肤渗透性和最大可达通量进行评估。药物物理化学性质的某些方面（其中一些列于表4.3）可用作模拟皮肤渗透性和预测透皮途径可获得的最大递送量。

表4.3   可行性评估中所需的化合物典型数据

技术数据包信息

- 化合物结构式和分子量

- 熔点

- 沸点

- pKa

- 已知的降解途径

- 分配系数

- 水溶性（与pH的相关性）

- 其他溶解度数据

- 已知化学不相容性

- 毒理学概况

- 固态和溶液稳定性

- 紫外光谱

- 吸湿性

- 皮肤渗透数据

- ADME 特性

将"纸面"可行性评估的结果与产品定义（也被称为目标产品质量概况）进行比较，并结合可用的药代动力学信息（即清除率、半衰期、分布体积或有效血药浓度）进行评估。如果结果看起来符合要求，再通过体外可行性研究对候选化合物进一步评估，如图4.3所示。

将"纸面"和实验室可行性评估结合起来，可以预测在原始首选产品定义范围内成功进行产品处方开发的可能性。这种评估候选化合物的系统方法的一个好处是提高了预测制剂开发至首次临床评估和ANDA或NDA提交的成本的准确性。在制剂开发过程中，必须确保以最小的成本、最多的信息和最小的错误风险适当地剔除某些化合物。

关于上述四种产品设计的最终选择，应基于对特定候选药物的物理化学特性、首选产品定义的全面评估以及对每种设计的具体优缺点的考虑。

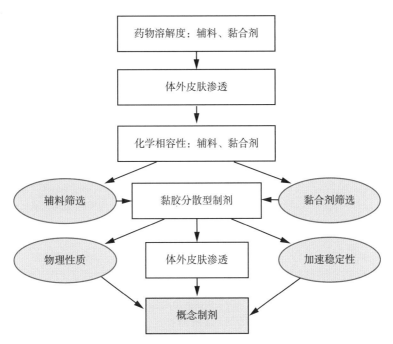

图4.3 用于评估透皮给药制剂候选化合物的体外可行性方案

4.4 透皮给药系统的材料选择

尽管透皮贴剂中每个组分的功能和关键属性都需要单独进行表征，但需要注意的是，一个设计良好的贴剂必须采用相互兼容的材料。仅仅确定在透皮贴剂中某个方面为最佳是不够的，还必须考虑它与贴剂中其他材料的相互作用。例如，选择特定的渗透促进剂可能会限制压敏胶的选择。在透皮贴剂中，各种材料组分之间存在着巨大的相互作用。对于任何一种材料使用的决策，都应考虑它与其他组分的兼容性，对生产工艺、药物递送、黏附性、稳定性的影响，以及对患者或护理人员的益处，同时也要考虑成本等因素。

目前，已上市的透皮贴剂至少有23种不同的药物，且由于仿制药的普及，透皮产品的总数要远高于这个数量。然而，这些产品中的每一种都有其特定的产品设计类型和处方组成。表4.4对当前市场上一些透皮产品中使用的各个成分进行了总结。

表4.4　目前在美国市场上销售的透皮制剂中的成分和辅料

药物名称	产品	组成	辅料
丁丙诺啡	BuTrans®（LTS/Purdue）	外层背衬：编织PET 压敏胶：丙烯酸酯（含铝交联剂） 离型膜：硅涂层PET 隔离层：PET	乙酰丙酸、油酸油醇酯、聚维酮
辣椒素	Qutenza®（LTS/NeurogesX）	背衬：PET 压敏胶：硅酮胶 离型膜：含涂层的PET	二甘醇乙醚、二甲基硅氧烷、乙基纤维素
可乐定	Catapres-TTS®（Alza/Boehringer Ingelheim）	背衬：着色镀铝PET 储库基质：PIB 膜：微孔PP 压敏胶：PIB 离型膜：硅涂层PET	矿物油、胶体二氧化硅
双氯芬酸依泊胺	Flector®（Teikoku Seiyaku/King）	背衬：无纺PET 压敏胶：丙烯酸酯水凝胶 离型膜：硅涂层PP	1,3-丁二醇、二羟基铝氨乙酸盐、二乙酸二钠、D-山梨醇、香料（Dalin PH）、明胶、高岭土、对羟基苯甲酸甲酯、聚山梨醇酯80、聚维酮、丙二醇、对羟基苯甲酸丙酯、羧甲基纤维素钠、聚丙烯酸钠、酒石酸、二氧化钛、纯化水
雌二醇	Climara®（3M/Bayer）	背衬：PE 压敏胶：丙烯酸酯 离型膜：氟涂层PET	肉豆蔻酸异丙酯、单月桂酸甘油酯、油酸乙酯
雌二醇和左炔诺孕酮	Climara Pro®（3M/Bayer）	背衬：PE 压敏胶：丙烯酸酯 离型膜：氟涂层PET	聚乙烯吡咯烷酮/乙酸乙烯酯共聚物
乙炔雌二醇和炔诺酮	Combipatch®（Noven/Novartis）	背衬：PET/EVA层压材料 黏合层：硅酮/丙烯酸酯 离型膜：氟涂层PET	聚维酮、油醇、油酸、二丙二醇
诺孕曲明	Ortho Evra®（Janssen）	背衬：PE/PET层压材料 压敏胶：PIB/聚丁烯 离型膜：硅涂层PET	交联聚维酮、十二烷基乳酸酯、PET无纺布
芬太尼	Duragesic®（Alza/Janssen）	背衬：PET/EVA层压材料 压敏胶：丙烯酸酯 离型膜：硅涂层PET	无
格拉司琼	Sancuso®（ProStrakan）	背衬：PET 压敏胶：丙烯酸酯 离型膜：硅涂层PET	无
利多卡因	Lidoderm®（Teikoku Seiyaku/Endo）	背衬：无纺PET 压敏胶：丙烯酸酯水凝胶 离型膜：硅涂层PET	二羟基铝氨乙酸盐、乙二胺四乙酸钠、明胶、甘油、高岭土、甲基对羟基苯甲酸酯、聚丙烯酸、聚乙烯醇、丙二醇、丙基对羟基苯甲酸酯、羧甲基纤维素钠、聚丙烯酸钠、D-山梨醇、酒石酸、尿素

续 表

药物名称	产品	组成	辅料
利他林	Daytrana®（Noven）	背衬：PET/EVA 层压材料 压敏胶：硅酮/丙烯酸酯 离型膜：氟涂层 PET	无
尼古丁	Nicoderm CQ®（Alza/Sanofi Aventis）	背衬：着色 PE/Alum/PET/EVA 层压材料 储库基质：EVA 膜：PE 压敏胶：PIB 离型膜：硅涂层 PET	无
硝酸甘油	Minitran（3M/Medicis）	背衬：PE 压敏胶：丙烯酸酯 离型膜：硅涂层 PET	单月桂酸甘油酯，油酸乙酯
	Nitro-Dur®（Merck）	背衬：PE 层压材料 含有树脂交联剂的粘性丙烯酸酯胶 离型膜：硅涂层 PET	无
奥昔布宁	Oxytrol®（Watson）	背衬：PET/EVA 层压材料 压敏胶：丙烯酸酯 离型膜：硅涂层 PET	三醋酸甘油酯
利斯的明	Exelon®（Novartis）	背衬：柔性聚合物薄膜 压敏胶：丙烯酸酯 接触皮肤压敏胶：硅酮胶 离型膜：含涂层聚合物薄膜	硅油，维生素 E
罗替戈汀	Neupro®（UCB）	背衬：着色镀铝 PET 压敏胶：硅酮胶 离型膜：氟涂层 PET	抗坏血酸棕榈酸酯、聚维酮、亚硫酸钠和 dl-alpha-生育酚
东莨菪碱	Transderm-Scop®（PDR Alza/Novartis）	背衬：着色镀铝 PET 储库基质：PIB 膜：多孔 PP 压敏胶：PIB 离型膜：硅涂层 PET	矿物油
司来吉兰	Emsam®（Somerset）	背衬：EVA/PE/PET 层压膜 压敏胶：丙烯酸酯 离型膜：硅涂层 PET	无
睾酮	Androderm®（Watson）	背衬：PET/EVA 层压材料 膜：微孔 PE 压敏胶：丙烯酸酯 离型膜：硅涂层 PET	乙醇，卡波姆 1342，甘油、单油酸甘油酯、月桂酸甲酯、氢氧化钠、水

注：PE 代表聚乙烯；PVC 代表聚氯乙烯；PET 代表聚对苯二甲酸乙二醇酯；PP 代表聚丙烯；EVA 代表乙烯-醋酸乙烯酯共聚物；PIB 代表聚异丁烯。

4.4.1 压敏胶

4.4.1.1 压敏胶的三种类型

在透皮给药（TDD）系统中，常用的三种类型压敏胶（PSA）：聚异丁烯类、硅酮类和丙烯酸酯类。这些压敏胶具有以下特性，包括：良好的药物溶解和扩散性、低皮肤刺激性、良好的皮肤黏附性以及获得具有平衡性能的TDD系统所需的设计灵活性。

聚异丁烯（polyisobutylene，PIB）是由只有末端不饱和度的长直链分子组成的石蜡烃聚合物，该材料具有相对惰性、无味和无毒的特点。通常，聚异丁烯类压敏胶由高分子量聚异丁烯和低分子量聚异丁烯混合组成，其中，高分子量聚异丁烯提供较高的内聚力，低分子量聚异丁烯提供初黏力和良好的初始湿润性。聚异丁烯类压敏胶可以通过添加其他树脂和胶黏剂进一步改性。

硅酮类压敏胶主要由树脂和溶解在溶剂中的聚合物组成。树脂组分是具有"Si-O-Si"硅氧烷键的三维结构。通常，硅树脂和聚合物具有残留的硅醇基（SiOH）官能团。树脂上的硅醇基和聚合物之间发生缩合反应，形成硅酮类压敏胶。硅酮类压敏胶的分子结构赋予了其独特的性能，例如低玻璃化转变温度（Tg）（−120℃）和聚硅氧烷链高度的柔韧性。硅酮类压敏胶也以其生理惰性而闻名。可以通过对反应性硅醇基进行末端封闭来改性硅酮类压敏胶，使其与具有胺类官能团的药物更加相容。2013年，Grove等开发了"柔软"的硅酮类压敏胶并结合到医用胶带中，在剥离后几乎不会对皮肤产生创伤（图4.4），并且也可能为TDD贴剂提供一种有用的压敏胶选项。

丙烯酸酯类压敏胶通常由丙烯酸酯和其他共聚单体共聚而成，可通过溶液法或乳液法进行制备。通过不同共聚单体的共聚，可以制备出具有广泛黏附性能和溶解特性的丙烯酸酯类压敏胶。以这种方式制备的丙烯酸酯类压敏胶具有固有的黏附性。通常情况下，单组分压敏

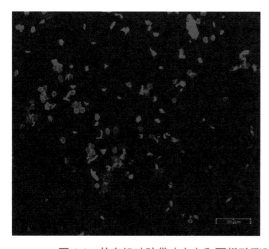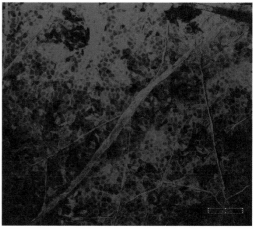

图4.4　软有机硅胶带（左）和丙烯酸酯胶带（右）表面上的染色皮肤细胞和毛发

胶优于复合型压敏胶，因为它们不需要单独的混合步骤，并且本身就可以避免复合型压敏胶中低分子量部分可能迁移到压敏胶表面并对黏附性产生负面影响的问题。

4.4.1.2　压敏胶的选择

透皮给药制剂必须能够在一定时间内提供良好、可靠的皮肤接触，以确保稳定的药物递送。同时在需要时容易去除，且不会对皮肤造成创伤。在压敏胶的选择中，需要考虑的内容包括溶解特性、黏附性能和工艺要求。

4.4.1.3　皮肤的表面能

当压敏胶与皮肤表面接触时，黏附的第一个要求是良好的润湿性，这既与热力学因素有关，也与动力学因素有关。通常情况下，人体皮肤的表面能很难测量，因为它不是光滑的，且每个人的皮肤表面可能有很大的差异。文献中报道了通过测量与各种液体的接触角来获得的皮肤表面能的测量结果。对于洁净的人类皮肤表面，报道的平均临界表面张力范围约为27～37dyne/cm。温度和湿度对皮肤表面能的影响也有报道。从热力学的角度来看，由于人体皮肤具有相对较低的表面能，因此与人体皮肤的黏附并不容易。透皮系统中使用的压敏胶受到所要释放药物和辅料的物理化学特性的影响，又会影响皮肤的表面和整体黏弹性。

4.4.1.4　辅料对压敏胶特性的影响

在透皮给药（TDD）制剂的开发中，尤其是黏胶分散型药物产品的开发，其中的一个挑战是药物和辅料对压敏胶物理特性的影响。无论是在药物储存还是药物佩戴期间，这些压敏胶必须被设计的有助于这些成分从贴片上得以递送。以下部分描述了辅料对各种压敏胶的黏附特性可能造成的一些影响。

4.4.1.4.1　塑化效应

关于整体黏弹性，已经评估了各种辅料对常用于透皮系统的丙烯酸酯、聚异丁烯和有机硅压敏胶的物理特性的影响。通常，向压敏胶添加辅料会使其塑化并降低剪切强度。黏胶分散药物贴剂设计和储库贴剂一样，都需要高性能的压敏胶，用于平衡配方中的其他辅料。剪切阻力的降低可能导致压敏胶残留在皮肤上，在佩戴过程中贴剂边缘翘起或失去黏附性。对于佩戴时间为三天或七天的贴剂，保持足够的压敏胶物理性能尤为重要。

4.4.1.4.2　压敏胶柔量

压敏胶的整体黏弹性能可以通过测量压敏胶的柔量（有时也称为剪切蠕变柔量）来表征。柔量是在给定负荷下大部分压敏胶黏弹性曲线的度量，可用于预测皮肤黏附力、压敏胶的内聚强度以及贴片剥离后在皮肤上的残胶量。蠕变柔量的测量是将两个带聚对苯二甲酸乙二醇酯（PET）离型膜的压敏胶样品放置在剪切流变仪的两个平行板之间，然后将耦合到条形图记录仪的平行板以500克的载荷进行压缩。蠕变柔量时间－位移曲线的计算公式如下：

$$J = 2Ax/hf$$

在上述方程中，A表示压敏胶样品的面积（以"cm²"为单位），x表示在时间t时的位移（以"cm"为单位），h表示压敏胶样品的厚度（以"cm"为单位），f表示施加的应力（以"dyne"为单位）。因此，柔量J的单位为"cm²/dyne"。

在图4.5中，显示了在三种类型压敏胶中含有不同肉豆蔻酸异丙酯含量时的柔量数据。未添加肉豆蔻酸异丙酯的硅酮压敏胶的柔量值为0.1×10^{-5} cm²/dyne，而添加了1.5%和2.5%肉豆蔻酸异丙酯的压敏胶的柔量值分别为2.0×10^{-5} cm²/dyne和4.5×10^{-5} cm²/dyne。比较这些添加辅料的压敏胶的柔量值，可以看出其对硅酮压敏胶的塑化效应大于聚异丁烯压敏胶，后者需要15%的肉豆蔻酸异丙酯才能达到2.7×10^{-5} cm²/dyne的柔量值，并且需要25%的肉豆蔻酸异丙酯才能达到5.0×10^{-5} cm²/dyne的柔量值。对于丙烯酸酯压敏胶，其塑化效应要小得多，需要30%的肉豆蔻酸异丙酯才能达到2.6×10^{-5} cm²/dyne的柔量值，并且需要40%的肉豆蔻酸异丙酯才能达到5.0×10^{-5} cm²/dyne的柔量值。

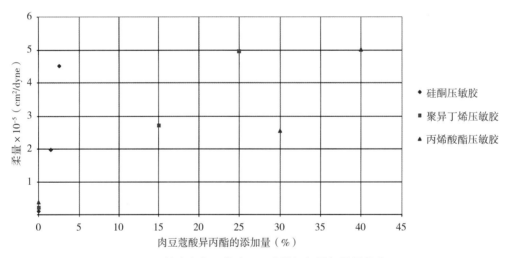

图4.5　压敏胶中肉豆蔻酸异丙酯的添加量与柔量的关系

这些数据表明，与透皮给药系统中常用的其他压敏胶相比，在丙烯酸酯压敏胶中可以加入更高水平的辅料，例如肉豆蔻酸异丙酯。

4.4.1.4.3　采用不锈钢基材进行180°剥离强度测试

透皮贴剂的黏附力通常可采用不锈钢基材进行180°剥离强度测试来评估，其测定方法可参考美国药典通则<3>（USP36, 2012），即：以每分钟300 mm的速度测试涂布在2毫英寸（1毫英寸＝0.0254毫米）厚的聚对苯二甲酸乙二醇酯（PET）背衬上的25 mm宽的压敏胶。剥离力以N/25mm为单位进行报告。

在图4.6中，显示了在三种类型压敏胶中含有不同肉豆蔻酸异丙酯含量时的剥离强度测定结果。未添加肉豆蔻酸异丙酯的硅酮压敏胶的剥离强度值为7.25 N/25mm，而添加了1.5%

和2.5%肉豆蔻酸异丙酯的压敏胶的剥离强度值分别为6.8 N/25mm和6.2 N/25mm，且随着肉豆蔻酸异丙酯量的增加，剥离强度值有降低趋势。同时，聚异丁烯压敏胶和丙烯酸酯压敏胶也存在类似的情况。对于含有其他辅料的压敏胶，除了整体塑化效应之外，还可能存在辅料迁移到压敏胶和不锈钢基材界面的表面效应，从而导致剥离强度值大幅下降。

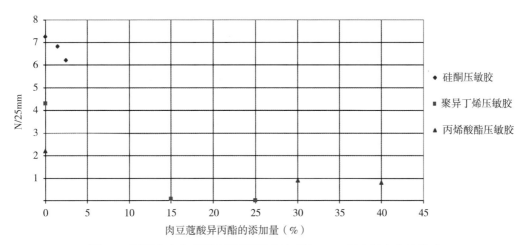

图4.6 压敏胶中肉豆蔻酸异丙酯的添加量与180°剥离强度值的关系

4.4.1.4.4 冷流

冷流是测量压敏胶在长期储存下的剪切流动性能，可以使用显微镜和适当的测量设备，通过测量压敏胶的平均位移来评估。测定方法为将重物放置在待测定的压敏胶带上，并在45°的斜坡上储存，然后定期取出样品进行位移测量。其测定结果以"每天的位移微米"为单位进行报告。另外的冷流测量方法除视觉评估法外，也可通过贴剂在储存期间的任何残留和包装材料的"重量分析法"进行测量。

由于药物和促渗剂的存在可显著降低压敏胶的剪切强度，因此对长期蠕变特性进行研究非常重要。冷流测试可用于评估将促渗剂添加到压敏胶后，对其造成的影响。图4.7显示了三种类型的压敏胶，在添加不同水平的肉豆蔻酸异丙酯后相应的冷流数据。结果表明，尽管三种类型的压敏胶，柔量值非常相似，但它们的冷流行为却有很大差异。硅酮压敏胶的冷流速率最高，丙烯酸酯压敏胶的冷流速率最低。比较理想的情况是，在最大限度地减少冷流现象的同时，不降低皮肤的黏附性。通过将冷流最小化，在储存期间，可降低压敏胶迁移到包装并与其黏附的风险。

冷流现象也可能会发生在贴片佩戴期间，有时导致贴片位置出现不期望的环形压敏胶残留物，这些残胶导致来自衣物的上的绒毛和纤维的堆积。

4.4.1.4.5 皮肤黏附性

通过使用专门的黏附力测试仪，在皮肤佩戴面板上评估与皮肤的黏附性。压敏胶带或透

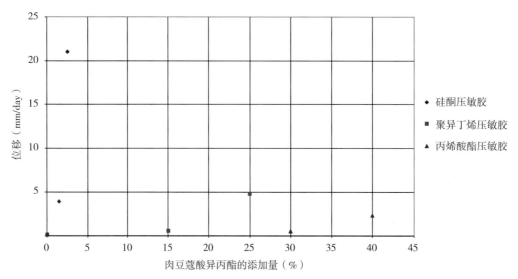

图4.7　压敏胶中肉豆蔻酸异丙酯的添加量与冷流的关系

皮给药贴剂的黏附性可通过将其从人体皮肤上剥离并监测单位宽度的剥离力来表征。初黏力用于评估压敏胶是否易于与皮肤黏附，24小时停留时间黏附力用于评估压敏胶的长期流动特性。经过24小时或更长时间的佩戴后，通过目视评估贴剂的边缘翘起情况（即，评估与皮肤的接触情况），根据观察结果进行评分。在将压敏胶带或透皮给药制剂去除后，通过目视评估压敏胶的残留量，同时进行评分。

　　在压敏胶对皮肤的黏附性评估中，可通过多种方式进行研究，如初黏力、持黏力、对不同基材的黏附性和黏弹性能。在上述这些研究中大多数不包括辅料。除此之外，还有一些研究对含辅料的压敏胶进行了评估。图4.8和图4.9显示了三种类型压敏胶的初始（T＝0）和驻留（T＝24h）样品的皮肤剥离黏附性数据。硅酮压敏胶的初始（T＝0）黏附值为20.0g/12.5mm，在添加1.5%和2.5%肉豆蔻酸异丙酯后，分别为67.0g/12.5mm和131.0g/12.5mm。肉豆蔻酸异丙酯可增强压敏胶的可塑性，使其更容易流动，且可更快地润湿皮肤，从而使其与皮肤更容易黏附。对于含0、1.5%和2.5%肉豆蔻酸异丙酯的硅酮压敏胶，驻留时间为24小时的黏附力分别为71.3g/12.5mm、101.1g/12.5mm和124.5g/12.5mm。聚异丁烯压敏胶和丙烯酸酯压敏胶的初始（T＝0）黏附力相当（41.0g/12.5mm）。佩戴24小时后，所有含肉豆蔻酸异丙酯的压敏胶的剥离值相当。

4.4.1.5　失效模式和基材差异

　　从"辅料对压敏胶特性的影响"可知，伴随着肉豆蔻酸异丙酯的加入，皮肤的黏附性增加，而采用不锈钢基材进行的剥离强度值降低。这可能是因为不锈钢基材对肉豆蔻酸异丙酯的吸附能力较弱，从而导致弱边界层的形成。相比之下，皮肤表面要粗糙得多，从而使肉豆蔻酸异丙酯更容易从接触面位移。此外，辅料可被皮肤吸收，在界面积聚的辅料较少，也会

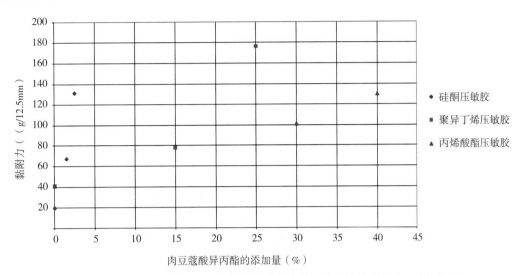

图4.8　压敏胶中肉豆蔻酸异丙酯的添加量与皮肤黏附性（驻留时间＝0）的关系

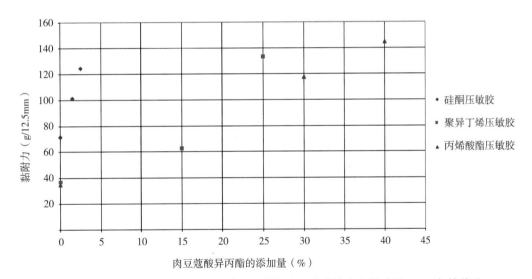

图4.9　压敏胶中肉豆蔻酸异丙酯的添加量与皮肤黏附性（驻留时间＝24h）的关系

影响黏附性。

　　在不同的情况下，失效模式也会不同。譬如说，当胶带从不锈钢表面剥离时，可判定为干净的界面失效；相反，在皮肤上，其失效模式是皮肤界面失效与角质层内聚性失效的共同结果。图4.10为压敏胶从皮肤剥离后去除的角质层。此外，在压敏胶从皮肤上剥离时，皮肤基质在剥离前沿处会发生变形。图4.11显示了当压敏胶从皮肤表面剥离时，角质层的内聚性失效以及剥离点处皮肤的变形。皮肤剥离强度可用以下公式表示：皮肤剥离强度＝表面能＋胶带的整体黏弹性＋皮肤变形＋角质层的内聚强度，如果将后两项去掉，则与其他基材（如

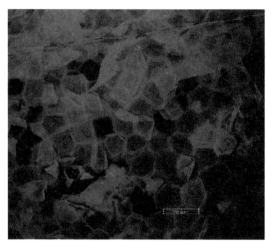

图4.10   从皮肤剥离后，压敏胶表面的皮肤细胞

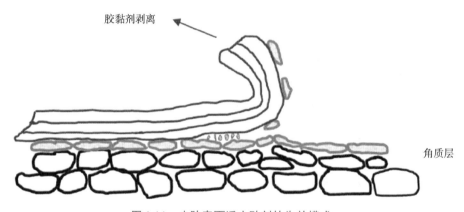

图4.11   皮肤表面透皮贴剂的失效模式

不锈钢）的失效模式一致。其中，表面能可用黏附功（Wa）表示：

$$W_a = 2\ (\delta_S^d \delta_a^d)^{1/2} + (\delta_S^P \delta_a^P)^{1/2}$$

考虑到表面能的极性和分散贡献（δ），其中S表示基材，a表示压敏胶。已有文献对压敏胶和皮肤的表面能进行讨论。然而，对于皮肤的黏附性，起主要贡献的是压敏胶的整体黏弹性。正如预期的那样，在佩戴期间压敏胶的翘起（图4.12）和压敏胶在皮肤表面的残留（图4.13），随着压敏胶中肉豆蔻酸异丙酯量的增加，由于辅料的塑化效应降低了压敏胶的内聚力，残留得更多。

4.4.1.6   皮肤黏附性预测

压敏胶的物理特性和实际皮肤黏附力之间的相关性，主要体现在柔量特性方面。对于柔量值在相同范围的三种不同类型压敏胶，其皮肤的初始（T＝0）黏附值相对相似。这些数据表明，对于添加肉豆蔻酸异丙酯的压敏胶，基于初始的皮肤黏附力，整体黏弹性贡献相对

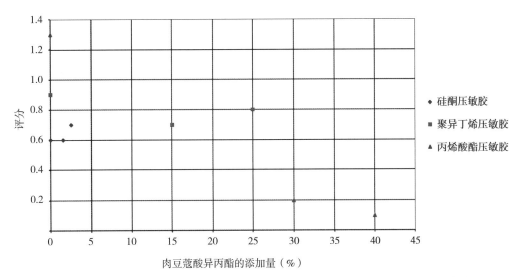

图4.12 压敏胶中肉豆蔻酸异丙酯的添加量与边缘翘起（驻留时间＝24小时）的关系

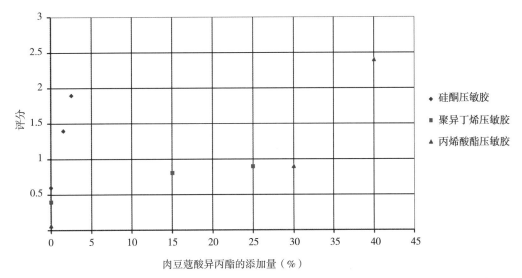

图4.13 压敏胶中肉豆蔻酸异丙酯的添加量与皮肤表面压敏胶残留（驻留时间＝24小时）的关系

于表面性能起着更重要的作用。

4.4.1.7 压敏胶的安全性

对于透皮制剂，应对所用压敏胶的安全性进行评估，以确保它们可用于皮肤给药。在安全性评估中，对残留单体和溶剂水平的控制至关重要，因为它们可能会刺激皮肤或引起全身毒性。此外，残留的单体和催化剂可能会与药物发生化学反应，从而对产品的稳定性产生负面影响或显著改变药物的释放特性。必须检测使用增塑剂、增粘剂（tackifiers）和交联剂的PSAs，因为它们可能引起皮肤不良反应。通常情况下，压敏胶的临床前安全性评估内容，包括：美国药典通则<86>和<87>体外和体内生物反应性测试（USP 36，2012）、原发性皮肤刺激以及评估潜在致敏性的重复激发斑贴测试。这些临床前测试内容可确保压敏胶在人用透皮系统中使用时的安全性。

4.4.2　包装组件

在这里，"包装组件"一词以其最普遍的意义使用，包含用于容纳和保护透皮药物制剂的任何组分，如离型膜、背衬层和包装袋材料，但不包含任何药物本身。

4.4.2.1　离型膜（Release liners）

离型膜在所有类型的透皮贴剂设计中都很常见，在存储期间，具有保护与皮肤接触压敏胶的作用。在透皮贴剂使用前，需将离型膜剥离，因此，通常情况下需考虑其易剥离性，尤其是针对老年患者群体的药物。例如，将离型膜延伸到贴剂的周边，或者采用容易抓住和去除的设计方式。

通常，离型膜由在至少一个表面上带有非常薄（50纳米到几微米）离型涂层的基底组成。其中，离型涂层具有低能量表面，可使离型膜能够轻松地从压敏胶上剥离。离型膜常用的基底材料有纸（如离型纸）和热塑性聚合物薄膜，其中，热塑性聚合物薄膜的材质可能为聚对苯二甲酸乙二醇酯（polyethylene terephthalate，PET）、聚丙烯、聚苯乙烯、聚氯乙烯（polyvinylchloride，PVC）或高密度聚乙烯。PET因为有抗药物吸收的特性，通常是优选的离型膜材料。离型涂层的材料通常为聚二甲基硅氧烷（有机硅）或全氟醚聚合物，具体材料的选择取决于压敏胶的选择和所需的剥离容易程度。全氟醚聚合物具有提供从有机硅压敏胶良好释放的优点，而有机硅离型涂层的一个局限性是它们与有机硅压敏胶黏合得比较紧密。

在透皮贴剂系统中，离型膜应具备几个关键特性。其中最重要的是，在产品的整个货架期内，能确保药物可从压敏胶中稳定释放。同样重要的是，离型膜不能与配方中的其他成分发生相互作用，如吸收、吸附、反应等。基底材料和厚度的选择应便于贴剂的处理和离型膜的剥离。通常情况下，基底的厚度约为50～600μm，这取决于所选的材料（PET离型膜通常为50～125μm）。最后，离型膜材料的选择应便于所有单元操作的顺利进行。例如，如果贴剂的工艺为将含溶剂的压敏胶涂布到离型膜后，进行加热干燥处理，所选材料必须经受得住加热干燥处理的过程。

在某些情况下，离型膜可用作生产过程中的材料，也可用于最终产品。例如，双面涂有离型涂层的离型膜有时可用于压敏胶加工，而无须随后的层压。这种类型的离型膜被称为"差动"离型膜，因为离型涂层的设计使得其与离型膜一面的黏附性大于与另一面的黏附性。

4.4.2.2　背衬材料

背衬材料在整个货架和佩戴期间起保护和容纳配方的作用，在上文提到的四种贴剂类型中，均为最外层结构（即离皮肤最远）。背衬材料的选择至关重要，因为其会对透皮系统的递送特性、黏附性、可佩戴性和外观造成影响。事实上，一些最常用的背衬层是由几种材料构成的层压材料，以提供所需的整体特性。例如，背衬层可能是由外层的聚酯材料（具有蒸气阻隔作用）和内层的乙烯-醋酸乙烯酯共聚物（具有密封作用）组成。其他可用于背衬层的材料包括聚氨酯、聚乙烯或聚氯乙烯（polyvinylydine chloride，PVDC）膜、铝箔和各种无纺布材料。

背衬材料所需的关键特性因贴剂设计而异。对于储库型设计，背衬层的内表面必须具有可密封的另一个薄膜或膜层，以便容纳药物储库的液体或半固体内容物。如果背衬层与压敏胶接触，例如在整体的黏胶分散型药物设计中，其表面特性必须使压敏胶基质与背衬层具有足够的黏附性。背衬层与压敏胶之间的黏附力应明显大于压敏胶与皮肤之间的黏附力。否则，会产生残留物。必要时，可以通过预处理（如电晕放电或火焰处理）改变表面特性，以提高黏附性能。

无论贴剂的设计如何，背衬材料必须与其他制剂成分相容，且不能吸收药物以及配方中的其他辅料。透皮系统中使用的许多药物和辅料都有比较强的疏水性，可能对疏水性聚合物（如聚乙烯）具有亲和性。背衬层的舒适性或柔韧性对贴剂的佩戴特性至关重要。背衬层在皮肤运动时的弹性变形和恢复能力对于患者的舒适性和确保佩戴期间具有足够的皮肤黏附性，都具有非常重要的作用。例如，如果一个贴剂的设计目标是长时间佩戴或在有大量皮肤运动的身体部位佩戴，那么就需要采用非常柔韧的背衬材料；而对于上臂或躯干上部等部位，柔韧性则是非必需条件。最后，由于大多数监管机构要求，在贴剂上至少应印有活性成分的名称和剂量信息，因此背衬材料必须具有可印刷性。

背衬材料也是透皮贴剂具有封闭性的主要原因（但不是唯一原因）。封闭性可以定义为湿气的传递在贴剂部位受到限制的程度。背衬材料可提供各种各样的封闭性能，从封闭性最小或"透气性"的无纺布到封闭性最大的聚酯、铝箔和聚偏二氯乙烯。封闭程度会对贴剂的皮肤黏附时间曲线、药物递送特性和皮肤刺激性造成影响。

4.4.2.2.1 皮肤黏附时间曲线

图4.14为采用相同压敏胶但不同封闭性背衬材料的两种医用胶带的皮肤黏附时间曲线。封闭性背衬材料的特征曲线是在黏附力初始建立后，随着贴剂下方部位的水合作用，黏附力逐渐降低。"透气性"背衬材料则促进了正常佩戴期间持续逐渐建立的黏附力曲线。如图4.15所示，黏附力对时间有三种基本的响应模式。理想情况下（A），在黏附到皮肤后，黏附力迅速达到可接受的水平，并随时间保持恒定。第二种情况是（B），黏附力随时间继续增加，以至于在取下时皮肤可能会受到损伤。第三种情况是（C），黏附力在初始增加后，由于水分积聚，黏附力开始随时间降低。因此，必须仔细考虑背衬材料和压敏胶的匹配性，以确保在佩戴期间可维持所需的皮肤黏附力。

4.4.2.2.2 药物递送特性

长期以来，皮肤水合作用被认为是促进皮肤渗透的一个因素。对于许多药物，特别是疏

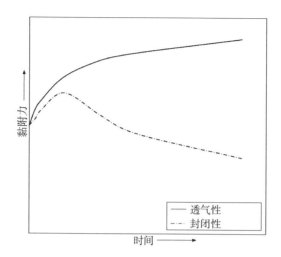

图4.14   含有相同压敏胶、不同背衬材料的两种医用胶带的皮肤黏附时间曲线

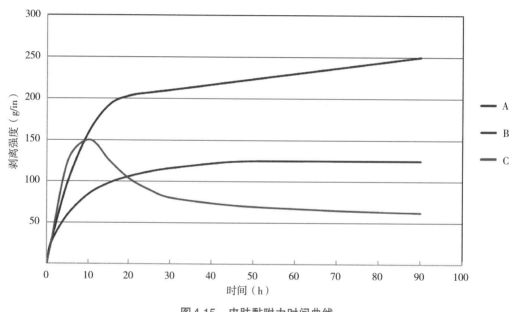

图4.15   皮肤黏附力时间曲线

注：理想情况（A）；非理性情况——黏附力持续增加（B）；非理性情况——黏附力在初始增加后，又逐步丧失（C）

水性药物，随着皮肤的水合程度增加，药物的渗透速率也会增强。因此，仅背衬材料有所不同的制剂可能也会具有非常不同的药物递送特性。

4.4.2.2.3   潜在的皮肤刺激

长时间封闭可能是导致皮肤刺激的一个因素。封闭也可能导致微生物在皮肤表面的繁殖和生长，在极少数情况下，可能引发局部感染并在贴剂部位下出现脓疱。如果有强烈的热刺激导致出汗，封闭持续较长时间可能导致痱子（栗疹）的发生。这些影响通常是罕见的，通常仅在长时间使用后才会发生。

4.4.2.3　包装袋材料

目前，所有已上市的透皮产品都是以单个包装袋的形式提供的。包装袋的功能是在产品的货架期内保护并维持透皮贴剂的稳定性。对于某些产品，可能要求具有防儿童开启功能，和/或使老年人易于取用。通常情况下，包装袋具有多层结构，且往往利用一层铝箔来实现阻隔性能。其他可用的包装袋材料包括各种类型的纸或聚合物薄膜，如聚对苯二甲酸乙二醇酯、聚乙烯、聚丙烯等。一种常见的包装袋结构是纸/铝箔/聚乙烯。

还有一点比较重要的是，包装薄膜不应与透皮贴剂或处方中的任何组分发生吸收、吸附或化学反应。此外，包装薄膜不应允许蒸汽的传输，无论是进入袋内（例如水蒸气），还是配方成分以汽化的形式从袋内排出。包装袋材料的另一个关键特性是其可密封性。通常情况下，包装袋材料的内表面必须可以在某种条件下进行密封，如在热、超声或压力等条件下。最后，包装袋材料的外表面必须可以印刷，因为包装袋必须具有必要的产品信息。

在开发过程的早期阶段，应按照ICH的要求进行稳定性研究，对拟采用的包装袋材料和处方进行评估。

4.4.3　膜

膜主要用于储库型或多层黏胶分散型药物产品的设计中，以控制药物从贴剂中的释放速率。在较少的情况下，药物释放的速率可能足够快，此时，采用膜的目的并不是为了控制药物的整体递送速率（皮肤提供控制速率）。在这些情况下，储库型贴剂设计中膜的主要功能是提供一种容纳药物制剂的手段，而在多层黏胶分散型药物产品的设计中，膜的主要功能是提供物理支撑。

在透皮贴剂中可用的膜有多种不同的聚合物材料，但通常可分为两类，即：连续膜和多孔膜。

4.4.3.1　连续膜

药物通过这些膜的传输机制可以描述为从膜的上侧开始分配，然后通过聚合物膜扩散的过程。其中，可用的材料包括：聚乙烯、聚氨酯、聚二甲基硅氧烷、聚丙烯和乙烯醋酸乙烯酯共聚物。后者已被广泛使用，并被证明可用于调节药物通过膜的速率，因为许多药物的渗透性取决于共聚物的组成。对于许多药物来说，共聚物膜中醋酸乙烯酯百分比的增加可增加其渗透性；这主要是由于随着醋酸乙烯酯含量的增加，更有利的分配，同时聚合物的结晶度降低。

4.4.3.2　多孔膜

如图4.16所示，这些膜包含相互连接的孔道网络。它们由聚乙烯或聚丙烯等材料制成，并通过各种工艺生产，其中大部分工艺涉及对膜进行某种定向或控制拉伸，以产生或扩展多孔结构。多孔膜中的药物传输机制为通过填充膜孔的载体（如矿物油、乙醇或其他能湿润膜

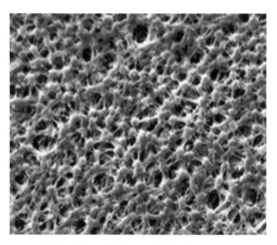

图 4.16   微孔膜表面的电子显微镜图像（放大 1500 倍）

孔的材料）进行扩散。

由于采用膜的目的通常是控制药物从贴剂中释放的速率，因此必须控制其关键属性，如成分、厚度、结晶度、渗透性以及孔径大小和分布。为了获得一致的释放速率，这些特性必须在不同的批次之间具有可重现性。强烈建议在用于控制或影响药物释放速率的任何膜的原材料质量标准中包含某种形式的渗透性测量。还建议在成品和原材料阶段，对膜渗透性随时间的稳定性进行评估。

在选择膜材料时，还需考虑许多其他因素。储库型贴剂的设计要求将膜密封到背衬层上，以形成药物制剂的隔室。因此，从密封性的角度来看，膜必须与背衬材料相容。根据贴剂的设计，膜的一面或两面将与黏合层接触。黏附力必须足够大，以防止贴剂在货架期和佩戴期间以及取下过程中产生分层。膜的表面特性可以通过类似于背衬材料一节中描述的方法来改变。膜还必须足够坚固，以便在贴剂生产过程中可以进行处理，而不会对膜的渗透性或其他性能产生不利影响。

4.5   透皮给药制剂的生产技术

透皮贴剂的生产工艺与口服、外用或注射剂的生产工艺有非常大的不同，且在不同的透皮制剂设计类型之间也有很大的差异。相对于其他药物剂型的生产工艺，透皮贴剂的许多工艺与膜和胶带行业更为密切相关。下文将会对不同类型贴剂设计的主要单元操作进行简要描述，对典型的黏胶分散药物生产工艺进行较详细的阐述，并对生产放大时涉及的一些问题进行讨论。

4.5.1   单元操作

贴剂设计的典型生产流程，如图 4.17 所示。每个主要的单元操作都显示为一个单独的步

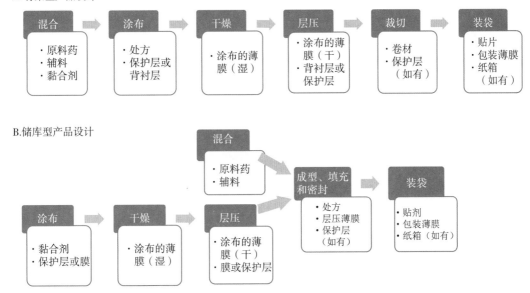

图4.17　按设计类型划分的透皮贴剂典型工艺流程图

骤。以下是适用于透皮制剂生产各个单元操作的简要定义。

4.5.1.1　混合

在几乎所有的透皮贴剂设计中，活性成分和辅料必须在生产过程中的某个步骤混合到载体材料（聚合物、溶剂或基质）中。

4.5.1.2　涂布

压敏胶或黏胶分散药物混合物通过多种方法涂布在移动的薄膜上。压敏胶通常是聚合物熔融体或聚合物溶液。后者可以直接在室温下涂布，而热熔涂布则需要额外的工艺来加热和/或混合压敏胶。

4.5.1.3　干燥

如果涂布溶液中含有挥发性溶剂，则需要进行热干燥处理，以去除溶剂。

4.5.1.4　裁切

裁切是从较大的薄膜中获得所需尺寸和结构的贴剂的过程。

4.5.1.5　成型、填充和密封裁切（仅适用于储库型贴剂设计）

成型、填充和密封裁切为储库型贴剂设计的生产工艺，是将含有一定量药物的凝胶或溶液置于背衬层上；引入由膜、压敏胶和离型膜组成的层压薄膜；将层压薄膜围绕背衬层上凝胶或溶液的外围进行密封，形成一个储库隔室。

4.5.1.6　装袋

将裁切或成型、填充和密封后的成品贴剂放置在单独的袋中，然后放入多袋包装中供患者使用。

4.5.2　黏胶分散型药物设计的骨架型透皮贴剂生产工艺示例

用于黏胶分散型药物设计的骨架型透皮贴剂生产技术主要借鉴了过去80年中发展起来的胶带生产工艺，其主要的区别在于添加药物和其他制剂辅料，以及确保药品质量所需的更高程度的精确度和控制。通常情况下，其每个单元操作和相应的过程测试内容如下。

4.5.2.1　混合

将压敏胶聚合物溶解在溶剂中形成的溶液与活性成分和其他制剂辅料混合在一起，形成均匀的溶液或混悬液。典型设备是一个带有搅拌装置（如双行星搅拌器）的混合容器。关键的工艺参数通常包括温度、混合时间和搅拌速度。混合后的关键质量属性包括均匀性、药物含量（以重量百分比计）和混悬型制剂的粒径。

4.5.2.2　涂布

在混合之后，将溶液涂布到一个薄膜（通常是产品的离型膜或背衬层）上。这是一个连续的过程，即在薄膜输送通过涂布站的过程中，将溶液涂布上去。目前，本领域技术人员已知的涂布技术有多种，其中一些示例如图4.18所示。涂布方法的选择取决于涂布溶液的流变特性、所需涂层的重量（即质量/面积）、涂布工艺的规模（宽度和需要的生产线速度）以及所需的均匀性。通常，获得所需的涂层均匀性是透皮产品的首要关注点。为了始终满足美国药典（US Pharmacopeia, USP）对含量均匀度的要求（相对标准偏差不超过6%），建议选择一种日常生产过程中可实现均匀性的相对标准偏差不超过2%的涂布方法。黏胶分散药物溶液最常用的涂布方法是刮刀涂布、迈耶棒涂布和挤压式模具涂布。这些都是典型的选

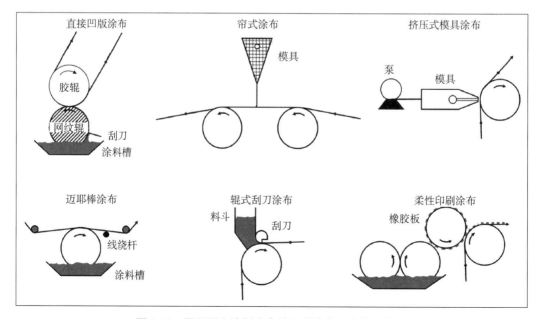

图4.18　用于透皮贴剂生产的几种涂布方法的示意图

择，因为这三种方法都能够以所需的涂层重量或厚度（通常为50～200μm）涂布黏稠溶液（2000～10 000厘泊），最重要的是，它们能够实现所需的涂层均匀性。为了达到最佳的涂层均匀性和产量，可以根据待涂布溶液的流变特性来定制涂布模具。

4.5.2.3　干燥

在涂布后，通常会将薄膜放入一个或多个烘箱中进行干燥，以去除溶剂。干燥条件的选择通常需在以下相互冲突的目标之间进行平衡：

（1）高效去除溶剂和任何残留的压敏胶单体，使它们的浓度降低到毒理学可接受水平。

（2）保持涂层的光滑外观。

（3）对于可能会挥发的组分，如药物或辅料，在干燥过程中，应确保其可维持所需的水平。

（4）实现足够快的薄膜干燥速度，以降低生产成本。

通常情况下，关键工艺参数为烘箱温度和停留时间（即生产线速度）；对于气流冲击烘箱，其关键工艺参数还包括加热气体（通常是空气，但有时也可为氮气）冲击薄膜的速度和数量。除上述烘箱外，也可使用"采用红外辐射或传导加热设计原理"的烘箱。干燥工艺可通过使用析因实验或响应曲面法进行统计建模和优化。

4.5.2.4　层压

在薄膜从烘箱中取出后，将离型膜或背衬层层压到已干燥的黏胶分散药物基质的暴露表面。这是通过在两个压辊之间以适度的压力将两个薄膜结合在一起来实现的。然后，将层压材料卷成卷，并储存起来用于进一步加工。在这个阶段，典型的中控检测项目可能包括涂层重量测定、药物含量、辅料含量以及残留溶剂和单体检测。

4.5.2.5　裁切

裁切是从卷料中切割所需尺寸贴剂的过程。在某些情况下，在裁切操作之前，必须将经过涂布、干燥和层压处理的卷材切割成较窄的宽度。裁切设备通常应具有在设备的单次通过中执行多个不同操作的灵活性。例如：额外的层压、衬垫狭缝或切割成不同于贴剂的形状、贴剂或衬垫的印刷以及实际的贴剂模切都可以在裁切器上连续进行。此外，装袋操作（见下节）可以与裁切操作集成到一起完成。

4.5.2.6　装袋

将来自裁切工艺的贴剂以规则的间隔放置在包装薄膜网上，引入另一层包装薄膜网，并通过加热、超声波、压力或其他手段将薄膜密封在一起，形成包裹贴剂的袋子。包装薄膜可以在线印刷，完成的袋子会从薄膜中切割或成片。通常，还会有一个操作，将所需数量的袋子连同患者说明书一起包装在纸盒中，形成最终销售给患者的包装。完成此步骤后，将执行完整的成品测试。

4.6　从实验室到生产放大

4.6.1　信息数据包

从实验室设备到生产设备的放大可能是一项艰巨的任务，尤其是在信息转移到生产场地时存在不完整或不及时的情况下。生产工艺的转移通常伴随着产品制造人员的转变和物理位置的变化。信息数据包是将重要的产品信息从实验室转移到生产现场的非常有用的机制。对于生产现场的许多人员来说，这将是他们第一次接触这个新产品。信息数据包可以作为培训员工的辅助工具，也可以作为产品生产过程中出现问题的参考指南。根据贴剂设计类型的不同，信息数据包的内容可能略有不同。表4.5列出了所有透皮贴剂共有的主要信息。

表4.5　包含在实验室生成的信息数据包中的有用项目

（1）制剂成品质量标准。

（2）中间体或中控质量标准。

（3）原辅包质量标准和推荐（认可）供应商。

（4）所有原辅包的物质安全数据表（Material Safety Data Sheet，MSDS）。

（5）原辅包、中间体和成品质量标准中所用的检测方法。

（6）检测方法验证报告。

（7）按照注册申报的要求，提供相关的生产工艺信息。

（8）每个剂量规格（贴剂尺寸）的定量组成。

（9）每个剂量规格（贴剂尺寸）的批处方示例。

（10）包装系统信息。

（11）稳定性数据和总结。

（12）药物开发报告和所选定处方的理由。

（13）显示工艺参数对产品有影响的实验结果。

（14）实验室或中试规模生产中使用的工艺条件。

（15）实验室和中试规模生产规程的副本。

（16）已获得的制剂成品、中间体和原辅包的检测结果。

（17）产品的临床使用总结。

（18）如果产品尚未获批，提供目前的监管状态。

（19）预期产量。

（20）实验室批次试制过程中遇到的挑战，以及如何解决或避免这些挑战。

没有准备信息数据包的"适当"时间，这取决于每个组织的理念。在产品开发过程中，要包含的信息也在不断演变。然而，由于Ⅲ期临床样品的生产必须采用生产设备，因此信息数据包应在Ⅲ期临床研究之前完成。对于仿制药，应在生物等效性样品生产和制定工艺验证计划之前将相关信息转移。

实验室人员和生产人员之间的有效沟通是产品成功放大的关键因素。信息数据包可以作为沟通的有用工具，但并不能取代实验室和生产人员之间同样重要的其他非正式和更频繁的沟通。

4.6.2 工艺验证

根据《美国联邦法规》第21篇第211部分（21 CFR 211）中描述的现行药品生产管理规范（cGMP）的要求，应进行工艺验证，此外，在FDA指南文件中也对其要求进行了进一步阐述（USFDA，2011）。同样，欧洲药品管理局（European Medicines Agency，EMA）也发布了工艺验证指南草案（EMA，2012a）。这两个指南都期望在工艺验证的过程中与ICH Q8、Q9和Q10保持一致。FDA将工艺验证定义为收集并评估从工艺设计阶段一直到生产的数据，用这些数据确立科学依据以证明该工艺能够始终如一地生产出优质产品（USFDA，2011）。需要注意的是，一个成功的验证需要的不仅仅是简单地测试三批或更多批次的产品。监管机构更关注生产工艺的整个生命周期，即从工艺的初始设计到商业批次的持续生产。

从监管的角度来看，合理的工艺验证计划的制定和成功实施是放大过程中的关键活动。监管机构的批准取决于商业化生产工艺的成功验证。但除了符合法规要求这一重要性之外，工艺验证也是一个良好的商业实践，其基于良好的科学认识，提供了一个提高或优化工艺效率的机会，可确保生产出最高质量的产品。

一个全面的验证计划远远超出生产过程中涉及的单个单元操作，因为在验证过程中还需考虑工厂本身的要素，如供暖、空调和通风系统，公用工程，原材料和人员流动，仪器和相关校准系统，以及清洁和维护程序。透皮贴剂生产过程的多样性增加了另一层复杂性，因而难以制定适用于所有透皮制剂的验证"策略"。这也解释了为什么文献中很少有关于透皮制剂工艺验证的具体信息。因此，对这一主题的全面论述远远超出本章的范围，本章仅对工艺验证所需的基本准备工作进行讨论。

一个好的开始步骤是为整个生产工艺创建尽可能详细的流程图，其中应尽可能包括影响产品质量、规格或纯度的每一项操作，即使是那些通常不被视为"工艺"的步骤，如中控检测或生产过程中涉及的包装。最重要的是，在实际验证运行之前，应对每个单元操作进行很好地描述；同时，对关键质量属性、关键工艺参数以及它们之间的关系也应有很好的理解，以确保在验证批次的生产中投入的时间成本和费用不会因为缺乏对工艺的理解而被浪费。表4.6列出了验证运行前需要解决的一些重要考虑因素。通常，这些问题最好通过基于统计的实验方法来回答，例如响应曲面法。如果问题已被提前解决，那么工艺的"真正"验证将是完整的，正式的工艺验证将只是"确认表征实验中获得的工艺条件有效性的一种形式"。

表4.6　工艺验证的重要考虑因素

（1）关键工艺变量是什么？

（2）关键工艺变量和关键质量属性之间有什么关系？

（3）每种影响的大小和趋势是什么？

（4）最佳工艺条件是什么？

（5）最佳工艺条件的稳定操作窗口是什么？合适的控制限度是什么？

4.7　透皮给药制剂的测试

透皮给药制剂的测试项目与其他给药途径相比，有相似之处，也有其特定的测试内容，例如含量均匀度和释放速率的测定方法与口服制剂非常相似，而黏附性相关的测试是其特有的。关于透皮贴剂的测试要求可参见美国药典（USP）通则<3>外用和透皮制剂——产品质量测试和USP通则<725>外用和透皮制剂——产品性能测定（USP 36 2012），以及欧洲药品管理局（EMA）透皮制剂质量指南草案（EMA 2012b）。下文从化学测试和物理测试两个方面对透皮制剂可能需要进行的一些试验进行介绍。

4.7.1　化学测试

4.7.1.1　含量测定
含量测定是用于确定贴剂的平均药物含量，可用于监测透皮贴剂的稳定性。

4.7.1.2　含量均匀度
透皮贴剂必须符合USP通则<905>剂量单位均匀度的要求。

4.7.1.3　杂质
杂质测定通常采用色谱法进行控制，用于评估透皮贴剂生产过程中可能引入的以及稳定性放置过程可能降解产生的杂质。通常情况下，需对单个杂质和杂质总量进行控制，分别为其拟定相应的控制限度。如果活性成分存在光学异构体，也需对其进行研究，并拟定合理的控制措施。

4.7.1.4　辅料含量
如果制剂中含有对药品质量至关重要的辅料，则需开发相应的测定方法，对辅料的含量进行测定。例如，在干燥过程中可能会挥发的渗剂促进剂，就需要对其进行测定。

4.7.1.5　残留物
如果生产工艺中用到的溶剂，在后续的生产过程中会被除去，则需对相应的溶剂残留进行测定。同样，对于贴剂中用到的聚合物材料，例如压敏胶，如果可能含有残余单体，则需对残留的单体进行测定，以确保它们不超过其浓度上限。通常情况下，残留物的限度可基于其毒理学数据和产品的预期用途进行确定。关于部分残留溶剂的风险评估分类及阈值信息可参考USP通则<467>残留溶剂。该检测可作为中控检测项，也可放入制剂成品中进行测定。

4.7.2 物理测试

4.7.2.1 释放速率

透皮贴剂的释放速率测定可参考USP通则<725>外用和透皮制剂——产品性能测定（USP 36 2012），其测定方法是将贴剂浸入指定体积的接受介质（通常是水溶液）中，在特定的温度条件下持续搅拌，测定接受介质中药物浓度随时间的变化情况。通常情况下，质量标准中应至少包括三个取样时间点：一个早期时间点用于确认是否存在剂量倾泻现象，一个或两个中间时间点用于表征释放曲线，以及一个最终时间点用于确认药物的释放可达到预期的剂量。美国药典中的装置5（桨碟法）、装置6（转筒法）和装置7（往复筒法）均可用于透皮贴剂的释放速率测定，其中桨碟法可能是最常用的装置，因为其可用于各种类型和尺寸的贴剂测定。

4.7.2.2 黏附性能

根据USP通则<3>外用和透皮制剂——产品质量测试，透皮贴剂的黏附性能测试包括剥离强度测试、初黏力测试和离型膜剥离测试。其他测试，如柔量、剪切力、冷流和皮肤剥离力的体内测试，在开发过程中，可能也是有用的工具。

4.7.2.3 外观

成品质量标准应包括确保产品符合视觉描述的测试，包括尺寸、形状、颜色、贴剂构造和标签。

4.8 总结

透皮贴剂的简单外观并不能完全反映其开发过程的复杂性，在开发过程中，必须就合适的贴剂设计、材料、生产方法和适当的产品测试做出许多选择和权衡。不同的透皮给药制剂，不可能都遵循相同的处方开发"策略"。由于每种化合物的理化性质和患者的需求不同，因此开发人员需根据实际情况对开发的过程进行调整。作者希望本章能让初学者对透皮产品开发过程的复杂性有所了解，同时也为该领域的工作人员提供一些额外的见解和视角。

参 考 文 献

1. BASF (2010) *Oppanol® PIB General Product Information*，BASF Corporation，Florham Park，NJ.

2. Bertrand (1983) Heat-Sealable Pouch Holds Coating-Sensitive Transdermal Medicine, *Packaging*, 28 (13): 68.

3. Box, G.E.P., and Draper, N.R. (2007) *Response Surfaces, Mixtures, and Ridge Analyses, Second Edition* [of Empirical Model-Building and Response Surfaces, 1987], John Wiley and Sons, New York, NY.

4. Briggs, D. (1982) *Surface Analysis and Pretreatment of Plastics and Metals* (D. M. Brewis, ed.), pp. 199-226, Macmillan, New York, NY.

5. Bucks, D.A.W., Guy, R.H., and Maibach, H.I. (1989) *Percutaneous Absorption, 2nd edition*, (R.L. Bronaugh and H.I. Maibach, eds.), pp. 77-93, Marcel Dekker, New York, NY.

6. Casiraghi, A., Minghetti, P., Cilurzo, F., Montanari, L., and Naik, A. (2002) Occlusive Properties of Monolayer Patches: In Vitro and In Vivo Evaluation, *Pharmaceutical Research*, 19 (4): 423-426.

7. Chang, Y., Patel, D.C., and Ebert, C.D. (1989) *Device for Administering an Active Agent to the Skin or Mucosa*, U.S. Patent 4, 849, 224.

8. Dean, J.W. (1990) *Handbook of Adhesives, 3rd edition* (I.Skeist, ed.), pp. 532-534, Van Nostrand Reinhold, New York, NY.

9. EMA (European Medicines Agency) (2012a) *Draft Guideline on Process Validation*, EMA/CHMP/CVMP/QWP/70278/2012-Rev1

10. EMA (European Medicines Agency) (2012b) *Draft Guideline on Quality of Transdermal Products*, EMA/CHMP/QWP/911254/2011

11. Edwards, J. (2009) *Watson's Fentanyl Patch Recall Is 6th So Far; Why Don't Patches Work?* CBSNews.com

12. Farahmand, S., and Maibach, H.I. (2009) Estimating Skin Permeability from Physicochemical Characteristics of Drugs: A Comparison Between Conventional Models and an In Vivo-Based Approach, *Int. Journal of Pharmaceutics*, 375 (1-2): 41-47.

13. Fenton, J. (2013). Transdermal Manufacturing-Maximizing Yield in Transdermal Manufacturing, *Drug Delivery Technology*, 13 (2): 68-72.

14. Gale, R.M., and Berggren, R.G. (1986) *Transdermal Delivery System for Delivery of Nitroglycerin and High Transdermal Fluxes*, U.S. Patent 4, 615, 699

15. Ginn, M.E., Noyes, C.M., and Jungermann E. (1968) The Contact Angle of Water on Viable Human Skin, *J. Coll. & Interface Sci.*, 146, 26.

16. Good, W. R. (1986) Transdermal Drug-Delivery Systems, *M.D.&D.I.*, 2: 35-42.

17. Grosh S., Burton S., Ferber R., and Peterson T. (1988) Comparison of the Physical Properties of Three Adhesive Classes Commonly Used in Transdermal Drug Delivery Systems, *Proceed. Intern. Symp. Control Rel. Bioact. Mater.*, 15: 215-216.

18. Grove G.L., Zerweck C.R., Houser T.P., Smith G.E., and Koski N.I. (2013) A Randomized and Controlled Comparison of Gentleness of 2 Medical Adhesive Tapes in Healthy Human Subjects, *Journal of Wound, Ostomy, and Continence Nursing*, 40 (1): 51-59.

19. Gruhlke, E. (1994) A Concept to Scale-up Drug-in-Adhesive Type Transdermal Drug Delivery Systems, *Proceed. Inter. Symp. Control. Release Bioact. Mat.*, 21: 469-470.

20. Hess A. (1988) An Integrated Approach to Validation, *BioPharm*, 3: 42-44.

21. Higuchi, T., and Hussain, A. (1979) *Device Consisting of Copolymer Having Acetoxy Groups for Delivering Drugs*, U.S. Patent 4, 144, 317.

22. Ho, K.Y. and Dodou, K. (2007) Rheological Studies on Pressure-Sensitive Silicone Adhesives and Drug-

In-Adhesive Layers as a Means to Characterise Adhesive Performance, *Int. Journal of Pharmaceutics*, 333 (1-2): 24-33.

23. Huie, S.A., Schmit, P.F., and J.S.Warren (1985) Testing Adhesive and Liner for Transdermal Drug Delivery, *Adhesives Age*, 28 (6): 30-35.

24. Hurkmanns, J.F.G.M., Bodde, H.E., and Van Driel, J.M.J. (1985) Skin Irritation Caused by Transdermal Drug Delivery Systems During Long-Term Application, *Br.J.Dermatol.*, 112: 461-467.

25. Kenney, J.F., Haddock, T.H., Sun, R.L., and Parreira, H.C. (1992) Medical-grade Acrylic Adhesives for Skin Contact, *J.Appl.Poly.Sci.*, 355, 45.

26. Kligman, A.M., and Epstein, W. (1975) Updating the Maximization Test for Identifying Contact Allergens, *Contact Dermatitis*, 1: 231.

27. Ko, C.U. (1995) *Pred. Percutaneous Penetration*, 4a, 6.

28. Krug, K., and Marecki, N.M. (1983) *Adhesives Age*, 11, 19.

29. Leeper, H.M., and Enscore, D. (1982) *Adhesives Age*, 2, 16.

30. Leow, Y.-H., and Maibach, H.I. (1997). Effect of Occlusion on Skin, *The Journal of Dermatological Treatment*, 8 (2): 139-142.

31. Leyden, J.J., and Grove G.L., (1987) *Transdermal Delivery of Drugs* (A.F.Kydonieus and B.Berner eds.), pp. 99-107, CRC Press, Boca Raton, FL.

32. Li C., Liu C., Liu J., and Fang L. (2011) Correlation Between Rheological Properties, In Vitro Release, and Percutaneous Permeation of Tetrahydropalmatine, *AAPS PharmSciTech*, 12 (3): 1002-1010.

33. Lin S.B., Durfee L.D., Ekeland R.A., McVie J., and Schalau G.K. (2007) Recent Advances in Silicone Pressure-Sensitive Adhesives, *Journal of Adhesion Science and Technology*, 21 (7): 605-623.

34. Lipp, R., and Heimann, G. (1996) Statistical Approach to Optimization of Drying Conditions for a Transdermal Delivery System, *Drug Development and Industrial Pharmacy*, 22 (4): 343-348.

35. Lucast, D.H., and Taylor, C.W. (1989) *Polym., Lami, & Coat. Conf.*, 721.

36. Marecki, N.M. (1987) *Pharm Tech Conf. Proc.*, 311.

37. McKenzie, A.W., and Stoughton, R.B. (1962) Method for Comparing Percutaneous Absorption of Steroids, *Arch. Dermatol.*, 86: 88-90.

38. Mutalik, S., and Udupa, N. (2006) Pharmacological Evaluation of Membrane-Moderated Transdermal System of Glipizide, *Clinical and Experimental Pharmacology & Physiology*, 33 (1-2): 17-26.

39. Nishida, N., Taniyama, K., Sawabe, T., and Manome, Y. (2010) Development and Evaluation of a Monolithic Drug-In-Adhesive Patch for Valsartan, *Int. Journal of Pharmaceutics*, 402: 103-109.

40. Peterson, T., Burton, S., Ferber, R., and Petersen, T. (1990) In-Vitro Permeability of Poly (Ethylene-Vinyl Acetate) and Microporous Polyethylene Membranes, Proceed. *Inter. Symp. Control. Release Bioact. Mat.*, 17: 411-412.

41. Peterson, T.A., and Dreyer, S.J. (1994) Factors Influencing Delivery from Multilaminate Transdermal Patch Systems, Proceed. *Intern. Symp. Control. Rel. Bioact. Mater.*, 21: 477-478.

42. Pfister, W.R., and Hsieh, D. (1990) *Pharm. Tech.*, 10, 54.

43. Pfister, W.R., Woodard, J.T., and Grigoras, S. (1992) Developing Drug-Compatible Adhesives for Transdermal Drug Delivery Devices, *Pharm. Tech.*, (1): 42-58.

44. Pierson, D.G. (1990) *Tappi Journal*, 6, 101.

45. Potts, R.O., and Guy, R.H. (1992) Predicting Skin Permeability, *Pharmaceutical Research*, 9 (5): 663-669.

46. Sanvordeker, D.R., Cooney, J.G., and Wester, R.C. (1982) *Transdermal Nitroglycerin Pad*, U.S.Patent 4, 336, 243

47. Satas, D. (1984) *Web Processing and Converting Technology and Equipment*, Van Nostrand Reinhold Co., New York, NY, pp. 1-182.

48. Satas, D., and Tracton, A.A. (2001) *Coatings Technology Handbook*, Marcel Dekker, New York, NY, pp. 129-206.

49. Schiraldi, M.T. (1990) *Polym., Lami., & Coat. Conf.*, 63.

50. Schulz, M., Fussneggerb, B., and Bodmeiera, R. (2010) Drug Release and Adhesive Properties of Crospovidone-Containing Matrix Patches Based on Polyisobutene and Acrylic Adhesives, *European Journal of Pharmaceutical Sciences*, 41 (5): 675-684.

51. Sloboda, M. (2011) The Growing Importance of Release Liners in Pharmaceutical Manufacturing, *Pharm. Tech. Europe*, 23 (2): 40-44.

52. Sobieski, L. (1986) *PSTC Technical Seminar Proceedings*, Itasca, Il.

53. Subedi, R.K., Oh, S.Y., Chun, M.-K., and Choi, H.-K. (2010) Recent Advances in Transdermal Drug Delivery, *Archives of Pharmacal Research*, 33 (3): 339-351.

54. Tan H.S., and Pfister W.R. (1999) Pressure-Sensitive Adhesives for Transdermal Drug Delivery Systems, *Pharm Sci Technolo Today*, 2 (2): 60-69.

55. Ulrich, E.W. (1959) *Pressure-Sensitive Adhesive Sheet Material*, U.S.Patent 2, 884, 126.

56. USFDA (United States Food and Drug Administration) (2011) *Guidance for Industry on Process Validation: General Principles and Practices*, USFDA, Rockville, Maryland.

57. Urushizaki, F., and Mizumachi, H. (1991) *Chem. Pharm. Bull.*, 39 (1), 159.

58. USP 36 (2012) *The United States Pharmacopeia*, The United States Pharmacopeial Convention, Rockville, MD.

59. Van Buskirk, G.A., et. al. (2012). Passive Transdermal Systems Whitepaper Incorporating Current Chemistry, Manufacturing and Controls (CMC) Development Principles, *AAPS PharmSciTech*, 13 (1): 218-230.

60. Venkatraman, S.S., and Cogan-Farinas, K. (1994) Proceed. *ACS*, *PMSE*, 128, 70.

61. Venkatraman, S.S., and Gale R. (1998) Skin Adhesives and Skin Adhesion, *Biomaterials*, 19 (13): 1119-1136.

62. Wick, S.M. (1988) *Transdermal Nitroglycerin Delivery System*, U.S. Patent 4, 751, 087.

63. Wick, S.M., Hart, J.R., and Wirtanen, D.J. (1993) *Demonstrated In Vitro Feasibility Utilizing a Multitude of Drug-in-Adhesive Formulations*, U.S. -Japan Conference on Transdermal Drug Delivery, Maui, Hawaii.

64. Wilking, S.L., Husberg, M.L., Ko, C.U., and Wick, S.M. (1994) The Effect of Excipients on the Physical Properties of Selected Acrylate, Polyisobutylene, and Silicone Pressure-Sensitive Adhesives Commonly Utilized in Transdermal Drug Delivery Systems, *Pharm.Res.*, 11: S-226.

65. Wokovich, A.M., Shen, M., Doub, W.H., Machado, S.G., and Buhse, L.F. (2010) Release Liner Removal Method for Transdermal Drug Delivery Systems, *Journal of Pharmaceutical Sciences*, 99 (7), 3177-3187.

66. Yializis, A., et. al. (1999) *Surface Functionalization of Polymer Films*, Proc. Annual Technical Conference-Society of Vacuum Coaters, 469-474.

67. Zhai, H., Ebel, J.P., Chatterjee, R., Stone, K.J., Gartstein, V., Juhlin, K.D., Pelosi, A.,

and Maibach，H.I.（2002）Hydration vs. Skin Permeability to Nicotinates in Man，*Skin Research and Technology*，8（1）：13-18.

68. Zhai，H.，and Maibach，H.I.（2001）Skin Occlusion and Irritant and Allergic Contact Dermatitis：An Overview，*Contact Dermatitis*，44（4）：201-206.

第5章

透皮给药制剂研发中的质量源于设计（QbD）原则

5.1 引言

由于产品召回导致的药品短缺不仅对患者，而且对医疗护理人员、国内和国际监管机构都是一个严重的负担。根据美国食品药品管理局（FDA）执行报告，截至2013年第三季度末，共实施了519起药品召回，其中 I 类召回和 II 类召回分别有52起和361起。多种原因可能会导致产品召回，但最近重大召回事件多数（近46%）是由于药品质量问题。药品质量在确保患者安全方面起着重要作用，因而最近人们意识到药品质量应建立于生产过程中，而不是建立于最后的检测。为了鼓励药品质量控制系统的持续改进，国际人用药品注册技术协调会（International Conference on Harmonization，ICH）制定了指南，以在全球范围内协调药品成分及药品生产和使用的技术要求。ICH指南有助于将传统的、单变量的、基于试错的产品研发方法转变为质量源于设计原则（quality by design，QbD）指导下的多变量的、基于科学和基于风险的实践。2004年，QbD框架进入21世纪动态药品生产质量管理规范（cGMP）倡议的化学、生产和控制（CMC）审评过程，以实现高质量药品生产的理想状态。QbD的概念在几个法规指南中有很好的描述，包括过程分析技术（process analytical technology，PAT）-创新药物生产和质量保证框架，ICH Q8（R2）药物研发，ICH Q9质量风险管理和ICH Q10药物质量体系。ICH Q8指南适用于产品设计、工艺设计、规模放大和技术转移，而ICH Q10指南适用于从工艺设计到商业生产的全过程。另外，ICH Q9指南规范了产品研发生命周期的所有阶段，如图5.1所示。

ICH Q6A指南将产品质量与患者安全联系起来，其中产品质量被定义为"原料药或制剂与其预期使用目的的适用性"。根据指南，产品质量包括鉴别、规格和纯度等属性。此外，ICHQ9指南将工艺参数和产品质量相关联，其中产品质量定义为"产品、系统或工艺的一组固有特性满足要求的程度"。因此，传统产品研发涉及使用一种简单的方法，将"工艺和产品质量"相关联，进而将"产品质量和患者安全"相关联。相比之下，QbD 框架（在图5.2中极简化）促进了从预定目标（药品性能、患者安全性和有效性）开始产品研发的系统方法。通过健全的科学和质量风险管理，以QbD指导的研发强调对产品和工艺的全面理解，

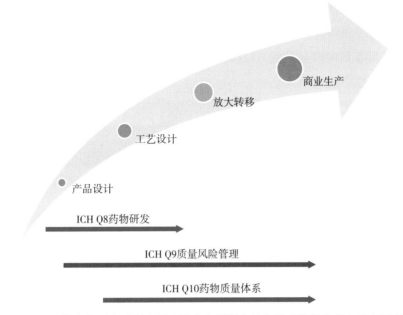

图5.1　ICH指南在透皮贴剂产品研发生命周期中的作用（根据参考文献14改编）

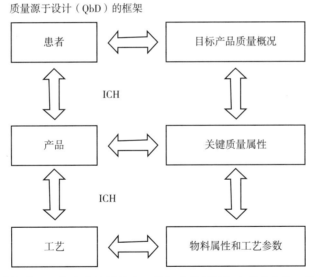

图5.2　质量源于设计（QbD）方法有效地将工艺与产品质量和患者安全性、有效性联系起来

以及强化的过程控制。QbD的核心可被定义为一种基于科学、基于风险、积极主动、全面的药物研发方法，其预期结果正如FDA药物审评和研究中心（Center for Drug Evaluation and Research，CDER）主任Janet Woodcock所描述的，是"一种最高效、敏捷、灵活的药物生产工艺，无须广泛的监管监督就能够可靠地生产出高质量的药品"。表5.1和图5.3展示了传统方法和QbD方法之间的一些差异。

QbD旨在识别对产品质量（安全性和有效性）至关重要的变量（包括产品和工艺相关变

量），并建立控制策略，以持续生产具有预期质量特征的药品。为了实现这一点，将药品质量属性与处方变量（原料药和辅料属性）和生产工艺变量有效联系，以在早期阶段识别变异性的来源（并将潜在风险降至最低）。这种关联对于实施能持续生产高质量药品的灵活而稳健的生产工艺至关重要。

表5.1　药物研发传统方法与QbD方法的比较分析

	传统方法	QbD方法
研发原则	涉及单变量实验设计的基于经验、试错的研发方法	系统化、基于风险的产品研发方法，支持多变量实验设计
	质量相关的决策非基于科学和风险评估	基于工艺理解和风险管理的质量相关决策（设计空间概念）
生产工艺	固定的，三个批次验证，强调质量可重现性	设计空间具灵活性，强调实现产品质量的控制策略
	阻碍质量改进和创新	支持质量改进，可在公司质量体系内完成变更
工艺控制策略	过程检测，离线/最终产品检测，工艺验证	持续的质量验证，通过前馈或反馈控制实现过程分析技术（PAT）的实时监控
	质量没有得到有效控制，而只是在产品中进行检测，即质量源于检测（quality by testing，QbT）	质量是通过对产品和工艺的理解和基于风险的控制策略来保证的
产品质量标准	质量控制的主要手段，以批数据为基础	整体质量控制策略的一部分，以产品整体性能为基础
控制策略	依赖于中间体和最终产品检测	基于风险，控制转移到上游，依赖于实时检测
监管备案和生命周期管理	反应性（解决问题，纠正措施）	积极主动的方法，利于持续的质量改进
	批准后的变更需要监管审查	支持设计空间内的持续质量改进

基于QbD的产品研发的重要步骤包括：

- 确定目标产品质量概况（quality target product profile，QTPP）。
- 识别关键质量属性（critical quality attributes，CQA），关键工艺参数（critical process parameters，CPP），包括变异性的来源。
- 控制生产工艺以生产质量稳定的产品。

成功的QbD项目的预期结果如下：

- 稳健的产品和生产工艺设计。
- 系统的、基于风险和基于科学的产品研发。
- 内置产品质量（有效性和安全性）。
- 提供巨大的成本效益。
- 建立操作设计空间和失效边缘。

- 强化对生产工艺的理解和控制策略。
- 增强工艺能力和稳健性。
- 便于审批后监管监督。

文献中记录了大量关于QbD在一些药品研发中应用的案例研究。然而，几乎没有关于QbD理念在透皮药品研发中应用的详细综述。基于此，本章试图总结使用QbD方法研发和生产透皮贴剂产品所涉及的基本要素。

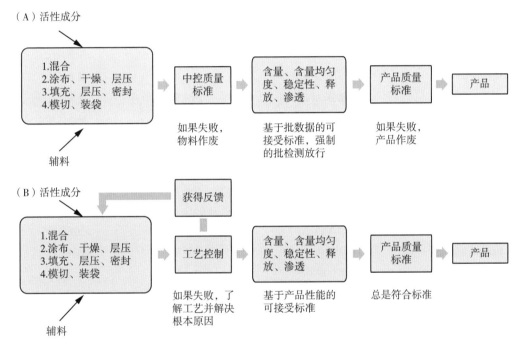

图5.3　使用质量源于检测（QbT）原则的传统方法生产透皮贴剂系统（TPS）的示意图（A）和使用质量源于设计（QbD）方法生产透皮贴剂系统（TPS）的示意图（B）（根据参考文献3改编）

5.2　透皮贴剂系统（TPS）-质量和监管前景概述

透皮贴剂系统（TPS）是一种作用于完整皮肤，可将药物递送至全身循环的独立药物递送系统。TPS具有其他给药途径所缺乏的明显优势，包括：①避免首过代谢；②稳定地将治疗药物递送到全身循环；③提高患者依从性；④可能的剂量干预；⑤避免频繁给药。尽管有这些吸引人的优势，TPS仍然是一个小众领域，只有少数商业产品获得了美国FDA的批准，其中涉及戒烟、激素替代疗法、心血管疾病、避孕、疼痛和神经疾病等治疗领域（表5.2）。

表5.2 美国FDA目前已批准的透皮贴剂产品清单

商品名	活性成分	剂型	适应证
Catapres TTS®	可乐定	透皮贴剂	高血压
Alora®	雌二醇	透皮贴剂	激素替代
Climara®			
Estraderm®			
Estradiol®			
Menostar®			
Vivelle/Vivelle Dot®			
ClimaraPro™	雌二醇/左炔诺孕醇	透皮贴剂	激素替代
Combipatch®	雌二醇/醋酸炔诺酮	透皮贴剂	激素替代
Ortho Evra®	炔雌醇/甲基孕酮	透皮贴剂	避孕
Duragesic®	芬太尼	透皮贴剂	慢性疼痛
Sancuso®	格拉司琼	透皮贴剂	止吐
Daytrana®	哌甲酯	透皮贴剂	注意力障碍
Nitro Dur®	硝酸甘油	透皮贴剂	心绞痛
Minitran™			
Oxytrol®	奥昔布宁	透皮贴剂	小便失禁
Exelon®	利斯的明	透皮贴剂	痴呆
TransdermScop®	东莨菪碱	透皮贴剂	晕动病
Emsam®	司来吉兰	透皮贴剂	帕金森症
Androderm®	睾酮	透皮贴剂	性腺机能减退

尽管最早的TPS获批已有30年之久，但是导致制药行业更广泛采用TPS的渐进研究活动和管理法规却仍处于初级阶段。虽然在主流临床治疗中对TPS的需求不断增加，但是缺乏对药品质量的控制（如药物重结晶、储库泄漏和黏附问题）仍然是一个主要问题。表5.3按时间顺序列出了与TPS相关的常见质量问题。TPS的质量问题影响了药品的安全性和有效性，导致了一些产品的召回和/或撤市。最近，由于这样或那样的相关质量问题，许多透皮产品被召回。例如，与储库型透皮贴剂有关的一个主要问题是，由于生产过程中的偏差导致产出有缺陷或有问题的贴剂，造成液体储库泄漏。储库型TPS基本上由一个含有活性物质的储库层及包封储库层的控释膜组成。由于给药系统的缺陷引起剂量倾泻，药物释放失控导致过量给药是与储液型TPS相关的常见问题之一。因生产缺陷导致的TPS泄漏引发了2004年和2008年的产品召回，因为产品泄漏可能使患者暴露于潜在致命的过量芬太尼。与TPS有关的另一个问题是药物固态的潜在变化可能导致药物结晶，进而影响产品稳定性。结晶可能来源于过饱和的TPS，后者可能在热力学上不稳定，药物在储存过程中容易结晶。TPS 透皮贴片中晶

体的形成对产品性能有重大影响。药物结晶引起的TPS固态不稳定性仍然是导致产品召回的原因之一。考虑到结晶可能对产品性能产生严重影响，罗替戈汀TPS中"雪花"晶体的形成导致药品召回。回顾过往，产品召回导致严重的药品短缺并会对生产商造成重大经济损失。

表5.3 美国FDA目前批准的透皮贴剂产品清单和与产品召回相关的常见质量问题

年份	产品	公司	召回原因	召回数量
2004	多瑞吉®	Ortho-McNeil-Janssen Pharmaceutical Inc.	贴片缺陷	约100万贴
2007	Daytrana®	Noven Therapeutic LLC.	贴片缺陷	数批
2008	多瑞吉®	Ortho-McNeil-Janssen Pharmaceutical Inc.	贴片缺陷	约3200万贴
2008	芬太尼透皮系统	Actavis Pharmaceuticals Inc.	贴片缺陷	数百万贴
2008	多瑞吉®	Ortho-McNeil-Janssen Pharmaceutical Inc.	贴片缺陷	未知
2008	优普洛®	UCB（Pharma）Ireland Ltd.	药物重结晶	未知
2009	芬太尼透皮系统	Watson Pharmaceuticals Inc.	贴片缺陷	未知
2010	尼古丁透皮系统	Aveva Pharmaceuticals Inc.	化学杂质	未知
2010	芬太尼透皮系统	Watson Pharmaceuticals Inc.	贴片缺陷	未知
2011	芬太尼透皮系统	Watson Pharmaceuticals Inc.	贴片缺陷	1批
2012	多瑞吉®	Ortho-McNeil-Janssen Pharmaceutical Inc.	药物重结晶	未知
2013	Daytrana®	Noven Therapeutic LLC.	贴片缺陷	335 910贴

透皮产品研发涉及的现行生产实践是高度专业化的，需要严格的监督。TPS中发生质量问题的主要原因是缺乏对包括压敏胶在内的原材料的合理选择。对原料药、中间产品（如层压复合物、药物储库）和最终药品的交错评估可在药品研发的各个阶段提供有效描述潜在质量问题的警示。特别是，压敏胶的详细测试可以提供早期评估，并有助于最大限度地减少严重影响功能性性能（贴片对皮肤的黏附性）和产品性能的质量问题。原材料检测通常包括但不限于材料鉴定（使用红外光谱分析）和物理化学表征（分子量分布、多分散指数、特性黏度或复合黏度）。中间产品检测必须包括但不限于剥离强度、初黏力、持黏力和离型膜剥离的评估。成品检测可能包括但不限于剥离强度、初黏力、持黏力、离型膜剥离、体外释放试验（IVRT）和体外渗透试验。

FDA发布了专门的工业指南，在TPS的设计和研发中灌输QbD研发理念。特别强调有效控制和限制产品使用后药物残留的举措，从而最大限度地降低相关风险。从安全性角度来看，TPS研发的主要质量问题可能包括缺乏适当的策略来减少TPS中的药物残留。尽管在定性（Q1）和定量（Q2）方面可能与参比制剂（reference list drug，RLD）不同，但对于仿制TPS来说，证明生物等效性（bioequivalence，BE），具有与RLD相同的释药速度却是至关重要的。在这种情况下，仿制TPS可能实际上含有过量的活性药物成分（active pharmaceutical ingredient，API），以便在其预期使用期间保持足够的药物渗透量和透过速率来满足BE要求。从公开的说明书信息来看，TPS中的药物残留水平可能是其初始载药量的10%～95%，这在很大程度上取决于产品设计。回顾历史，TPS中的药物残留引发过潜在的安全问题，导致无意中接触到废弃TPS儿童的偶然死亡。

皮肤刺激性和致敏性风险是目前TPS中普遍存在的另一个关键质量问题。生产商必须采用稳健的产品研发实践（QbD倡议）以阐明TPS中使用的辅料、压敏胶和促渗剂的刺激性和致敏性。最后，仍很重要的一点是，每个储库型贴剂的多层结构需完美密封，否则可能导致剂量倾泻和潜在的高剂量药物暴露。

5.3　透皮贴剂系统（TPS）研发中实施QbD的路线图

1997年，美国药学科学家协会（American Association of Pharmaceutical Sciences，AAPS）、美国食品药品管理局（FDA）和美国药典委员会（USP）这三个重要的机构联合组织了一次研讨会，重新审视管理经皮药品研发的监管原则（工业指南）。由于科学界对此重生了兴趣，本文对透皮药品研发中QbD实施的结构化方法进行了综述，详细介绍了工业、学术和监管方面的情况（图5.4）。

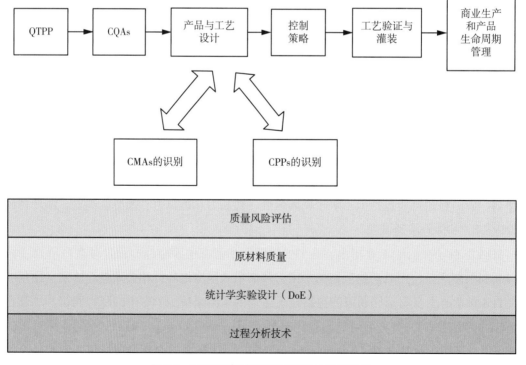

图5.4　TPS研发过程中实施QbD的路线图

5.3.1　确定目标产品质量概况

目标产品质量概况（quality target product profile，QTPP）可以定义为"考虑到药品的安全性和有效性，为确保预期质量，理想情况下需要达到的药品质量特征的前瞻性总结"。通常，可根据预期的药品说明书信息获得QTPP，包括规格、适应证、禁忌证、剂型、剂量、给药频率和药物动力学。此外，药品的QTPP可能包括临床环境中的关键要素，如剂型、给药途径、药物残留、安全须知以及针对特定市场的容器和密封系统。

典型TPS的某些关键质量属性，如鉴别、规格、含量、均匀性、残留溶剂量、晶型、纯度、稳定性、微生物限度、体外释放和体外渗透，可以作为QTPP。QTPP应在确定主要候选药物后立即建立，并通常被认为是为产品研发奠定战略基础的工具。预先确定的产品质量概况/质量标准将产生高度客观和高效的产品/工艺设计。表5.4列出了透皮贴剂系统的典型QTPP元素。对于仿制药贴剂的研发，QTPP元素可以很容易从参比制剂（RLD）中获得。

表5.4　模型透皮贴剂系统（TPS）的目标产品质量概况（QTPP）

QTPP	目标元素
剂型	透皮贴剂
给药途径	透皮
规格	渗透/渗透速率
药物动力学	生物利用度的要求
有效期	室温保存至少24个月
产品质量属性	物理性能（外观、尺寸、形状、厚度）
	贴片性能（黏附力，易于去除）
	鉴别
	含量
	降解产物
	残留药物/溶剂
	含量均匀度
	药物消耗/释放速率
包装容器系统	达到目标保质期并保持贴片的完整性

5.3.2　识别关键质量属性（critical quality attributes，CQA）

建立QTPP后的第二个目标是确定透皮贴剂产品的CQA。CQA在ICH Q8中被定义为"在适当的限度、范围或分布内可确保预期产品质量的物理、化学、生物或微生物属性或特征"。

通常，三种不同类型的测试用于评估TPS成品，包括产品质量检测、体外药品性能测试和体内药品性能测试。TPS的产品质量属性包括但不限于：外观、鉴别、含量、有关物质、含量均匀度、残留溶剂水平、多晶型和微生物限度。从众多质量属性中确定CQA是基于其对患者安全性和有效性的潜在影响。在生产阶段，必须确保每个产品单元的关键质量属性。产品质量标准和法规指南将有助于确定关键的CQA。

基于风险的分析工具对于从TPS的一组质量属性中识别CQA非常有用。值得注意的是，质量属性的关键程度将取决于它们对患者安全性和有效性的潜在影响。除表5.5中列出的内容外，还可根据具体情况考虑产品特有的其他CQA，如黏附力，持黏力，泄漏，冷流特性，相容性和贴片尺寸/形状等（表5.5）。对于透皮贴剂产品，典型的CQA和QTPP之间的关系如表5.6所示。风险评估工具应能对部分或全部CQA进行评估和排序。

表5.5　透皮贴剂系统的典型CQA

关键质量属性（CQA）
含量
含量均匀度
有关物质
体外释放
药物多晶型
粒度
冷流
冷流中药物含量
微生物检查
残留溶剂
残留单体
促渗剂含量
黏附力试验
持黏力试验
贴剂初黏力

5.3.3　识别产品和工艺设计空间

5.3.3.1　产品设计注意事项

一旦确定了TPS的QTPP和CQA，便可利用基于统计学的试验设计进行产品设计，以达到最佳处方。处方成分的选择将最终决定药物递送速率并最大限度地减少药物残留水平。试验设计（design of experiments，DoE）模型在研究关键物料属性（critical material attributes，CMA）（原材料）对产品性能的综合影响方面是非常有效的。研究影响处方性能和处方稳健性的关键变量，以及后续进行的处方优化是处方研发阶段的关键目标。确定变异性的来源将是涉及 DoE 的产品开发研究中不可或缺的组成部分。

　　在 ICH Q8 中，设计空间被定义为"可确保产品质量的输入变量（例如，物料属性）与工艺参数的多维组合和相互作用"。在设计空间内操作不被认为是工艺偏差，而超出设计空间将被认为是关键偏差，该类变更最终需经监管方批准后变更。

表 5.6　源自产品需求的目标产品质量概况（QTPP）用于识别关键质量属性（CQA）

产品需求	QTPP	含量	有关物质	含量均匀度	稳定性	晶型	体外释放	体外渗透
	目标产品质量概况							
				关键质量属性				
透皮贴剂								
规格		√		√	√			
给药频率		√					√	√
25℃/60%RH 下有效期至少 2 年					√	√		
包装容器系统		√			√	√		
安全性			√		√		√	√
药代动力学							√	√
药物残留							√	√
符合药典要求								

注：根据参考文献 12 改编。

　　设计空间由申请人提出，并经过监管部门的评估和批准。典型透皮贴剂系统研发的模型设计空间和控制空间如图 5.5 所示。

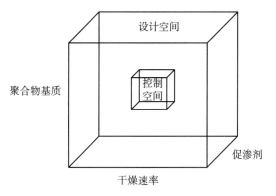

图 5.5　典型 TPS 产品设计中设计空间和控制空间的示意图

必须进行初始风险评估以筛选关键物料属性，然后实施多变量DoEs以系统地将关键物料属性的定量影响与最终产品的关键质量属性联系起来。对试验结果进行评估，以确定物料的质量/级别和处方中使用原料的可接受限度。这些共同实现了有效设计空间的主题呈现（理想情况下，在设计空间内生产的产品将具有内在的QTPP）。既定的产品设计空间说明了产品CQA中可接受变异性的范围，并以中间体和产品质量标准的形式体现在监管文件中。TPS的药物递送性能在很大程度上取决于对聚合物、压敏胶、促渗剂和其他辅料的科学选择。关键物料属性（包括API）对TPS典型关键质量属性的影响如表5.7所示。

表5.7　影响TPS CQA的典型物料特性

关键物料属性	TPS的关键质量属性
活性药物成分	药物递送速率
粒径/面积	药物晶型
多晶型	有关物质
有关物质	
在处方基质中的溶解度	
压敏胶	递送速率
压敏胶类型	贴剂黏附力
黏度	内聚力（冷流）
型号/比率	刺激性/致敏性
分子量	药物残留
残留单体	含量/有关物质
辅料	递送速率
渗透促进剂	晶型
抑晶剂	含量/有关物质
控释膜	
溶剂	
背衬层	贴剂的完整性
离型膜	柔韧性

5.3.3.2　工艺设计注意事项

一旦完成处方优化，下一步即可开发和优化生产工艺。将商业化生产工艺流程图进行概括，并对预期的生产规模进行尽职调查。生产工艺的选择在很大程度上取决于产品设计、生产规模和所使用的设备。图5.6描述了TPS研发过程中所涉及的一般工艺流程图。TPS生产中涉及的典型单元操作涉及一组关键工艺参数（CPPs），当这些参数在操作范围内变化时，可能潜在影响成品的CQA。例如，液体混合是生产"含活性物质黏胶分散型"TPS的重要步骤，它将决定成品药物含量均匀性（质量属性）的优劣。液体混合阶段涉及的各种工艺参数和过程分析技术（PAT）如图5.7所示。

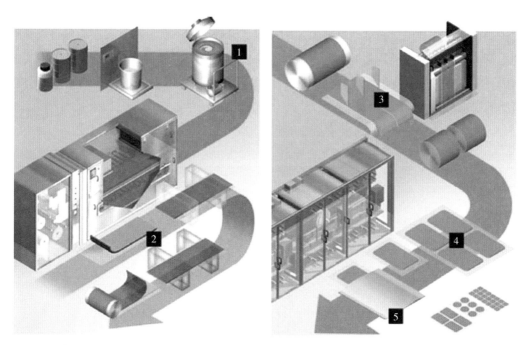

图5.6 含活性物质黏胶分散型透皮贴剂研发的一般工艺流程图（经瑞士Acino Pharma许可转载）

注：含活性物质黏胶分散型贴剂的生产方法，

1. 将所有物料混合成含药压敏胶并称重；
2. 涂布，干燥和层压压敏胶，生产含活性物质的黏合层；
3. 将层压品分切成子卷；
4. 贴片裁切，将贴片装袋。

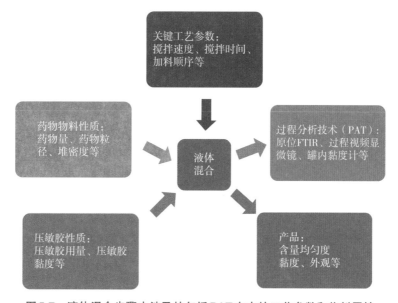

图5.7 液体混合步骤中涉及的包括PAT在内的工艺参数和物料属性

此外，表5.8描述了"含活性物质黏胶分散型"TPS整个生产过程中所涉及的详细工艺参数和基于PAT工具的有效控制策略。

控制策略包括基于当前对产品和工艺的理解，为确保产品质量和过程性能可重现性的一系列控制。这些控制可包括关键工艺参数、与原料药有关的物料属性或与成品有关的质量属性，成分、设施、成品质量标准、相关的方法和监测频率。过程分析技术始终是QbD方法控制策略的一部分。

表5.8　含活性物质黏胶分散型TPS生产工艺清单、影响CQA的各种工艺参数及基于PAT的有效控制策略

制剂单元操作	关键工艺参数	关键质量属性	控制策略（用于过程监控的PAT工具）
混合 压敏胶、促渗剂、原料药及其他辅料的配制工艺	产品温度	药物鉴别	傅立叶变换红外吸收光谱仪
	加料顺序	药物含量	在线黏度计
	搅拌速度	外观	激光探测系统
	搅拌时间	黏度	
		粒径	视频显微镜
涂布、干燥和层压 将含药压敏胶转变形成含活性物质黏合层的工艺	干燥气流量	药物鉴别	红外传感器
	干燥温度	药物含量	温度传感器
	机器涂布速度	多晶型	膜厚度传感器
	层压机辊压	贴片厚度	湿度传感器
	层压机辊轴尺寸		数据收集和反馈系统
填充、层压、密封 储层混合物在多层膜上的填充、层压和密封工艺	填充体积	贴片填充重量	在线视觉系统
	密封工位温度	密封完整性	重量检查系统
		药物鉴别	检漏仪
	时间	液体的存在	数据收集和反馈系统
	压力		
			用于检查贴片大小的在线视觉系统
裁切和装装 贴剂生产的最后阶段，将贴片切割成预定的尺寸和形状并装入内包装	纸幅张力	贴片形状	监测袋装完整性的反馈系统
	裁切温度	内包装	
	密封温度	输出尺寸	
	密封时间	袋装密封完整性	
	密封压力	药物鉴别	

鱼骨图或石川图是识别影响成品质量的潜在工艺参数的有效工具。绘制工艺流程图以确定风险管理的范围并确定关键工艺参数。如图5.8所示的鱼骨图描述了可能影响含活性成分黏胶分散型TPS性能的潜在工艺参数。

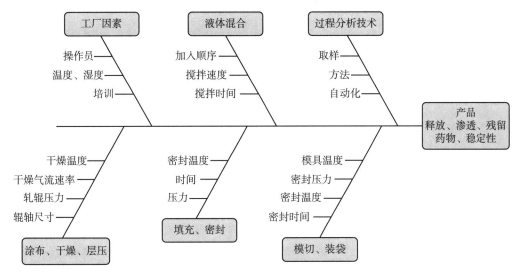

图5.8　用于生产含活性成分黏胶分散型TPS的鱼骨（石川）图

5.3.4　产品性能和成品质量检测

产品性能测试可用于评估贴剂系统的药物释放和对贴片性能有重要影响的其他质量属性。体外药物释放试验采用USP<724>药物释放中所述的桨碟法（5法）、转筒法（6法）和往复架法（7法）进行。该试验是"含活性成分黏胶分散型TPS"中的药物残留的指征，并已知能够识别导致皮肤敏感或倾泻全部剂量的"有缺陷"储库型TPS。体外渗透研究用于评估贴剂系统的药物递送/透过速率，以及评估物料特性对贴剂系统关键质量属性的影响。该研究也是对确定稳健的处方具有区分力的试验，例如，可用于评估API粒度/多晶型、促渗剂的影响，以及压敏胶比率/含量的影响等。该检测对于评估TPS性能非常关键，它有助于更好地定义和持续监控其关键质量属性。渗透研究需要考虑的关键条件是扩散池的类型、生物膜的种类（人尸皮肤、动物皮肤或合成膜）、接收液、搅拌速度、温度等。TPS还需要进行如表5.9所述的一系列其他重要的成品质量分析检测。通常希望这些检测本质上是定量的，并有助于确定产品性能可接受标准的下限和上限。

表5.9　透皮贴剂系统成品质量检测一览表

编号	质量检测	描述
1	产品描述、鉴别、含量	外观检查，包括形状，大小，颜色，药物含量，包装细节在内的定性描述
2	有关物质	评估工艺杂质、合成副产物和残留溶剂
3	含量均匀度	评估贴片中药物含量的均匀性以及药物在储存期间从活性贴片层向其他非活性贴片层的迁移情况
4	多晶型	检测药物因生产工艺和储存条件而发生的多晶型变化

续 表

编号	质量检测	描述
5	残留溶剂水平	根据ICH Q3C（R4）指南进行检测有助于确定TPS中的残留溶剂水平
6	抗蠕变性能（冷流性能）	冷流是压敏胶贴片独特的质量问题。在储存或使用期间，胶层从贴片边缘流出。抗蠕变试验是对冷流抗性的测定
7	黏附力评价试验 ⅰ.剥离强度试验 ⅱ.离型膜剥离力 ⅲ.初黏力探针试验 ⅳ.滚球法	检测包括几个贴片特性，如易于去除离型膜，预期使用期间在体贴敷性能良好以及在使用后易于揭去
8	粒径	建议对API分散在其中的贴剂给药系统进行粒度检测。API粒度、外观、形状、聚集性可能在生产或储存过程中发生变化
9	结晶形成	当贴剂系统中API在载体基质中以无定型状态存在时，储存过程中可能会发生潜在的重结晶。在产品研发期间进行晶体生长的研究可能会提供有价值的信息
10	泄漏试验	泄漏检测适用于某些骨架型和储库型贴剂系统。由于穿孔、切口、密封不良和生产过程中产生的其他缺陷，贴剂系统可能会出现泄漏。理想的做法是利用PAT和过程中检测来评估生产工艺，这将有助于识别这些缺陷
11	微生物限度	尽管某些类型的TPS可能不支持微生物生长，但如果发生批准后变更，微生物负荷对于产品验证也至关重要
12	体外释放（IVRT）	体外释放试验是评价TPS批间一致性的关键质量控制试验（与临床相关性极小）

5.3.5 工艺验证和备案

一旦确定了产品设计、工艺设计和适当的控制策略，则将进行工艺验证，以证明在设计空间内操作时，是否能够持续生产出符合目标质量属性的产品。根据工艺验证的结果还可确认"用于创建设计空间的研究规模药物研发报告"是否可以准确模拟大生产规模的工艺。在本章节表5.8中描述的控制策略（PAT工具）对设计和实施工艺验证研究至关重要。TPS生产的工艺验证方法与口服固体剂型相同，涉及以下关键步骤：

（1）能够确定生产目标的研发工作。

（2）通过验证批次的生产和检测，证明工艺过程和最终产品控制标准以及总体产品质量的能力。

（3）通过跟踪和趋势分析，在整个产品生命周期内定期确认成品质量。

监管备案随后进行，备案文件中详细描述药物研发工作的一些关键技术细节。这些细节包括产品设计空间、工艺设计空间、设计空间的可接受范围、在设计空间内生产最终产品的控制策略、生产工艺验证的结果和持续工艺监控的计划。在QbD模式中，该文件还详细说明申请人和监管机构同意的关于设计空间内批准后变更的预先批准标准。在产品成功获得监管部门批准后（在QbD范式下批准设计空间），设计空间内的变更不需要监管部门进行额外的审查或批准。进行常规的生产活动时，持续监控生产工艺是否在代表设计空间可接受的范围内执行，并确保（如果需要）满足产品的CQA。但是，批准后对设计空间所做的任何变更都需要广泛表征、验证并由监管机构进一步批准。

5.3.6　实验设计的统计方法（DoEs）、多变量数据分析和过程分析技术（PAT）

在每个单元工艺中，多个辅料以及多个工艺参数可能影响TPS的质量。因此，全面理解可变物料性能和工艺参数对TPS性能的影响是不切实际的。在这种情况下，采取风险评估和统计设计实验相结合的方法，对研发高质量产品具有重要意义。此外，多变量数据分析成为支持产品生产、工艺放大和缩小以及工艺故障排除的诊断工具已是大势所趋。这使得根本原因分析成为可能，并有效地建立工艺知识体系，增强对工艺的理解。因此，实验统计设计和多变量数据分析已成为实施QbD的基本工具。

在药品生产过程中，控制产品的变异性仍然是将QbD灌输到日常实践中的最大挑战。这可能是因为目前的实践仍然围绕着传统的药物研发方法，主要依赖于已验证批次的数据，而忽略了对后续生产的持续监控。相反，在生产阶段使用PAT技术可为过程监控提供一个连续的窗口，允许实时数据采集，并避免因工艺漂移离开设计空间带来的潜在风险。PAT可被视为QbD实施的推动者，并被定义为"通过及时（即在工艺过程中）检测原材料、中间品和工艺的关键质量和性能属性来设计、分析和控制生产的系统，其目标是确保最终产品的质量"。

5.4　结论

在目前的情况下，透皮贴剂给药系统构成一个只有少数产品获批的有潜力的小众治疗领域。尽管其在临床中的应用已有三十多年历史，但质量问题仍然普遍存在，并对治疗效果和患者安全构成潜在风险。透皮贴剂的生产商应积极践行基于QbD的产品研发活动。由于文献中缺乏适当的案例研究，本章概述的产品研发路线图仅是透皮贴剂研发中实施QbD的简要综述。阻碍实践QbD理念推广的几个主要因素是：创新者可用的知识资源有限（表5.10），目前生产工厂中缺乏支持PAT的设备，数据管理系统。学术界、工业界和监管机构需要携手合作，促进和分享研发、放大、生产和监管领域的最佳实践，以便QbD成功应用于透皮药品领域。

表 5.10　阻碍 QbD 实施的主要挑战和障碍以及可能的解决方案

问题	可能的措施
缺乏对质量属性之间的关系及其对产品临床安全性和有效性影响的理解	（1）通过增加非临床研究提高对产品质量属性对其临床安全性和有效性影响的认识 （2）分享这一快速发展领域的最佳实践将极大地造福整个行业领域 （3）根据 FDA 关键路径倡议，数据收集和向监管机构报告的标准化将促进监管机构进行更多的跨产品和跨申办方分析
生产过程中大量的工艺变量和原材料带来的挑战	（1）工艺和分析平台的使用将使申办方能够投入更多的时间和资源来了解工艺对产品的影响，因此得到的结果也可应用于其他工艺和产品 （2）使用先进的统计工具将有助于单元操作的数据采集、分析和建模 （3）使用高通量的分析和工艺方法将使申办方能够利用有限的时间和资源收集更多的信息
全球监管机构之间缺乏协调阻碍了 QbD 的早期推广	监管机构需要更积极地参与讨论，以促进机构间协调

参 考 文 献

1. Stericycle Expert Recall. Recall Index-First Quarter (2013). Pharmaceutical Recalls. ed.

2. Kweder SL，Dill S (2013). Drug shortages：the cycle of quantity and quality. *Clinical Pharmacology and Therapeutics* 93 (3)：245-251.

3. Yu LX (2008). Pharmaceutical quality by design：product and process development. *Understanding and Control* 25 (4)：781-791.

4. Department of Health and Human Services，Food and Drug Administration (2004). PAT Guidance for Industry-A Framework for Innovative Pharmaceutical Development，Manufacturing and Quality Assurance.

5. International Conference on Harmonization of Technical Requirements for Registration of Pharmaceuticals for Human Use (2009). ICH Harmonised Tripartite Guideline：Q8 (R2) Pharmaceutical Development.

6. International Conference on Harmonization of Technical Requirements for Registration of Pharmaceuticals for Human Use (2005). ICH Harmonised Tripartite Guideline：Q9 Quality Risk Management.

7. International Conference on Harmonization of Technical Requirements for Registration of Pharmaceuticals for Human Use (2008). ICH Harmonised Tripartite Guideline：Q10 Pharmaceutical Quality System.

8. Rathore AS (2009). Roadmap for implementation of quality by design (QbD) for biotechnology products. *Trends in Biotechnology* 27 (9)：546-553.

9. Pastore MN，Kalia YN，Horstmann M，Roberts MS (2015). Transdermal patches：history development and pharmacology. *British Journal of Pharmacology* 172：2179-2209.

10. Van Buskirk GA，Arsulowicz D，Basu P，Block L，Cai B，Cleary GW，Ghosh T，Gonzalez MA，Kanios D，Marques M，Noonan PK，Ocheltree T，Schwarz P，Shah V，Spencer TS，Tavares L，Ulman K，Uppoor R，Yeoh T (2012) Passive transdermal systems whitepaper incorporating current chemistry，manufacturing and controls (CMC) development principles. *AAPS PharmSciTech* 13 (1)：218-230.

11. Sharma PK，Panda A，Pradhan A，Zhang J，Thakkar R，Whang C-H，Repka MA，Murthy SN (2018). Solid-state stability issues of drugs in transdermal patch formulations. *AAPS PharmSciTech* 19 (1)：27-35.

12. Strasinger C，Raney SG，Tran DC，Ghosh P，Newman B，Bashaw ED，Ghosh T，Shukla CG (2016). Navigating sticky areas in transdermal product development. *Journal of Controlled Release* 233：1-9.

13. McCurdy V. (2011). 'Quality by Design' In Housan I (Ed). *Process Understanding：For Scale-up and Manufacture of Active Ingredients*. 1st Edn.，VCH Verlag GmbH & Co. Wiley Pg 1-16. e

14. Department of Health and Human Services，Food and Drug Administration (2011). Guidance for Industry-Residual Drug in Transdermal and Related Drug Delivery Systems (www.fda.gov/downloads/Drugs/Guidances/UCM220796pdf).

第6章 微针递送：工业和监管方面的考虑

6.1 微针经皮递送介绍

皮肤一直是多种药物制剂受欢迎的给药部位，经皮给药已经有多年的历史。自30多年前Alza引入第一个透皮贴片以来，患者一直享受着透皮给药带来的无创、无痛和用药简单的舒适感。然而，适合通过被动经皮递送的药物仅限于那些容易透过皮肤角质层、表皮层和真皮层的亲脂性小分子。特别是对于生物药物，不适合使用药物黏附型或储库型透皮给药系统进行被动递送。角质层是阻止分子扩散的天然绝佳屏障，必须克服它，才能递送足够治疗剂量的亲水性和大分子药物。

19世纪50年代，皮下注射器的应用使得肌肉注射和皮下注射给药方式可以有效地绕开皮肤屏障来递送药物，目前仍然是诸多种类化合物的主要给药途径。特别是对于在现有开发药物中占很大比例的生物药物，包括疫苗、治疗性蛋白和多肽以及单克隆抗体。由于这些生物药物很容易在消化道内降解，因此必须使用注射器进行皮下注射给药。通常需要注射到皮下真皮层、肌肉层和静脉层。

已有可替代的递送方法来打破皮肤的外层屏障，但注射深度不像皮下注射那么深，如离子导入法、超声促渗法（使用超声气穴化角质层）、无针液体喷射枪、干粉注射器、热消融角质层后应用透皮贴片、射频消融角质层后应用透皮贴片。这些最新的技术中，微针技术通过提供浅层物理通道，使药物可以直接传递到表皮和真皮层，扩大了经皮给药的分子范围。通过这种技术，透皮贴片的便利性可以应用到生物药物的递送。

最近许多研究都针对采用微针皮内给药方式来达到局部或全身递送药物的目的。微针比皮下注射器针头更窄、更短，其将药物递送于真皮层，由于在许多神经末梢的范围之外，所以微针插入时痛感非常低。此外，微针的长度有限，不那么具有威胁性，意外刺伤的风险也显著降低。

微针透皮贴片除了给患者提供使用便利性外，它可以直接将药物递送到真皮层从而带来更好的治疗效果，提高生物制剂的生物利用度和吸收速度，并可改善疫苗的免疫应答率。此外，微针还可用于药物快速、高效的局部递送。

本章目的是从技术、制造和监管的角度，来介绍微针技术的发展情况。皮肤生理学的一些基础信息是微针和微针类型设计的研究基础。接下来，我们会讨论通用的技术、设计和生产问题。随着特定类型的微针制剂系统的发展，临床前和耐受性方面依然是需要研究的重点。最后，在开发可供全球批准的产品的背景下，提出了质量和法规的考量。随着微针和给药系统技术的成熟，技术、法规、质量和生产都将结合在一起，使这种有前途的剂型成功商业化。

6.1.1　背景—皮肤生理学

人类皮肤由三层组成：表皮层（约150μm厚）、真皮层（1500～4000μm厚）和皮下层。表皮的外层，即角质层，由几层死皮细胞组成，在保留水分的同时，可作为身体和外界之间的保护屏障。表皮中含有用于化学屏障的脂质，用于免疫屏障的朗格汉斯细胞和吸收紫外线作为氧化屏障的细胞。真皮层包含一个密集的毛细血管网络，用于调节体温、伤口修复和细胞营养；以及一个淋巴管网络，运输组织液并输送给淋巴结。真皮层还含有高浓度的免疫细胞，这些细胞在接种疫苗后的启动免疫反应中发挥着关键作用。皮下由脂肪和结缔组织以及血管和神经组成，也是隔热层。

皮肤细胞和真皮间质液与淋巴管和毛细血管交织处于一处，如图6.1所示。

真皮间质空间，或称间质，由两相组成：由间质水分及其溶质组成的间质液和细胞外基质的结构分子。通常情况下，间质液通过淋巴前通道将营养物质、多肽、蛋白质和真皮废物运输到毛细淋巴管。真皮中的液体在间质中直接被交换到淋巴和毛细血管，然后被转运。这些毛细血管也为经皮递送药物的系统吸收提供了机制。

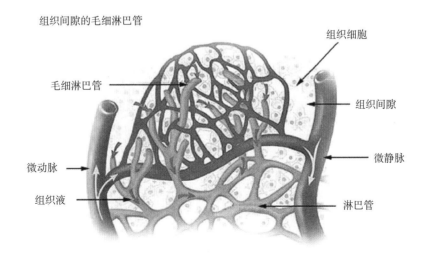

图6.1　淋巴管和毛细血管示意图

6.1.2　微针类型

科学家们创造性地设计了多种用于药物递送的微针。具有代表性的设计如图6.2所示，其中微针系统的结构由纯色部分表示，活性药物成分显示为部分着色区域。

在（A）中，药物被掺入微针基质中，形成固体药物＋辅料微针结构。在（B）中，固体微针可用于先穿透角质层，然后用凝胶、乳膏或贴片形式进行局部给药。在（C）所示的固体微针是制造用于将药物制剂涂布在其表面并进行干燥固化的涂层微针。在（D）中，空心微针被设计用于将液体从药物储库输送到皮内位置，以实现将液体制剂药物递送到真皮层。任何一种微针类型都可以以阵列形式组合在一起，以增加角质层的针孔数量，从而增加给药量。

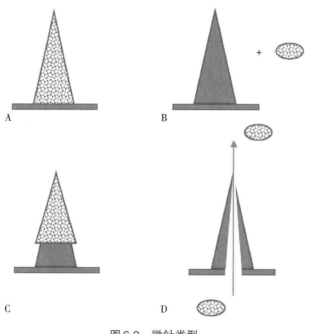

图6.2　微针类型

可溶解微针是通过将含有药物的处方沉积到微针模具中，再进行干燥而形成最终制剂。模具的形状就决定了微针的物理尺寸。可溶解微针处方既要足够坚固，在储存和使用过程中保持完整性，又要具有水溶性，一旦用到皮肤上，它就溶解在间质液中，在规定的使用时间内递送药物。可溶解微针这些物理性质上的局限性限制了掺入到微针基质中的药物含量，并且不会对微针的强度和刚性产生影响；再加上微针长度和密度的限制，可溶解微针载药量限制在1mg或更低。

固体微针可以由多种材料制成，包括金属、玻璃、硅和塑料。这些固体微针可以直接用在皮肤上，在角质层上形成孔道。然后在第二步中给药，将液体、凝胶、乳膏或贴片作用在皮肤上，穿过微针孔道发挥作用。另外，也可以将含有药物的处方涂在固体微针上，然后在微针表面干燥。通过将涂层微针应用于皮肤上，在贴敷期间，药物溶解于间质液中进行递送。同样，由于阵列上微针长度和密度的限制，涂层微针的应用通常被限制只能递送在0.5mg或更低剂量的药物。

与固体微针一样，空心微针也可以由金属、玻璃、硅或塑料制成。一旦插入皮肤，这些短针为液体药物制剂提供了一个从药物储库到真皮层间质液之间的直接通道。由于药物是以液体形式给药的，所以可能递送更高的剂量。为了提高皮内给药效率，可以将多个空心微针组合在一个阵列上，当插入皮肤时，可以同时通过多个微针进行皮内给药，从而提高递送效率。

在全球学术界和工业界的共同努力下，许多微针给药系统正在被开发出来。表6.1列出了用于提供全身给药的代表性给药系统。通过临床前或临床研究的证明，这些系统已经商业化或接近注册申报。

表6.1　正在开发的用于治疗的代表性微针系统

名称	公司	微针类型	描述
Micro-Cor®	Corium International，Inc.	溶解	含药物的可生物降解微针贴片
微针贴片	Micron Biomedical，Inc.	溶解	含疫苗的溶解微针贴片
Nanopatch™	Vaxxas Inc.	固体	含疫苗的涂层微针贴片
ZP贴片	Zosano Pharma Inc.	固体	含药物的涂层微针贴片
3M™ 固体微结构透皮系统（sMTS）	3M Company，Drug Delivery Systems Division	固体	含药物的涂层微针贴片
BD Soluvia™	Becton Dickinson and Co.	空心	手持式微注射系统，单针
BD Libertas™ Microinfuser	Becton Dickinson and Co.	空心	带有单针的不同体积和黏度的贴片系统
3M 空心微结构透皮系统（hMTS）	3M Company，Drug Delivery Systems Division	空心	具有12个微针阵列的贴片系统，不同的体积和黏度
MicronJet600™	Nanopass Technologies Ltd.	空心	三微针手持式适配器，与注射器一起使用
Debioject™	Debiotech S.A.	空心	手持单针或三针器械

6.2　微针递送系统的一般考量

无论微针是溶解的、固体的还是空心的，在开发的任何产品中都有几个共同的考量方面。

6.2.1   结构材料

第一个关键考虑因素是用于制造微针阵列的材料（以及可溶解微针的基底材料）。

对于所有结构中，主要考虑的是微针阵列材料的安全性和生物相容性。如果可以使用已证明具有生物相容性的材料，开发就会更轻松；需要使用新材料会大大增加开发的时间和成本。通常用于确定可接受的生物相容性的共识标准是 ISO 10993：2018（ISO，2018）。

对于可溶解微针，材料必须在储存过程中保持其形状，对皮肤无刺激作用，并且不能在皮肤中留下聚合物基质材料。固体微针和空心微针需要足够坚固，以避免在插针时断裂，并确保在微针从皮肤上取出后不留下碎片。最后，为了成为一种可以长期在市场销售的产品，微针需要根据质量、稳定性和成本的要求进行制造。

可能的结构材料包括可溶解聚合物、金属、玻璃和塑料。

图6.3显示了一种可用于固体微针和空心微针的耐用型医用级塑料材料的示例。液晶聚合物，或LCP，可以成型成微针，它足够硬，可以穿透皮肤，但当受到极端的机械应力时，只弯曲而不破裂。LCP材料可以制备出非常尖锐的尖端，并且具有经济的商业规模，如图6.3所示。

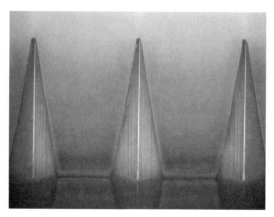

图6.3   阵列上未涂层微针的光学显微照片（放大100倍）（摘自Dick，2016a）

为了展示LCP材料的抗断裂能力，图6.4中的图像显示了受到250牛顿（N）力后的微针阵列，该力明显高于阵列插入皮肤时所受的力，针头会弯曲而不是折断。

6.2.2   微针的几何形状和阵列设计

特定微针的几何形状应设计为能够穿透到所需的递送深度，但不会撕裂皮肤。对于表皮和真皮递送，理想的穿透深度在 50 ～ 1500μm。在确定微针长度时，给药靶点和相关的皮肤生理学可能是一个考虑因素。微针的数量必须能够提供足够剂量的有效递送。

对于固体微针的处方，应在载药量、微针的数量、微针的几何排列和剂量有效传递之间

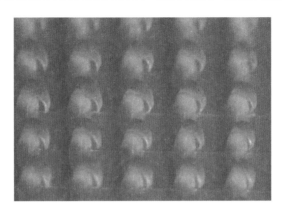

图6.4　LCP微针在250 N静力下（摘自Dick，2016a）

去平衡。如果微针排列得太紧密，一个"钉床"效应可能会阻止微针穿透到必要的深度。优化的几何形状对皮肤穿透至关重要。

对于大体积的液体制剂，可能需要使用多个微针，而不是单个针，以扩大输送空间。真皮间质通道狭窄，会阻碍药物溶液流动。在皮内注射时，为了在合理的时间内注射大量液体——以克服皮肤间质对液体流动的固有阻力——可以使用高注射压力、结合微针的数量和排列来使用。

6.2.3　微针给药操作流程

开发微针给药系统的另一个需要考虑的关键因素是微针阵列在皮肤上的使用方法。有两种方式：手动操作或使用装置来提供微针插入所需的力量。

可以选择手动操作给药，特别是对于相对较浅的表皮微针递送。用手操作的穿透深度是有限的，这在很大程度上是由于皮肤的黏弹性特性——当一个阵列微针被按压到皮肤上时，皮肤会下陷远离微针并妨碍穿透。此外，如果目标是穿刺到真皮而不是表皮层，皮肤厚度的个体差异，以及个体用力的变异性，徒手操作给药可能导致药物递送显著差异。

其他的方法都是致力使用一个提供作用力的装置或弹簧驱动的进针器，保证微针阵列穿刺到皮肤的重现性。使用进针器可以将微针以设计要求的速度穿刺到皮肤中。用这种速度克服皮肤因应力与微针形变分开的能力，从而使微针的穿刺效果提升。

进针器的主要目标是确保将药物剂量完全递送到目标组织。为了确保成功给药，每个微针必须插入到皮肤合适的深度。影响微针穿透的多种因素有：针体长度、针尖锋利程度（针尖半径）、针体的刚性、针体几何形状（如，直径）、针体密度等因素。

6.2.4　穿刺深度

意识到皮肤的穿刺深度（depth of penetration，DOP），以及穿刺深度的可重复性是一个关键的质量属性后，在微针药品的开发过程中测量DOP是非常有必要的。可以使用几种方法，例如，可以采用组织学方法用动物皮肤模型作为人类皮肤的替代品。使用微针后，剥离给药部位周围的皮肤，然后固定并染色。皮肤样本可以制备成水平或垂直切片，以方便观察渗透深度。图6.5显示了将250μm微针应用于无毛豚鼠皮肤后的示例图像。

这种测量DOP的检测方法需要消耗大量人力，而且检测出来的样本量也相对较小，因此也可以使用光学相干断层扫描法或染料溶解法。

DOP测量不仅对微针阵列的开发很关键，而且对进针器的开发也至关重要。图6.6中显示了进针器设计变化对测量的DOP的影响。在其他不同给药方式中也观察到了类似的DOP平台现象。通过检测进针器开发过程中的穿刺深度，可以优化进针器的设计，以最大限度地增加递送到皮肤内的药物剂量。

6.2.5   微针阵列黏附性

一旦微针插入真皮，它们必须在给药过程中保持固定（例如，制剂从固体微针中溶解，或液体通过空心微针输送到真皮）。可使用医用黏合剂固定微针。图6.7显示了选择合适黏合剂的重要性。它显示了用伽玛辐照灭菌后两种不同黏合剂的"黏着力"的测试结果。第一种黏合剂灭菌前表现出较高的黏着力，但在34千戈瑞（kGy）剂量的伽马射线照射后，黏着力显著下降。然而，第二种黏合剂的黏着力对伽马辐射的敏感度要低得多。

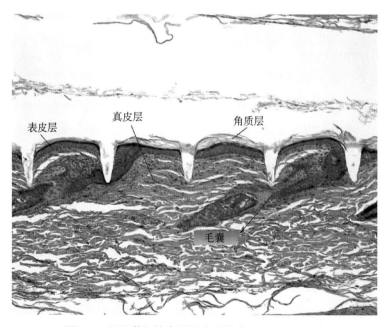

图6.5   组织学上的穿透深度（摘自Dick，2016a）

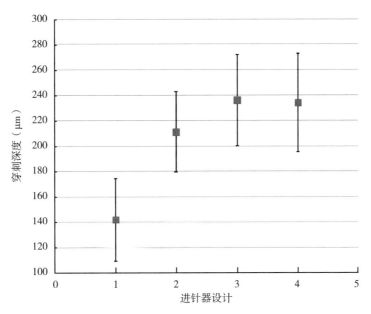

图6.6 穿刺深度与进针器的设计（摘自Dick，2016b）

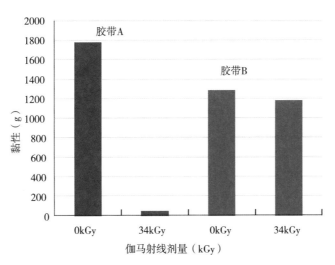

图6.7 伽马射线照射后的黏着力（摘自Dick，2016a）

6.2.6 皮肤模型

开发微针系统的另一个关键考虑因素是用于工艺、处方和药物开发的皮肤模型。

从历史上看，测量药物在人离体皮肤中的扩散行为一直是开发和优化透皮和外用药物处方的主要工具。为了使用同样的方法来开发微针给药系统，应该考虑一些问题：应该使用哪种类型的离体皮肤（例如新生猪皮、离体人皮）？是全皮的模型好，还是处理到一定厚度的皮肤好？皮肤是否需要强韧到能够承受微针的使用，包括使用进针器的程度吗？活体皮肤和离体皮肤之间的生理差异对实验的结果很重要吗？

活体动物模型的临床前试验可以是替代离体皮肤的一种方法。然而，在早期探索和研究开发中，理解动物模型影响临床研究的预测是很重要的。如果选择体内模型，基于皮肤生理、皮肤处理和可用的皮肤面积选择临床前研究的物种是很重要。基于与人类皮肤厚度和生理学的相似性，猪通常是一个首选的物种。

此外，研究人员还致力开发人工膜和其他模拟皮肤，在测试微针阵列穿刺性和微针开发的其他基础研究方面特别有用。

6.2.7 人为因素对设计（固体和空心微针）的应用

微针递送系统的设计需要充分考虑到预期用户群体特点、预期的适应证和使用的环境，以便能够通过人为因素设计的测试。FDA在特定递送系统的上述因素方面，提供了基础性的有用参考，也提供了关于一般原则性的参考。微针递送系统应被设计为能够保证用户只需几个步骤便可安全并成功地使用微针给药系统。

图6.8显示了一个包括人为因素测试在内的设计闭环示例。用户－装置的界面通常是通过几轮程式化的人为因素流程测试来进行研发的。用户需要对递送系统的大小、形状和重量感到舒适。可以设计微针注射器和进针器的形状来帮助人们正确使用微针。在设计的早期，可以设计和测试各种大小、形状和重量的模型，以方便选择最佳配置。应该考虑到诸如高度、外观轮廓、覆盖区域、一致性、重量和微针与皮肤的黏着力等因素。

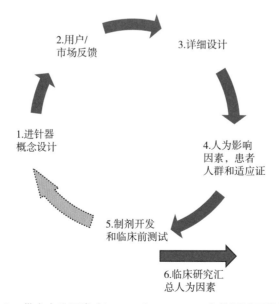

图6.8 带有人为因素（human factors，HF）的测试开发闭环

为了评估安全性和易用性，人为因素研究调查了应用微针系统所涉及的每个用户指令，其中可能包括从包装中取出微针系统、准备递送系统给药、按照剂量给药、从给药部位移除微针系统以及最后废弃处置等操作。液体制剂给药会有特别的操作，包括用前检查制剂，并观察给药完成指标。视觉和听觉都可以帮助用户知道注射何时完成。对于所有的操作，说明都需要清晰和简洁。最优的设计将直观地允许用户正确地使用微针递送系统。

一旦确定了微针注射器/进针器的形状和一般使用需求，微针输送系统的功能就可以在初始危险和风险分析的帮助下进行优化，以降低风险。在风险分析中，考虑了每个功能和操作，并纳入了改善错误和危害的方法。通过全面的风险分析后确定安全措施的性质和范围。微针尖锐刺伤的预防是风险分析中常见的话题。由于某些系统针头较短和重粘性低，可能有机会减少或完全消除微针递送系统中锐器刺伤的概率。

在风险分析和所需的重新设计之后，微针递送系统会进行重要的人为因素测试。受试者按照使用说明进行模拟测试，如微针系统准备、使用位置定位、使用和微针装置移除等操作，以监控用户误操作。还可以评估其他皮内递送要素，包括皮肤黏附情况、应用部位、应用时间和应用频率。在研究过程中记录用户的行为和反馈，分析结果，并再次使用危害/风险分析来解决任何重大的设计缺陷。研究结果可用于进一步优化微针输送系统和使用说明。

经过风险分析、重新设计和人为因素测试之后，微针递送系统完成了在汇总人为因素验证研究中的评估。这可以与持续的制剂开发、临床前评估和人体临床试验同步进行，也可以按照时间顺序单独进行。最终，人为因素流程、评估和成功验证测试的结果能确保用户可以正确地使用微针递送系统。

6.2.8　生产、供应链

为了使微针产品获批上市，微针的制造必须在不同的开发阶段均能够实现。在开发的早期阶段，微针阵列和装置是在有限的基础上通过人力密集型方式生产的。这通常足以支持临床前和一些Ⅰ期临床研究。随着Ⅱ期临床研究的进展，整个生产过程中的自动化程度、产能和过程控制能力越来越高。最后，Ⅲ期临床研究阶段，产品供应应该按照最自动化、合理产能和更好的过程控制方式来实现。

最佳的产品设计将考虑到以下生产问题：原材料的可获得性、组件的复杂性、组装的复杂性、组装步骤的数量，以及使用已有成熟制造工艺的程度。此外，给药系统的设计必须满足产量和成本目标。

符合药品cGMP（current good manufacturing practice）的生产工艺放大会面临艰巨的技术、基础设施和无菌工艺等方面的挑战。例如，对于涂层微针，优化涂层效率和阵列生产放大是该技术在药物递送领域成功的关键。

6.2.8.1   精密成型

能够重复地制造数千个高形状保真度的微针阵列是一项挑战。图6.3显示了通过控制成型过程可以获得高形状保真度的一个例子，图6.9给出了一个示例数据集，展示了这种模具成型工艺的重现性。图中显示了从一批超过35 000个阵列中随机取样的140个阵列的平均微针高度的直方图。用显微镜测量分布在每个阵列约1cm²面积上的40个微针的高度，进而计算每个阵列的平均微针高度。对于这批模制阵列，平均微针高度分布在502～508μm的狭窄范围内，说明是一个稳健的成型工艺。140个微针阵列取样的平均微针高度相对标准差为0.25%，而测量一个阵列中的40根针高度的相对标准差为1.4%（即，微针阵列之间的平均高度的变化小于每个微针阵列内的高度变化）。

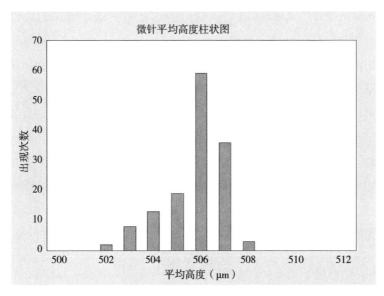

图6.9   一批35 000个样品中140个阵列样品的平均针高度（摘自汉森出版社，2013年）

6.2.8.2   物料流控制

在药品制造过程中使用的物料必须尽可能地追溯到供应链源头，以确保对操作的一致性、合适的清洁环境以及对整个制造过程的充分控制。一旦收到物料，应设计有适当环境控制的工艺，使其能够对需要无菌的药品进行无菌生产。

6.2.8.3   剂量一致性

药物递送的一致性对于治疗方法的安全性和有效性至关重要，一致的药品生产便是起点。该药物必须能够正常地混合到微针基质中，填充到模具中，然后干燥成可溶解微针。对于固体微针，药物必须有包衣涂层的重现性。对于空心系统，药物必须通过配有精心设计的注射器的空心微针持续输送。应尽量减少流体流动路径中的空隙量，为了避免泄漏，应在微针插入后再开始对药物储库进行加压注射。注射装置的设计需要产生足够的注射压力，并在各种储存条件后均达到剂量精度。

从手工制造操作过渡到更自动化的操作，例如，结合机器人执行制造中的各个步骤，将使得制造过程更具有可重复性。图6.10显示了一个机器人涂层的固体微针的扫描电子显微镜图像。涂层工艺的可重复性和可控制性将制剂涂层控制在微针的上半部分，使得涂层微针在整个阵列上的外观均匀。这种均匀性可能有助于将药物从制剂涂层一致地递送到皮肤中。

涂层工艺也使得每个阵列上的药物含量一致。图6.11显示了在持续约3小时的制造优化运行过程中获得的涂层精度示例，测量了大约1300个阵列中的100个阵列的药物含量。在这次试验中，测量到的含量的相对标准偏差为5.5%，没有观察到含量随着时间的推移上升或下降的趋势，这表明是一个良好的控制过程。

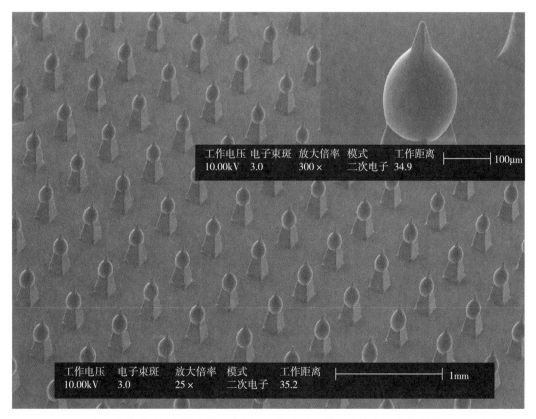

图6.10 涂层微针阵列的扫描电镜图，插图：单个涂层微针（摘自汉森出版社，2013年）

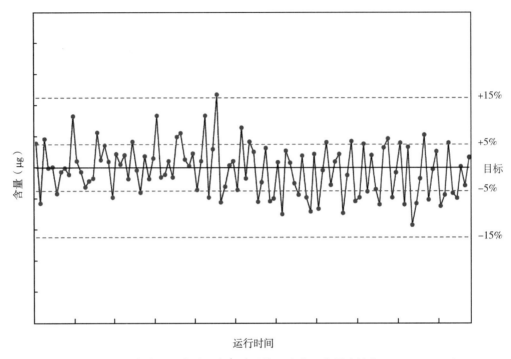

图6.11　在开发涂层工艺过程中，阵列的平均涂层含量（摘自Dick，2016a）

提高制造过程中所有步骤的自动化程度，包括阵列制模、质量控制中的微针高度的测量、微针阵列在黏合剂贴片的组装、药物配方在微针阵列上的涂层，不仅是增加产能的关键，也是改进工艺控制以确保最终药品质量的关键。

6.2.8.4　产品流通：稳定性考虑因素

对于任何药物产品，包括基于微针递送技术的药物，另一个关键考虑因素是药品的稳定性。稳定性和货架期会影响药品所需的储存条件，包括在分销中心、药房和患者家中运输和储存过程潜在的冷链需求。通过固体微针或可溶解微针递送生物制品和疫苗的潜在优势是提高药物稳定性。例如，2009年，Ameri等人证明了甲状旁腺激素（1-34）涂层微针系统，在环境温度（25℃）下可稳定18个月，而已上市的甲状旁腺激素（1-34）液体注射配方，需要冷藏才能长期稳定。

在另一个例子中，涂有三价流感疫苗的固体微针进行了三次冻融循环。将涂有流感血凝素（HA）抗原的阵列在−15℃下冷冻至少24小时，然后恢复到环境温度（约25℃）3小时。这个循环重复3次，将HA从贴片中解吸，并通过单次放射免疫扩散（single radial immunodiffusion，SRID）检测。在三个冻融循环结束时，所有三种流感抗原毒株在SRID试验中都保留了大约85%～90%的反应性（图6.12）。据报道，该研究中所观察到的10%～15%的反应性损失是在SRID分析方法的变异范围内，因此并不代表抗原效力的显著变化。

虽然微针递送系统设计和开发的许多考虑因素适用于所提到的任何型式的微针系统，但

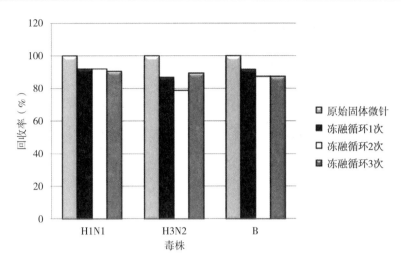

图6.12　固体微针阵列上流感抗原的冻融稳定性。该图显示了0到3次冻融循环后HA的回收率（摘自Kommareddyet al.，2013年，获得Elsevier的许可）

产品设计和开发的一些特定方面仅适用于特定型式的微针。本章以下部分将讨论其中一些具体的考虑事项。

6.3　固体微针：处方、涂层和释放的考量

开发涂层微针的一个关键考虑因素是，必须设计能够均匀覆盖微针尖端的涂层制剂，而不会在阵列底座上浪费大量含药物的制剂（底座不穿透角质层，涂在底座上的药物不会进入皮肤），并能在产品的货架期内保持其物理完整性。涂层微针的处方中通常包含特定的辅料有助于将药物保持在针尖而不是基底，也有助于确保涂层液滴在储存过程中保持其在微针上的物理形状和位置不变。图6.13显示了一个非常稳定的制剂，处方中包含模型蛋白药物和一种涂层赋形剂。在室温条件下保存三年后，涂层处方液滴仍保持在微针的尖端位置（含药物的液滴没有沿着针头滑向阵列基部或迁移到微针的一侧），并保持其形状不变。

虽然用于包覆微针的处方必须确保涂层药物的化学和物理稳定性，一旦微针阵列应用到皮肤后，它也必须允许药物从微针上释放到皮肤中。药物从微针阵列中释放的情况决定了微针递送系统的释放时间，并必须在处方和产品开发过程中进行表征。图6.14显示了在猪皮内测量的释放曲线示例。该图中的数据是通过在猪身上放置一些涂有涂层的微针贴片，然后在不同的时间移除部分贴片，并分析每个时间点微针贴片上剩余的药物量，以确定在特定时间内，有多少药物从阵列释放到皮肤中。

图6.14中上面的图表显示了一种从微针阵列中释放速度非常快的药物处方，超过90%的药物在给药的前五分钟内释放出来；下面的图表显示了一种释放更缓慢、更不完全的药物处方，在贴敷的60分钟内只有75%～80%的药物释放出来。图6.14下面的图表还显示了不同

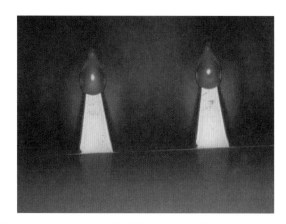

图6.13 在室温条件下保存三年后，涂层在固体微针上的稳定蛋白制剂的显微图像（摘自Dick，2016a）

辅料对同一药物释放的影响，处方G的释放速度慢于处方D。

一般来说，涂层微针阵列的快速释放是相对于传统贴剂或储库透皮贴剂（释药几小时或几天）而言的，所以涂层微针递送系统贴敷时间通常很短，在5～30分钟。但如图6.14所示，药物的释放既取决于药物的特性，也取决于涂层处方，应在药品的临床前开发时进行评估。

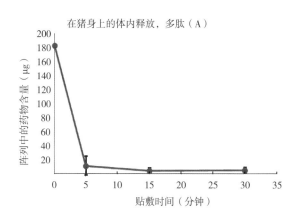

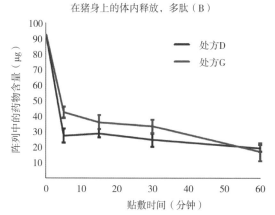

图6.14 从猪身上获得的包被固体微针实验多肽药物体内释放曲线的例子（摘自Dick 2016a）

类似的处方设计的考量也适用于可溶解微针，另外要求加入药物或疫苗的基质必须足够强度才能形成微针，可以穿透皮肤并保持完整性，同时也具有水溶性，使药物在应用过程中溶解并进入皮肤。

6.3.1 固体微针临床前研究

虽然目前还没有批准的使用微针递送技术的药品，但已经进行了大量概念性研究，证明了大量药物的微针治疗潜力，包括小分子药物、治疗多肽和疫苗。

使用微针递送小分子来提供潜在治疗优势的一个例子是利多卡因作为局部麻醉剂的快速递送。在静脉穿刺和静脉插入等小血管通路手术之前，目前标准操作是使用EMLA乳膏局部预处理，EMLA是一种利多卡因和丙胺卡因的共晶混合物。因为这是一种局部外用操作，需要60分钟才能使足够的药物通过角质层扩散，使EMLA起到充分的麻醉效果。在一项使用微针提供局部麻醉的概念验证研究中，将利多卡因和可乐定的组合涂在3M的固体微结构透皮系统（solid microstructured transdermal system，sMTS）上，并在猪皮上贴敷1分钟。在涂层微针阵列贴敷完后，对贴敷部位的皮肤进行活检，并测量利多卡因的局部组织浓度随时间的变化情况。研究结果如图6.15所示。在本研究中，以EMLA使用60分钟后的麻醉效果作为基准。1小时后，在EMLA贴敷部位的猪皮肤组织中含有100ng/mg的利多卡因和丙胺卡因。当

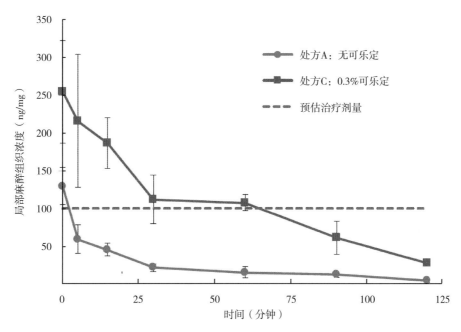

图6.15 通过sMTS单独给药（A）或与可乐定组合给药（C）的利多卡因皮肤浓度。预估的治疗基线是基于EMLA 1小时暴露量中的利多卡因与丙胺卡因之和的水平（来自Zhanget al.，2012b，经爱思唯尔许可）

处方中同时含利多卡因与可乐定时，微针系统可立即将利多卡因递送到皮肤，并且组织浓度在100ng/mg水平以上可维持超过50分钟。这些结果表明，使用微针递送局麻药可能是一种提供快速和持久的局麻疗效的方法。

皮内注射疫苗可增强对多种疫苗的免疫应答，但使用针头和注射器准确地、重复地注射到皮内需要技能熟练的临床医生。因此，有大量的通过可溶解微针和固体微针递送疫苗的研究，包括流感疫苗、麻疹疫苗、人类乳头瘤病毒疫苗、乙型肝炎疫苗、丙型肝炎疫苗、西尼罗河病毒疫苗和基孔肯亚病毒疫苗、白喉疫苗和卡介苗。这些研究中的大多数是在临床前动物模型中的概念验证；在某些情况下，初步的人体临床研究取得了进展。

作为涂层微针递送疫苗的一个例子，通过肌肉注射或涂层微针将三价流感疫苗接种给豚鼠，第二次免疫接种两周后测量针对H1N1 A/Brisbane、H3N2 A/Brisbane 和 B/Florida的血清血凝素抑制（hemagglutinin inhibition，HI）滴度对比。图6.16显示了各组豚鼠的血清血凝素抑制滴度结果，包括了三价疫苗涂层固体微针（图中标记TIV贴［TD］），三价疫苗从微针上解析后肌肉注射（Des TIV贴［IM］），和三价疫苗肌肉注射作为对照组（TIV［IM］）。

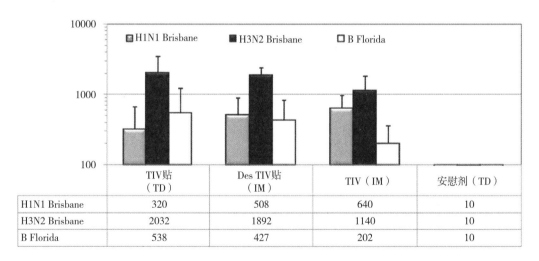

	TIV贴（TD）	Des TIV贴（IM）	TIV（IM）	安慰剂（TD）
H1N1 Brisbane	320	508	640	10
H3N2 Brisbane	2032	1892	1140	10
B Florida	538	427	202	10

图6.16　第二次免疫两周后，豚鼠血清对H1N1 A/Brisbane、H3N2 A/Brisbane 和 B/Florida的血清血凝素抑制滴度。结果显示滴度几何平均值和误差在一个标准偏差（摘自Kommareddy，et al.，2013年，获得Elsevier的许可）

总的来说，在这项研究中通过涂层微针免疫引起的滴度与肌肉注射引起的滴度对比发现，在流感毒株滴度H3N2和BFlorida菌株上，微针递送的免疫应答更高，而在H1N1上微针，递送与肌肉注射相比免疫应答较低。然而，这些差异在统计学上都不显著，这表明微针递送系统具有有效性、方便性和患者友好的潜在优势。

6.3.2 实心微针的皮肤耐受性

在破损的角质层中，微针递送的一个潜在问题是皮肤刺激或反应的可能性。微针递送的安全性已经在几项人体研究中进行了评估。

2008年，Bal等人用比色计测量了志愿者使用不同长度的不锈钢微针后的皮肤刺激情况，研究发现，与胶带剥离相比，微针应用能最小化刺激，且刺激持续时间较短。2010年，Cosman等在一项为期6个月的特立帕肽微针给药的临床研究中发现，微针注射耐受性良好，没有延迟过敏或皮肤感染的报告，在安慰剂和含药产品的应用部位只有轻度至中度红斑，且仅有少数在给药部位发生肿胀、擦伤和刺入部位出血的事件。

阿巴洛肽是一种新的治疗骨质疏松的多肽药物，在Ⅱ期临床研究中，受试者每天自主用涂层微针给药，持续24周，这为评估患者对通过涂层微针重复给药的耐受性提供了机会。研究结果显示，仅在一小部分（3.6%）患者中报告不良事件，均未被认为与研究药物或给药方式有关。此外，在24周的研究中，微针注射的治疗依从性大于95%，总体上与皮肤良好的耐受性相一致。

通过这些研究和其他研究，已经评估了微针传递的皮肤耐受性。使用微针时的皮肤耐受性已被证实，主要观察结果为轻度红斑。

6.4 空心微针递送系统

6.4.1 制剂的考量

皮内制剂可以适用许多药物处方。与其他肠外药物一样，在设计安全有效的皮内给药制剂时，必须考虑多种因素，包括处方中药物浓度、辅料、pH、渗透压、剂量体积和黏度。此外，该制剂必须是无菌的和无热原的。

皮内药物制剂的皮肤耐受性应在开发的早期得到解决。在给药期间，皮内制剂会在注射期间取代微针周围的正常组织液，低黏度配方通常为1～5分钟。皮内注射速率与处方黏度成反比。因此，预计黏性溶液的输送可能需要更长的时间。此外，在注射过程中，由于药物溶液的高注射压力和真皮毛细血管的低压，预计微针附近毛细血管的血流会受到限制。根据特定药物固有的生物相容性，这三个因素（局部高药物浓度、注射时间和注射过程中局部血流减少）可能成为重要因素。

6.4.2 空心微针注射器的组成

空心微针注射器由许多组件组成，它们协同工作配合进行皮内注射。微针注射器包含一个微针或一组空心微针阵列。微针需要足够坚固，以便在插入时保持形状，在液体输送时需要足够长的时间停留在表皮下。进针器需要有一种方式来启动它。启动后，微针插入装置可以是气筒或弹簧。

微针插入后，药物储液器以流体方式连接到阵列。然后药物储液库中的液体被加压（通常是弹簧力），迫使药物储液器从储液库通过空心微针进入皮肤。药物储液器通常选择卡式瓶或注射器，也有些设计使用水囊式储液器。

微针必须用手压或压敏胶等固定到位。在高压下（每平方英寸20～40磅）使用空心微针进行皮内给药时，需要针和皮肤之间保持密封一分钟或更长时间。如果这个密封被打破，药物制剂将会泄漏到皮肤表面，而不是进入体内。在注射过程中，液体压力会对微针有反作用力，并会迫使针离开皮肤，除非微针被固定在原地。注射压力可以由弹簧、气体卡式瓶或其他物理方式提供。

6.4.3　空心微针的临床前研究

一些研究团队和公司已经在临床前模型中研究了空心微针递送各种小分子、疫苗、抗体和蛋白质。许多种类的药物也已成功地使用单微针注射的方式递送到猪皮内，包括抗体、激素和染色剂。多种空心微针已被用于递送胰岛素、纳洛酮、抗破伤风IgG和人生长激素和DNA。

6.4.3.1　人生长激素皮内递送

Becton Dickinson公司的研究人员报道说，使用三个1mm长的微针阵列给药人类生长激素（分子量大约22 kDa）。在本研究中，注射量为100μL，注射速率为45μL/min，注射时间为2.2 min。8头尤卡坦迷你猪在皮内（ID）、皮下（SC）和静脉（IV）注射后，生长激素（重组人生长激素，rhGH）的特定PK曲线显示，与皮下递送相比，生长激素的皮内递送组可达到更高的C_{max}和更早的T_{max}。

另外，3M公司使用了一个带有12个微针阵列的hMTS注射装置来递送0.75ml的hGH。母猪经皮内组比皮下组hGH的PK曲线有更高的C_{max}和更早的T_{max}。如图6.17所示。

6.4.3.2　甲氨蝶呤

甲氨蝶呤被用于治疗癌症、严重的牛皮癣和类风湿性关节炎。在临床相关的剂量下，它有不良反应，如脱发和严重的恶心。为了了解降低给药剂量的潜力，猪血浆中甲氨蝶呤的血药浓度作为我们研究给药途径的基础。图6.18显示了甲氨蝶呤通过静脉（IV）、皮内（ID）和口服（Oral）给药的PK研究结果。

使用3M空心微针注射器（3M™hMTS）皮内给药甲氨蝶呤产生的血药浓度水平几乎与静脉给药相同。静脉注射和皮内给药的生物利用度均显著高于口服给药。

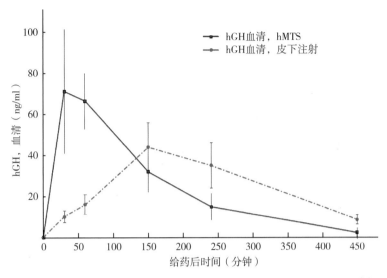

图6.17　猪体内人生长激素（hGH）的PK结果（来自Burton et al.，2011年，获得施普林格的许可）

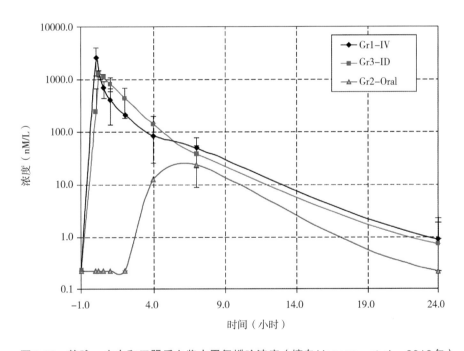

图6.18　静脉、皮内和口服后血浆中甲氨蝶呤浓度（摘自Hansen，et al.，2012年）

6.4.3.3　阿达木单抗临床前微针

阿达木单抗是一种分子量为150kDa的大蛋白，已成功地用空心微针和皮内注射装置在皮内给药。图6.19显示了在猪体内使用3M hMTS注射装置给予阿达木单抗PK（$n=3$）的研究结果。3M hMTS注射装置皮内给药比皮下注射生物利用度高约20%。此外，在微针给药后，皮肤部位的耐受性非常好。

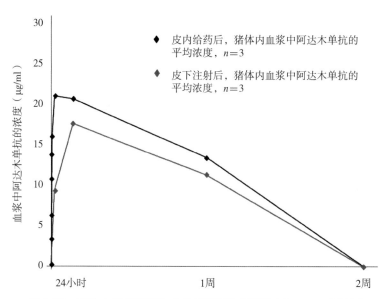

图6.19　阿达木单抗在猪体内的 PK 结果（摘自 Johnson，2012）

6.4.4　空心微针的临床研究

Becton Dickinson（BD）进行了临床试验，证明 BD 微针系统是安全且易于使用的。此外，临床测试显示，无论受试者的性别、年龄、种族和体重，BD 微针进入皮肤时几乎无感觉，并确保注射液给至真皮层。

在2012年完成的一项研究中，3M 研究人员进行了一项 I 期临床研究，该研究是使用空心微针皮内递送对比市售自动注射皮下递送 HUMIRA® 的表现，如图6.2中的"D"所示，全部剂量已成功递送。结果表明，3M 的 hMTS 皮内输送装置能够成功地递送一个治疗剂量的生物大分子（144kDa）。

在2015年完成的一项无显著风险装置的临床研究中，同样的研究人员调查了2ml 5%葡萄糖皮内给药装置的性能。从30名年龄在18岁以上的健康志愿者收集的数据表明，通过 hMTS 装置可以在皮内自我注射整整2ml 的剂量。注射时间与部位有关：在大腿下部（靠近膝盖）的平均注射时间为106秒，而到大腿上部的平均注射时间更快，为52秒。疼痛、红斑和水肿评分在轻度－中度范围内，在给药结束时疼痛减轻，接近基线。这些结果表明，一个空心微针皮内输送装置能够成功地递送2ml 的液体制剂。

在2015年，Troy 等人报道的一项 I 期研究中，研究了 MicronJet600™ 微针系统皮内注射灭活脊髓灰质炎疫苗（inactivated polio vaccine，IPV）的免疫应答。MicronJet600™ 空心微针系统在艾滋病毒感染成人患者中使用过。该研究发现，皮内注射40%标准剂量的 IPV 产生的免疫应答与肌肉注射标准剂量相当。皮内给药显示出更高的局部不良反应发生率，包括发红和瘙痒，但全身不良反应的发生率相似，研究参与者报告说，他们更希望皮内给药，而不是肌肉给药。

6.5 微针平台技术的监管考量

微针系统的开发和管理涉及了多个学科，包括化学、毒理学、生物药剂学、皮肤生理学、材料科学、人为因素和机械工程。所有这些都是基于药物器械组合产品的特定的质量体系，以确保在微针产品的开发过程中，适时评估并做出适当的考虑。

6.5.1 药品-器械组合产品分类

药械组合产品是常见的靶向递送治疗药物方式。在世界上的许多地区，治疗药物，包括如小分子药物或生物制品，将药物-器械组合产品定义为一种药品。在美国，在21 CFR 3.2（e）中定义了一个特定分类体系。组合产品分类起源于1991年，有四种组合产品分类。

（1）由两个或两个以上的管制成分组成的产品，如药物/器械、生物制品/器械、药物/生物制品或药物/器械/生物制品，以物理、化学或其他方式组合或混合并作为单一产品生产。

（2）两种或两个以上单独的产品包装在一个包装或作为一个单元，包括由药物＋器械的产品、器械＋生物制品的产品或生物制品＋药物的产品组成。

（3）单独包装的药物、器械或生物制品产品，根据其研究计划或提供的说明书仅用于与已批准的单独指定的药物、装置或生物产品一起使用。如果两者都需要达到预期用途、适应证或效果，并且在拟批准产品获得批准后，需要更改批准产品的说明书，如涉及预期用途、剂型、规格、给药途径或剂量的重大变化。

（4）单独包装的任何试验药物、器械或生物制品，根据其提供的说明书，只能用于另一种单独指定的试验药物、器械或生物制品，而两者都需要达到预期的用途、适应证或效果。

这些系统的组合产品名称可定义为单一集成的［3.2（e）（1）］或共包装的［3.2（e）（2）］组合产品或这两种类型的组合。微针系统利用该制剂成分或器械组成来给药，以达到药物或生物制剂的预期效果。这些组合产品的主要起效方式是药物或生物制剂。在固体微针系统的情况下，治疗药物被涂在微针阵列上，并由电力驱动的进针器辅助递送。当与进针器协同使用时，阵列组件是具有递送功能的内包装组件。阵列部件安装在黏胶贴剂中，所有这些都通过使用背衬来支撑。进针器是一种根据微针贴片的使用特点以及特定药品而设计的装置。由于进针器具有独特性，其仅使用在涂层微针贴片上，进针器将在完整组合产品的NDA或BLA中获得上市批准授权。在本例子中，当进针器与涂层微针贴片共包装时，固体微针组合产品很可能被分类为3.2（e）（2）。有些解释可能认为包含微结构的贴片本身是3.2（e）（1）产品，但如本章前面所述，固体微针系统受益于包含一个均匀递送的进针器。

本章前面描述的空心微结构系统也被认为是组合产品。但是，使用微针递送装置给药的产品是被指定为3.2（e）（1）还是3.2（e）（2），这取决于系统最终上市包装的组合方式。考虑到一些如hMTS器械的复杂性以及确保药物组合能够被正确组装，一些制造商可能会决定在工厂组装完整的组合产品，使病人或医务人员能够打开包装直接使用。这种类型的组合产品被认为是一个3.2（e）（1）或单一组合产品，其中药物组成部分和器械组成部分被设计成以一个单一的成品单元提供给用户。如果器械组成部分被设计为需要由患者或医务人员使用装有药物的安瓿结合微针刺入皮肤，则该产品可以被认为是组合包装，而填充药物的小瓶是与器械共同包装的。

6.5.2 质量体系考量：cGMP预期

作为组合产品，这些系统的开发和制造受美国21 CFR 4中描述的cGMP系统管理（federal register，2013）。在其他地区（指欧盟），cGMP系统将由监管递送药物产品的集权或分权机构来定义。在美国，cGMP可遵循一个流程化的方法，结合药物在21 CFR 210/211中cGMP的要求及器械在21cGMP820中的要求，选择一个基本的要求作为核心cGMP系统，再添加21 CFR 4涉及的其他cGMP系统的要素。如果该产品是包含生物制品的组合产品，则21CFR600-680的相关法规适用于生物制品部分，以及在将该生物成分组合到产品中后的整个生产过程。涉及所有这些产品类型的cGMP法规意味着在微针递送系统的开发过程中，将依据21 CFR 820.30进行设计控制。除了对单独设备应用设计进行控制，例如进针器，设计组合产品的公司还需要对其组合产品应用设计进行控制。这意味着表征药物部分（如集成微针的贴片）和组合的器械部分（如进针器）二者的相互作用。此外，递送功能的内包装组件应根据内包装的适用性、兼容性、安全性、性能、功能和药物递送的要求进行表征。功效和药物递送是通过设计和测试合适的剂型来确认的。欧洲药品管理局还建议表征制剂和产品设计对活性物质皮肤穿透的影响，从而要求研究药物和递送系统的相互作用。

6.5.3 数据要求：参考标准

微针系统将药物和器械的优点整合到一个递送系统中。可以分别通过源药物和器械的法规要求来判断其化学、制造和质量控制的数据是否合规。例如，可以参考经皮给药系统中贴片的要求来支持微针制剂的成分和保证药物的递送。考虑USP <3>中局部外用和透皮产品的要求，并评估它们是否适用于正在开发的药械组合产品。如USP <3>中的定义。

局部给药的药物一般分为两类：用于达到局部作用和通过皮肤吸收进入血液循环后达到全身作用。局部作用可发生在应用部位（如角质层）、底层组织（如表皮和/或真皮）和皮下组织（如肌肉或关节）。局部应用的药物产品包括但不限于面霜、凝胶、软膏、糊剂、悬浮液、乳液、泡沫、喷雾剂、气溶胶、溶液和透皮给药系统（TDS）。

虽然微针产品是通过使用微针穿过角质层给药，而不是完全从完整的皮肤中吸收给药，但USP <3>在贴片的物理完整性和化学稳定性方面仍然适用。表6.2列出了USP <3>的一些质量属性，以及产品质量检验是否适用于包含药物的微针贴片。对每个具体产品需要具体分析USP <3>中哪些要素可能适用。

表6.2 USP <3>固体微针贴片产品质量检验的考虑

来自USP <3>的产品质量检验	对固体微针贴片系统的适用性
描述	是
鉴别	是
含量测定	是的，取决于产品检测的灵敏度
杂质	是的，取决于产品检测的灵敏度
剂量单位均一性	与产品相关的，<905>标准可能不适用
水分	与配方有关
微生物限度	超出了本书本章的范围
防腐剂含量	适用于多剂量产品，由于固体微针贴片系统是单剂量原因，一般不适用
抗氧化剂含量	与处方有关
无菌性	讨论超出了本书本章的范围
pH	产品依赖性的，可能不适用
粒径	通常适用于液体制剂，可能不适用

透皮给药系统的其他特有的检测与黏合剂层有关，并来确保与皮肤接触以保证给药剂量。USP <3>中讨论的试验实例包括剥离强度、离型膜剥离力和黏力测定试验，需要根据所需的微针贴片产品具体情况具体分析以上方法是否适用。

在设计微针递送系统进针器时，适用以下几种标准。表6.3列出了可用于开发微针系统的器械的标准，作为组合的一部分或独立装置均适用。表6.3列出了可供考虑的产品范例、可能适用的标准和与产品开发和临床计划相关的数据包准备时间表。

表6.3 微针进针器的潜在共识标准

器械方面	适用标准	时间框架
结构材料	USP Class VI类，用于有患者/产品接触的塑料。 生物相容性-ISO109931（ISO，2018）	第一阶段之前
人为因素	对行业和FDA人员的指南：应用人为因素和实用性工程来优化医疗器械设计（Food and Drug Administration，2016） IEC 623661（IEC，2015）	分阶段的方法，在第三阶段之前或期间进行总结

续　表

器械方面	适用标准	时间框架
进针器包装	ASTM D416916：运输包装系统性能测试的标准操作规程（ASTM，2016）	分阶段的方法
无菌和无菌屏障*	ISO 11137：医疗保健产品的灭菌-辐射（ISO，2006-2017）	分阶段的方法
	ISO 11607：终端灭菌医疗器械的包装（ISO，2019）	
设备性能	ISO 11608：医用针头注射系统（ISO，2014）	第三阶段

注：*无菌屏障取决于患者、治疗和产品需求。

　　符合 ISO 10993 标准的结构材料和风险分析是器械开发的早期必须满足的约束条件。相对而言，一些器械方面问题可能在进针器的早期设计中被考虑，但直到后期组合微针产品的开发时才能得到实验确认，因此，更适用于分阶段的方法进行这方面开发。ISO 11608 的技术要求更适合具体案例具体分析的微针递送系统。参考了相关的现有标准后进一步确定实验测试。这些应根据递送系统需求的产品特性进行分配。

　　国际人用药物技术要求协调理事会（ICH）就长期以来对全球研究数据中的技术准则、要求的解释和应用提出了建议。这项工作包括来自全球行业和监管机构的全球成员和观察员。微针组合产品主要是靠药物或生物制品起效。因此，作为药品，ICH 质量指南为微针产品的化学、制造和质控（CMC）数据的要求提出了建议。表 6.4 回顾了几个质量方面的指南，并对微针产品的相关主题提出了建议。

表 6.4　ICH 微针产品质量指南 CMC 数据

ICH 质量指导	指南标题	指南范围	与微针产品的相关性
ICH Q1	**稳定性测试**		
A（R2）：	新药化合物和新药产品	关于稳定性试验方案的建议，包括温度、湿度和试验周期	依据组合产品有效期设计方案
B：	新药化合物和新药产品的光稳定性	主要稳定性指南的附件.评价光敏性	适用性根据具体产品评估
C：	新剂型	主要稳定性指南附件；相同原料药不同制剂产品类型时，要求新剂型稳定性	如果有使用相同原料药在以前的剂型中考察过，则有可能在提交时降低数据要求
D：	括号法和矩阵法设计	用括号法和矩阵法降低稳定性测试实验量的一般原则	如果产品有多规格，拉点矩阵会减少检验量，可能会增加预测有效期的风险
E：	稳定性数据评估	稳定性数据分析和有效期预测的统计方法	指南适用

续 表

ICH质量指导	指南标题	指南范围	与微针产品的相关性
ICH Q3	**杂质**		
A（R2）：	新药化合物	定量限和鉴定限报告值	基本要求与其他剂型相同
B（R2）：	新药产品	由相互作用产生的降解产物	类似于其他剂型，原料药、辅料和内包装材料成分相互作用
C（R7）：	残留溶剂指南	设置药品中残留溶剂的限度值	与其他剂型类似，对原料药和辅料依赖性较高
D（R1）*：	元素杂质的指南	控制药品中的元素杂质，已有口服、非肠道注射和吸入的允许每日最大暴露量（PDEs）	
ICH Q6	**质量标准：试验程序和可接受标准**		
A：	新药化合和新药产品：化学物质	选择试验/方法和设置标准的程序	适用于检测和标准设定的一般指南
B：	生物技术/生物制品	为蛋白药物和多肽提供判断依据和设定标准	标准作为产品控制策略的一个组成部分
ICH Q8（R2）	**药品开发**	基于模块3.2.P.2指南，按质量源于设计（QbD）的方法进行药品研发	与其他剂型类似，考虑为微针产品单独地定义产品质量开发目标（QTPP）和关键质量属性（CQA）

注：*ICHQ3D（R2）维护专家工作组正在负责维护该指南，以开发皮肤和透皮产品的允许每日最大暴露量（PDE）。

结合来自药典标准、医疗器械技术要求和ICH的指南说明中相关CMC的要求，可用于评估现有产品开发中安全性和控制的标准是否适合微针制剂开发。FDA的科学家已经在微针产品的技术论坛上讨论了微针系统的细节，关于生物制药、非临床、机械性能、稳定性、无菌性和患者使用方面的考虑，已经提供了额外的重点关注和澄清。实例研究包括对微针和成品包装的机械性能的评价和表征。诸如抗断裂的弹性和在变形前承受最小力的能力等性能是微针机械性能的关键属性。此外，物料的化学稳定性，处方相互作用的提取/浸出的潜在风险是微针产品和相关产品包装的一个考虑因素。FDA科学家推荐的关于组合产品相互作用研究是关于物理稳定性的一个例子，需要对随时间推移药物涂层在微针上状态变化进行评估。在开发早期，应科学地明确定义产品质量开发目标（QTPP）和相关的工艺特性。

6.5.4 注册法规总结

在药物－器械组合产品适合的质量体系框架内，微针产品开发数据需要建立在科学原则上。组合产品开发和研发数据准备需要仔细考虑产品的每个部分的要素，以及关键的相互作用。产品的注册状态可能因世界地区的不同而有所不同，但目的是相同的，在递送系统的帮助下递送药物或生物制品。

6.6　结论

微针输送系统的研发时间相对较短，相比之下，透皮系统已经商业化使用了30多年，而深层组织注射系统已经使用了一个多世纪。经皮与微针的独特结合在传递不能通过角质层的药物方面有许多好处，如蛋白质、多肽和生物分子。正在开发的微针递送系统已经积累了大量的临床前数据，在某些临床试验的案例中，已经证明了使用微针给药与现有注射系统具有相似的PK曲线。该系统的开发考虑到患者的需求，重点关注人为因素和实用性工程。技术方面利用了现代透皮和注射系统的大量知识。对于具体产品的特点和需求，也会有针对性的考虑和设计。这些给药系统具有巨大的市场潜力。随着技术的成熟，这些微针剂型将有进一步的进展和机会。

参 考 文 献

1. Ameri，M.，Daddona，P.，& Maa，Y. (2009). Demonstrated solid-state stability of parathyroid hormone PTH (1-34) coated on a novel transdermal microprojection delivery system. Pharm. Res.，(11) pp. 2454-2463.

2. Andrianov，A.，DeCollibus，D.，Gillis，H.，Kha，H.，Marin，A.，Prausnitz，M.，Babiuk，L. Townsend，H.，& Mutwiri，G. (2009). Poly [di (carboxylatophenoxy) phosphazene] is a potent adjuvant for intradermal immunization. Proc. Nat. Acad. Sci.，(106) pp. 18936-18941.

3. Arnou，R.，Icardi，G.，DeDecker，M.，Ambrozaitis，A.，Kazek，M.，Weber，F.，& VanDamme，P. (2009). Intradermal influenza vaccine for older adults：a randomized controlled multicenter phase III study. Vaccine，(52) pp. 7304-7312.

4. ASTM. (2016). ASTM D4169-16. Standard Practice for Performance Testing of Shipping Containers and Systems. West Conshohocken，PA：ASTM International，www.astm.org.

5. Bal，S.，Caussin，J.，Pavel，S.，& Bouwstra，J. (2008). In vivo assessment of safety of microneedle arrays in human skin. Eur. J. Pharm. Sci.，(35) pp. 193-202.

6. Bal，S.，Kruithof，A.，Zwier，R.，Dietz，E.，Bouwstra，J.，Lademann，J.，& Meinke，M. (2010). Influence of microneedle shape on the transport of a fluorescent dye into human skin in vivo. J. of Controlled Release，(147) pp. 218-224.

7. Bohlke，A. (2015). Development and Scale-Up of Microneedle-based Drug Delivery Systems for Drugs and Biologics. *Transdermal and Intradermal Drug Delivery Systems Conference*. Philadelphia，PA.

8. Barbero，A.，& Frasch，H. (2009). Pig and guinea pig skin as surrogate for human in vitro penetration studies：a quantitative review. *Tox. In Vitro*，(23) pp. 1-13.

9. Bramson，J.，& Dayball，K. (2003). Enabling topical immunization via microporation：a novel method for pain-free and needle-free delivery of adenovirus-based vaccines. *Gene Ther.*，(10) pp. 251-260.

10. Brenner，L.，Hansen，K.，Clarkin，M.，Haraldsen，K.，Riis，B.，Bolognese，M.，& Miller，P. (2013). Safety and tolerability of BA058 Transdermal，a novel analog of hPTHrP delivered via microneedle

path: results of a Phase 2 clinical trial. *American Society for Bone and Mineral Research Annual Meeting* (pp. LB-SA29). Baltimore, MD: ASBMR.

11. Burkoth, T., & Bellhouse, B. (1999). Transdermal and transmucosal powdered drug delivery. *Crit Rev Ther Drug Carrier Syst*, (16) pp. 331-384.

12. Burton, S., Ng, C., Simmers, R., Moeckly, C., Brandwein, D., Gilbert, T., Johnson, N., Brown, K., Alston, T., Prochnow, G., Siebenaler, K., & Hansen, K. (2011). Rapid intradermal delivery of liquid formulations using a hollow microstructured array. *Pharm. Res.*, (28) pp. 31-40.

13. Chen, X., Corbett, H., Yukiko, S., Raphael, A., Fairmaid, E., Prow, T., Brown, L., Fernando, G., & Kendall, M. (2011). Site-selectively coated, densely-packed microprojection array patches for targeted delivery of vaccines to skin. *Adv. Funct. Mat.*, (21) pp. 464-473.

14. Chu, L., Choi, S., & Prausnitz, M. (2010). Fabrication of dissolving polymer microneedles for controlled drug encapsulation and delivery: bubble and pedestal designs. *J. Pharm. Sci.*, (99) pp. 4228-4238.

15. Cole, J. (2014). Product Quality Microbiology Evaluation of CDER Regulatory Submissions. *Third International Conference on Microneedles*. Baltimore, MD: U of MD, School of Pharmacy.

16. Corbett, H., Fernando, G., Chen, X., Frazer, I., & Kendall, M. (2010). Skin vaccination against cervical cancer associated human papillomavirus with a novel micro-projection array in a mouse model. *PLoS One*, 5, e13460.

17. Cosman, F., Lane, N., Bolognese, M., Zanchetta, J., Garcia-Hernandez, P., Sees, K., Matriano, J., Gaumer, K., & Daddona, P. (2010). Effect of transdermal teriparatide administration on bone mineral density in postmenopausal women. *J. Clin. Endocrinol. Metab.*, (95) pp. 151-158.

18. Daddona, P., Matriano, J., Mandema, J., & Maa, Y. (2011). Parathyroid hormone (1-34) -coated microneedle patch system: clinical pharmacokinetics and pharmacodynamics for treatment of osteoporosis. *Pharm. Res.*, (28) pp. 159-165.

19. Davis, S., Prausnitz, M., & Allen, M. (2003). Fabrication and characterization of laser micromachined hollow microneedles. *Proceedings of Transducers*, pp. 1435-1438.

20. Dick, L. (2014). Pointing the way. *Innovations in Pharmaceutical Technology*, (50).

21. Dick, L. (2016a). Considerations for Commercialization of a Microneedle Product. *Fourth International Conference on Microneedles*. London, England: GSK House.

22. Dick, L. (2016b). Phase-Based Development for a Commercializable Microneedle Product. *Transdermal and Intradermal Drug Delivery Systems Conference*. Philadelphia, PA.

23. Donnelly, R., Garland, M., Morrow, K., Migalska, K., Singh, T., Majithiya, R., & Woolfson, A. (2010). Optical coherence tomography is a valuable tool in the study of the effects of microneedle geometry on skin penetration characteristics and in-skin dissolution. *J. Control Release*, (147) pp. 333-41.

24. Doukas, A., & Kollias, N. (2004). Transdermal drug delivery with a pressure wave. *Adv. Drug Deliv. Rev.*, (56) pp. 559-579.

25. Duan, D., Moeckly, C., Gysbers, J., Novak, C., Prochnow, G., Siebenaler, K., Albers, L., & Hansen, K. (2011). Enhanced delivery of topically applied formulations following skin pre-treatment with a hand-applied, plastic microneedle array. *Current Drug Delivery*, (8) pp. 1-9.

26. Dul, M., Stefanidou, P., Porta, P., Serve, J., O'Mahony, C., Malissen, B., Henri, S., Levin, Y., Kochba, E., Wong, F., Dayan, C., Coulman, S., & Birchall, J. (2017). Hydrodynamic gene delivery in human skin using a hollow microneedle device. *J. Contr. Release*, (265) pp. 120-131.

27. Edens, C., Collins, M., Ayers, J., Rota, P., & Prausnitz, M. (2013). Measles vaccination using a microneedle patch. *Vaccine*, (31) pp. 3403-3409.

28. European Medicines Agency. (2014, October). *European Medicines Agency: Guideline on quality of transdermal patches*. Retrieved from EMA/CHMP/QWP/608924/2014: www.ema.europa.eu/docs/en_ GB/ document_ library/Scientific_ guideline/2014/12/WC500179071.pdf

29. Federal Register. (1991, November 21). Assignment of Agency Component for Premarket Review of Applications. 56 FR 58754.

30. Federal Register. (2013, January 22). Current Good Manufacturing Practice Requirements for Combination Products. 78 FR 4307.

31. Fernando, G., Hickling, J., Jayashi Flores, C., Griffin, P., Anderson, C., Skinner, S., Davies, C., Witham, K., Pryor, M., Bodle, J., Rockman, S., Frazer, I., & Forster, A. (2018). Safety, tolerability, acceptability and immunogenicity of an influenza vaccine delivered to human skin by a novel high-density microprojection array patch (NanopatchTM). *Vaccine*, (36), pp. 3779-3788.

32. Food and Drug Administration. (1999, May). Food & Drug Administration: Container Closure Systems for Packaging Human Drugs and Biologics: Chemistry, Manufacturing, and Controls Documentation, Guidance for Industry. Retrieved from www.fda.gov/media/70788/download

33. Food and Drug Administration. (2013, June). Guidance for Industry and FDA Staff-Technical Considerations for Pen, Jet and Related Injectors for Use with Drugs and Biological Products. Retrieved from

34. Food and Drug Administration. (2016, February). Guidance for Industry and FDA Staff-Applying Human Factors and Usability Engineering to Optimize Medical Device Design. Retrieved from

35. Food and Drug Administration. (2017, January). Guidance for Industry and FDA Staff: Current Good Manufacturing Requirements for Combination Products. Retrieved from www.fda.gov/media/90425/ download

36. Ghosh, T. (2014). Biopharmaceutics and Clinical Pharmacology Aspects of Microneedle Product Development. *Third International Conference on Microneedles*. Baltimore, MD: U of MD, School of Pharmacy.

37. Gill, H., Soderholm, J., Prausnitz, M., & Sallberg, M. (2010). Cutaneous vaccination using microneedles coated with hepatitis C DNA vaccine. *Gene Therapy*, (17) pp. 811-814.

38. Gupta, J., Felner, E., & Prausnitz, M. (2009). Minimally invasive insulin delivery in subjects with type 1 diabetes using hollow microneedles. *Diabetes Technol. Ther.*, (11) pp. 329-337.

39. Hansen, K. (2013). Development and Scale-up of a Coated Microneedle Patch for Delivery of Vaccines and Biotherapeutics. *Skin Vaccination Summit*. Seattle, WA.

40. Hansen, K., Chu, L., Schafer, S., Burton, S. (2012). Hollow Microneedle Delivery of a therapeutic dose of Methotrexate and Humira advantages of intradermal delivery over conventional routes. *American Association of Pharmaceutical Scientists (AAPS) Conference*. Chicago, IL. www.fda.gov/media/76403/ download www.fda.gov/media/80481/download

41. Haq, M., Smith, E., John, D., Kalavala, M., Edwards, C., & Anstey, A. (2009). Clinical administration of microneedles: skin puncture, pain and sensation. *Biomed. Microdev.*, (11) pp. 35-47.

42. Harvey, A., Kaestner, S., Sutter, D., Harvey, N., Mikszta, J., & Pettis, R. (2011). Microneedle based intradermal delivery enables rapid lymphatic uptake and distribution of protein drugs. *Pharm. Res.*, (28) pp. 107-116.

43. Henry, S., McAllister, D., Allen, M., & Prausnitz, M. (1998). Microfabricated microneedles: a novel method to increase transdermal drug delivery. *J. Pharm. Sci.*, (87) pp. 922-925.

44. Hiraishi, Y., Nandakumar, S., Choi, S., Lee, J., Kim, Y., Posey, J., Sable, J., & Prausnitz, M. (2011). Bacillus Calmette-Guirin vaccination using a microneedle patch. *Vaccine*, (29) pp. 2626-2636.

45. ICH. (multiple). *Quality Guidelines*. Retrieved from International Council for Harmonisation of Technical Requirements for Pharmaceuticals for Human Use: www.ich.org/products/guidelines/quality/article/quality-guidelines.html

46. IEC. (2015). IEC 62366-1: 2015. *Medical devices — Part 1: Application of usability engineering to medical devices*. Geneva, Switzerland: International Electrotechnical Commission, www.iec.ch.

47. Ismach, A. (1962). US Patent No. 3, 057, 349.

48. ISO. (2006-2017). ISO 11137. *Sterilization of Health Care Products-Radiation*, *Parts 1-3*. Geneva, Switzerland: International Organization for Standardization, www.iso.org.

49. ISO. (2014). ISO 11608-1: 2014. Needle Based Injection Systcms for Medical Use-Requirements and Test Methods-Part 1: Needle based injection systems. Geneva, Switzerland: International Organization for Standardization,. www.iso.org

50. ISO. (2018). ISO 10993-1: 2018. *Biological Evaluation of Medical Devices — Part 1: Evaluation and Testing Within a Risk Management Process*. Geneva, Switzerland: International Organization for Standardization,. www.iso.org

51. ISO. (2019). ISO 11607. *Packaging for Terminally Sterilized Medical Devices*, *Parts 1 and 2*. Geneva, Switzerland: International Organization for Standardization,. www.iso.org

52. Jain, A., Lee, C., & Gill, H. (2016). 5-Aminolevulinic acid coated microneedles for photodynamic therapy of skin tumors. *J. Contr. Release*, (239) pp. 72-81.

53. Johnson, P., Burton, S., Chu, L., Brandwein, D., Hansen, K. (2012). A Portal to the Lymphatic System: Intradermal Drug Delivery by 3M Microstructured Transdermal Systems. *Well Characterized Biopharmaceuticals Conference*. San Francisco, CA..

54. Kalia, Y., & Naik, A. (2004). Iontophoretic drug delivery. *Adv. Drug Deliv. Rev.*, (56) pp. 619-658.

55. Kochhar, J., Quek, C., Soon, W., Choi, J., Zou, S., & Kang, L. (2013). Effect of microneedle geometry and supporting substrate on microneedle array penetration into skin. *J. Pharm. Sci.*, (102) pp. 4100-4108.

56. Koelmans, W., Krishamoorth, G., Heskamp, A., Wissink, J., Misra, S., & Tas, N. (2013). Microneedle characterization using a double-layer skin simulant. *Mechanical Engineering Research*, (3) pp. 51-63.

57. Kommareddy, S., Baudner, B., Bonificio, A., Gallorini, S., Palladino, G., Determan, A. S., Dohmeier, D., Kroells, K., Sternjohn, J., Singh, M., Dormitzer, P., Hansen, K., & O'Hagan, D. T. (2013). Influenza subunit vaccine coated microneedle patches elicit comparable immune responses to intramuscular injection in guinea pigs. *Vaccine*, (31) pp. 3435-3441.

58. Kommareddy, S., Baudner, B., Oh, S., Kwon, S., Singh, M., & O'Hagan, D. (2012). Dissolvable microneedle patches for the delivery of cell-culture-derived influenza vaccine antigens. *J. Pharm. Sci.*, (101) pp. 1021-1027.

59. Korkmaz, E., Friedrich, E., Ramadan, M., Erdos, G., Mathers, A., Burak Ozdoganlar, O., Washburn, N., & Falo Jr., L. (2015). Therapeutic intradermal delivery of tumor necrosis factor-alpha

antibodies using tip-loaded dissolvable microneedle arrays. *Acta Biomater.*, (24) pp. 96-105.

60. Koutsonanos, D., Martin, M., Zarnitsyn, V., Sullivan, S., Compans, R., Prausnitz, M., & Skountzou, I. (2009). Transdermal influenza immunization with vaccine-coated microneedle arrays. *PLoS One*, 4: e4773.

61. Lambert, P., & Laurent, P. (2008). Intradermal vaccine delivery: will new delivery systems transform vaccine administration? *Vaccine*, (26) pp. 3197-3208.

62. Larraneta, E., Moore, J., Vicente-Perez, E. M., Gonzalez-Vasquez, P., Lutton, R., Woolfson, A. D., & Donnelly, R. F. (2014). A proposed model membrane and test method for microneedle insertion studies. *Int. J. Pharmaceut.*, (472) pp. 65-73.

63. Laurent, P. (2007a). Echographic measurement of skin thickness in adults by high frequency ultrasound to assess the appropriate microneedle length for intradermal delivery of vaccines. *Vaccine*, (25) pp. 6423-6430.

64. Laurent, P. (2007b). Evaluation of the clinical performance of a new intradermal vaccine administration technique and associated delivery system. *Vaccine*, (25) pp. 8833-8842.

65. Levin, G., & Gershonowitz, A. (2005). Transdermal delivery of human growth hormone through RF-microchannels. *Phar. Res*, (22) pp. 550-555.

66. Lutton, R., Moore, J., Larraneta, E., Ligett, S., Woolfson, A., & Donnelly, R. (2015). Microneedle characterisation: the need for universal acceptance criteria and GMP specifications when moving towards commercialization. *Drug Deliv. and Transl. Res.*, (5) pp. 313-331.

67. Matriano, J., Cormier, M., Johnson, J., Young, W., Buttery, M., Nyam, K., & Daddona, P. (2002). Macroflux microprojection array patch technology: a new and efficient approach for intracutaneous immunization. *Pharm. Res.*, (19) pp. 63-70.

68. Meyer, W., Schwarz, R., & Neurand, K. (1978). The skin of domestic mammals as a model for the human skin, with special reference to the domestic pig. *Curr. Probl. Dermatol.*, (7) pp. 39-52.

69. Milewski, M., Brogden, N., & Stinchcomb, A. (2010). Current aspects of formulation efforts and pore lifetime related to microneedle treatment of skin. *J Drug Targ*, (7) pp. 617-629.

70. Mitragotri, S. (2006). Innovation-Current status and future prospects of needle-free liquid jet injectors. *Nat. Rev. Drug Discov.*, (5) pp. 543-548.

71. Norman, J., & Strasinger, C. (2016). Scientific Considerations for Microneedle Drug Products: Product Development, Manufacturing and Quality Control. *Fourth International Conference on Microneedles*. London, England: GSK IIouse.

72. Norman, J., Arya, J., McClain, M., Frew, P., Meltzer, M., & Prausnitz, M. (2014). Microneedle patches: usability and acceptability for self-vaccination against influenza. *Vaccine*, (32) pp. 1856-1862.

73. Norman, J., Brown, M., Raviele, N., Prausnitz, M., & Felner, E. (2013). Faster pharmacokinetics and increased patient acceptance of intradermal insulin delivery using a single hollow microneedle in children and adolescents with type 1 diabetes. *Pediatr. Diabetes*, (14) pp. 459-465.

74. Olatunji, O., Das, D., Garland, M., Belaid, L., & Donnelly, R. (2013). Influence of array interspacing on the force required for successful microneedle skin penetration: theoretical and practice approaches. *Journal of Pharmaceutical Sciences*, 102 (4) pp. 1209-1221.

75. Prow, T., Chen, X., Prow, N., Fernando, G., Tan, C., Raphael, A., Chang, D., Ruutu, M., Jenkins, D., Pyke, A., Crichton, M., Raphaelli, K., Goh, L., Frazer, I., Roberts, M.,

Gardner, J., Khromykh, A., Suhrbier, A., Hall, R., & Kendall, M. A. (2010). Nanopatch-targeted skin vaccination against West Nile virus and Chikungunya virus in mice. *Small*, (6) pp. 1776-1784.

76. Quan, F., Kim, Y., Compans, R., & Prausnitz, M. (2013). Dose sparing enabled by skin immunization with influenza virus-like particle vaccine using microneedles. *Journal of Controlled Release*, (147) pp. 326-332.

77. Ranamukhaarachchi, S., Hafeli, U., & Stoeber, B. (2014). Development of an artificial skin model for microneedle insertion profiling. *Third International Conference on Microneedles* (p. 37). Baltimore, MD: U of MD, School of Pharmacy.

78. Rouphael, N., Paine, M., Mosley, R., Henry, S., McAllister, D., Kalluri, H., Pewin, W., Frew, P., Yu, T., Thornburg, N., Kabbani, S., Lai, L., Vassilieva, E., Skountzou, I., Compans, R., Mulligan, M., & Prausnitz, M. (2017). The safety, immunogenicity, and acceptability of inactivated influenza vaccine delivered by microneedle path (TIV-MNP 2015): a randomised, partly blinded, placebo-controlled phase 1 trial. *Lancet*, (390) pp 649-658.

79. Schipper, P., van der Maaden, K., Groeneveld, V., Ruigrok, M., Romeijn, S., Uleman, S., Oomens, C., Kersten, G., Jiskoot, W., & Bouwstra, J. (2017). Diphtheria toxoid and N-trimethyl chitosan layer-by-layer coated pH-sensitive microneedles induce potent immune responses upon dermal vaccination in mice. *J. Contr. Release*, (262) pp. 28-36.

80. Seok, H., Noh, J., Lee, D., Kim, S., Song, C., & Kim, Y. (2017). Effective humoral immune response for a H1N1 DNA vaccine delivered to the skin by microneedles coated with PLGA-based cationic nanoparticles. *J. Contr. Release*, (265), pp. 66-74.

81. Simon, G., & Maibach, H. (2000). The pig as an experimental animal model of percutaneous permeation in man: qualitative and quantitative observations-an overview. *Skin Pharmacol. Appl. Skin Physiol.*, (13) pp. 229-234.

82. Singh, P., Chen, G., & Worsham, W. (2013). MicroCor Transdermal Delivery System: A Safe, Efficient, and Convenient Transdermal System for Vaccine Administration. In *Novel Immune Potentiators and Delivery for Next Generation Vaccines* (pp. 233-244). US: Springer.

83. Spierings, E., Brandes, J., Kudrow, D., Weintraub, J., Schmidt, P., Kellerman, D., & Tepper, S. (2018). Randomized, double-blind, placebo-controlled, parallel-group, multi-center study of the safety and efficacy of ADAM zolmitriptan for the acute treatment of migraine. *Cephalalgia*, (38) pp. 215-224.

84. Strasinger, C. (2014). Scientific Considerations for Microneedle Product Development. *Third International Conference on Microneedles*. Baltimore, MD: U of MD, School of Pharmacy.

85. Tas, C., Mansoor, S., Kalluri, H., Zarnitsyn, V. G., Choi, S., Banga, A. K., & Prausnitz, M. R. (2012). Delivery of salmon calcitonin using a microneedle patch. *Int. J. Pharm.*, (423) pp. 257-263.

86. Troy, S., Kouiavskaia, D., Siik, J., Kochba, E., Beydoun, H., Mirochnitchenko, O., Levin, Y., Khardori, N., Chumakov, K., & Maldonado, Y. (2015). Comparison of the immunogenicity of various booster doses of inactivated polio vaccine delivered intradermally versus intramuscularly to HIV-infected adults. *J. Infect. Dis.*, (211) pp. 1969-1976.

87. U.S. National Institutes of Health, N. C. (2019a, Aug 5). *SEER Training Modules: Layers of the Skin*. Retrieved from National Cancer Institute: http://training.seer.cancer.gov/melanoma/anatomy/layers.html

88. U.S. National Institutes of Health, N. C. (2019b, Aug 5). *SEER Training Modules: Components of the Lymphatic System*. Retrieved from National Cancer Institute: http://training.seer.cancer.gov/anatomy/lymphatic/components/

89. United States Pharmacopeia-National Formulary. (2019). *<3> Topical and Transdermal Drug Products-Product Quality Tests*. Rockville，Maryland：United States Pharmacopeial Convention，Inc.

90. Verbaan，F.，Bal，S.，van den Berg，D.，Dijksman，J.，van Hecke，M.，Verpoorten，H.，van den Berg，A.，Luttge，R.，& Bouwstra，J. (2008). Improved piercing of microneedle arrays in dermatomed human skin by an impact insertion method. *J. Controlled Release*，(128) pp. 80-88.

91. Wiig，H.，& Swartz，M. (2012). Interstitial fluid and lymph formation and transport：physiological regulation and roles in inflammation and cancer. *Physiol. Rev*，(92) pp. 1005-1060.

92. Wu，Y.，Qiu，Y.，Zhang，S.，Qin，G.，& Gao，Y. (2008). Microneedle-based drug delivery：Studies on delivery parameters and biocompatibility. *Biomed. Microdevices*，(10) pp. 601-610.

93. Yao，G.，Quan，G.，Lin，S.，Peng，T.，Wang，Q.，Ran，H.，Chen，H.，Zhang，Q.，Wang，L.，Pan，X.，& Wu，C. (2017). Novel dissolving microneedles for enhanced transdermal delivery of levonorgestrel：in vitro and in vivo characterization. *Int. J. Pharm.*，(534) pp. 378-386.

94. Zhang，Y.，Brown，K.，Siebenaler，K.，Determan，A.，Dohmeier，D.，& Hansen，K. (2012a). Development of lidocaine-coated microneedle product for rapid，safe，and prolonged local analgesic action. *Pharm. Res.*，(29) pp. 170-177.

95. Zhang，Y.，Siebenaler，K.，Brown，K.，Dohmeier，D.，& Hansen，K. (2012b). Adjuvants to prolong the local anesthetic effects of coated microneedle products. *Int. J. Pharmaceut.*，(439) pp. 187-192.

第7章 经皮给药系统的生物药剂学

7.1 经皮递送系统（DDS）概述

经皮递送系统（dermal delivery system，DDS，或称经皮给药制剂）的开发是药物研究中最令人兴奋和最具挑战性的领域之一。经皮递送系统主要分为两类：①能将活性成分（药物）输送透过皮肤进入血液循环系统起全身作用的透皮递送系统（transdermal delivery system，TDS，或称透皮给药制剂）；②将活性成分递送到局部组织的外用递送系统（topical delivery system，或称外用给药制剂）。

虽然，外用递送系统涵盖溶液剂、气雾剂、混悬剂、乳剂、粉末和凝胶剂等剂型，TDS主要分为骨架型和液体或凝胶储库型递送系统。然而，对于高渗透性药物，可通过产品处方的设计，将产品配制成半固体制剂用于全身作用。因此，TDS可以是骨架型、储库型和半固体剂型。

外用制剂的作用部位可能是皮肤外部（生理屏障的表面）、内部（具有生理屏障功能的皮肤组织）和邻近组织（生理屏障以下的邻近组织）。目前已上市的皮肤外用半固体制剂，包括处方和非处方药物制剂，如洗剂、凝胶剂、乳膏剂和软膏剂等，通常是根据它们的组成、热性能和流变学特性进行区分的。基于这些发现，Buhse等人在2005年发表了新的定义和决策树，协助确定外用药物制剂的适当命名法。

本章主要讨论收录于Drugs@FDA和橙皮书网站中，具有全身作用的骨架/储库型和半固体TDS的生物药剂学评估（表7.1和表7.2）。然而，对于全身起效和局部起效的DDS而言，尤其是半固体药物制剂，在生物药剂学评估中存在一些共性。

表7.1 美国批准的具有全身作用的外用凝胶（透皮凝胶）

商品名称	活性成分	剂型	适应证
Gelnique	盐酸奥昔布宁	3%和10%凝胶	膀胱过度活动症
Anturol	奥昔布宁	3%凝胶	膀胱过度活动症
Divigel	雌二醇	0.1%凝胶	治疗更年期引起的中度至重度血管舒缩症状

续 表

商品名称	活性成分	剂型	适应证
Elestrin	雌二醇	0.06%凝胶	治疗更年期引起的中度至重度血管舒缩症状
Estrogel	雌二醇	0.06%凝胶	治疗更年期引起的中度至重度血管舒缩症状
Testim	睾酮	1%凝胶	睾酮替代疗法，治疗男性内源性睾酮缺乏或不足引起的相关疾病
AndroGel	睾酮	1%凝胶	睾酮替代疗法，治疗男性内源性睾酮缺乏或不足引起的相关疾病
AndroGel	睾酮	1.62%凝胶	睾酮替代疗法，治疗男性内源性睾酮缺乏或不足引起的相关疾病
FORTESTA™	睾酮	2%凝胶	睾酮替代疗法，治疗男性内源性睾酮缺乏或不足引起的相关疾病
VOGELXO	睾酮	50mg凝胶	睾酮替代疗法，治疗男性内源性睾酮缺乏或不足引起的相关疾病

表7.2 美国批准的透皮给药制剂（TDS）

商品名称	通用名称	类型	适应证
Butrans	丁丙诺啡透皮贴剂	全身	慢性疼痛
Qutenza	辣椒素贴片	局部	神经性疼痛
Catapres-TTS	可乐定透皮贴剂	全身	高血压
Flector Patch	双氯芬酸依泊胺贴剂	局部	局部疼痛
Climara	雌二醇透皮贴剂	全身	更年期血管舒缩症状
Esclim	雌二醇透皮贴剂	全身	更年期血管舒缩症状
Estraderm	雌二醇透皮贴剂	全身	更年期血管舒缩症状
FemPatch	雌二醇透皮贴剂	全身	更年期血管舒缩症状
Menostar	雌二醇透皮贴剂	全身	更年期血管舒缩症状
Minivelle（Estradiol）	雌二醇透皮贴剂	全身	更年期血管舒缩症状
Vivelle	雌二醇透皮贴剂	全身	更年期血管舒缩症状
Vivelle-Dot	雌二醇透皮贴剂	全身	更年期血管舒缩症状
Alora	雌二醇透皮贴剂	全身	更年期血管舒缩症状
ClimaraPro	雌二醇/左炔诺孕酮透皮贴剂	全身	更年期症状
CombiPatch	雌二醇/醋酸炔诺酮透皮贴剂	全身	更年期症状
Xulane	乙炔雌二醇/甲基孕酮透皮贴剂	全身	避孕
Duragesic	芬太尼透皮贴剂	全身	缓解慢性或急性疼痛
Sancuso	格拉司琼透皮贴剂	全身	治疗化疗引起的恶心呕吐
Synera	利多卡因70mg/丁卡因70mg局部贴剂	局部	局部麻醉
Lidoderm	利多卡因透皮贴剂	局部	局部麻醉
Daytrana	哌甲酯透皮贴剂	全身	注意力缺失多动症
Habitrol	尼古丁透皮贴剂	全身	用于戒烟
NicoDerm CQ and NicoDerm CQ Clear	尼古丁透皮贴剂	全身	用于戒烟

续 表

商品名称	通用名称	类型	适应证
Nicotrol Patch	尼古丁透皮贴剂	全身	用于戒烟
Nicotrol Patch	尼古丁透皮贴剂	全身	用于戒烟
Prostep	尼古丁透皮贴剂	全身	用于戒烟
NitroDisc	硝酸甘油微密封药物递送制剂	全身	心绞痛和高血压的预防
Nitro-Dur	硝酸甘油贴布剂	全身	心绞痛和高血压的预防
Nitro-Dur II	硝酸甘油贴布剂	全身	心绞痛和高血压的预防
Nitro-Dur; Nitro-Dur 30cm^2; Nitro-Dur 20cm^2	硝酸甘油贴布剂	全身	心绞痛和高血压的预防
Dcponit	硝酸甘油透皮贴剂	全身	心绞痛和高血压的预防
Nitrol Patch	硝酸甘油透皮贴剂	全身	心绞痛和高血压的预防
NTS-5/NTS-15	硝酸甘油透皮贴剂	全身	心绞痛和高血压的预防
Transderm-Nitro	硝酸甘油透皮治疗制剂	全身	心绞痛和高血压的预防
Ortho Evra	去孕激素和乙炔雌二醇透皮贴剂	全身	避孕药
Oxytrol	奥昔布宁透皮贴剂	全身	用于治疗膀胱过度活动症
Oxytrol for Women	奥昔布宁透皮贴剂	全身	用于治疗膀胱过度活动症
Exelon	卡巴拉汀透皮贴剂	全身	老年痴呆症和帕金森病
Neupro	罗替戈汀透皮贴剂	全身	帕金森病和不宁腿综合征
Transderm Scop	东莨菪碱透皮贴剂	全身	晕车
Emsam	丙炔苯丙胺透皮贴剂	全身	抑郁症
Androderm	睾酮透皮贴剂	全身	替代内源性睾酮
Testoderm TTS	睾酮透皮贴剂	全身	替代内源性睾酮
Testoderm; Testoderm with Adhesive	睾酮透皮贴剂	全身	替代内源性睾酮
Salonpas Pain Relief Patch	10%水杨酸甲酯和3%薄荷醇透皮贴剂	局部	局部镇痛

7.2 经皮给药产品的生物药剂学评估

经皮给药制剂的测试可分为两类：①评估产品一般质量属性的测试，即产品质量测试；②评估产品性能的测试，如药物制剂中活性成分的体外释放。质量测试评估剂型的完整性，性能测试（如药物释放）评估与体内药物性能相关的属性。总之，质量测试和性能测试是为了确保经皮药物制剂具有一致的规格、质量、纯度、可比性和性能。

美国药典（USP）设有一个顾问团，负责为外用药物产品制定适当的产品质量测试和产品性能测试。在药品获得监管机构的批准后，如获得美国食品药品管理局（FDA）的批准，产品性能测试可用于监测制剂的持续性能。

读者可参考以下信息：USP通则<3>*外用和透皮药物制剂—产品质量测试*阐述与外用和透皮药物制剂质量测试相关的信息；通则<724>*药物释放*阐述骨架/储库型透皮给药制剂（TDS）药物释放测试的程序和详细信息；通则<1724>*半固体药物制剂—性能测试*阐述半固体药物制剂性能测试的通用信息，包括半固体药物制剂释放的原理和应用、设备的选择以及药物释放的测定程序。

产品的质量属性，包括：性状、鉴别、含量测定、杂质、物理化学特性、剂量单位均一性、水分、pH、表观黏度、冷流、黏附力、微生物限度、防腐剂含量、抗氧剂含量、无菌（如适用）和产品特定的其他测试项目。产品性能测试的目的是用于评估药物释放和其他影响药物从制剂中释放的属性。

7.2.1　产品质量测试

产品质量测试不属于生物药剂学评估的范畴，因此，本章不进行详细介绍。关于质量测试的详细信息可参考现行版美国药典。下文仅给出产品质量测试的提纲。

产品质量测试可分为以下几类：

- 适用于所有外用和透皮药物制剂的通用测试。
- 适用于特定剂型的特定测试。

7.2.1.1　通用测试

适用于所有经皮制剂的通用测试（参考ICH Q6A质量标准：新原料药和新药制剂的检测方法和可接受标准：化学物质，网址：www.ich.org），包括：

- 性状
- 鉴别
- 含量测定
- 杂质

7.2.1.2　特定测试

除了前面列出的通用测试，还会根据具体情况考虑以下特定测试：

- 剂量单位均一性
- 水分
- 微生物限度
- 防腐剂含量
- 抗氧剂含量
- 无菌
- pH

- 粒度分布
- 晶型
- 骨架/储库型TDS的体外药物释放试验（对于半固体制剂，产品放行时，目前不要求进行体外释放试验）

此外，以下特定测试仅适用于经皮半固体制剂：

- 表观黏度
- 容器内均匀度

以下特定测试仅适用于骨架/储库型透皮给药制剂（TDS）

- 黏附力
- 离型膜剥离
- 黏性
- 冷流
- 剪切力

除了这些物理测试外，还应进行密封性测试以确认贴片/透皮贴片的袋包装完整性。此外，对于成型-填充-密封型（储库或袋装）TDS，应进行泄漏测试。

7.2.2 产品性能测试

经皮制剂产品的性能测试属于生物药剂学的评估范畴，本节将对其相关内容进行讨论。

通常情况下，可根据生物药剂学的研究结果，表征处方和产品设计对活性物质通过皮肤渗透程度的影响。研究的内容包括：（a）采用合成膜进行的药物释放测试；（b）采用动物或人体皮肤进行的药物渗透测试。两项研究内容各有其目的和作用，如可根据药物释放和皮肤渗透的结果获取处方和皮肤在控制药物吸收方面的贡献。

外用药物制剂的性能测试应具有测定制剂中药物释放量的能力，以满足质量控制的目的。其结果必须是可靠且可重复的，尽管它不是药物生物利用度的衡量标准，但也必须具有检测药物释放特性变化的能力，因为性能测试具有潜在反映制剂中药物生物学特性变化的能力。药物释放特性的变化可能与以下因素有关，如处方中的活性或非活性/惰性组分、制剂的物理或化学特性、生产工艺的变更、运输和储存条件、产品的放置时间长短和其他对终产品质量特性具有关键作用的因素。

在产品的开发和药物制剂的批准后变更中，产品的性能测试具有多种作用，如它们可用于评估变更前后性能的一致性，包括物料变更、生产地点变更以及FDA SUPAC-SS工业指南中描述的其他变更情形。

7.2.2.1 骨架/储库型制剂的体外释放试验（IVRT）

IVRT类似于固体口服制剂的溶出度测试，可作为批与批之间与TDS性能相关的质量控制措施，但其通常没有临床相关性。骨架型和储库型TDS的IVRT方法在USP通则<724>中有详细描述，其通常采用特定的、经确认合格的USP设备进行，如桨碟法（装置5）、转筒法（装置6）或往复支架法（装置7）。此外，经改进的装置5更简单，可用于TDS的大部分剂型。

考虑到透皮药物制剂的复杂性，很多因素均可能导致药物释放速率的变化，其中，包括但不限于：活性和/或非活性成分的来源、型号或质量变更；生产工艺、生产地点、批量或设备、运输、储存条件变更；和/或产品的放置时间长短。所选择的IVRT测定方法应能区分因TDS关键工艺参数和处方组成的变化，导致的释放曲线的差异。

经过合适的方法开发和验证的IVRT方法，在TDS批准前直至产品的整个生命周期的所有阶段，可作为产品性能控制的质量测试方法。

应将确定的IVRT方法订入产品放行和货架期质量标准。IVRT的方法参数包括：仪器或USP装置的选择、溶出或接收介质、搅拌速率、温度、pH、样品分析方法、漏槽条件、表面活性剂的使用、区分力和该测定的其他相关属性。需要强调的是，支持IVRT方法灵敏度的潜在研究设计可能涉及将目标（参照）制剂的药物释放曲线与特意改变关键生产工艺参数后获得制剂的药物释放曲线进行对比，其中，参数的改变范围应在既定控制限度的10% ～ 20%之间。

在骨架型和储库型TDS的IVRT方法开发中，需研究确定的参数，包括但不限于：

- 仪器/装置
- 接收介质的组成和pH、搅拌速率、温度
- 样品分析方法
- 取样时间
- 漏槽条件等

在完成IVRT方法开发后，应进行适当的方法学验证，验证内容包括但不限于：

- 线性与范围
- 精密度、准确度和重现性
- 耐用性
- 剂量相关性
- 对以下变更的灵敏度：
  - 辅料类型
  - 辅料量
  - 批量
  - 生产工艺
- 选择性和专属性

- 样品分析方法
- 温度对释放速率的影响
- 样品在接收介质中的溶解度
- 仪器确认

IVRT方法验证报告不应与样品分析方法验证相混淆，如高效液相色谱法。相反，IVRT方法验证报告的重点在于确认IVRT方法的本身，也就是，测定TDS中药物的释放速率。报告中应描述分析方法的专属性、线性与范围、精密度、重现性、准确度（回收率）、灵敏度和耐用性。然而，通过采用不同规格的TDS，论证IVRT方法的范围和灵敏度是同等重要的。在IVRT方法验证中，可根据不同规格TDS释放曲线的相似或不同论证选择性，采用相同批次样品、在不同时间运行考察重现性，通过改变接收介质的温度、搅拌速率或其他方法参数评估耐用性等。因此，一个经过合适的方法开发和验证的IVRT是一种监测产品质量变异引起、可能影响TDS性能的实用方法，也可用于确认不同批次产品之间的质量一致性。

基于合理的科学原理，产品性能测试作为一个基础的质量控制手段，可用于评估生产工艺变更前后质量的相似性。

骨架/储库型TDS体外释放的可接受标准：在体外释放试验的可接受标准制定中，应至少包括初始、中间和最终三个时间点的药物释放数据，以获得完整的药物释放曲线，同时应确保在最后一个时间点后，药物的释放量不再增加。数据汇总和报告的格式与内容，以及可接受标准的设定规则，不同的地区或监管机构之间可能存在差异。

对于透皮给药制剂，除"品种正文项下"另有规定外，制剂中活性成分的释放量应符合USP通则<711>溶出度中表1给出的可接受限度要求。如果测定结果不符合第1阶段和第2阶段的要求，应继续进行第3阶段的试验。

7.2.2.2　半固体制剂的体外释放试验（IVRT）

对半固体制剂进行性能测试的目的是为了评估制剂中药物的释放行为。它可以反映如图7.1中所示的多个因素的综合作用。

由于影响药物生物利用度和临床性能的主要因素是皮肤上皮细胞的屏障性能，因此产品性能测试并不能直接预测药物的体内性能。尽管产品的性能测试并非是直接测定药物的生物利用度和相对生物利用度（生物等效性），但其仍可作为一种有效的质量控制手段，以确保产品批与批之间质量的一致性，并可用于评估处方或生产工艺的变更对产品的影响，如处方组成的微小差异、粒径和生产地点的变更。这些变更可能来自原料药和/或辅料物理化学特性的变化或处方本身的变化、生产工艺的变化、运输和储存条件的影响、产品放置时间的长短，其他处方和/或工艺参数。

在USP通则<1724>和SUPAC-SS指南中有关于IVRT方法的详细描述，本文对IVRT方法验证（USP<1724>未提及）和方法设计的特殊考虑因素进行简单讨论。

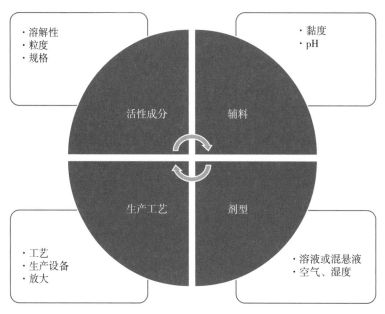

图7.1 影响半固体制剂性能的多种因素

目前，适用于乳膏剂、软膏剂、洗剂、凝胶剂的IVRT性能测试仪器有几种不同的类型，包括立式扩散池、浸没池和USP装置4（流通池），如图7.2所示。

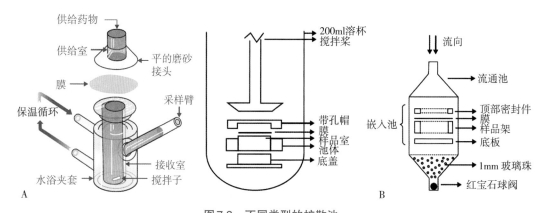

图7.2 不同类型的扩散池

IVRT是将待评估的一定厚度的半固体制剂放置在具有惰性和高渗透性的支撑膜上，并通过膜使其与溶出（接收）介质接触。所选择膜的扩散阻力应尽可能地小，且不能限制药物的释放。供给室可能是封闭或非封闭的，样品上样量也可为有限剂量或无限剂量。IVRT研究是在特定温度条件下，在一定时间内监控配方制剂中活性成分释放到接收介质中的量。根据Higuchi方程，通常在6小时内，药物的释放量与时间的平方根成正比，其动力学方程如下所示；以药物的释放量对时间的平方根作图，所得线性方程的斜率即为药物的释放速率，截距为药物的延迟释放时间。

$$M = \sqrt{2 \times Q \times D_m \times C_s \times t}$$

其中：M代表在时间点为t时，每单位面积基质（cm^2）中药物释放/消耗的量；C_s代表释放基质中药物的溶解度，单位为质量/立方厘米；D_m代表半固体基质中药物的扩散系数，单位为平方厘米/秒（cm^2/s）；Q代表每立方厘米中溶解和未溶解的药物总量。

对于特定配方制剂，应确证所用合成膜、接收介质和设备的适用性。所用的体外释放方法和药物的分析测定方法应简单可靠，具有一定的可重复性、灵敏度和专属性。

IVRT方法开发：IVRT方法开发的主要组成部分，如图7.3所示。

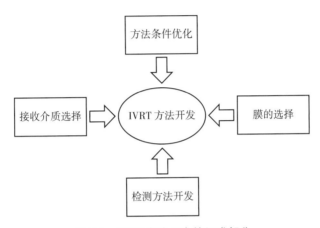

图7.3　IVRT方法开发的组成部分

IVRT方法开发中应确保批与批之间结果的一致性，且方法适用于所有已上市和待上市的批次。方法应有足够的区分力，确保其能检测出可能影响产品性能和其他与产品体内性能相关的产品或工艺相关变化。通常情况下，IVRT方法开发报告中应描述以下参数选择的合理性，包括但不限于：

- 设备/装置
- 膜
- 介质组成和pH、转速、温度
- 含量测定方法
- 取样时间
- 漏槽条件，等

方法开发完成后，应对以下参数进行适当的验证，包括但不限于：

- 线性与范围
- 精密度、准确度和重现性
- 耐用性

- 剂量比例
- 对以下变更的灵敏度
  - 辅料类型
  - 辅料量
  - 批量
  - 生产工艺
- 选择性和专属性
- 回收率、质量平衡和剂量消耗
- 样品分析方法
- 制剂中乙醇的反相扩散
- 温度对释放速率的影响
- 仪器差异
- 膜的惰性
- 样品在接收介质中的溶解度
- 仪器确认

IVRT具有多种作用，包括产品开发、质量控制、批准后变更和如图7.4所示的其他作用。其结果主要用于桥接小的工艺和/或处方变更，以及已批准半固体制剂的稳定性测试，因为在这些情况下，预计不会有任何递送速率的差异。IVRT结果可能无法提供有意义的结果来评估较大的处方变更，除非已进行广泛的验证，证明根据所选择的测试参数获得的IVRT测试结果与体内性能具有有意义的相关性。

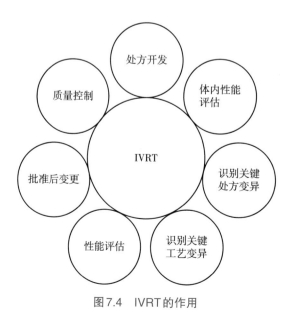

图7.4　IVRT的作用

然而，需要注意的是，不一致的IVRT结果，并不能说明临床不等效（无效或甚至与对照制剂不同）。相反，IVRT的结果可促进对相关情况的深入了解，以确定差异存在的原因。

关于IVRT存在的一些顾虑，包括但不限于：①IVRT没有临床意义，因此订入质量标准没有意义；②IVRT不精确、不可靠，因此没有必要；③IVRT需要明确规定放行和货架期接受标准；④IVRT并不会赋予现有标准更多的价值，因此可能扰乱产品供应，进而造成经济损失。

尽管一些顾虑有一定的依据，但其中仍有一些需进一步探究。虽然可以认为IVRT没有临床意义，以及IVRT标准需要明确，但是，IVRT作为一项质量测试，很难说其不精确、不可靠和多余。在半固体制剂开发过程中，经过适当开发和验证的IVRT，对Q3质量属性的相关变化是灵敏的，其作为一种性能测试，可用于帮助降低与潜在失败模型相关的风险，从而为质量控制赋予更多的价值。需要强调的是，IVRT对质量风险管理具有很高的价值，但不要求其完美，或提供体外/体内相关性（IVIVC）。

综上所述，虽然IVRT可用于评估半固体制剂产品放大生产和批准后变更前后的"一致性"；但它既不像体外溶出度测试那样，作为固体口服制剂体内生物利用度的替代方法令人信服，也不能单独作为外用制剂体内生物利用度或生物等效性的替代测试。此外，IVRT也不能用于不同生产商之间的不同处方比较。然而，对于所有半固体产品而言，采用经过适当开发和验证的体外释放方法，根据拟定的合适接受标准，可用于药品日常的质量控制测试。该方法也可用于产品的批准后变更，以节约时间和减少因产品迭代更新而需进行新方法开发导致的麻烦。

最近，FDA发布了阿昔洛韦软膏指南草案，提出可采用体外或体内两种方法来证明生物等效性（BE）。根据该指南，所用的体外确认方法应符合21 CFR 320.24（b）（6）要求，即"FDA认为足以测定生物利用度或建立生物等效性的任何其他方法"可被接受用于确定药品的生物利用度或BE，必须满足以下所有标准：

（1）自研制剂和参比制剂（RLD）的组成和用量一致（Q1/Q2）。

（2）自研制剂和RLD具有相似的物理化学特性。

（3）自研制剂和RLD中阿昔洛韦具有相同的释放速率。

可通过释放速率、多晶型、粒度、黏度、分子量分布等方面的相似性，来论证仿制药及其RLD在微观结构上相同（Q3）。FDA认为这一进展是依托物理化学评价和体外释放试验对BE进行评估的新举措。

环孢菌素眼用乳剂指南草案和苯甲醇外用洗剂指南草案中也提到了上述体外方法。

7.2.2.3 体外皮肤渗透试验（IVPT）

体外皮肤渗透是指活性成分通过动物或人体皮肤的扩散过程。由于人体皮肤在结构和功能上与其他哺乳动物的皮肤不同，因此不同物种皮肤的渗透特性可能存在实质性差异。所以，在透皮或外用药物制剂的渗透速率和渗透程度的表征中，最好使用离体人体皮肤。IVPT研究中常用的扩散池有两种，一种是立式扩散池（VDC），另一种是流通池，二者通常被称为Franz扩散池和Bronaugh扩散池。在IVPT测试中，是将配方制剂涂覆到维持在32℃的生理温度且具有屏障完整性的皮肤表面。其中，皮肤屏障完整性可通过氚化水渗透、经皮水分散失法（trans epidermal water loss，TEWL）或电阻/电导值法进行评估。可通过在不同的时间间隔从接收室中收集接收介质并分析以获得药物随时间渗透通过皮肤的量。实验结束时，应提取并测定残留在皮肤上的药物量。

在IVPT开发过程中需考虑的因素，包括但不限于：

- 扩散装置和操作条件的选择，如接收介质的组成、搅拌速率或流速、取样时间点以及温度控制。
- 皮肤的来源、皮肤储存条件、皮肤类型的选择（如年龄范围、性别、种族和相同的解剖区域）、皮肤厚度、皮肤处理方法（如全层皮肤、离体皮肤、表皮）和屏障完整性。

在美国，IVPT在新药或仿制药批准中的监管效用尚未完全确立。然而，IVPT表征制剂性能的重要性体现在，其是欧洲药品管理局（EMA）发布的透皮贴剂质量指南的基本组成部分。在EMA"透皮贴剂质量指南"的4.2.6.2章节中指出，虽然体外渗透研究通常不被期望与体内释放相关，但其可反映产品中活性物质的热力学活性，是产品质量的重要衡量标准。体外皮肤渗透研究目前主要用于产品开发，暂未用于产品批准和/或常规批检验。对于以下假设的例子，可以根据一种化合物的六种不同原型配方的IVPT数据帮助配方筛选，以进行进一步的处方开发和基于临床相关性的体内测试（图7.5）。

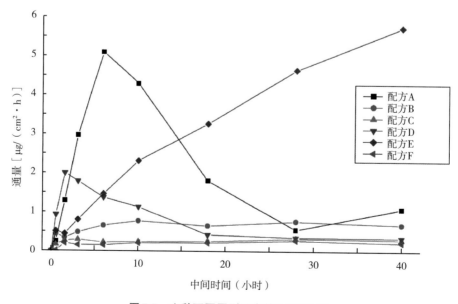

图7.5　六种不同原型配方的IVPT数据

Franz 等采用人体皮肤和 Franz 扩散池，对 7 种已批准上市的外用仿制药进行 IVPT 研究，并将结果与其相应的参比制剂（RLD）进行对比。结果表明，7 种制剂中的 6 种可与临床数据良好吻合，说明了 IVPT 的预测能力及其在体内 BE 研究中的重要性。在另一项研究中，Lehman 和 Franz 通过采用冷冻保存的人类皮肤进行 IVPT 研究，论证皮肤皮质类固醇的 BE，并将其结果与血管收缩试验的结果进行比较。结果表明，IVPT 在评估氯倍他索生物利用度方面比药效学研究具有更高的敏感性和更小的可变性，这一结果也支持了 IVPT 在某些外用产品的 BE 测定中的价值。

综上所述，虽然 IVPT 不适用于常规的质量控制测试，但其在处方开发和筛选中，是一个良好的工具，且在稳定性评估具有潜在的作用。

7.2.2.4　体外释放试验（IVRT）与体外皮肤渗透试验（IVPT）

本节阐述 IVRT 与 IVPT 的具体区别。顾名思义，IVPT 是一种"皮肤渗透"研究，其是将皮肤供体置于供给室和接收室之间，使药物分子从供给室转移到接收室。皮肤的来源一般是人的尸体皮肤。然而，在早期处方筛选或开发期间，可以使用合适的动物皮肤。相反，IVRT 是用于评估半固体制剂中药物分子通过"合成膜"的释放过程，或评估骨架/储库型 TDS 中药物分子在释放介质中直接释放过程。除了这些基本的区别外，IVPT 还有以下特性：采用有限剂量在开放条件下进行，其接收介质通常为生理介质；渗透量在纳克（ng）至皮克（pg）范围内；将制剂涂抹在皮肤上部，因其不与接收介质接触，保持为干燥状态。如果所用的 IVPT 方法进行适当的验证，可通过 IVPT 研究建立体内外相关性（IVIVC）。然而，当计算通量分布（J_{max} 等）时，供体内和供体间的变异性较大。相比之下，半固体制剂 IVRT 的特性包括：采用无限剂量在封闭条件下进行，其接收介质通常为水和醇的混合溶液；释放量通常在微克（μg）至毫克（mg）范围内；将制剂涂抹在膜的上部，使其与接收介质隔开。该方法作为一种质量控制工具，根据 SUPAC-SS 指南，可桥接批准前后产品的变更，评估批与批之间的一致性；以及根据药物产品的物理化学和结构（Q3）特性，用于一些皮肤用半固体制剂的批准。根据测定通过合成膜的释放量，计算出的释放速率（斜率）是相当一致的。

7.2.2.5　其他性能测试

其他性能测试内容已在第 2 章中进行了详细描述，包括皮肤药动学（dermatopharmacokinetics，DPK）、皮肤微透析（dermal microdialysis，DMD）、药代动力学（pharmacokinetic study，PK）和药效学（pharmacodynamic，PD）反应。下文对这些内容进行简要描述，并对其他技术进行介绍。

皮肤药动学：皮肤药动学（DPK）也称为"胶带剥离"或"皮肤剥离"，是将胶带粘在皮肤表面，然后以快速向上移动的方式，通过反复多次去除角质层（SC），每次去除的厚度通常在 0.5 ～ 1.0μm。FDA 在 1998 年发布了一份指南草案，说明可以考虑将该方法作为外用药物制剂生物等效性的替代试验。在该指南中对该方法和相关的计算程序进行了详细解释。

然而，由于这种方法存在一些问题和局限性，譬如由于受试者、操作者和所用胶带类型的可变性，导致结果不能重现，因此FDA在2002年撤回了该指南草案。

皮肤微透析：皮肤微透析（DMD）是一种连续活体采样技术，用于测量皮下组织间液中的内源性和外源性化合物。这种方法是在真皮层的特定区域植入一种类似于半透膜系统的"超薄中空纤维"探针，所引起的组织创伤很小。DMD在用于测定生物等效性中有很多的优势，譬如在研究过程中，可以对单个患者的多个皮肤部位分别使用探针，这可以减少研究中所需的受试者数量。此外，DMD方法可用于评估正常和病变部位皮肤的药物渗透，并有可能对具有治疗活性的生物标志物进行量化。尽管DMD的使用有许多优点，但也有一些局限性。

药代动力学（PK）研究：根据2006年FDA发布的利多卡因贴剂指南草案，建议采用药代动力学方法对BE进行论证，尽管其作用部位是局部而非全身。需要注意的是，本指南中讨论的剂型不是半固体，而是骨架型透皮给药制剂。血浆中利多卡因的浓度与作用部位利多卡因的浓度成正比，可通过测定血浆中利多卡因的浓度对BE进行论证。对于其他局部贴剂，如果无法测量血浆中药物的浓度水平，则推荐采用其他方法。综上所述，对于某些皮肤外用制剂，如果药物具有显著的全身吸收，且血浆中药物水平与其所在靶器官具有相关性，则可采用PK研究论证BE。

光谱学：为了开发更多无创的方法来评估皮肤用制剂的BE，光谱学研究因其安全、快捷和操作简单，似乎是一种合适的方法。衰减全反射−傅立叶变换红外光谱法（ATR-FTIR）、近红外光谱法、拉曼光谱法、太赫兹扫描反射法等已被用于检测活性成分渗透通过角质层（SC）的情况。需要注意的是，并不是所有的药物活性成分都具有可量化的光谱学特征。对于所使用的特定类型的光谱法，待测活性药物分子与皮肤相比，应该具有不同的光谱强度。这很可能是这些方法的一个局限性。近红外光谱法（near-infrared spectrometry，NIRS）和共焦拉曼光谱法（confocal Raman spectroscopy，CRS）是两种常见的无创活体评估法，可用于实时监控药物渗透通过皮肤的情况。然而，NIRS和CRS均要求待测分子具有足够强度的不同光谱峰。近红外光能够穿透皮肤，深度可达几厘米。因此，通过测量红外光谱，结合线性多变量统计，可以量化药物在皮肤中的扩散情况。此外，一些NIR方法可以实时监控化学药物分子渗透通过皮肤的速率和渗透量。NIR方法具有无损、快速、简单（无须进行样品制备）和可定量等优点，从而消除了扫描过程中药物扩散的可能性，有利于挥发性药物的分析。

共焦拉曼光谱法（CRS）已广泛应用于角质层厚度、角质层中含水量以及经皮渗透增强剂作用的测定。像近红外光谱法一样，CRS是一种完全无创且快速的方法，可实时提供体内信号来测量化学物质渗透通过皮肤的情况。然而，像其他光谱法一样，拉曼光谱法也要求活性药物分子具有足够的浓度和光谱强度，以使其可与皮肤的特征谱图行为进行区分。此外，

CRS只能确定皮肤中活性物质的相对浓度，而不能确定其绝对浓度。尽管如此，如果设计得当，CRS可以作为一种非侵入性工具来评估外用药物制剂的皮肤药动学。

最近开发的另一种光谱测定法是太赫兹扫描反射法。太赫兹（THz）成像是一种非破坏性、无标记、快速的成像技术，可实时追踪药物在皮肤内的空间分布和渗透情况。它可以定量测量药物分子在皮肤中的渗透动力学和浓度分布。太赫兹光谱仪在诊断特定的疾病状态方面，是一个功能强大的工具。该机器能够使用从100GHz到超过30THz的频率来接收组织的形态信息。

总之，需要更多的无创分析方法来评估皮肤内的药物渗透概况和论证外用药物制剂的生物等效性。光谱法作为一种相对简单的工具，可用于分析皮肤内的药物浓度或使其成像。然而，如果将其作为一种监管工具，还需要对其所需的验证方法内容进一步评估。

药效学反应：药效学反应可用于某些药物的处方筛选和生物等效性论证。根据FDA发布的指南，对用于外用皮肤炎症（如特应性皮炎或银屑病）治疗的糖皮质激素而言，Stoughton-McKenzie血管收缩试验可用于评估其药效学反应。该方法的原理是外用类固醇产生的皮肤漂白作用与临床疗效之间的相关性。虽然可能看起来比较主观，但该方法可通过使用色度计对漂白反应进行精确定量。

皮肤发疱：发疱是通过在皮肤上施加局部负压破坏表皮和真皮的连接，从而产生水疱的过程。在上述条件下形成的水疱中充满了组织间液和血清，这为测定局部外用制剂的活性药物浓度提了一个药代动力学腔室。因该方法需要使用皮下注射器，所以具有侵入性。在该研究中，可以通过在同一个部位形成多个水疱的方式获得浓度与时间关系的曲线。这个方法的一个局限在于，其不适用于具有高度亲脂性、可与组织结合的药物分子定量。

皮肤活检：皮肤活检可能是给予外用制剂后，在定量活性药物成分渗透过程中，最具侵入性的方法，通常需要在局部麻醉条件下进行。因此，这种方法不适用于体内药物浓度的组织采样和分析。目前对两种皮肤切片的方式进行了探索，分别是刮取活检和穿刺活检。其中，刮取活检是切除部分皮肤；穿刺活检涉及到皮下组织的切除。这种方法可以提供不同皮肤层中药物的分布，但是，它会对皮肤造成很大的创伤。

概括地说，还有其他已探索的方法用于皮肤外用制剂的性能和生物等效性评估。但遗憾的是，除了糖皮质激素的血管收缩试验外，监管机构（如FDA）尚未接受其他试验作为生物等效性和临床疗效的替代指标。几乎不可能找到一个通用的解决方案来评估所用外用制剂的性能和证明其生物等效性。相反，不同的活性产品可以使用不同的方法。在替代方法被FDA和其他官方机构接受前，临床研究仍然是评估疗效、安全和生物等效性的金标准。值得注意的是，在近期发布的阿昔洛韦软膏、环孢菌素眼用乳剂和苯甲醇外用洗剂指南草案中提到了体外研究的其他选择，这为未来其他体外研究方法的选择开辟了前景。

7.2.3　体内外相关性

在缺乏可量化全身水平下，具有局部治疗作用的外用制剂，不能像传统的方式那样建立IVIVC。虽然如此，透皮给药制剂（无论是骨架型、储库型，还是半固体剂型）仍然可以建立IVIVC。透皮制剂虽为缓释剂型，但其药物的释放和渗透机制比口服缓释剂更加复杂。透皮制剂的IVIVC通常是使用药物的渗透数据，而口服药物制剂的IVIVC则是使用溶出数据。在体外渗透数据的获取中，通常情况下是采用扩散池、离体人体皮肤或动物皮肤进行研究。虽然，在一些研究中也使用了人工膜。一些研究中采用了USP装置，包括USP通则<724>（描述透皮给药制剂（TDS）和其他剂型的药物释放以获得TDS药物释放数据）中描述的装置5（桨碟法）、装置6（转筒法）和装置7（往复支架法）。然而，药物释放数据可能不适用于模拟药物通过皮肤的渗透进入体内的过程。

透皮给药制剂IVIVC建立的困难在于个体内以及个体间皮肤渗透性的差异。此外，相同个体、不同组织部位的皮肤渗透性也可能不同。一般而言，除未完全发育成熟的新生儿皮肤具有较高的渗透性外，不同种族、性别和年龄的皮肤渗透性差异并不常见。已知不同类型的分子（亲水性和疏水性）在皮肤中的渗透途径可能不同，同一分子在动物和人类皮肤中的渗透也可能不同。因此，如果用动物皮肤代替人体皮肤进行体外渗透试验，会给IVIVC带来问题。到目前为止，猪耳皮肤因其与人体皮肤结构相似，被证明是替代人体皮肤进行体外渗透试验的最佳动物皮肤。尽管在为透皮制剂建立IVIVC时，存在这些潜在的问题，但如果根据后面章节中所述的注意事项，精心选择最佳的方法和测试条件，仍有可能为一些产品建立体外渗透性与体内吸收之间的相关性。

在Venkateschwaran关于睾酮透皮贴剂（Androderm®）和雌二醇透皮贴剂（Alora®）开发的工作报道中指出，两种药物的体外吸收速率（以平均累计吸收率表示）曲线与体内获得的结果惊人地相似（图7.6）。虽然数据显示雌二醇透皮贴剂在48小时后吸收有差异，但作者解释了这种差异存在的原因，即在实验过程中，体外可用于扩散的面积仅占TDS总面积的67%。由于贴片的一部分不与皮肤接触，因此贴片在体外的药物消耗低于体内。

在Franz等人的另一项重要工作中，从30篇已发表的论文中收集了92组数据集。这些数据集中所有数值的平均体外与体内（IVIV）比值为1.6。尽管有些数据集中体外和体内数值之间可能有近20倍的差异，但其中85%的数据集差异不到3倍。

在排除两项研究方案不完全匹配的数据后，相关性显著提高。对于匹配的数据集，平均IVIV比值为0.96，任意一种化合物的体外和体内结果的差异均小于2倍，IVIV比值在0.58～1.28。数据被排除的主要因素是使用了不同解剖部位的皮肤或使用了不同成分的载体。因此，当两种研究的方案具有适宜的匹配性时，采用离体人类皮肤模型获得的经皮吸收数据与从人体获得的数据非常接近。

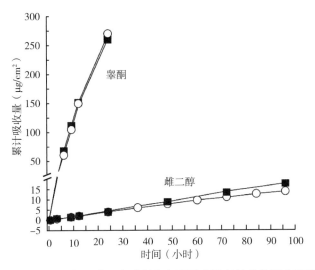

图7.6 将采用离体皮肤测定的雌二醇透皮贴剂和睾酮透皮贴剂的体外吸收速率（■），分别与相应制剂的人体体内速率（○）进行比较。体内速率通过测量贴片的药物损失量来确定

7.2.4 评估热量的影响

热量有望通过增加皮肤渗透性、体液循环、血管壁渗透性、控释膜渗透性和药物溶解度来增强各种药物的透皮递送过程。来自电热毯、桑拿浴等外部来源的热量，以及因剧烈运动或发热导致的体内温度升高，均可能影响TDS的药物释放速度。体外加热还会引起血液动力学、体液量和血流分布的变化，进而影响药物进入和通过皮肤的吸收过程，改变经皮给药制剂的药代动力学或生物利用度。因此，需要进行适当的研究设计，评估升高温度对TDS递送曲线的影响。然而，目前还没有标准的体外测试方法来评估和比较升高温度对TDS性能的影响。因此，申请人在设计此类研究时，可联系相应的监管机构寻求帮助。

7.3 生物等效性豁免

7.3.1 骨架/储库型透皮给药制剂（TDS）生物等效性豁免

根据《联邦法规（CFR）》第21篇320部分的第320.22小节（即21 CFR 320.22），术语"生物等效性豁免"是指提供体内生物利用度（BA）或生物等效性（BE）证据要求的监管豁免。TDS的生物等效性豁免通常是指针对特定TDS的不同大小和规格的豁免。然而，生物等效性豁免可能并不适用于所有透皮制剂。例如，在储库型或半固体制剂中，产品的规格取决于储库中药物的不同浓度，与表面积的变化无关。相反，对于骨架型透皮制剂来说，如果小规格的结构与最大规格相同，且规格与表面积成正比，有时可以豁免。在这种情况下，各规格制剂的活性成分和非活性成分的比例应相似，并应假定生物利用度的变化与TDS大小的变化成比例。因此，根据可接受的最大规格正式BA/BE研究结果，结合体外药物释放曲线的可比性结果，证明小规格与最大规格具有相似的释放曲线（使用f2方法），通常可支持此类制剂的生物等效性豁免请求。在论证体外释放曲线的相似性要求方面，缓释制剂的原理通常适用于骨架型透皮制剂，但有一个前提条件是，应建立适当的具有区分力的IVRT方法，且所有生产的批次应有一致的质量。

生物等效性豁免可用于批准前和批准后的地点和工艺相关的微小变更。然而，处方的变更通常需要特殊的考虑，例如压敏胶或压敏胶供应商的变更，因为即使是处方的轻微变更也可能改变制剂的黏附性、刺激和活性成分的潜在递送行为。在BA/BE对比研究中，应对参照制剂（变更前）和试验制剂（变更后）的全身暴露情况进行比较。关于药品BA和BE的法规定义和测定程序，可分别参考21 CFR 320的子部分A和B。对于具有相同BA或BE的产品，试验制剂中的活性药物成分或活性部分必须表现出与参照制剂相同的吸收速率和程度。

7.3.2 皮肤外用半固体制剂生物等效性豁免

半固体制剂治疗作用的开始、持续时间和程度取决于三个连续过程的相对效率：制剂中活性药物成分的释放、药物渗透或扩散通过皮肤角质层和其他层、最后在作用部位产生预期的药理作用。与这些过程相关的变异性，是半固体制剂生物等效性论证中存在的挑战，无论其是全身作用还是局部作用。因此，除滴眼液、鼻用喷雾液或皮肤用溶液等液体外，申请半固体制剂生物等效性豁免的情况并不常见，因为不同规格制剂的药代动力学（PK）或药效动力学（PD）通常不具有线性关系，如1%规格和5%规格的活性药物成分。然而，可以根据IVRT数据，申请豁免批准前和批准后地点、工艺和/或处方变更的生物等效性研究。

在缺乏可测量活性成分全身水平的情况下，由于缺乏标准化方法，对于局部起效的半固体制剂而言，不同于透皮制剂的药代动力学研究，大多数情况下测定作用部位的生物利用度是不可行的。因此，通常需要进行临床试验证明局部起效外用制剂的治疗等效性。然而，对于上一节中提到的其他模型，如果经过充分的验证，证明方法有足够的准确性、灵敏度、重复性和耐用性，可提供令人信服的证据去预测治疗等效性。

因此，这对于制药行业开发出可接受的外用制剂仿制药并获得监管机构批准，仍然是一个障碍。

在美国，要求仿制药必须具有药学等效性（pharmaceutical equivalent，PE）和生物等效性（BE）。目前，除糖皮质激素可通过已建立的药效学试验进行测试外，大部分局部皮肤病用药需采用临床终点比较试验对BE进行论证。这些临床试验需要大量的患者，通常比较烦琐、且所需费用较高，同时伴随着较高的变异性和对处方因素的低灵敏度。因此，其效率往往较低，且在某些情况下不能给出明确的结论。值得注意的是，FDA最近发布了阿昔洛韦软膏、环孢菌素眼用乳剂和苯甲醇外用洗剂三份指南草案，其中描述了可以根据外用半固体制剂可比性物理化学特性和IVRT试验对BE进行论证。

7.3.3　基于皮肤外用半固体制剂生物等效性豁免的外用药物分类系统概念

考虑到进行BE论证的体外方法，结合速释口服固体制剂的生物药剂学分类系统（BCS）概念，Shah等在文献中提出了"外用药物分类系统"（topical drug classification system，TCS）的概念（图7.7）。

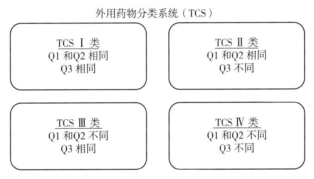

图7.7　Shah等提出的外用药物分类系统（TCS）（根据文献29重新绘制）

与基于活性药物成分（API）的性质、水溶性和肠黏膜渗透性的BCS类似，该文章作者建议根据TCS，按照图7.8所示的示意图批准外用半固体制剂的生物等效性豁免。

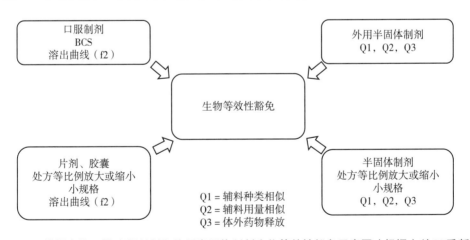

图7.8　Shah等提出的口服速释制剂和外用半固体制剂生物等效性豁免示意图（根据文献29重新绘制）

TCS的概念是基于SUPAC-SS的科学原理以及IVR方法的使用，它需要利用仿制药和参比制剂（RLD）之间组分的种类和用量的一致性（Q1和Q2）以及IVR速率的相似性信息。IVR（Q3）是评估微观结构相似性的工具，可反映制剂的微观结构、物质的排列和聚集状态。根据21 CFR 314.94，对于外用制剂，仿制药与RLD相比，除了具有相同浓度的活性成分外，非活性成分的种类（Q1）和用量（Q2）也应相同。本文的作者假设，如果仿制药和RLD的Q1、Q2和Q3特性均相同，则该仿制药可豁免生物等效性研究；如果不同，则不能豁免生物等效性研究，此时需要进行额外的研究或生物研究。Shah等利用这些科学原理，提出了外用制剂生物等效性豁免决策树（图7.9）。

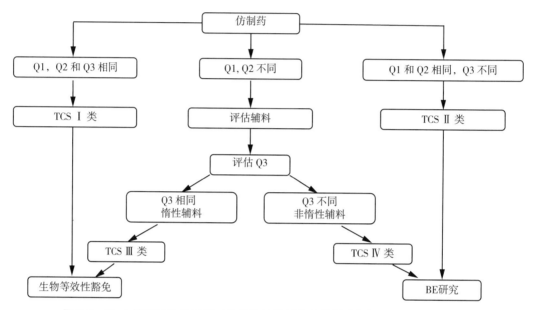

图7.9   Shah等提出的外用制剂生物等效性豁免决策树（根据文献29重新绘制）

TCS可以促进外用仿制药的开发，减轻监管负担，确保产品质量，并最终以更合理的价格向患者和消费者提供外用半固体仿制药。然而，需要强调的是，该概念仍处于起步阶段，还需要进一步的研究和验证。到目前为止，这只是Shah等提出的一个概念，FDA和其他监管机构目前尚未采纳该方法。

欧洲药品管理局（EMA）发布了"外用制剂质量和等效性指南的概念性文件"，旨在开发一种系统性的方法或方法组合来预测治疗等效性。根据EMA，这个指南阐述了含有新的或已知活性成分的外用制剂，在整个上市生命周期的质量要求。指南中还提出，可考虑应用扩展药学等效性研究，采用可替代的体外和体内模型和方法，预测与参比制剂的治疗等效性，以替代以患者为中心的临床治疗等效性研究。扩展药学等效性概念是基于"与相应参比制剂具有适当可比性的质量数据"开发，包括定性和定量组成、微观结构、物理特性、产品性能和给药方式以及其他方法。目前可用的其他等效性评估方法包括：采用人工膜和/或人体皮肤进行体外药物释放研究以确定药物释放或渗透的速率和程度、采用胶带剥离法测定皮肤药动学和皮肤微透析。此外，当药物从给药部位渗透吸收到血液腔室的量足够高时，可根据药代动力学的对比研究结果支持等效性论证。对于其他特定的药品，其他方法也可能适用。

需要提供合理的科学依据，说明这些方法可用于支持治疗等效性论证；在这些方法评估的过程中，需要根据活性物质的作用部位，从方法的局限性、变异性、灵敏度和区分力几个方面进行考察。

如上所述，FDA发布的阿昔洛韦软膏、环孢菌素眼用乳剂和苯甲醇外用洗剂三个仿制药指南草案正是基于这些思考过程。

用于评估骨架/储库型TDS性能的其他实用参数，包括但不限于活体皮肤黏附性、药物残留分析、规格、给药部位、热影响、皮肤刺激性和致敏性。

7.4　结论

无论是外用制剂还是透皮制剂，制剂的有效性取决于活性成分从其制剂释放到皮肤表面。药物到达皮肤表面后，可能主要停留在皮肤表面发挥局部作用，也可能渗透通过皮肤角质层到达其他皮肤层，最后进入系统循环发挥全身作用，这些取决于需要治疗的疾病部位。因此，用具有适当物理化学和药代动力学性质的药物分子开发正确的产品以及在整个货架期内对产品性能进行优化是非常重要的。本章主要从生物药剂学的角度概述不同经皮药物递送系统产品开发的一般原则和性能评估。这些综合知识对开发适用于患者和护理人员的皮肤产品有所帮助。

致　谢

感谢FDA药物评估和研究中心Drs. Kaushalkumar Dave，Caroline Strasinger，Hansong Chen，Sameersingh Raney，Amit Mitra和Okponanabofa Eradiri的建议和技术帮助。

参 考 文 献

1. Lucinda Buhse et al.，Topical drug classification，*International Journal of Pharmaceutics*，vol. 295，pp. 101-112，2005.

2. U.S. Food & Drug Administration，n.d. Drugs@FDA：FDA Approved Drug Products (www.accessdata.fda. gov/scripts/cder/daf/).

3. U.S. Food & Drug Administration，n.d. Approved Drug Products with Therapeutic Equivalence Evaluations-OrangeBook (www.fda.gov/Drugs/InformationOnDrugs/ucm129662.htm).

4. *Chapter <3> Topical and Transdermal Drug Products-Product Quality Tests (USP 41-NF 36；*PF 44 (5)).*

5. *USP 41 Chapter <724> Drug Release for transdermal systems (TDS) and other dosage forms (USP 41-NF36).*

6. *USP 41 Chapter <1724> Topical Drug Products-Performance Tests (USP 41-NF36).*

7. SUPAC-SS，1997. US Department of Health and Human Services，Food and Drug Administration. Guidance for Industry. SUPAC-SS. Nonsterile semisolid dosage forms. Scale-up and post approval changes. Chemistry，manufacturing and controls. In vitro release testing and in vivo bioequivalence documentation (www.

fda.gov/downloads/drugs/guidances/ucm070930.pdf).

8. T.Higuchi，Rate of release of medicaments from ointment bases containing drugs in suspension，*J.Pharm. Sci.*，vol. 50，pp. 874-875，1961.

9. U.S. Food & Drug Administration，Office of Generic Drugs. Draft guidance on acyclovir ointment. 2012 (www.fda.gov/downloads/Drugs/GuidanceComplianceRegulatory Information/Guidances/ucm296733.pdf).

10. U.S. Food & Drug Administration，Office of Generic Drugs. Draft Guidance on Cyclosporine ophthalmic emulsion. 2016 (www.fda.gov/downloads/drugs/guidancecomplianceregulatoryinformation/guidances/ucm358114.pdf).

11. U.S. Food & Drug Administration，Office of Generic Drugs. Draft Guidance on Benzyl Alcohol topical lotion. 2014 (www.fda.gov/downloads/Drugs/GuidanceComplianceRegulatoryInformation/Guidances/UCM428198.pdf).

12. EMA，2014，Guideline on quality of transdermal patches (23 October，EMA/CHMP/QWP/608924/2014).

13. TJ Franz，PA Lehman，SG Raney，Use of excised human skin to assess the bioequivalence of topical products，*Skin Pharmacol Physiol*，vol. 22，pp. 276-286，2009.

14. PA Lehman，T Franz. Assessing topical bioavailability and bioequivalence：a comparison of the in vitro permeation test and vasoconstrictor assay，*Pharm Res*，vol. 31，pp. 3529-3537，2014.

15. U.S. Food & Drug Administration，1998，Guidance for Industry. Topical DermatologicalDrug Product NDAs and ANDAs — In Vivo Bioavailability，Bioequivalence，In VitroRelease，and Associated Studies Rockville：Food and Drug Administration，Center for Drug Evaluation and Research (CDER) (www.fda.gov/ohrms/dockets/ac/00/backgrd/3661b1c.pdf).

16. R. Holmgaard，J. B. Nielsen，E. Benfeldt，Microdialysis sampling for investigations of bioavailability and bioequivalence of topically administered drugs：current state and future perspectives，*Skin Pharmacol Physiol*，vol. 23，pp. 225-243，2010.

17. U.S. Food & Drug Administration，2006，Office of Generic Drugs. Draft guidance on lidocaine (www.fda.gov/downloads/Drugs/GuidanceComplianceRegulatoryInformation/Guidances/ucm086293.pdf).

18. J Medendorp，J Yedluri，DC Hammell，et al. Near-infrared spectrometry for the quantification of dermal absorption of econazole nitrate and 4-cyanophenol，*Pharm Res*，vol. 23，pp. 835-843，2006.

19. R Mateus，H Abdalghafor，G Oliveira，et al. A new paradigm in dermatopharmacokinetics-confocal Raman spectroscopy，*Int.J.Pharm*，vol.444，pp.106-108，2013.

20. KW Kim，KS Kim，H Kim，et al. *Terahertz dynamic imaging of skin drug absorption*，*Opt Express*，vol. 20，pp. 9476-9484，2012.

21. U.S. Food & Drug Administration，1997，US Department of Health and Human Services，Food and Drug Administration. Guidance for industry：Topical Dermatological Corticosteroids. In Vivo Bioequivalence. (www.fda.gov/downloads/Drugs/GuidanceComplianceRegulatoryInformation/Guidances/ucm070234.pdf).

22. C Herkenne，et al. In vivo methods for the assessment of topical drug bioavailability，*Pharm Res*，Jan；vol. 25 (1)，pp. 87-103，2008.

23. CR Behl et al.，*Book Chapter：In Vivo and In Vitro Skin Uptake and Permeation Studies：Critical Considerations and Factors Which Affect Them*-Chapter 13 (pp. 225-259)，published in the book entitled *Topical Drug Bioavailabilty，Bioequivalence，and Penetration* (V. P. Shah and H. I. Maibach eds)，Plenum Press (1993).

24. U Jacobi，M Kaiser，R Toll，S Mangelsdorf，H Audring，N Otberg，W Sterry，J Lademann，Porcine ear skin：an in vitro model for human skin，*Skin Res and Technol*，vol. 13，p. 19，2007.

25. S Venkateshwaran, *In vitro-in vivo correlation for transdermal delivery*. *IBC International Conference on Transdermal Drug Delivery*, Coronado, 1997, pp 15-16.

26. PA Lehman, SG Raney, TJ Franz, Percutaneous absorption in man: in vitro-in vivo correlation, Skin Pharmacol Physiol, vol. 24, pp. 224-230, 2011.

27. U.S. Food & Drug Administration, 2014, Draft Guidance for Industry: Bioavailability and Bioequivalence Studies Submitted in NDAs and INDs-General Considerations (www.fda.gov/downloads/drugs/guidancecompliancregulatoryinformation/guidances/ucm389370.pdf).

28. C Strasinger et al., Navigating sticky areas in transdermal product development, *Journal of Controlled Release*, vol. 233, pp. 1-9, 2016.

29. VP Shah, A Yacobi, FS Radulescu, et al. A science based approach to topical drug classification system (TCS), *Int J Pharm*, vol. 491, pp. 21-25, 2015.

30. U.S. Food & Drug Administration, 2000, US Department of Health and Human Services, Food and Drug Administration. Guidance for Industry. Waiver of In Vivo Bioavailability and Bioequivalence Studies for Immediate-Release Solid Oral Dosage Forms Based on a Biopharmaceutics Classification System (www.fda.gov/downloads/Drugs/Guidances/ucm070246.pdf).

31. Concept paper on the development of a guideline on quality and equivalence of topical products EMA/CHMP/QWP/245108/2015

32. EMA/CHMP/QWP/558185/2014, 2 December 2014.

33. U.S. Food & Drug Administration, 2016, US Department of Health and Human Services, Food and Drug Administration. Guidance for Industry. Assessing Adhesion with Transdermal Delivery Systems and Topical Patches for ANDAs (www.fda.gov/downloads/Drugs/GuidanceComplianceRegulatoryInformation/Guidances/UCM504157.pdf).

34. EMA, 2014, Guideline on the Pharmacokinetic and Clinical Evaluation of Modified Release Dosage Forms (www.ema.europa.eu/docs/en_GB/document_library/Scientific_guideline/2014/11/WC500177884.pdf).

35. U.S. Food & Drug Administration, 2011, Guidance for Industry Residual Drug in Transdermal and Related Drug Delivery Systems (www.fda.gov/downloads/Drugs/GuidanceComplianceRegulatoryInformation/Guidances/UCM220796.pdf).

36. U.S. Food & Drug Administration, 2009, Draft Guidance on Ethinyl Estradiol; Norelgestromin (www.fda.gov/downloads/Drugs/GuidanceComplianceRegulatoryInformation/Guidances/UCM162407.pdf).

37. U.S. Food & Drug Administration, 2010, Draft Guidance on Fentanyl (www.fda.gov/downloads/Drugs/GuidanceComplianceRegulatoryInformation/Guidances/UCM162427.pdf).

38. GA Van Buskirk et al., *Passive Transdermal Systems Whitepaper Incorporating Current Chemistry, Manufacturing and Controls (CMC) Development Principles*, AAPS PharmSciTech (#2011) DOI: 10. 1208/s12249-011-9740-9

第1部分　半固体药物制剂和透皮递送系统（TDS）质量测试

8.1　引言

在外用制剂的检验中，需采用既定的测试程序和标准，以确保生产的产品具有适当的质量，从而使其在上市后以及整个货架期内都是安全有效的。本章重点关注外用制剂本身需进行的测试，以及与其生产相关的工艺过程测定，不讨论制剂相关组分（活性药物成分、辅料和包装）的测定内容。

对于药品，生产商的质量标准中需包含的测试项目，可参考下述两个权威的指南。

- ICH Q6A 质量标准：新原料药和新药制剂的检测方法和认可限度：化学物质。
- 药典，如 USP 通则 <3> 外用和透皮制剂：产品质量测试。

对于带有非计量泵包装的产品，其中一些测试（例如，黏度、含量等），不仅要对容器中的样品进行均匀性测试，也需要对泵出的样品进行收集后测试。

8.2　通用测试

ICH Q6A 列出了新药制剂的通用测试项目。本节对外用制剂的通用测试项目进行讨论。监管机构期望申请人在新药制剂注册申请时，递交所有这些项目，以便用于批准后的重大变更。然而，一些较老的外用制剂，在首次注册申请时可能没有进行相关的测试或制定相应的质量标准。

8.2.1　性状

本节所述的性状是指药品的定性描述，即通过简单的目视评估，确认产品没有明显的不符合规范情况。性状不符合规定，则意味着产品的物理或化学完整性存在问题。因此，在所有的日常质量控制（QC）测试中均应进行检测，如在批放行和稳定性研究中进行测定，并将其作为批准后变更中工艺验证测试内容的一部分。

测试应在均匀照度的散射光（自然或人工日光）条件下进行，使阴影和谱外色反射对测定的影响降到最低。对于外用半固体制剂，可以将样品放置在干净无色的小瓶中，在白色背景下检测，也可以将容器中的部分样品取出后放置在一张干净的白纸上检测。如果需要进行更多的对比研究，也可以采用黑色背景。对于溶液剂型，应将其放置在干净无色的小瓶中，在白色或黑色背景下进行检测。在每种情况下，都应对光照条件进行严格的控制。测定中所需设备的信息，可以参考欧洲药典通则 2.9.20。

如果样品在储存过程中容易变色，则建议将颜色检测订入产品的放行和货架期质量标准，并规定具体的可接受标准，包括接受数值和一个经过验证的定量测试方法。

- 半固体制剂需要注意的内容：
  - 检查初级包装的外部情况，确认是否有损坏、铝管卷曲或其他密封泄漏现象。
  - 与产品直接接触包装的内部情况，包括：
    - 内部漆或涂层（如变色、点状腐蚀）。
    - 与产品接触的组件，如乳胶带或阀门可能膨胀、变色或显示其他损坏。
  - 初级包装中的产品概况，包括：
    - 颜色。
    - 产品均一性。
    - 相分离。
    - 内容物的流动性。
    - 微粒的结晶或凝聚。
    - 异物（未知颗粒或漆）。
- TDS 需要注意的内容：
  - 检查初级包装的外部情况，确认是否有损坏或密封泄漏现象。
  - 包装的内部情况，包括涂层、衬底或任何其他额外的内部包装部件。
  - 与产品直接接触包装的内部情况，包括：
    - 当初级包装中含有多个 TDS 时，确定 TDS 数量的准确性。
    - 药品在包装上的黏附。
    - 药品是否转移至包材内部。
    - TDS 中药物的泄漏。
  - 初级包装中的产品概况，包括：
    - 药品的颜色和视觉均匀性。
    - TDS 背衬层正确和清晰的印刷。
    - 形状和大小，包括 TDS 的尺寸以及离型膜的尺寸和狭缝。

- 离型膜的附着和位置。
- 微粒的结晶或凝聚。
- 异物（未知颗粒或漆）。
  - 感官特性：
    - 产品的气味等感官测试可能比较重要，尤其是当产品面向比患者更多的消费者时。这些测试通常与性状一起进行。

8.2.2　原料药（APIs）鉴别

鉴别试验的目的是用于确认药物制剂中存在正确的药物活性成分。该试验应在产品批放行时进行，一旦确认，后续就无须重新进行，如在稳定性研究期间。在外用制剂的鉴别试验中，除了注意这些产品通常含有很多可能干扰分析技术的辅料外，没有其他方面的特殊要求。此外，所用鉴别方法应能很好地区分可能存在的结构相似的化合物。因此，专属性是鉴别试验中方法验证的重要组成部分。

8.2.3　含量测定（规格）

含量测定的目的是确认药物制剂中含有相应含量的药物活性成分。在所有的常规质量控制（QC）测试中均应进行含量测定，如在批放行和稳定性研究中，并将其作为批准后变更中工艺验证内容的一部分。在制剂的含量测定中通常采用色谱技术，如高效液相色谱法（high performance liquid chromatography，HPLC），但如果滴定法或其他技术对API和辅料有合适的选择性，也可以采用。检测技术的选择取决于API的化学性质，其中紫外-可见光吸收光谱法检测最为普遍，此外，也可以采用荧光或其他检测方法。对于抗生素产品，有时也使用微生物检定法。

- 半固体制剂需要注意的内容：

对半固体制剂的含量测定而言，样品配制是其关键步骤。样品配制中最常见的问题是需从样品基质中对分析物进行提取。理想的情况是将制剂样品完全溶解，然后采用色谱法进行测定，以去除辅料的干扰。然而，这常常不大可能，样品制备中通常需要进行液液萃取或固相萃取。

在含量测定方法的开发中，应对样品提取方法的耐用性进行评估，如改变溶剂的浓度、改变溶液的振荡或超声提取时间。同时，应避免溶液出现浑浊或泡沫，因为这些现象的存在，不便于判断活性物质是否完全溶解或可能导致定容不准确。如果采用水相和有机相分配的方式，应了解影响分配的因素，如pH和温度。如采用微生物检定法，在样品的配制过程中应特别小心，因为与化学测定方法相比，微生物检定法通常具有更多的可变性，这会掩盖样品配制方法中存在的不稳定性。

应在测定方法中对样品从初级包装的取出方式进行明确规定，例如，通过管嘴挤出或将管纵向切开取出内容物混合在一起后取样。

对于含有油性或其他水难溶性辅料的外用制剂，如果直接测定，会使HPLC色谱柱的性能降低，因此，在测定之前需要进行过滤处理或在色谱柱之前添加保护柱。如果采用过滤的方式，在方法验证中应进行回收率确认。

● TDS需要注意的内容：

在TDS含量测定中，除了上述提到的与半固体制剂样品配制相关的问题外，还应确定是否需要进行其他的样品配制步骤。例如，为了防止在提取过程中卷曲，可能需要将TDS固定。通常情况下，TDS含量测定是以单剂量为单位进行的。

对于含有聚合物、油性或其他难溶性辅料的TDS，如果直接测定，会使HPLC色谱柱的性能降低，因此，在测定之前需要进行过滤处理或在色谱柱之前添加保护柱。如果采用过滤的方式，在方法验证中应进行回收率确认。

8.2.4　杂质（有关物质）

根据ICH Q3B（R2）新药制剂中的杂质，由原料药合成工艺引入的杂质通常在原料药质量标准中进行控制，并需在用于制剂前经过放行检测，因此，这些工艺杂质无须在制剂中进行控制。在制剂的生产过程中产生的杂质或在制剂的整个生命周期中降解产生的杂质，以及因与初级包装相互作用产生的杂质，需要在制剂中进行监控。

在常规质量控制（quality control，QC）测试中，至少应在稳定性研究期间对杂质进行检测。如果根据已获得的工艺知识表明生产过程中不会产生新的杂质，在产品的放行标准中有时也可不订入杂质检查项。但是，需通过稳定性研究证实杂质含量在拟定的控制范围内。也可以考虑跳检，即根据预先选择的批次和/或预先确定的时间间隔进行检测，而不是逐批检测。

薄层色谱法在过去用于杂质的限度检查，但现阶段更加期望的是定量分析，虽然气相色谱法（gas chromatography，GC）可用于挥发物的测定，但是目前高效液相色谱法却是最常用的技术。滴定法、紫外可见光谱法以及其他非光谱分析技术通常没有足够的选择性，不能用于API有关物质的测定。有关物质所用的色谱仪和检测器通常与含量测定法一致，且比较常见的情况是有关物质和含量测定采用同一套方法。

● TDS需要注意的内容：

与含量测定一样，样品配制也是外用制剂杂质测定中的关键步骤，其注意事项可参考含量测定项下所述内容。

此外，尤其是对杂质测定而言，在色谱分析过程中，可以采用适当的空白样品以帮助确定色谱峰的来源（如API和辅料引入的相关色谱峰、人为导致的流动相污染、样品溶剂、过滤等）。虽然空白的使用并不是外用制剂所独有的，但外用制剂中含有大量的辅料，同时由于内标物的使用和剧烈的提取条件使其易受到非API相关峰的其他污染源的干扰。

8.2.5 杂质（残留溶剂）

该测试是用于确认已知因生产或纯化工艺存在的残留溶剂水平在毒理学上是可以接受的。

在评估中应考虑API和辅料中存在的残留溶剂以及药品生产过程中引入的溶剂。评估的结果可能是，无须在日常检测中进行考察，或进行跳检（如杂质测定部分所述），或每批样品必须进行测定。如果残留溶剂在整个生命周期中不会增加，则在稳定性研究中无须进行考察。

● TDS需要注意的内容：

半固体制剂和TDS残留溶剂测定的注意事项与其他剂型一致。此外，需参考外用制剂有关物质和含量测定项下提到的注意事项。

8.2.6 杂质（元素杂质）

该测试是用于确认存在的元素杂质水平在毒理学上是可以接受的。与元素杂质测定相关的主要文件包括USP通则<232>元素杂质—限度和<233>元素杂质—方法，以及ICH Q3D（R1）元素杂质指南。

在API或辅料的合成工艺中使用金属催化剂或采用的是矿物质辅料时，最容易存在金属元素。

8.3 特定测试

除了上述的通用测试外，还应根据具体情况考虑以下特定测试。

8.3.1 剂量单位均一性

根据USP通则<905>剂量单位均一性，应进行该项检查以确保剂量单位的一致性；每批产品的API含量应在说明书要求的范围内。TDS应根据USP通则<905>的要求进行剂量均一性检查，但需要注意的是，该通则不适用于皮肤外用制剂中单剂量包装的混悬剂、乳剂和凝胶剂。

8.3.2 最低装量

根据USP通则<755>最低装量，应进行最低装量检查以确保每个容器中含有的样品量符合要求。每批样品的平均装量应不少于标示量。

8.3.3　水分

水分测定的必要性通常依赖于产品的配方。制剂中的API很多以水合物或吸附水的形式存在。一些原料药对水分的变化比较敏感，如果水分含量超过允许的限度，可能会改变制剂的微生物、物理和化学稳定性。水分可通过半渗透性包装进入或渗出，但不能通过非渗透性容器，如密封铝管。

水分含量总的变化可采用重量法进行测定，有时也称之为"对已包装产品的减失重量研究"。此外，也可以采用卡尔费休法对配方制剂进行直接测定。

● 半固体制剂需要注意的内容：

如采用直接测定法进行测定，应确保样品完全溶解，或至少应完全分散。

8.3.4　微生物限度（MLT）

在患者使用时，微生物可能会影响产品的安全性和有效性。该试验通过评估需氧菌总数来确认药品中微生物的质量，并证明在非无菌制剂中不存在特定的微生物（需筛选的特定生物）。微生物限度检查法适用于非无菌制剂。

具有抗菌和抗真菌特性的制剂无须进行微生物限度检查。但需要注意的是，产品中含有抗生素并不一定可以豁免微生物限度检查，因为该产品可能支持霉菌的生长。微生物限度检查的豁免应基于可接受的科学论证，如包含30%或更高含量的乙醇，或通过试验证明，配方制剂可通过USP<51>抗菌效力检测的要求。

相关测试方法和接受标准可参考USP通则<61>非无菌产品微生物检查法，微生物计数法、<62>非无菌产品微生物检查法，控制菌检查法和<1111>非无菌产品微生物检查法，药用制剂和药用原料的可接受标准。

8.3.5　抑菌防腐剂含量

防腐剂检查适用于无菌、多剂量包装产品。在产品的放行检测和稳定性研究中必须对产品中所用的防腐剂进行测定。防腐剂含量的可接受标准必须依据足以确保产品微生物质量的最低防腐剂水平进行制定，正如USP通则<51>抑菌效力检测中所述的挑战试验。应在产品开发期间证明产品在整个生命周期内符合药典防腐作用的要求，因此在产品上市后防腐剂检查通常不会作为产品的常规质量测试。在某些情况下，其他分析技术，如高效液相色谱法或滴定法，可用于协助检测某些类型的防腐剂，如甲醛释放型防腐剂。

● 半固体制剂需要注意的内容：

测定方法应针对于防腐剂本身，如果防腐剂在抗菌作用中分解，需明确待测定的具体目标物，以避免混淆。例如，甲醛释放型防腐剂（如咪脲）中游离甲醛或总甲醛的测定，取决于是否进行强制降解。

8.3.6　抗氧剂含量

如果制剂中存在抗氧剂，则应建立相应的含量测定方法，除非可通过其他测试方法检测氧化降解产物，如杂质测定。在产品的放行检测中，应对产品中所用的所有抗氧剂进行测定。如果通过在有关物质检查中监控氧化降解产物，证明比放行检测时较低的抗氧剂水平可维持产品的稳定性，则在稳定性研究中可不进行抗氧剂测定。同时，应建立抗氧剂的可接受标准，其限度应根据在产品的整个货架期内，足以维持产品稳定的抗氧剂水平制定。

8.3.7　无菌

眼用半固体制剂以及用于开放性创伤或烧伤的半固体制剂必须确保无菌，相关论证方法可参考USP通则<71>无菌检查，如测定条件。

然而，需要注意的是，一个满意的结果只能说明在测试条件下，所测定的样品没有发现微生物。这是因为微生物污染很少是均一的，且无菌检查只是针对有限的样品。对于药品生产而言，无菌检查只是灭菌和/或无菌生产整个过程的一部分。如果制剂中的特定组分不能采用常规的灭菌技术，则要求该组分在符合USP通则<71>无菌检查项下描述的无菌要求的同时，生产过程中也应采用无菌工艺。

8.3.8　pH

pH可能影响很多制剂的物理化学特性，例如API的化学稳定性、防腐剂的效力、黏度或乳化稳定性。

具有缓冲能力的配方、水基质配方和API对pH敏感的配方均应进行pH测定。

对于非水基质配方和含水量低且证明pH不重要的配方，可豁免进行pH测定。对需要进行pH测定的配方，在产品放行和稳定性考察期间均应进行研究。

● 半固体制剂需要注意的内容：

在pH测定的开发中，可考虑将样品用水进行稀释处理。如果需要对原型配方制剂进行测定，可采用已在食品行业使用的专门探针。不同的pH探针模型会影响检测结果，并可能对不同实验室之间的结果对比造成困难。

8.3.9　粒度

该测试用于监测配方制剂中颗粒的大小、形状和团块情况。虽然通常监测的是API颗粒，但对乳剂来说，也要监测其液滴的大小。

对于API分散型配方，应对API结晶/颗粒或团聚的粒径大小进行测定，以评估其潜在的改变情况，而API溶解性配方无须进行评估或测定。颗粒的潜在变化，通常是在处方和稳定性存储期间的产品开发阶段进行评估。对于粒度可能发生改变的产品，应在产品的放行和稳定性研究中进行测定。

在混悬剂中，粒度的变化会影响制剂中API的释放速率。更直观的说法是，比较大的颗粒会让患者感觉像砂砾。

对于API在生产过程中溶解的制剂，在产品开发的稳定性研究期间，了解API是否会在配方中沉淀形成结晶是非常重要的。药物研发中应避免这种情况，至少要了解。

对于乳剂，无论API是否溶解，尝试定性地评估乳液的状态，评估其在整个货架期内是否会发生变化，可能是有用的。液滴可以絮凝、凝聚或经历奥斯特瓦尔德熟化，从而改变它们的大小、形状或聚束。

API的确切粒度可通过将颗粒分散后采用激光衍射法测定。最常见的API粒度和/或液滴尺寸测定技术是采用光学显微镜。颗粒的尺寸可以采用配有已校准标尺的显微镜手动测定，也可以采用带有成像和分析软件的仪器测定。有时也可用偏振光帮助区分API结晶和其他颗粒或液滴。

- 半固体制剂需要注意的内容：
  - 对激光衍射技术而言，样品的处理过程会影响最终的粒度分布。比较好的做法是，确保了解样品处理的具体步骤，以避免非典型结果。例如，在颗粒分散过程中超声过度可能会引入额外的能量，反而导致颗粒聚集。
  - 在生产后或稳定性研究期间监测制剂的显微外观是一种很好的视觉指标，可用于评估生产是否按照既定的设计进行，以及样品储存期间的物理性质是否稳定。然而，虽然可通过显微镜进行目视检查，但仍需要一定的技巧和经验来识别API晶体习性的不利趋势，例如分散的颗粒或团块、典型液滴与破乳现象、颗粒或乳液的均匀

图8.1　用于评估粒径的偏光显微镜视图示例（ZML310）

性。图8.1显示了外用制剂产品的偏光显微镜视图。存在的挑战是，如何正确描述微观外观并以文本的形式写入质量标准，譬如说粒度测量和晶体外观。

8.4 外用半固体制剂的特定测试

对于外用半固体制剂，应根据具体情况考虑以下测试。

8.4.1 表观黏度

黏度是制剂流动阻力的衡量标准，可用于评估外用制剂的流变学特性。虽然只有牛顿流体具有独立于剪切速率的可测量黏度，但具有非牛顿流体特性的半固体制剂可用"表观黏度"进行表征。

对于半固体材料，表观黏度是监控外用制剂特性的有用整体测量方法。生产工艺或组分的变化可影响乳液性质，例如液滴大小或凝胶中三维交联网络的形成。这些理化特性反过来可能影响活性物质从制剂的释放速率，并因此影响其有效性。另一方面，对患者来说更直观的是，会影响产品在皮肤上的触感和易涂抹性。表观黏度是一个良好的质量控制工具，可用于评估产品生命周期内、批与批之间理化特性的变化。

对于测定方法，为保证其精密度，需明确具体的测定条件并应严格执行。

通常，应在产品的放行和稳定性研究期间对表观黏度进行测定。此外，表观黏度也可作为生产过程中工艺控制的一部分。然而，需要注意的是，在对商业化生产和取样工艺深入了解之前，不能仅根据少量批次的数据拟定较严格的黏度标准。建议在采用多批次物料、经过多次生产后，根据约30批有代表性的表观黏度值的统计结果拟定接受标准。

另外，比较重要的是明确待测的样品信息，因为将样品从生产容器灌装到成品包装的过程中，额外的剪切会改变制剂的表观黏度。此外，制剂的生产可能需要几天或几周的时间，在生产过程中表观黏度可能随生产的进程发生变化，因此比较好的做法是分别制定各生产步骤的接受标准。

牛顿流体的黏度可以用普通的玻璃毛细管黏度计进行测定，而表观黏度测定则需用黏度仪设备，目前有几种基于转轴式、同心转筒或锥板式的黏度仪。

转子有各种不同的大小和形状（盘状、圆柱型和T型杆）。T型转子可通过电动组件旋转，测定中是将转子旋转向下通过样品。

- 半固体制剂需要注意的内容：

非牛顿流体（如半固体制剂）表观黏度的可接受标准与测量条件有关。除测量温度外，表观黏度会因测定过程黏度仪施加的剪切（虽不太明显，但仍然是比较重要）或样品配制的不同而变化。

表观黏度随剪切速率的变化而变化。因此，必须对影响表观黏度测定结果的因素进行明确规定，如黏度仪的测定参数、转子的类型和转速以及测定时间。尽管不同时间的测量结果可能不同，但在通常情况下，仪器本身的测定误差所占风险较小，其结果的差异主要来源于样品本身的特性（如均一性和稳定性）以及样品的前处理过程等。

必须确保每次在相同的取样点以相同的方式取样，同时采用相同类型的容器提供给质量控制实验室。

分析人员在样品处理的过程中，每一步必须按照确定的样品处理方法（如样品是通过管嘴挤出还是将管切开后取样？）。一个常见的测试错误是没有去除样品中残留的气泡，从而导致测试转子的阻力变小。

如果将产品转移到另一个实验室测定，需要将测试相关的所有知识进行转移。一个关键的因素是必须确保仪器类型和转子的大小一致，才可能成功地将标准和测定方法转移。

8.4.2 容器内均匀度

配方或生产不当的半固体制剂在产品生产和放置的整个货架期期间可能出现物理分离现象。因此，应进行容器内均匀度检查，以确保成品容器内制剂的均匀度，如管或罐中。

对展示批中至少一批的同质性进行目视检查可能是有用的，以确保没有相分离、脱水收缩现象（水从凝胶中渗出）和产品外观的改变。图8.2为产品相分离和外观变化（存在团块）的示例。

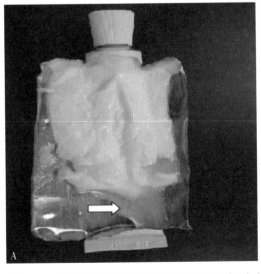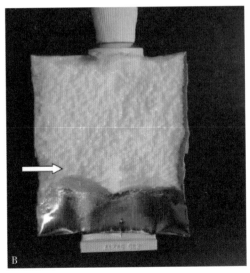

图8.2 容器内呈现均匀度偏离的示例。（A）相分离示例，（B）团块和相分离示例（© Avraham Yacobi 和 Satish Asotra. 仅授权使用）

虽然通常情况下是根据API的含量来评估均匀度，但根据制剂的生产工艺和特性，可能也要通过对防腐剂或抗氧剂进行测定来评估均匀度。相比于常规QC检测，防腐剂或抗氧剂测定更多用于产品开发和工艺验证阶段。

产品的不均匀性通常是由于储存期间的相分离或生产中不充分混合引起的。

虽然在产品放行时确保均匀度非常重要，但不一定要作为产品放行的检查项目。很多外用制剂在生产期间没有相分离风险，但在放置期间反而出现相分离现象，尤其是在高温（如ICH气候带IV地区）放置条件下和加速稳定性研究中。因此，对于通过产品的工艺验证、持续确认或根据产品放行时的历史数据表明产品是均匀的，则在产品放行时可豁免进行容器内均匀度检查。

通常情况下，应在稳定性研究期间进行容器内均匀度检查，但对于在整个货架期内没有潜在分离风险的单相制剂可不进行研究，如API完全溶解且呈溶液状的凝胶剂。

管状产品可小心地去除或切掉管底部的密封，并从管底部向顶部进行垂直切割。小心地切开管顶部的边缘，然后向两侧打开使产品露出。检查产品是否存在相分离、物理外观和结构的变化以及产品规范中性状项下描述的其他特性。从管底部到顶部的不同部位分别移取适量的样品对API的含量进行测定，根据拟定的可接受标准对测定结果进行评估。对于非管状包装的其他半固体制剂产品，可采用其他取样方法。

8.4.3　计量容器的递送剂量均一性

在计量容器或预计量单元容器包装的药物制剂需进行递送剂量均匀性检查，时间应覆盖药物的整个货架期，每次测定的取样点应可以代表容器的初始、中间和最终剂量点（USP 2019a）。

8.4.4　泡沫剂的特定测试

泡沫剂需要进行一些额外的质量测试，如泡沫的密度、泡沫的稳定性、泡沫破裂、递送速率、压力测试以及泡沫和破裂泡沫的外观。

8.5　透皮递送系统的特定测试

透皮递送系统（transdermal delivery system，TDS，或称透皮给药制剂）具有压敏胶使其可与皮肤紧密接触并允许递送所需剂量的药物。黏附力是TDS的一个关键质量属性，其应满足以下性能要求：

- 在使用前易于除去离型膜。
- 在使用时可快速黏附在皮肤上。

- 在整个使用期间可维持黏附力。
- 在使用结束时易于去除、无残留，不会对皮肤造成损伤或其他不良影响。

除了这些性能外，在产品的整个货架期内压敏胶必须保持其特有的性能。

TDS的测试内容一般可分为黏合性能测试、内聚性能测试和其他物理测试。

8.5.1 剥离强度测试

TDS应有始终一致可靠的黏附力，使其能够保持一致的临床性能。该测试测量从标准基板表面移除TDS所需的力。测定的过程为，采用指定的方式将TDS施用于标准基板，在指定的温度和时间下进行平衡后，使用可以控制剥离角度和剥离速率的仪器将TDS从基板上剥离并记录相应的力（图8.3）。在剥离强度测试中应至少使用5个独立的样品进行重复测定。

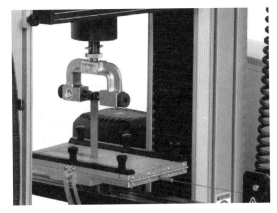

图8.3 以90°进行剥离的剥离强度测试示例图（© Instron Corp授权使用）

如果所测剥离力的平均值超出拟定的可接受标准，则判定产品未通过该项测试。不同黏合性材料的性能差异较大，且其对标准基板的黏附力和对皮肤的黏附力之间无绝对相关性，因此每个产品具有其特有的可接受标准。

8.5.2 离型膜剥离测试

TDS通常在压敏胶上覆盖有离型膜，在患者使用前需将其除去。离型膜剥离测试用于测量从TDS黏合层除去离型膜所需的力。在测试前，需要将样品在指定的温度条件下放置一段时间。通常情况下，可将TDS切成均匀的宽度，而储库型或成型-填充-密封型TDS则需采用原样进行测定。测定中，使用可以控制剥离角度和剥离速率的仪器将离型膜从TDS上拉开，并记录所需的力。该试验至少使用5个独立样品重复进行。

如果所测剥离力的平均值超出拟定的可接受标准，则判定产品未通过该项测试。离型膜剥离测试没有绝对的标准，其接受标准可根据产品的特性进行设定。一般来说，可接受标准的建立是基于药品的可用性或药品发生变形时的剥离力。

8.5.3　初黏力测试

初黏力测试用于评估TDS黏性表面与皮肤在轻微压力接触时对皮肤的黏附力。这一特性与TDS最初用于皮肤时是否易于黏附相关。目前有几种可用于初黏力测试的方法，例如探针黏性测试法和滚球法。生产商可根据产品特性选择合适的初黏力测试法。

8.5.3.1　探针黏性测试法

探针黏性测试法用于测试将TDS的黏合层从测试探针分离所需的力。在测试前，需要将样品在特定的温度条件下放置一段时间。测定的过程是采用仪器将具有特定几何形状和表面的测试探针，以一定的速率下压与TDS接触，当压力达到设定的压力大小时停止下压，保持一段时间，然后将探针以一定的速率分离，直至与TDS完全分开。考察探针尖端与TDS黏合层分离所需力的时间分布，记录分离探头尖端所需的综合力和最大力（图8.4）。该试验至少使用5个独立样品重复进行。

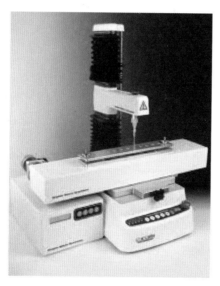

图8.4　探针黏性测定法的试验装置示例图（© Texture Technologies Corp授权使用）

如果所测综合力或最大力的平均值超出拟定的可接受标准，则判定产品未通过该项测试。不同黏合性材料的性能差异较大，且黏性与临床性能之间无绝对相关性，因此每个产品具有其特有的可接受标准。

8.5.3.2　滚球法

滚球法是在特定的条件下测定适宜的球在TDS黏合层移动的距离。测试前将样品在特定的温度条件下放置一段时间，测定时将具有特定材质、重量、尺寸和表面的球从具有特定几何形状的斜坡上端滚到TDS黏合层上（图8.5），记录并报告球在黏合层移动的距离。该试验至少使用5个独立样品重复进行。

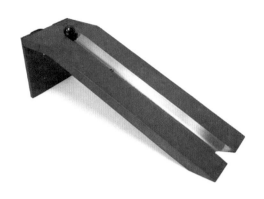

图8.5　滚球装置示例图（© Chemsultants Int. 授权使用）

如果所测距离的平均值超出拟定的可接受标准，则判定产品未通过该项测试。不同黏合性材料的性能差异较大，且黏性与临床性能之间无绝对相关性，因此每个产品具有其特有的可接受标准。

8.5.4　持黏力测试

持黏力测试测量TDS的粘接强度，测定方法包括动态或静态两种方式。

8.5.4.1　动态持黏力测试

持黏力测试是在匀速条件下测量产生粘接破坏需要的力。测试前将TDS在特定的温度条件下放置一段时间，测定时将其施用于测试板上，然后以恒定的速率从测试板上拉出（图8.6）。在测定中应对停留时间、速率、测试板的类型和样品大小进行控制，报告指定区域TDS产生粘接破坏所需的每单位宽度最大力。对破坏模型进行评估，确定发生粘接破坏所需的条件。如果出现其他破坏模型，则该测试无效。

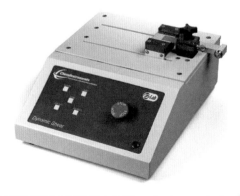

图8.6　动态剪切测试仪示例（© ChemInstruments Inc授权使用）

动态剪切测试法并不适用于所有TDS类型，如具有多层黏合性材料的TDS、存在膜或稀松布的TDS、或使用乳液压敏胶可能导致无法实现粘接破坏的TDS。此外，有外围黏合环的TDS和成型－填充－密封（FFS）型的TDS也不适合该测试。

如果所测的每单位宽度最大力的平均值超出拟定的可接受标准，则判定产品未通过该项测试。不同黏合性材料的性能差异较大，且剪切测试结果与临床性能之间无绝对相关性，因此每个产品具有其特有的可接受标准。

8.5.4.2　静态持黏力测试

静态剪切测试法是测定在持续的剪切力条件下发生粘接破坏所需的时间。测试前将样品在特定的温度条件下放置一段时间，测定时将TDS粘贴到与垂直方向成2°角的测试板上，然后在TDS下端悬挂一定重量的物体使其承受相应的剪切力（图8.7）。测定中，应对所用的重量、测试板的类型和样品大小进行控制，报告TDS从测试板上分离所需的时间。对破坏模型进行评估，确定发生粘接破坏所需的条件。如果出现其他破坏模型，则该测试无效。

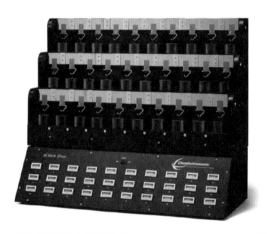

图8.7　静态剪切测试仪示例（© ChemInstruments Inc授权使用）

如果发生粘接破坏所需的平均时间超出拟定的可接受标准，则判定产品未通过该项测试。不同黏合性材料的性能差异较大，且剪切测试结果与临床性能之间无绝对相关性，因此每个产品具有其特有的可接受标准。

8.5.5　冷流测试

冷流是在药品生产和储存过程中发生的压敏胶在TDS边缘渗出的现象。由于压敏胶的固有特性，所有TDS都有可能表现出冷流现象。通常，TDS边缘少量的冷流并不影响将其从包装材料中取出。但是当冷流比较严重时，可能会导致无法将TDS取出，极端情况下，甚至会导致支撑层和药物的损失。

冷流取决于配方或生产工艺。在对冷流的评估中需采用定量和定性相结合的方法。此外，目前尚无一种定量方法可以普遍适用于所有TDS。

对于定性方法，可通过外观评估由冷流引起的潜在使用问题，如TDS难以从包装袋中取出。如果出现下述现象则认为冷流不可接受，例如：在从包装袋取出的过程中，离型膜与支撑层分离，或将TDS取出后发现压敏胶残留在包装袋上。

可用于冷流的一个定量检测方法是获取冷流溢出背衬层边界的距离。如果冷流的平均值或最大值超出拟定的可接受标准，则判定产品未通过该项测试。因为冷流测试条件与穿着条件无关，包装系统的冷流定量测试不能用于预测与患者穿着相关的情况。

目前有几种可用于冷流测试的方法，例如：

- 使用显微镜对径向冷流进行线性测量。
- 在TDS的预定的均匀间隔位置，测量支撑层迁移的距离。
- 通过采用带有可接受冷流值的TDS参考板来测量冷流量。
- 擦拭和剥离基质的迁移部分，然后通过重量分析或原料药的含量测定进行评估。
- 模切和冲出TDS的原始尺寸以确定外部迁移基质的数量。
- 使用图像分析工具确定冷流的总面积。

8.5.6 晶型测试

在药品储存期间，原料药或其他辅料的晶体形成或生长是一个潜在的问题，应通过稳定性挑战试验对晶型进行评估，如高温、冻融循环、光照或在产品开发期间种晶。

晶体形成或晶体生长与药品性能之间的关系取决于药品本身。一些产品的临床和体外性能可能对晶体形成或生长不敏感，而其他产品可能在类似变化后出现性能变化，因此，在实际应用中应根据产品具体特性进行评估。

应在产品的放行和稳定性研究中对晶体的形成或生长进行评估，如采用目视或显微镜检查法。如果晶体的数量或大小超出拟定的可接受标准，则产品不合格。

8.5.7 泄漏测试

该测试仅适用于成型-填充-密封（FFS）型、液体或半固体储库型TDS。成型-填充-密封（FFS）型TDS不能出现任何泄漏，因为泄漏意味着潜在的剂量倾泻情况。

为了防止产品出现不正确的密封现象，在生产过程中需要对TDS进行泄漏或潜在的泄漏检测。此外，也要对TDS成品进行泄漏检测，以确保TDS在产品的整个货架期内不会泄漏。

8.5.7.1 生产过程测试

TDS生产过程中出现的气泡、凝胶飞溅或薄膜未对准的缺陷可能引起TDS泄漏或潜在泄漏，因此必须对这些现象进行检测。在可行的情况下，生产商应使用合适的过程分析技术对TDS进行100%的检验，以控制泄漏情况。

- 目视检查
  - 根据生产批量的大小，随机抽取一定数量的TDS进行检查。
  - 应对所抽取的每个TDS的泄漏情况进行全面检查。
  - 如果检测到泄漏，则产品测试失败。
- 密封完整性。
- 应通过压力测试对TDS的密封性进行检查，以确保在适当的压力条件下不会导致TDS的密封装置打开，从而引起泄漏。
  - 根据生产批量的大小，随机抽取一定数量的TDS进行检查。
  - 应对所抽取的每个TDS的泄漏情况进行全面检查。
  - 将抽取的TDS放置在一个坚硬、平坦的表面，并在TDS上面覆盖一个13.6kg的重物，维持两分钟后拿掉重物，然后目视检查TDS是否泄漏。
  - 根据上述的检查法，如果TDS出现的泄漏数量超出了拟定的可接受标准，则产品测试失败。

8.5.7.2　终产品测试

在把TDS密封到初级包装材料后，可能因包装操作本身或用户打开包装等原因导致泄漏发生。因此，在TDS包装在初级包装材料之后，应进行泄漏检查。

- 根据生产批量的大小，在TDS包装在初级包装材料之后，随机抽取一定的数量进行泄漏检查。
- 将抽取的每个TDS从包装中取出对泄漏情况进行全面检查。
- 采用溶剂浸湿的棉签对TDS的背衬层和离型膜表面，以及包装材料的内表面（包括任何辅助包装材料，如初级包装材料的衬底或覆膜）进行均匀擦拭，然后对擦拭用棉签中药物的含量进行测定。
- 如果从棉签中回收的药物总量超出了拟定的可接受标准，则产品测试失败。

8.5.8　体内皮肤黏附性试验

皮肤黏附性是TDS的一个关键质量属性，作为体外测试项目的一部分，目前尚未直接用于质量控制研究。但是，临床黏附性试验通常被期望作为论证透皮贴剂仿制药治疗等效性的一部分。

8.5.8.1　FDA对体内皮肤黏附性评估的要求

FDA已将非劣性黏附的临床表现作为特定透皮制剂生物等效性论证的一部分。根据该指南，FDA建议如下：

1）在以药代动力学为终点评价指标的生物等效性和黏附性研究中，必须对完整的受试和参比制剂（RLD）TDS的黏附性能进行评估和比较，或者在单独的平行或交叉黏附性研究中对活性受试制剂和RLD的单次应用进行比较。当研究用于建立足够的黏附性能以支持产品批准时，不允许对TDS与皮肤的黏附进行任何加固。黏附性评分至少每天进行一次，并且至少在使用结束去除前进行。对于完全脱落的TDS，在使用期间所有剩余观察结果的黏附性分析中，得分应为4分。

2）TDS黏附力研究推荐评分系统如下：

0分：不少于90%黏附（基本上未脱离皮肤）

1分：不少于75%但不到90%黏附（仅某些边缘脱离皮肤）

2分：不少于50%但不到75%黏附（仅某些边缘脱离皮肤）

3分：不少于0但不到50%黏附（一半以上的TDS脱离皮肤，但未脱落）

4分：0黏附，TDS脱落（TDS完全脱离皮肤）

3）遵循研究方案（PP）分析的数据量应依照下面的原则根据每一个TDS数量而非受试者的数量来确定：黏附分析应包括所有TDS，但由于不可接受的刺激早期移除或在应用结束之前掉落的TDS除外。

4）应评估受试制剂和RLD的黏附力得分和从应用到TDS脱落的时间（即TDS的佩戴时间），并对可比性结果进行统计分析。此外，应提供以下受试制剂和RLD的黏附性数据：（a）以频率表的格式递交每个评估时间点取得每个黏附力评分的TDS数量；（b）在每个评估时间点TDS完全脱落的数量。

受试制剂和RLD的黏附力评估必须证明受试制剂的平均黏附力评分的单侧95% CI（置信区间）的上限减去RLD平均黏附力评分的1.25倍必须小于或等于0。对于黏附力评估，仿制药办公室（OGD）还会考虑脱落或不可接受黏附性评分的受试者数量，以及在佩戴期间观察到这些不可接受评分的时间。

但是当有少量的高分（如大于或等于3分）和大量的低分（如1分，其临床意义不大）时，也可获得相同的评分。因此，此时很难仅根据给定的平均分确定临床意义，或根据平均分对制剂进行区分。所以除平均分外，也需要对受试者TDS脱落的比例进行评估，要求受试制剂脱落的比例不大于RLD，且在配戴期间受试制剂脱落的时间不能早于RLD。要获得批准，受试制剂在平均黏附力评分方面必须具有非劣效性，并且在脱落程度方面也不能有显著性差异。

除了FDA提出的评分方法外，也可以采用另一种评分系统来报告临床黏附性结果，即根据TDS黏附的百分比计算平均黏附性评分。

8.5.8.2 EMA体内皮肤黏附性研究指南

欧洲药品管理局（EMA）TDS质量指南2014年版中，包括以下活性皮肤黏附性研究信息：

- 应进行研究以探讨和建立令人满意的体内制剂皮肤黏附性能。
- 应考虑进行可行性或试点研究，以确认研究方法和评估可以令人满意地进行。
- 应在整个拟定的使用期间进行评估。这是因为令人满意的临床批次的黏附性能是临床结论有效和达到具有代表性的受试者数量（包括志愿者和患者）的必要条件。
- 临床批次应可以代表即将上市的药物产品。

体内皮肤黏附性测试的方法详见该指南的4.2.6.3.2章节：

- 活性皮肤黏附性研究可作为人体临床药代动力学和临床药效研究（包括单剂量和多剂量）的一部分，也可在患者或志愿者中进行独立研究。
- 对于具有不同规格的TDS，至少应采用最小和最大两种规格进行研究。
- 评估的要素应包括：
  - 佩戴的位置。
  - TDS敷用。
  - 离型膜去除和TDS去除后的残留物。
  - TDS黏附到皮肤的面积百分比。
  - 冷流，如TDS在使用过程中形成暗环，TDS移动或位移、起皱。
  - 产品对正常人类行为的耐用性，例如在洗涤、淋浴、桑拿时防潮，润肤霜的使用，在运动和/或睡眠期间去除的风险，可能转移给伴侣或家人等。
- 应在产品特性概要（SmPC）和产品信息中提供这些研究结果。见指南的4.2.9章节。
- 按照说明使用TDS，不允许对TDS进行加固，如过度绑扎。
- 应提供令人满意，具有合理的视觉或其他测量尺度的方案。
- 应对评估的频率进行合理说明，并应包括TDS使用和清除时间点。
- 令人满意和不满意的产品性能还需提供支持性照片。
- 对于TDS黏附面积百分比的确定，建议采用以下方法：
  - 每天至少评估一次。
  - 可以通过分析照片来支持，以显示该方法的有效性。
- 透皮贴剂的黏附性评分应按指示以5%的增量进行调整：
  - TDS黏附面积大于95%。
  - TDS黏附面积大于90%。
  - TDS黏附面积大于85%。
  - TDS黏附面积大于80%。
  - TDS黏附面积大于75%。
  - TDS黏附面积大于70%。

○ TDS黏附面积不足70%或脱离，可判定为TDS黏附失败。

- 对于研究中完全脱落的TDS，应在所有剩余观察结果的黏附性分析中继续使用该评分。

- 一般情况下，平均黏附面积应大于90%，且不能出现脱落现象。如黏附性未达预期，应进行调查以确定可能的原因和风险因素。

- 结果应以解释性表格和图形格式进行报告，包括：

  ○ 以频率表格式递交每个评估时间点取得每个黏附力评分的TDS数量。

  ○ 在每个评估时间点TDS完全脱落的数量。

应提供关键评估和统计分析。

对于前面提到的其他体内评估要素，应酌情提供类似的报告、关键评估和统计分析。

第2部分　半固体药物制剂和透皮递送系统性能测试

8.6　引言

溶出/药物释放测试是药物处方设计和质量控制中的基础工具。虽然最初主要用于口服固体制剂，但近年来也已用于其他剂型，如半固体制剂和透皮制剂，然而需要注意的是，在这些剂型中通常称为体外释放试验（In Vitro Release Test，IVRT）。

药物体外释放试验是一个重要且有用的工具，因为：

- 它为合适的临床候选处方的选择和剂型的表征提供了科学依据。
- 它确保药物生产和质量的一致性。
- 它为不同企业之间药物的比较提供一致的标准。
- 它为临床中预测该剂型的性能提供了可测量的指标。
- 在上市后的变更（如生产地点、组分和生产工艺的变更）中，它可用于论证变更前后的"相似性"。
- 它有助于识别和评估关键的生产变量。

IVRT通常是在几小时内，采用设备从同一测试产品中依次等分制备多份包含活性药物组分的溶液，然后采用其他检测方法进行测定，如高效液相色谱法（HPLC）。本章侧重阐述IVRT的释放过程，但应注意的是，在IVRT研究中也要同步对检测方法进行开发。通常来说，IVRT测定方法与制剂的含量测定方法类似。

8.7　半固体制剂

本节仅涉及以质量控制、处方评估和优化以及批准后变更为目的的，采用合成膜进行的体外药物释放测试，不包括采用人类或动物皮肤进行的体外测试。半固体制剂包括但不限于凝胶、乳液、乳膏剂、软膏剂和泡沫剂。

在半固体制剂的批量放大和批准后变更研究中，体外释放试验可用于评估产品的相似性。此外，在产品开发过程中，也可用于处方的优化。然后，对于将该测试用于确证批与批之间的生物等效性，一直存在许多的争议。值得一提的是，根据美国FDA在2012年3月发布的阿昔洛韦软膏指南草案建议，如果阿昔洛韦软膏受试制剂与参比制剂相比符合以下所有标准，则可通过体外试验论证生物等效性，因此，这种情况在未来可能会发生变化：

（1）受试制剂与参比制剂（RLD）具有相同的辅料种类（Q1）和用量（Q2）。

（2）受试制剂与RLD相比，具有可接受的物理化学特性。

（3）受试制剂和RLD中阿昔洛韦具有相同的体外释放速率。

对于半固体制剂，在制剂接触皮肤后，药物开始扩散通过皮肤渗透，这类似于药物从固体制剂崩解。由于皮肤角质层的屏障作用，皮肤吸收的速率会比药物从载体中释放的速率慢。因此，药物从半固体制剂中释放的速率通常不能反映吸收率。如果疗效依赖于药物从载体中的释放，则监测释放速率对于控制半固体制剂产品的质量具有重要意义。

虽然体外释放试验不能衡量生物利用度，但该试验必须能够检测成品中药物释放特性的变化，因为药物释放特性的变化有可能改变药物在制剂中的生物性能。这些变化可能与制剂中的活性或非活性成分、制剂成品的物理或化学属性、生产工艺变更、运输和储存条件、放置时间长短以及对终产品质量特性至关重要的其他因素有关。

8.7.1　体外释放方法开发

8.7.1.1　膜选择

这里所描述的几乎所有设备都需要使用一种膜来防止接收介质（也称为接受或溶出介质）的搅拌对样品的机械扰动。对于受试制剂，所选择的膜应有一个惰性的表面，但不能成为阻滞药物到接收介质释放的屏障，所选择的膜应允许药物容易地扩散到接受介质中，比较理想情况下是具有高孔隙率和最小厚度。接收介质不应影响膜的物理完整性。此外，也应评估膜的提取物和浸出物是否干扰药物的定量分析。还有一点比较重要的是，确认膜与配方制剂之间不存在物理或化学作用。配方制剂中存在的辅料可能影响膜的物理完整性，或者在许多情况下，原料药可能与膜结合，建议采用接收介质配制成待分析物的预期最高和最低浓度水平，以确认药物与膜的结合程度。膜采用的材质有聚砜（Tuffryn™和Supor™）、醋酸纤维素、尼龙、Teflon™和聚碳酸酯等。根据药物和剂型的特性，对于亲脂性基质，可能需要将膜预先在适当的溶剂（如肉豆蔻酸异丙酯）中浸泡，以赋予膜亲脂性，以便药物可从亲脂性基质中扩散出去。必须对每一个被评估的产品进行评估。Realdon等人2005年使用不同类型的软膏，在进行体外释放试验期间和之后采用"气泡点"测试来评估膜的完整性。这个测试也可以帮助决定是否需要对膜进行浸泡处理。在测试亲脂性基质的软膏时，使用预先浸泡的膜可以确保恒定的体外测试条件。

膜选择对药物释放影响的一个例子是使用垂直扩散池对含有一些植物性治疗药物的凝胶进行的释放研究，如印度积雪草、核桃和姜黄，与纤维素膜相比，尼龙膜的释放速度更快。然而，纤维素膜对三种受试草药制剂表现出更强的区分力。

8.7.1.2　定量分析方法

通常，体外释放的定量分析方法可基于成品的含量测定方法建立，但应确保所用的分析方法应具有适当的灵敏度，以便可以定量测定从半固体制剂释放到接收介质中低浓度水平的药物量。此外，应对方法的专属性进行评估，以确认从制剂和/或膜中浸出的其他物质不干扰药物的定量测定。

8.7.1.3　接收介质选择

虽然希望接收介质具有与皮肤相似的生理状态，但也必须确保其能够恰当地对药物的释放进行测定，而选择的最重要因素是药物在其中的溶解度，即在半固体制剂的药物释放过程中，接收介质应可以提供合适的漏槽条件。药物累计释放量与时间平方根的关系符合Higuchi模型的前提条件是，假设总有一个药物储库可供扩散。根据经验，在实验结束时，释放到接收介质中的总量不应超过总上样量的30%。通常，接收介质为水和醇的混合液或含有表面活性剂的缓冲液。

pH也是接收介质选择时需要考虑的一个重要因素。接收液pH的选择应基于配方制剂的pH、原料药在不同pH条件下的溶解度以及药物作用部位的pH。皮肤的pH范围在（5～6）±0.05。

在试验过程中，为避免与接收介质接触的膜表面产生气泡，可能需要对接收介质进行脱气处理。

8.7.1.4　温度

应用于皮肤的外用制剂，试验中使用的温度为32±1℃；而内用药物制剂，如阴道凝胶，其接受介质的温度为37±1℃。

8.7.1.5　取样间隔

在活性物质释放曲线的测定中推荐采用6个平行样品。测定中，定期取样并补充新的接收介质。取样点取决于药物的溶解度，建议在不少于6个小时的研究时长内，至少进行5次取样，典型的取样时间点为0.5、1、2、4和6小时。在某些情况下，研究时长可能要24小时或48小时。

8.7.1.6　上样

在大多数情况下，上样量相对较小（约200mg），并且与患者实际使用的剂量无关，因为大多数半固体制剂（带有计量包装的产品除外）难以确定日剂量。为防止半固体制剂和膜之间产生气泡，比较关键的是对样品的上样技术进行控制。

8.7.1.7 装置

目前用于半固体制剂测试的一些仪器源于体外皮肤渗透研究，如立式扩散池。这些扩散池具有一些共同的组成单元：两个腔室，其中一个腔室包含有一定量的制剂（供给室），另一个腔室包含一定搅拌速率的接收介质（接收室），在两个腔室之间通过膜进行隔离。在试验过程中，应注意确保膜的表面始终与接收介质接触。两个腔室可以并排或垂直的方式进行组装，但后者比较常见。扩散池的温度可通过采用水浴夹套或将其浸入到恒温水浴的方式进行控制。需对接收介质进行充分搅拌以使未搅拌的边界层最小化，从而使扩散阻力最小化（Markovich 2001）。可用于半固体制剂体外释放试验评估的其他仪器有浸没池、USP装置4（流通池）、USP装置5（桨碟法）和桨式提取法。所有这些设备将在下面的章节中进行阐述。

8.7.1.7.1 立式扩散池

立式扩散池（vertical diffusion cell，VDC，图8.8、图8.9和图8.10）由T.J.Franz在1978年提出，并在后期经过多次改进，也称为Franz扩散池。很多扩散池系统由6个扩散池单元组成，每个扩散池单元包含两个腔室（供给室和接收室），中间通过膜分隔开并采用夹钳、螺旋盖或其他方式组装到一起。在供给室中，将半固体制剂施加到具有一定惰性和高渗透性的合成膜上；在整个测试期间，采用水浴夹套或合适的装置使接收室中接收介质维持在恒定的

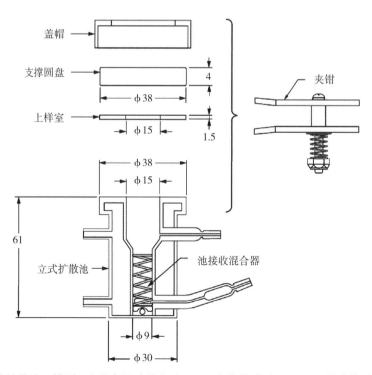

图8.8 立式扩散池：模型A（所有尺寸单位为mm，容许偏差±0.5mm。长度偏差在±2mm之间）（© 2019年美国药典委员会授权使用）

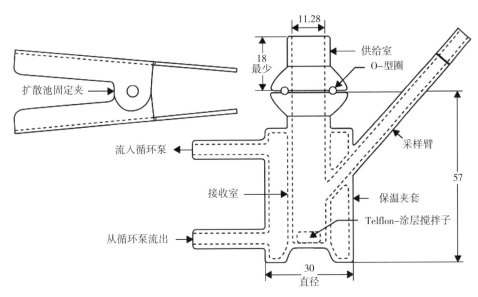

图8.9 立式扩散池：模型B（所有尺寸单位为mm，容许偏差 ±0.5mm。长度偏差在 ±2mm之间）
（© 2019年美国药典委员会授权使用）

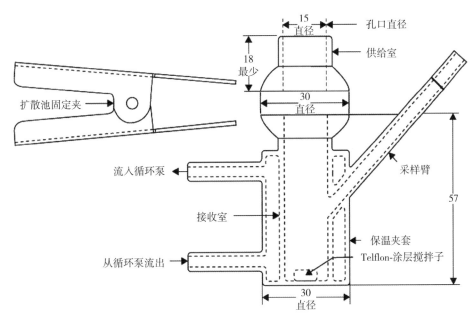

图8.10 立式扩散池：模型C（所有尺寸单位为mm，容许偏差 ±0.5mm。长度偏差在 ±2mm之间）
（© 2016年美国药典委员会授权使用）

温度范围内，且通常是6个扩散池单元同步操作（即单次运行）。对于每个扩散池，测定每个时间点（t_1，t_2等）的药物释放量（μg/cm²），根据Higuichi扩散模型，绘制累计释放量随$\sqrt{t}$（其中t代表时间）变化的曲线，所得线性方程的斜率代表药物的释放速率。该测试在每次运行时，通常以6个或12个扩散池单元为一组。尽管可以使用其他惰性材料，VDC主体（即供给室和接收室）通常由硼硅酸盐玻璃制成，要求VDC的组成材料不能与待测产品发生明显反应，不能吸收或吸附药物活性成分。VDC的设计应便于供给室和接收室的孔口对齐，接收室应具有相同的高度、几何形状和标称体积，并且在使用前需要对实际体积进行测定。应该注重将接收室池之间的体积变异最小化。

对于该测试，通常是将VDC扩散池以正确的方向放置在可容纳多个扩散池的搅拌架中（例如6个），通过搅拌架以校准的速率提供磁力搅拌，并通过将搅拌架连接可恒温控制水浴温度的再循环器上，维持扩散池在恒定的温度。

在接收室中采用磁性不粘搅拌子作为内部搅拌组件。在整个测试过程中，每隔一段时间通过采样臂抽取等量的接收液，并补充等量体积的接收介质。

测定前，在将内部搅拌组件放入接收室后，需对每个VDC扩散池单元的体积进行测定。搅拌速率需控制在±10%的范围内。

Shah在2005年使用立式扩散池和聚砜膜，采用乙醇−肉豆蔻酸异丙酯−水（85∶10∶5）和30%乙醇分别作为已上市皮质类固醇外用软膏剂和乳膏剂的接收介质，对其体外释放行为进行评估。根据产品说明书显示，该方法具有区分力，可根据体外释放的结果对具有不同效力的产品进行区分。

Proniuk等分别采用pH7.4磷酸盐缓冲液和肉豆蔻酸异丙酯作为接收介质，肉豆蔻酸异丙酯对膜进行浸泡，以及采用pH7.4磷酸盐缓冲液作为接收介质并用pH7.4磷酸盐缓冲液对膜进行浸泡的三种方法，对IVRT从两种密切相关的水凝胶中选择酮洛芬释放速率最快的局部半固体制剂的能力进行评估。结果表明，在产品开发早期进行处方筛选时，只有当接收介质具有与人体皮肤相似的特性时，IVRT才有助于预测可供吸收的药物量，说明接收介质选择的重要性。此外，在半固体制剂单相系统（水基或油基系统）和两相系统（水包油或油包水系统）的IVRT评估，以及乳膏、洗发剂、毛细血管乳液和四种不同处方凝胶剂的IVRT评估中（Mitu et al. 2011），接收介质的选择也比较重要。

Baby等采用VDC和析因设计法，以醋酸纤维素膜和50%乙醇水溶液为接收介质，研究了半固体制剂配方的组成对芦丁释放的影响。结果表明，该释放遵循零阶动力学，尿素（单独或与异丙醇和丙二醇联合）和异丙醇（单独或与丙二醇联合）抑制芦丁从半固体制剂中释放，而5%丙二醇促进芦丁的释放。

8.7.1.7.2　浸没池

浸没池最早在20世纪90年代初期提出（图8.11和图8.12），其中一个商品名称为Enhancer cell®。通常由以下组件构成：将膜固定到池体，以及确保其与样品充分接触的固定环或转接环；防止膜、固定环和池体之间泄漏的垫圈；使样品保留在上样室的膜和一个可调节深度的接收室。模型A还有一个调整板，可通过其调整接收室的体积，且该调整板可完全拆下，便于清洗。与调整板匹配的O-型圈可防止其泄漏。

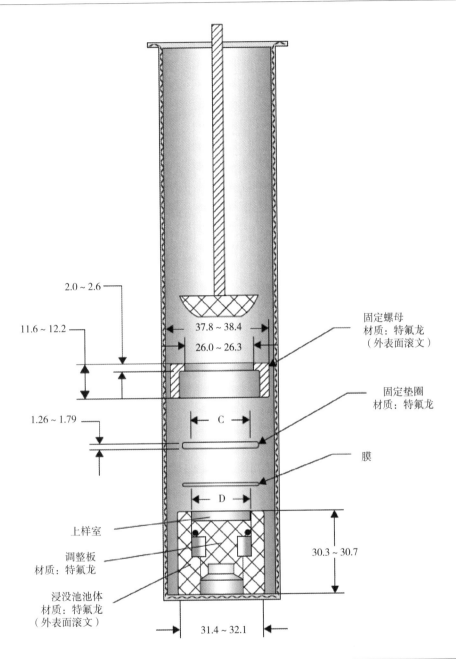

池面积	C	D
4cm^2	22.48 ～ 22.73	22.22 ～ 22.30
2cm^2	15.82 ～ 16.08	15.88 ～ 15.90
0.5cm^2	7.90 ～ 8.16	7.95 ～ 7.98

图8.11 浸没池：装配在微型容器中模型A（© 2019年美国药典委员会授权使用）

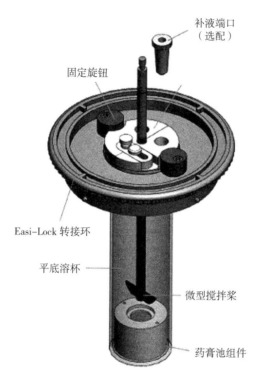

图8.12　浸没池：装配在微型容器中模型B（© 2019年美国药典委员会授权使用）

　　浸没池可与USP装置2（桨法）一起使用，溶杯的体积从100ml到4L不等，但最常见的是150ml或200ml。当使用圆底溶杯时，可采用150ml或200ml的平底溶杯，以避免池体下方死体积的产生。如采用溶杯体积150ml或200ml的USP装置2作为浸没池，必须进行适当的调整，包括采用与小体积溶杯相匹配支架和将标准搅拌桨替换为小搅拌桨，可能也要对自动取样器和/或取样管进行重新定位。搅拌桨的高度应在膜表面上方的1.0±0.2cm。其他操作参数应与USP装置2保持一致，如水平、振动、摆动等。测定方法与立式扩散池基本一致。

　　以乙醇－水（85.5∶14.5）为接收介质，0.45μm尼龙为合成膜，分别采用立式扩散池和浸没池对水醇凝胶中曲安奈德的释放进行评估。结果表明，与立式扩散池相比，浸没池的释放速率略高且扩散系数更加一致。虽然存在相对较小的差异，但总体而言，两种设备具有相似的结果。

　　以水为接收介质，采用浸没池对凡士林软膏中苯酚的释放进行评估。结果表明，无论是否采用合成膜（尼龙或醋酸纤维素），均可得到相同的释放速率和扩散系数，且可重复。但采用合成膜时，标准偏差显著降低，因此更有利于对释放行为进行控制。

　　在尽可能相同的条件下，通过改变相同半固体外用制剂中活性成分的浓度，对立式扩散池和浸没池的区分能力进行评估。试验中采用pH7.2硼酸－硼砂缓冲液为接收介质，肉豆蔻酸异丙酯浸泡的0.45μm醋酸纤维素为合成膜。对于处方的变更，两种扩散池可产生相似的释放速率，研究中可自行选择。在评价1%氢化可的松软膏的释放时得到了类似的结果和结论。

Rege，Vilivalam和Collins1998年采用自动化的浸没池系统对已上市半固体制剂曲安奈德的释放进行评估。研究中接收介质采用乙醇－水（38：62），膜分别采用再生纤维素膜、聚乙烯膜和大鼠皮肤。该研究的目的是确定方法变量对结果的影响，如接收介质温度、接收介质浓度、搅拌速率和膜的选择。

8.7.1.7.3 UPS装置4（流通池）

在流通池中，接收介质持续流经接收室，因此接收介质可持续地更新。其具有与USP装置4中22.6cm池体相匹配的半固体制剂供给室（图8.13）。其中，供给室由可容纳半固体的腔室和固定膜的圆环组成。通常，腔室的体积大小在400 ～ 1200μl。流速应符合USP通则<711>溶出度的相关要求，流量曲线为正弦曲线，脉冲为每分钟120±10冲，流量应在规定流速的±5%范围内。测定方法的其他步骤与立式扩散池非常相似。

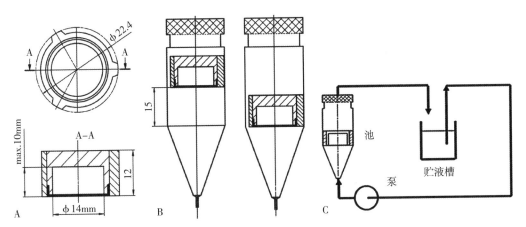

图8.13 （A）USP装置4中外用制剂供给室;（B）采用平板支架刻痕垂直定位供给室;（C）USP装置4闭环系统配置（所有尺寸单位为mm）（© 2019年美国药典委员会授权使用）

8.7.1.7.4 USP装置5（桨碟法）

该装置由USP装置2（桨法）和放置在溶杯底部支持样品的不锈钢圆形网碟组合件或覆盖有不锈钢圆形筛孔的表玻璃组成（图8.14）。采用该法进行试验时不需要采用膜，但需评估配方制剂溶解于接收介质的可能性。

Makky采用该装置，以pH7.4磷酸盐缓冲液为接收介质，对油包水和水包油基软膏剂以及凝胶中替诺昔康的释放进行评估。

8.7.1.7.5 桨式提取法

该法是将欧洲药典通则2.9.4中描述的提取池和USP装置2（桨法）组合使用（图8.15）。

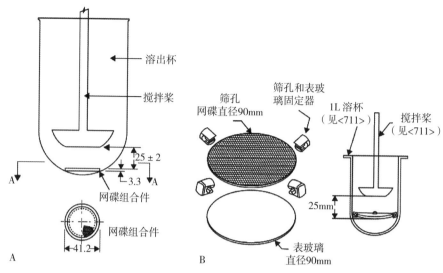

图 8.14　USP 装置 5.（A）不锈钢圆形网碟组合件。（B）表玻璃和不锈钢圆形筛孔（© 2019 年美国药典委员会授权使用）

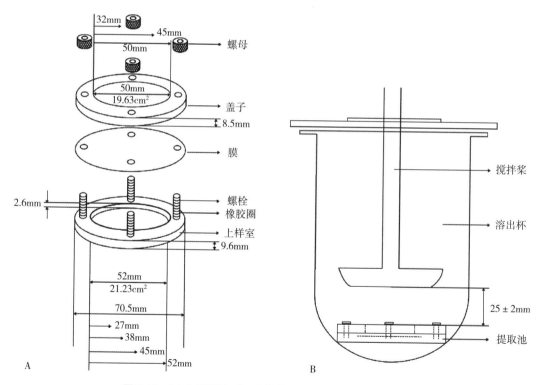

图 8.15　（A）提取池；（B）将提取池组装到 USP 装置 2 中

提取池由支架、盖子和膜组成，在支架的中心部分有一个腔室可用于放置样品。腔室的深度为2.6mm，直径在27～52mm。将膜放置在支架上方，用于覆盖样品；盖子通过从支架上伸出的螺栓上拧下的螺母进行固定。在组装提取池的过程中应特别小心以防膜产生褶皱。组装完成后，将盖子朝上把提取池放置在溶杯的底部。搅拌桨的高度应在膜表面上方的2.5±0.2cm。测定方法的其他步骤与立式扩散池非常相似。

8.7.2　体外释放方法验证

半固体制剂体外释放试验的方法验证可分为两个部分：

- 与IVRT设备相关的样品制备方法验证。
- 从IVRT设备中移出的样品溶液中药物释放的定量测定方法验证。

在IVRT方法验证前，应拟定验证方案，制定合理的可接受标准。可将溶出度方法验证的基本原理作为IVRT方法验证的良好基础，但需要对实验细节进行一些变动。表8.1和表8.2为IVRT方法验证的示例。

表8.1　IVRT方法中适用于组分定量测试的验证参数示例

ICH Q2验证项目	定量测试	试验设计
准确度	需要	采用空白制剂制备IVRT模拟液，在模拟液中按低、中、高三个浓度水平分别添加API，每个浓度点重复配制3份 浓度范围参见"线性"
精密度（重复性）	需要	测定9份准确度溶液
精密度（中间精密度）	不需要	中间精密度可作为IVRT样品制备试验设计的一部分进行
专属性	需要	确认接收介质以及采用空白制剂制备的IVRT模拟液是否会显著干扰API的测定 如果所用的色谱分析方法来源于成品，通常不需要进一步评估主要杂质和降解产物的干扰
检测限	不需要	无
定量限	需要	采用标准方法确定定量限度，如信噪比，确保定量限度低于最低样品浓度
线性	需要	从定量限度至超过预期的最高样品浓度的＋20%，至少选择5个浓度点
范围	需要，但可通过线性试验说明	参见线性试验设计。确保该范围包含IVRT研究中产品的所有规格
耐用性	需要	耐用性试验应关注在IVRT评估过程中可能发生合理变化的方法参数，如测试IVRT样品溶液和工作标准溶液的稳定性

注：在IVRT测定中通常可采用成品中所用的含量测定方法，但需要采用IVRT设备对待分析的最低样品浓度进行评估。

表8.2   IVRT方法中适用于IVRT样品制备的验证参数示例

ICH Q2（R1）验证项目	IVRT样品制备方法	试验设计
准确度	不需要	在含量测定试验中进行评估
精密度（重复性）	需要	采用6个扩散池平行测定
精密度（中间精密度）	不需要	因在IVRT评估中是将受试制剂和参比制剂平行运行，而中间精密度仅能用于评估不同实验中IVRT释放率的可靠性。例如： － 另一分析员采用与重复性试验相同批次的样品，独立运行6份 － 在不同日期平行运行6份
专属性	不需要	在含量测定试验中进行评估
检测限	不需要	无
定量限	不需要	在含量测定试验中进行评估
线性	需要	不同于含量测定中的线性设计，IVRT验证中通常使用50%规格制剂和安慰剂，以确认IVRT方法可以区分不同规格的制剂
范围	需要，但可通过线性试验说明	参见"线性"
耐用性	需要	建议在方法开发期间进行评估。评估的参数包括膜吸附和接收介质组成的变化

8.8   透皮递送系统

8.8.1   药物释放方法开发

8.8.1.1   定量分析方法

TDS中药物释放的定量分析方法需有合适的灵敏度，以使其可定量测定接收介质中低水平的药物。同时，应对方法的专属性进行评估，因为接收介质从TDS中提取的组分可能会干扰API的测定。此外，也应对将TDS固定到设备的任何辅助物的干扰情况进行评估，如双面胶或胶水等。

8.8.1.2   介质选择

理想情况下，接收介质的pH应在皮肤的生理范围内，pH为5～6。此外，应确定药物在接收介质中的溶解度，以确保满足漏槽条件。由于TDS的药物释放试验持续时间较长，因此需要在试验条件下评估API在接收介质中的稳定性，这点非常重要。

8.8.1.3   温度

TDS为皮肤表面用制剂，试验温度应在（32.0±0.5）℃。

8.8.1.4　取样间隔

质量标准中推荐设定至少三个时间点，以覆盖药物释放的早期、中期和后期阶段，要求最后一个时间点的药物释放量大于标示量的80%，或者药物释放曲线达到平台期。此外，应在早期阶段（如1小时）对药物的释放量进行评估，以确定是否存在剂量倾泻现象，这点非常重要。因此，TDS的药物释放曲线应在药物的单次治疗时间内，通过选择适当的时间间隔获得。在美国药典的雌二醇透皮制剂专论中，其中一个药物的释放时长为96小时，另两个为24小时；三个可乐定透皮制剂的释放时长均为168小时；尼古丁透皮制剂的释放时长在4～24小时。

8.8.1.5　上样

在整个测试过程中，TDS中包含压敏胶的释放表面应直接与接收介质接触，可通过任何适当和经验证的方式将TDS固定到设备上，如采用双面胶、黏合剂、膜、尼龙网、专用支架（图8.16），或借助惰性金属或聚合物环固定。

测定中，将TDS施加到支架、圆盘或圆柱体器具上，确保释放面尽可能平坦。样品表面应避免气泡的产生，且不出现褶皱现象。

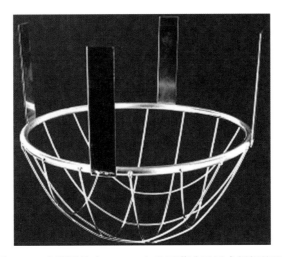

图8.16　支撑网筛（© 2019年美国药典委员会授权使用）

支架或圆柱形器具的尺寸应与TDS的大小相匹配，以避免TDS自身的重叠。但是如果说明书中指出可将TDS剪切成合适的尺寸，则可将TDS剪切后固定。否则，均需采用整个TDS进行试验。

8.8.1.6　装置

8.8.1.6.1　USP装置5（桨碟法）

该设备由USP装置2（桨法）和可放置TDS的配件组成，其配件可为网碟组合件（图

8.14 A）或表玻璃和筛孔组合件（图8.14 B），如适用，也可采用其他类型的配件（图8.16）。桨叶下缘距离网碟表面（25±2）mm。测定时将TDS放置在网碟组合件或表玻璃上面，使释药面朝向接收介质，以合适的搅拌速率搅拌，并保持溶出杯盖有盖子以减少溶出介质的挥发。

8.8.1.6.2　USP装置6（转筒法）

该装置由不锈钢转筒搅拌装置（图8.17）和USP装置1的溶出杯组成。转筒搅拌装置由与杆相连的上部转筒和延伸转筒两部分组成，可将上部转筒底部装入延伸转筒用于尺寸较大的TDS测定。这两部分组件的编号是连续的，二者应按照编号配对使用，以使其可完全匹配，因为它们均是通过摩擦配合精密结合在一起的。试验过程中转筒距离溶出杯内底部25±2mm，并保持溶出杯盖有盖子以减少溶出介质的挥发。

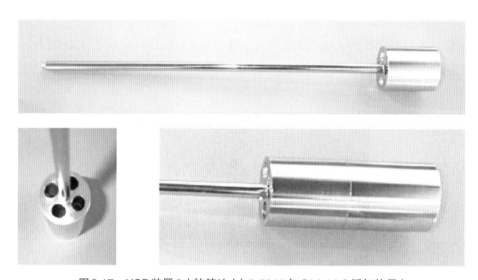

图8.17　USP装置6（转筒法）（© 2019年QLA-LLC授权使用）

8.8.1.6.3　USP装置7（往复支架法）

该装置由一套玻璃或其他合适的惰性材料制成并经过体积校正的容器组成，电机驱动贴剂垂直往复运动并引导系统在溶出杯阵列中水平移动，一套适宜尺寸的样品支架（图8.18～图8.20）。

8.8.2　药物释放方法验证

TDS的药物释放方法验证遵循外用制剂中所述的方法验证原则。所有TDS尺寸和规格的方法均应进行验证。

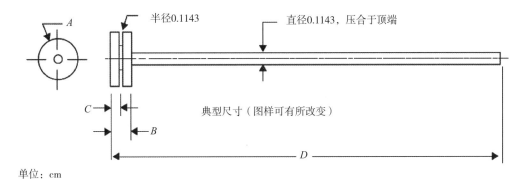

单位：cm

图8.18 往复样品支架盘（© 2019年美国药典委员会授权使用）

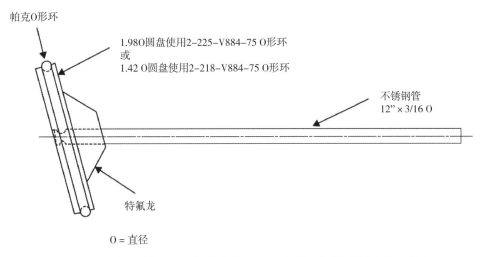

图8.19 透皮系统支架——倾斜盘（© 2019年美国药典委员会授权使用）

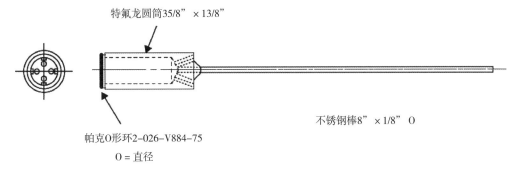

图8.20 透皮系统支架——特氟龙圆筒（© 2019年美国药典委员会授权使用）

8.9 结论

在商业化生产中，经皮给药系统跟其他很多剂型（如片剂、吸入剂等）一样，采用日常"通用"质量控制测试评估批与批之间的变异性，但需要注意的是，在方法开发中，必须考虑到经皮药物制剂的特有属性。此外，对于经皮给药系统（半固体和透皮制剂）特有的一些测试，也必须进行很好的控制，以确保结果的可重复性，减少由于分析误差造成的结果变异。质量保证人员和监管机构要求检测数据来自于QC实验室，以确保按照批准的生产工艺生产出的产品始终符合注册标准。根据现行药品生产质量管理规范（cGMP）生产出来的产品，如果符合注册标准的要求，则可认为适合患者和消费者使用。

通常情况下，在皮肤用半固体制剂产品的批放行中，性能测试不是QC检测项的组成部分。相反，性能测试的研究目的是通过对这些产品物理化学性质的整体评估，更深入地了解产品。在产品生命周期中发生重大变更时，这些知识可用于评估产品质量的前后一致性，如生产地点的转移或生产工艺的优化等。

测试经皮给药系统本身并不能确保产品质量，但在患者和消费者使用前，它是药物开发到生产控制链中的重要终点。对递送系统的特性和测试相关关键参数的了解可确保结果的可靠性。在产品被使用之前，可以根据这些结果，做出关于成品质量是否符合要求的决定。

参 考 文 献

1. ASTM Standard D3121-06 "Standard Test Method for Tack of Pressure-Sensitive Adhesives by Rolling Ball," ASTM International, West Conshohocken, PA, 2006, DOI：10. 1520/D3121-06, www.astm.org

2. ASTM Standard D3163-01 "Standard Test Method for Determining Strength of Adhesively Bonded Rigid Plastic Lap-Shear Joints in Shear by Tension Loading," ASTM International, West Conshohocken, PA, 2008, DOI：10. 1520/D3163-01R08, www.astm.org

3. ASTM D2979-01 "Standard Test Method for Pressure-Sensitive Tack of Adhesives Using an Inverted Probe Machine," ASTM International, West Conshohocken, PA, 2009, DOI：10. 1520/D2979-01R09, www. astm.org

4. ASTM Standard D1002-10 "Standard Test Method for Apparent Shear Strength of Single-Lap-Joint Adhesively Bonded Metal Specimens by Tension Loading (Metal-to-Metal)," ASTM International, West Conshohocken, PA, 2010, DOI：10. 1520/D1002-10, www.astm.org

5. ASTM D6862-11 "Standard Test Method for 90 Degree Peel Resistance of Adhesives," ASTM International, West Conshohocken, PA, 2011, DOI：10. 1520/D6862-11,

6. ASTM Standard D3164-03 "Standard Test Method for Strength Properties of Adhesively Bonded Plastic Lap-Shear Sandwich Joints in Shear by Tension Loading," ASTM International, West Conshohocken, PA, 2011, DOI：10. 1520/D3164-03R11, www.astm.org

7. ASTM Standard D3654/D3654M-06 "Standard Test Methods for Shear Adhesion of Pressure-Sensitive Tapes," ASTM International, West Conshohocken, PA, 2011, DOI: 10. 1520/D3654_D3654M-06R11, www. astm.org

8. Baby, A. R., Haroutiounian Filho, C. A., Sarruf, F. D., Pinto, C. A. S. O., Kaneko, T. M., Velasco, M. V. R. 2009. Influence of urea, isopropanol, and propylene glycol on rutin *in vitro* release from cosmetic semisolid systems estimated by factorial design. *Drug Dev. Ind. Pharm.* 35: 272-282.

9. Buchta, R., Ding, S., Hickey, A., Houghton, M., Noland, P., Tice, T., Warner, K., Brown, W. 2017. Pharmaceutical foams. *Pharmacopeial Forum.* 43 (1). www.usppf.com.

10. Chang, R. K., Raw, A., Lionberger, R., Yu, L. 2013. Generic development of topical dermatologic products: formulation development, process development, and testing of topical dermatologic products. *AAPS Journal.* 15 (1): 41-52.

11. EMA. October 2014. European Medicines Agency Guideline on Quality of Transdermal Patches, www. ema.europa.eu/en/documents/scientific-guideline/guideline-quality-transdermal-patches_en.pdf (accessed on May 1, 2019).

12. European Pharmacopoeia. 2019a. EP 9. 8, Section 2. 9. 20 *Particulate contamination: visible particles*, Strasbourg, EDQM.

13. European Pharmacopoeia. 2019b. EP 9. 8, Section 2. 9. 4 *Dissolution test for transdermal patches*, Strasbourg, EDQM.

14. Fan, Q., Mitchnick, M., Loxley, A. 2007. The issues and challenges involved in *in vitro* release testing for semi-solid formulations. *Drug Del. Technol.* 7 (9): 62-66.

15. Fares, H. M., Zatz, J. L. 1995. Measurement of drug release from topical gels using two types of apparatus. *Pharm. Technol.* 19 (1): 52-58.

16. FDA. May 1997. Guidance for Industry. Nonsterile Semisolid Dosage Forms. Scale-up and Postapproval Changes: chemistry, manufacturing, and controls; in vitro release testing and in vivo bioequivalence documentation, (accessed on May 1, 2019). www.fda.gov/media/71141/download

17. FDA. March 2012. Draft Guidance Acyclovir, www.accessdata.fda.gov/drugsatfda_docs/psg/Acyclovir_oint_18604_RC03-12.pdf (accessed on May 1, 2019).

18. FDA. October 2018. Bioequivalence Recommendation for Specific Products, Draft Guidance for Rivastigmine, www.accessdata.fda.gov/drugsatfda_docs/psg/Rivastigmine_transdermal%20extended%20release%20film_NDA%20022083_RV10-18.pdf (accessed on May 1, 2019).

19. FINAT. 2009. Technical Handbook-Test Methods, 8th Ed., FTM 18 "Dynamic shear," FINAT (Féderation INternationale des fabricants et transformateurs d'Adhésif et Thermocollants sur papiers et autres supports), The Hague. www.astm.org

20. Flynn, G. L., Shah, V. P., Tenjarla, S. N., Corbo, M., DeMagistris, D., Feldman, T. G., Franz, T. J., Miran, D. R., Pearce, D. M., Sequeira, J. A., Swarbrick, J., Wang, J. C. T., Yacobi, A., Zatz, J. L. 1999. Assessment of value and applications of in vitro testing of topical dermatological drug products. Pharm. Res. 16 (9): 1325-1330.

21. Franz, T. J. 1978. The finite dose technique as a valid in vitro model for the study of percutaneous absorption in man. Curr. Probl. Dermatol. 7: 58-68.

22. Higuchi, W. I. 1962. Analysis of data on medicament release from ointments. J. Pharm. Sci., 51: 802-804.

23. ICH Q2 (R1). Nov 1996. Validation of Analytical Procedures: Text and Methodology, www.ich.org/

fileadmin/Public_Web_Site/ICH_Products/Guidelines/Quality/Q2_R1/Step4/Q2_R1_Guideline.pdf (accessed on May 1, 2019).

24. ICH Q3B (R2). June 2006. Impurities in New Drug Products, www.ich.org/fileadmin/Public_Web_Site/ICH_Products/Guidelines/Quality/Q3B_R2/Step4/Q3B_R2__Guideline.pdf (accessed on May 1, 2019).

25. ICH Q3C (R7). October 2018. Residual Solvents, www.ich.org/fileadmin/Public_Web_Site/ICH_Products/Guidelines/Quality/Q3C/Q3C-R7_Document_Guideline_2018_1015.pdf (accessed on April 30, 2019).

26. ICH Q3D (R1). March 2019. Guideline for Elemental Impurities, www.ich.org/fileadmin/Public_Web_Site/ICH_Products/Guidelines/Quality/Q3D/Q3D-R1EWG_Document_Step4_uideline_2019_0322.pdf (accessed on April 30, 2019).

27. ICH Q6A. Oct 1999. Specifications: Test Procedures and Acceptance Criteria for New Drug Substances and New Drug Products: Chemical Substances, www.ich.org/fileadmin/Public_Web_Site/ICH_Products/Guidelines/Quality/Q6A/Step4/Q6Astep4.pdf (accessed on April 30, 2019).

28. Khiljee, S., Rehman, N. U., Sarfraz, M. K., Montazeri, H., Khiljee, T., Lobenberg, R. 2010. In vitro release of Indian penny wort, walnut, and turmeric from topical preparations using two different types of membranes. Dissol. Technol. 17 (4): 27-32.

29. Ma, X. J., Taw, J., Chiang, C. M. 1996. Control of drug crystallization in transdermal matrix system. Int. J. Pharm. 142 (1): 115-119.

30. Makky, A. M. A. 2002. Formulation and in-vitro release evaluation of topical tenoxicam preparations. Egypt. J. Pharm. Sci. 43: 1-17.

31. Markovich, R. J. 2001. Dissolution testing of semisolid dosage forms. Am. Pharm Rev. 4 (2): 71-79.

32. Mitu, M. A., Lupuliasa, D., Pirvu, C. E. D., Radulescu, F. E., Miron, D. S., Vlaia, L. 2011. Ketoconazole in topical pharmaceutical formulations. The influence of the receptor media on the in vitro diffusion kinetics. Farmacia, 59 (3): 358-366.

33. Narkar, Y. 2010. Bioequivalence for topical products-an update. Pharm Res. 6 27: 2590-2601.

34. Olejnik, A., Goscianska, J., Nowak, I. 2012. Active compounds release from semisolid dosage forms. J. Pharm. Sci. 101 (11): 4032-4045.

35. Proniuk, S., Dixon, S. E., Blanchard, J. 2001. Investigation of the utility of an in vitro release test for optimizing semisolid dosage forms. Pharm. Dev. Technol. 6 (3): 469-476.

36. PSTC 107. May 2007. Shear Adhesion of Pressure Sensitive Tape, Pressure Sensitive Tape Council, http://psatape.com.tw/pstc/pstc107.pdf (accessed on May 1, 2019).

37. Raney, S., Lehman, P., Franz, T. 2008. 30th Anniversary of the Franz cell finite dose model: the crystal ball of topical drug development. Drug Del. Technol. 8 (7): 32-37.

38. Rapedius, M., Blanchard, J. 2001. Comparison of the Hanson Microette ® and the Van Kel apparatus for in vitro release testing of topical semisolid formulations. Pharm. Res. 18 (10): 1440-1447.

39. Realdon, N., Tagliaboschi, A., Perin, F., Ragazzi, E. 2005. The "bubble point" for validation of drug release or simulated absorption for ointments. Pharmazie 60: 910-916.

40. Rege, P. R., Vilivalam, V. D., Collins, C. C. 1998. Development in release testing of topical dosage forms: use of the Enhancer cell™ with automated sampling. *J. Pharm. Biom. Anal.* 17: 1225-1233.

41. Sanghvi, P. P., Collins, C. C. 1993. Comparison of diffusion studies of hydrocortisone between the Franz cell and the Enhancer cell. *Drug Dev. Ind. Pharm.* 19 (13): 1573-1585.

42. Segers, J. D., Zatz, J. L., Shah, V. P. 1997. *In vitro* release of phenol from ointment formulations.

Pharm. Technol. 22 (1): 70-81.

43. Shah, V. P. 2005. *In vitro* release from semisolid dosage forms-What is its value? In *Percutaneous Absorption-Drugs, Cosmetics, Mechanisms, Methods*, ed. R. J. Bronaugh and H. I. Maibach, 473-480. New York: CRC Press.

44. Shah, V. P., Elkins, J. S. 1995. *In-vitro* release from corticosteroid ointments. *J. Pharm. Sci.* 84 (9): 1139-1140.

45. Tan, H. S., Pfister, W. R. 1999. Pressure-sensitive adhesives for transdermal drug delivery systems. *Pharm Sci Technolo Today.* 2 (2): 60-69.

46. Thakker, K. D., Chern, W. H. 2003. Development and validation of *in vitro* release tests for semisolid dosage forms-Case study. *Dissol. Technol.* 10 (2): 10-15.

47. USP. 2019a. USP 42-NF 37, Second Supplement, Topical and Transdermal Drug Products — Product Quality Tests <3>. Rockville, MD: USP.

48. USP. 2019b. *USP 42-NF 37, Residual Solvents* <467>. Rockville, MD: USP.

49. USP. 2019c. USP 42-NF 37, Elemental Impurities-Limits <232>. Rockville, MD: USP.

50. USP. 2019d. USP 42-NF 37, Elemental Impurities-Procedures <233>. Rockville, MD: USP.

51. USP. 2019e. *USP 42-NF 37, Uniformity of Dosage Units* <905>. Rockville, MD: USP.

52. USP. 2019f. *USP 42-NF 37, Minimum Fill* <755>. Rockville, MD: USP.

53. USP. 2019g. USP 42-NF 37, Antimicrobial Effectiveness Testing <51>. Rockville, MD: USP.

54. USP. 2019h. USP 42-NF 37, Microbiological Examination of Nonsterile Products: Microbial Enumeration Tests <61>. Rockville, MD: USP.

55. USP. 2019i. USP 42-NF 37, Microbiological Examination of Nonsterile Products: Tests for Specified Organisms <62>. Rockville, MD: USP.

56. USP. 2019j. USP 42-NF 37, Microbiological Examination of Nonsterile Products: Acceptance Criteria for Pharmaceutical Preparations and Substances for Pharmaceutical Use <1111>. Rockville, MD: USP.

57. USP. 2019k. *USP 42-NF 37, Sterility Tests* <71>. Rockville, MD: USP.

58. USP. 2019l. USP 42-NF 37, Viscosity-Capillary Methods <911>. Rockville, MD: USP.

59. USP. 2019m. *USP 42-NF 37, Rotational Methods* <912>. Rockville, MD: USP.

60. USP. 2019n. *USP 42-NF 37, Rolling Ball Method* <913>. Rockville, MD: USP.

61. USP. 2019o. USP 42-NF 37, Viscosity-Pressure Driven Methods <914>. Rockville, MD: USP.

62. USP. 2019p. USP 42-NF 37, Semisolid Drug Products-Performance Tests <1724>. Rockville, MD: USP.

63. USP. 2019q. USP 42-NF 37, The Dissolution Procedure: Development and Validation <1092>. Rockville, MD: USP.

64. USP. 2019r. *USP 42-NF 37, Dissolution* <711>. Rockville, MD: USP.

65. USP. 2019s. *USP 42-NF 37, Drug Release* <724>. Rockville, MD: USP.

66. Walters, K. A., Brain, K. R. 2007. Topical and Transdermal Delivery. In *Pharmaceutical preformulation and formulation*, ed. M. Gibson, 515-579. New York: Informa.

67. Wokovich, A. M., Prodduturi, S., Doub, W. H., Hussain, A. S., Buhse, L. 2006. Transdermal drug delivery system (TDDS) adhesion as a critical safety, efficacy and quality attribute. *Eur J Pharm Biopharm.* 64 (1): 1-8.

68. *Wokovich*, A. M., Shen, M., Doub, W. H., Machado, S. G., Buhse, L. F. 2010. Release liner removal method for transdermal drug delivery systems (TDDS). *J Pharm Sci.* 99 (7): 3177-3187.

69. Yacobi A. *2010*. Topical Semisolid Dosage Forms. Product Quality Tests and Product Performance Testing，presentation at the PQRI-USP Workshop Topical Dosage Forms.

70. Zatz，J. L.，*Varsano*，J.，Shah，V. P. 1996. In vitro release of betamethansone dipropionate from petrolatum-base ointments. *Pharm. Dev. Technol.* 1 (3)：293-298.

第9章

经皮给药系统的临床研究思考

9.1 简介

1906年《纯净食品和药品法》通过后，美国食品药品管理局（FDA）开始了其现代监管职能，主要关注食品和药品的安全性和说明书信息。随着1962年对《联邦食品、药品和化妆品法案》的修订，美国国会增加了一项要求，即除了1938年原始法案规定的安全要求外，制造商必须进行充分且良好质控的临床试验，以证明产品的有效性，才能获得上市批准。基于对国会要求的仔细考虑，以及科学界对建立疗效所需的适当数量和质量的证据的理解，FDA通常要求至少进行两项充分且良好质控的临床研究。随着时间的推移，我们对临床评估的科学理解有所提高，从而使临床试验的设计和执行更加严格。此外，FDA为体现新的认识而更新了规定，要求申请人为获得足够的风险/效益评估提供具有说服力的证据。

认识到证明药物的有效性是药物开发所需时间和成本的主要组成部分，FDA在考虑"需要哪些支持性证据来证实所需的两项临床试验具备了良好的质控"时已经体现了一些灵活性。在进行两项此类临床研究很困难或可能存在伦理问题的情况下，或者当一种已获批药物的新用途足够相似时，可能只需要一项临床试验。这些情况的具体细节已在1998年发布的《行业指南：提供人用药物和生物制品临床有效性证据》文件中进行了概述，同时，在该文件中FDA也对单一研究可能存在的潜在科学局限性的进一步理解和思考进行了描述。下文将会对与已知临床试验局限性有关的问题进行阐述。

从一开始，在人用药物的开发中就需要进行一系列的研究，包括基础科学、动物试验、小规模人体安全性试验和患者群体的概念验证试验，然后是随机盲法的人体试验。在首次获得FDA批准后，人们越来越期望，要进行谨慎的长期随访，以评估反应的持续性、长期副作用，并对罕见但严重的副作用进行监测。另外，还期待对那些有用但很少做的临床研究进行评估，以确定哪些患者亚组或多或少有可能出现的反应。本章重点关注临床试验设计中涉及的问题，包括概念验证和药物上市获批所需的初步随机临床试验。内容非常丰富，涵盖局部给药局部起效和局部给药全身起效的各种皮肤外用制剂。然而，关于个药或特定剂型的试验设计，建议申请人在开始临床试验之前咨询FDA负责临床的具体部门。

第二节主要阐述与临床试验设计相关的问题，包括临床研究的目的或目标、最有可能证明疗效的设计特征（如果存在）、适用于主要结果的适当分析方法以及对这些结果的最适当解释方式的选择。第三节对现行FDA指南中提出的这些概念的实际实施情况进行概述。

第1部分　临床试验设计中的问题

9.2　问题的提出和结果的选择

在临床试验中，提出要回答的问题，看起来很简单，但在提出的过程中必须仔细考虑，以避免在后续的研究中出现代价高昂的错误。在试图获得监管批准的背景下，提出的问题往往集中在治疗的疗效上；然而，疗效的定义可能因疾病治疗的评价指标而异。例如，疼痛的治疗，结果通常是疼痛程度的一些变化，但即使是这样一个看似简单的问题，其潜在的复杂性并不总是显而易见的。我们想知道平均疼痛、最严重疼痛还是最轻微的疼痛，以及疼痛发生在什么时间段？虽然有明显的相关性，但疼痛过程中的这些特征并不相同，进而可能提供完全不同含义的信息。我们是否关注在休息时的疼痛减轻、疼痛的自发加重或活动时的疼痛？对透皮制剂而言，我们是否想要减轻局部皮肤过敏反应（如利多卡因贴剂）或减轻全身性疼痛（如芬太尼贴剂）？我们应该使用什么量表来测量患者的疼痛反应？可采用的量表，包括数字评分量表、主诉疼痛程度分级法、视觉模拟法、面部表情量表，这些量表中的每一个都已被证明是有效的，但它们可能并不都适用于所有人群。我们还需要考虑如何定义疗效，即多大程度的改变被认为是临床上有意义的。此外，应考虑到有效和可靠的测量工具的可用性。通常，确定哪种测量工具对特定研究最为适用也取决于所研究的疼痛类型、推测的潜在病因以及试验药物的预期有效性。

除了要研究的疾病实体和关注的症状或体征外，结果的选择在很大程度上也取决于研究的目的。显然，如果药物的药代动力学是主要目的，那么结果将需要在适当的时间间隔采集血液或其他组织液来检测药物浓度。如果药物的安全性是主要关注点，则需要在研究结果中反映其相关信息。大多数情况下，主要关注的是疗效，但如何定义取决于预期的治疗生物学特性。相关问题包括治疗是否达到了预期效果，这种效果将持续多长时间，以及在多少患者中获得令人满意的结果，因为没有一种治疗适用于所有人。另一个问题是达到治疗效果所需的剂量和多次给药的安全性。

一旦选择了研究的主要结果，就必须选择附加的支持性次要结果。通常，在特定的治疗研究中，还需对更全面的反应进行测量，以确保在一个领域的获益不会被另一个领域的恶化所抵消。尽管疼痛本身的问题很重要，但它只是更复杂的生活质量结构的一部分。因此，全面的过度问题和对生活质量的整体影响的测量通常是必需的。为了改进结果的选择，已经成立了专家组，提供基于证据的指导来对结果进行选择。最早的此类组织是风湿病研究结果测量组织（Outcome Measures in Rheumatology，OMERACT），成立于1992年，并与国际骨关节炎研究协会（Osteoarthritis Research Society International，OARSI）合作，制定了与关节炎研究有关的指南。对于疼痛，临床试验的研究方法、测量和疼痛评估倡议（initiative on methods，measurement，and pain assessment in clinical trials，IMMPACT）小组于2000年开始考虑这些问题，并发表了几篇关于这些主题的论文。对于临床研究，在潜在相关结果中进行选择主要取决于要回答的生物学或临床问题的选择。

对透皮给药制剂而言，通常情况下，其有效成分已通过其他给药途径证明是有效的。在这种情况下，我们相信，如果药物以足够的量全身给药，它应该会产生预期的效果。因此，随着时间的推移，不同皮肤类型和/或身体成分（例如，皮肤随年龄的变化、肥胖与非肥胖、贴片的位置）的血液水平和递送的一致性问题变得非常重要。在对产品的副作用进行研究时，一个合理的研究设计是对风险问题的关注，而不是疗效相关问题。透皮给药制剂固有的潜在问题，可能包括：与装置、药物和药物稀释剂相关的皮肤毒性；药物的渗透促渗技术（如加热、离子导入等）或皮肤封闭的过程；以及对这些成分中的任何一种产生过敏反应的可能性。对于这些递送系统的设计而言，可能影响附加结果选择的其他问题，包括制剂的更换、未吸收药物的暴露和设备的处置。对风险研究而言，其结果的选择和研究设计与有效性研究显著不同。

9.3 临床试验中的设计问题

一旦明确了合理的问题，就必须根据这些问题设计相应类型的临床试验。对于疗效研究，通常都需要进行随机临床试验，以避免在观察性研究中存在的固有偏倚和混杂因素。随机临床试验的优点在于研究人员对试验设计和结果判断的客观性，但其主要缺点也源于此，即需要做出许多决策，并且通常不清楚如何从几个选项中做出最佳选择。伴随着我们对随机临床试验中固有问题的理解加深，以及在此类试验设计方面取得的进步，已有很多的设计类型可以使用，但金标准仍然是平行的两组（或更多）比较试验。在越来越多的情况下，现有已公布的数据支持特定的方法，但在临床试验的设计中，有很大程度取决于设计者的偏好和研究所需的合适资源的可获得性。

在临床试验的设计中，必须对与其相关的一些关键特性进行考虑，如图9.1所示。虽然这些特性都很重要，但随机临床试验所提供优势的基础是，在假设用于对比研究的两组或多组具有相同的初始情况下，能够解释试验结束时组间的差异。随机化为这一假设的正确性提供了最好的保证。

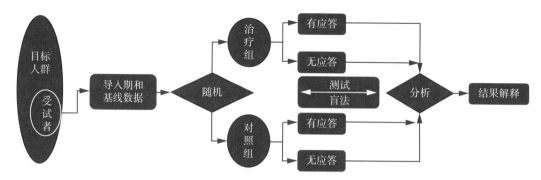

图9.1 临床试验设计的相关因素（改编自JT. Med 2010，23）

9.4 患者选择流程

在试验人群的选择中，主要考虑的是要对治疗的哪个方面进行测试。对于疗效研究，最好根据制定的纳入和排除标准选择最有可能对治疗有反应的患者进行测试。这与药物临床试验质量管理规范（good clinic practice，GCP）的要求一致，我们采用疾病的诊断标准来帮助确定最有可能出现症状的患者，然后结合我们可以使用的其他标准，对该群体进一步完善，使其最有可能从特定疗法中受益。如果确实存在的治疗效果，临床试验中选择的患者群体越具体，那么证明真正治疗效果的概率就越高。如果研究问题是确定潜在的副作用，那么一旦该疗法被批准用于人类，就可以选择通常有更大风险的患者群体。在产品开发周期中，这些类型的试验通常只有在治疗至少对一些更受限制的患者群体有效后才能进行。

通常，我们在风险较低的人群中进行初步试验，这往往会将排除儿童、孕妇和老年人。虽然从降低这些人群风险的角度来看，这可能是有意义的，但它也使我们无法了解药物在这些人群的疗效和潜在副作用。了解药物在弱势人群中的使用情况具有重要意义。关于如何完成特定群体测试的最佳方法，仍存在重大争议，但毫无疑问，有效性和安全性的临床试验证据对这些人群来说是一个重要但尚未实现的目标。

从临床角度来看，选择可能看起来很明确，但对临床疾病进行严格定义并选择对人群的必要限制（年龄、性别、伴随疾病和药物等）可能会带来重大问题。注册性临床试验的主要原则是，受试人群越同质化，随机变异性就越小，研究中引入的随机变异也就越少。较少的随机变异在真实效果的演示中提升了处方改进的效率（如果存在的话）。然而，减少变异性的困难在于：①事先能够识别源自因为缺乏对生物学的理解没有产生变异信息而导致的重要变异；②未能在最终可能接受治疗的适当人群中充分测试新疗法，以了解潜在的副作用谱；以及③招募足够数量的符合入组和排除标准的患者。关于合适人群的决定也会受到试验阶段的影响，因为早期的试验通常关注任何群体是否会有阳性反应，而后期的试验需要确定可能接受治疗的人群中有多大比例可能有阳性反应。不同的纳入/排除标准可能会导致临床试验结果的不同，试验的设计也会不同。

在导入期（run-in period）使用预随机化测试程序、治疗或安慰剂的潜在用途是选择人群的另一个考虑因素。每种方法都有自己的问题和关注。程序测试导入期是一个重要的过程，可以避免研究期间的方案违规，尤其是对于复杂的研究。导入期包括让潜在受试者参与研究过程，包括数据收集、使用虚拟透皮药物或器械，以及与研究人员的互动，以确保受试者愿意并能够执行研究所需的程序。这通常可以与研究资格或基线测量数据的收集相结合，但根据程序的复杂性，可能需要单独的知情同意书。在随机化之前排除不能适当完成研究要求的患者比在研究后期排除要好得多。

安慰剂导入可能与程序导入非常相似，但它包括使用虚拟（使用不含药物的TDS）治疗，通常以盲法进行，但目的是消除受试者对安慰剂的反应。这一过程非常有争议，在许多疾病领域，尤其是抑郁症和疼痛难以实施。主要问题是，任何治疗或安慰剂的单一暴露期不足以充分定义受试者为反应者。受试者的反应很可能是由于疾病的自然史或均值回归现象，而不是表现出对安慰剂的反应。排除这些受试者似乎对后续临床试验的效率没有好处，尤其是对症状性疾病。在某些情况下，它可能会产生不利影响，因为通过只保留那些在虚拟治疗期间没有反应的受试者，研究人员可能会增强对任何治疗都不太可能有反应的受试者群体。因此，通常不建议使用旨在排除在试验期间视乎对安慰剂有反应的受试者。

治疗导入期通常用于不同的目的，并在某些情况下被证明具有潜在的用途。这些导入期通常采用不设盲的有效治疗方法，旨在识别至少有潜力对治疗产生反应的患者。虽然同样存在无法在单一治疗期确定真正的反应者的问题，但这个过程往往会排除哪些对药物的反应低于平均水平的受试者。这是因为通常愿意参与研究的患者通常症状较重，因此均值回归和疾病的自然史往往去趋向改善（因此他们会留在研究中），如果特定受试者的疾病自然史趋于恶化，必须具有的显著疗效，才能展现治疗的真正效果。这种方法排除的患者往往是那些不太可能对任何治疗，包括研究治疗产生反应的患者。一旦确定了对治疗产生反应的受试者，他们可以在一段时间内全部退出治疗，然后随机重新开始安慰剂或研究治疗（强化入组），也可以进入随机退出模式，其中一半随机继续治疗，一半转为安慰剂（随机退出）。如果使用得当，如果治疗确实有效，这些研究最有可能证明效果。

然而，使用一种治疗方法来选择要研究的患者群体仍然存在争议，因为人们担心在临床实践中如何识别人群，同时，也担心它也没有研究该治疗方法在人群中的潜在长期副作用，一旦该药物获得批准，这些人群可能会随后长期使用该药物。出于批准的目的，这类研究中不太可能有一项以上被接受为关键研究。作为审批流程的一部分，应仔细讨论此问题。

9.5 对照处理

对照组的主要功能是排除人群的影响。换句话说，治疗组和对照组之间的任何差异都应归因于研究的治疗效果，而不必担心治疗前的差异。通常，疗效评估需要在随机试验中将新治疗与安慰剂进行比较，并采用盲法（即受试者和研究者都不知道治疗状态）的方式，使组间差异反映特定药物的效应，采用非盲治疗进行的研究也有效，但组间差异既包括治疗的实际特定生理效果，也包括未揭盲的效果（即患者和医生对疗效的期望）。

根据研究目的是评估透皮给药制剂的有效性还是评估其递送效果，对照的选择重点会有所不同。第一种情况是为了比较透皮制剂与安慰剂之间的差异，第二种情况是为了比较同一药物采用透皮给药途径与口服或其他全身给药途径之间的差异。这两种情况可能且必要让受试者对接受的治疗做到盲法。但也有些情况，由于技术或伦理原因，受试者对接受的治疗无法做到盲法。例如，如果我们要研究一种外科手术，进行假手术可能会存在伦理问题。在这种情况下，研究治疗和对照治疗之间的差异不仅包括手术的具体结果，还在于患者参与整个手术过程的效果和对获益的期望。这项研究仍然可以是有效的比较，但结果的评估需要仔细考虑患者对所接受治疗类型的了解。

虽然通常会选择安慰剂治疗作对照，但越来越多的人有兴趣使用其他阳性对照来观察临床试验设计本身是否如预期发挥作用。特别是，当一种治疗效果无法与安慰剂区别，那么研究设计或试验实施可能存在问题，以至于甚至真正有效的治疗效果也无法被观察到。通过将已知有效的治疗方法作为对照组，可以确定试验是否存在问题。如果已知有效的治疗方法未能表现出疗效，那么该试验可以被认为是错误的，应该重复进行。这种类型的设计有助于防止因试验失败而放弃潜在有效的治疗方法。在存在已知有效治疗方法的情况下，监管机构，尤其是欧洲的监管机构，要求临床试验中包括一阳性对照组，以获得有关新治疗方法与现有治疗方法相比的相对有效性的信息，这也并不罕见。

9.6 治疗时间的选择

在选择治疗设计时，我们还必须考虑预期治疗效果的时间。患者的反应有不同的组别，包括效果开始时间、持续时间、多剂量效果以及随着时间的累积可能出现的耐受性。对每个组别，必须考虑最佳对照组、主要和次要测量的时间安排，以及代表临床重要性或科学相关反应的效果水平的选择。对于旨在提供长期药物用药的透皮贴剂，需要通过评估预期给药期内几个适当时间点的结果来进行测试。对于短时间起效的透皮贴剂，如一些经黏膜的药物，时间会短得多，需要设计相应的评估方法。

9.7　随机化

随机化的目的是平衡待比较各组之间的已知和未知偏差的基线。这确保了在研究治疗前初始分组是大致均等的，以便可以将研究终点处各组之间差异都归因于治疗效应。研究人群越多样化，就需要更多数量的患者来确保等效分组，而不依赖于基于响应来估计的样本大小。与临床试验的所有部分一样，随机化的实施需要仔细规划。理想情况下，随机化是通过一个与研究无关的集中过程进行的。排除研究人员、协调员或患者对哪些患者被分配到哪个组的影响。通常会使用中心药房来进行这个过程，并在出现紧急医疗情况需要知道药物分配情况时保留了盲法分配记录。

通常也可在试验结束时通过比较不同治疗组的人口统计细节来评估随机化，以表明它们在统计上没有显著差异。偶尔，随机分组会在某些方面产生不均衡的分组。如果这种不平衡很重要，那么临床试验结果可以根据这一因素进行调整。为了防止特别重要的特征分布不均匀，可以区组化进行随机，这样对于每个患者区，重要的基线特征在治疗组之间平均分配。在多中心试验中，研究中心经常这样做。这对于规模较小的研究可能更为重要，因为不均匀随机化的可能性更大。

9.8　盲法

盲法是指临床试验中，受试者、研究人员、协调员、数据收集员和统计学家均不知道受试者属于哪个治疗组的过程。这几乎是所有临床试验中的一个重要步骤，因为这些信息通常会影响试验的结果。对于受试者来说，他们对治疗结果的期望可以极大地影响试验结果。对于研究人员和协调员来说，了解受试者的任务会有意识或无意识地影响他们对待受试者。对于数据收集员来说，这些信息可能会影响数据收集，例如根据分组分配，无意识地允许模糊的答案。即使在统计分析过程中，如果知道研究对象的分组，可能会在某些条目中更加积极地确保数据的完整性和准确性。由于研究中有很多人需要盲法，最好描述谁盲以及如何盲，而不是将研究统称为"双盲"或"三盲"。出于前面提到的各种原因。在无法全盲的情况下，应尽可能多地让研究相关的人保持盲法，如数据收集员和统计学家。

9.9　临床试验规范（GCP）

对于任何临床研究，均需确保研究过程以最高标准且一致的方式进行，同时，需仔细关注试验各个方面的细节。此外，应提前制定计划以应对所有已知的潜在问题。这一过程被称为制定标准规程，其中，应详细说明试验各个方面的具体实施方式，拟定所有随访、治疗和数据收集的时间安排，以及如何处理该时间表上任何可能的偏差。项目中每个成员的责任都必须明确规定，最好是针对可能出现的任何问题提供适当的沟通渠道。所有参与试验的工作人员都应接受相关培训，了解要使用的程序和流程，并制定一个持续的监测、再培训和补救计划，以最大限度地减少任何错误，并发现确实发生的错误。

此外，重要的是要仔细制定所需的试验的纳入/排除标准，以及如何做出关于纳入受试者的决定。理想情况下，关于纳入受试者的决定应由独立于现场调查人员的团队基于收集和报告的数据来做出，而不受其他因素的影响。虽然这可能比分散式流程更麻烦，但它避免了现场调查人员将患者的基线数据以最积极的方式呈现，因为他们因患者被登记而获得奖励（无论是金钱或其他）。例如，在疼痛临床试验中，招募的患者可能会被鼓励，不论是明示还是潜意识地，夸大他们报告的疼痛情况，以获得参加研究的资格。这使这项研究在真正存在差异时面临更大的失败风险，因为在安慰剂组和治疗组中，人为提高的基线疼痛评分可能会降至实际疼痛水平。如果患者从其他患者或已发布的临床试验方案（如 ClinicalTrials.gov）中了解纳入的具体要求，他们也可能希望被纳入，并夸大他们的一些标准。虽然备案登记机构并不能完全消除纳入的问题，但它可能会减少错误的发生。

最后，建立确保数据的质量控制系统是很重要的。这涉及到几个不同的部分。从数据收集开始，必须确保数据的完整性，包括在受试者离开访视前，让研究协调员检查已经填写的表格。所有在计算机系统上收集的表格和/或数据必须由数据协调中心进行监测，以确保完整性和输入的正确性（例如，在适当的单个框中填写数字、字母或勾选标记）。任何注意到的问题应立即提请协调员或研究人员注意，以促使对数据收集过程进行更好的审查，改进受试者的安排，确保及时收集，并识别数据收集工具的潜在问题点。应监测并及时定期向研究指导委员会报告缺失数据的数量和类型，以及退出的受试者数量。一旦数据收集并输入，必须确保数据的安全，包括采用适当的备份策略以及在线数据和任何纸质数据的锁定位置。

无论计算机可读与否，纸质表格都可以作为以这种方式收集的数据的备份，但向计算机化数据收集的转变产生了新需求即确保数据一旦输入就不会发生意外或有目的的更改。这需要使用具有全面可靠的数据跟踪软件来跟踪对数据所做的更改。当数据从纸质表格中输入时，必须特别小心确保其准确地输入计算机数据库中。这通常包括双重数据输入，或使用计算机可读的表格作为初始输入，然后由研究人员仔细审查输入的数据。在进行任何分析步骤之前，必须完成数据清理和回答所有问题。应尽一切努力确定记录的实际数据，并将其准确反映在计算机数据集中。

9.10　数据统计分析

确定结果（主要和次要）的一个组成部分是确定统计分析计划。一个主要特征必须计划分析所有收集的数据，采用意向治疗（intention to treat，ITT）格式以保持随机化过程的强度。必须在统计分析中囊括所有脱落患者及其数据。处理缺失数据是一个有争议的领域，关于最佳方法存在争议，这超出了本章的范围，但在最近的医学研究所（Institute of Medicine，IOM）报告中得到了很好的描述。如果主要分析是考虑受试者是否达到反应水平，并检查治疗组之间反应水平的差异，那么任何脱落患者都可以被视为无应答者，或基线观测值结转（baseline observation carry forward，BOCF）。这被认为是一种比末次观测值转结法（last observation carry forward，LOCF）更保守的方法，但在使用BOCF时会失去一定程度的可变性，因为脱落患者都被分配疼痛值变化为0。无论最终使用哪种方法，重要的是要记住，所有方法都以这样或那样的方式估算缺失的数据，最好的方法是以尽可能防止遗漏的方式进行试验。IOM报告建议使用混合方法回归模型，这种模型对缺失数据不太敏感，但每种方法都有关于缺失数据类型的基本假设，即随机缺失（missing-at-random，MAR）或非随机缺失（not-missing-at-random，NMAR）。一种更新的方法建议使用在特定响应级别截断的来自累计反应分析数据，以去除所有缺失的数据而不考虑缺失的原因。IOM报告提出的第二个关键点是，无论主要用于处理缺失数据的分析方法是什么，都应预先指定敏感性分析，以评估主要结果对缺失数据的稳健性。

对任何数据的统计分析都有两个主要功能。第一个也是最重要的功能是定义效果大小的总结。这是研究最初设计的问题的主要答案，也是决定任何研究的临床重要性或科学相关性的最重要指标。效应的大小可以用许多单位或形式来表示，但这个数字只有两个基本结构，即：①中心趋势（均值、中位数、模式）和分布宽度（标准差、标准误、95%置信区间等）；②被认为有应答的受试者的比例和应答者比例的范围（标准差、标准误差、95%置信区间等）。从临床适用性的角度来看，应答者比例是一个更有用的统计数据，但它有时做出决定很难，即决定什么程度的效果构成临床重要或科学相关的响应。对于越来越多的疾病实体，已经使用锚定或基于分布的方法来定义与临床重要差异相对应的反应水平。临床重要性差值（clinically important difference，CID）应用于每个受试者，以决定他或她是否取得了反应，然后比较各组之间反应者的比例。在所有可能的受试者反应水平上显示组间差异的另一种方法是使用累计分布函数（cumulative distribution function，CDF）曲线（在第9.11节中讨论）。由于大多数研究通常可以完成中心趋势和反应者范围计算，因此对两者进行描述似乎是合适的，但在过去，情况并非如此。重要的是要理解CID不适用于组间的差异水平，这是一个更难做出的决定。显然，各组间差异的大小将取决于所研究的疾病类型。例如，败血症患者存活率，组间5%差异可能很重要，而头痛缓解的患者数量增加5%可能并不重要。

统计分析的第二个功能是确定所获得的结果可能偶然发生的概率。标准截线是一个小于0.05的双侧P值。大多数情况下，是否达到这一水平主要取决于比较组的样本量。P值是任何研究分析的必要组成部分，但不足以提供有关结果的临床重要性或科学相关性的信息。根据预定义的结果类型，有时会使用<0.05以外的值。特别是，对于已经定义了多种结果的临床试验，必须应用一些调整适用P值的过程。

无论如何决定如何分析和呈现数据，临床试验报告的一个主要组成部分是数据测量、收集和分析的完整性和透明度。这一问题已成为大多数期刊关注的主要问题，并且随着大多数临床试验出版所需的几个过程的出现，这一问题得到了加强。首先是要求在开始数据收集之前，必须在ClinicalTrials.gov网站上注册，以便公开研究假设和分析计划。虽然一些试验可能在进行过程中需要更改，但现在这些更改将可供公众审查，并且必须包含在出版物的撰写中。这有助于确保通过分析和发表来维持用于设计试验的假设，以便出版物的读者能够确信作者没有精心挑选结果，这些结果恰好反映了期望的结果，而不是研究的最初目标。其次，现在几乎所有期刊都要求在出版物中加入Consort声明图，以准确说明试验中的所有受试者参与实验的经过，防止将选定的患者亚组的结果作为主要分析。分组分析通常仍然是重要的结果，只要它们被适当的方式呈现，包括适用于此类分析的所有限制。

报告的透明度也适用于任何试验的次要结果。次要结果在支持（或否定）从主要结果得出的证据方面仍然具有重要意义。它们也有助于提供重要证据，帮助我们理解主要结果背后的潜在机制或过程，并有助于我们理解主要结果。然而，研究作者必须在他们的出版物中明确哪些结果是主要的，哪些是次要的，并帮助读者了解如何根据这种差异最好地解释结果。只要作者清楚这些问题，研究的所有潜在重要结果都可以呈现和讨论。

9.11　结果解释

任何临床试验结果对读者的潜在用处在很大程度上取决于所提供数据能被理解，以及对与这些发现潜在影响的解释。每一位研究人员都有责任让读者了解其结果的临床或科学重要性。在临床研究数据应用于临床实践时，对反应者的比例更容易应用。这一结果回答了一个问题："如果我给患者进行这种治疗，他们好转到被认为具有临床意义的概率有多大？"这通常是医生和患者对任何治疗都会问的问题。一组患者的改善平均值和中位数并不能回答这个问题，因为我们不知道在临床试验中治疗组中的每个人是否都有小幅度改善，或者有多少人达到了临床上有意义的改善水平。然而，对于构成临床有意义的截止点的选择可能显得有些随意，因此，不少情况下结果会针对几个不同的切点进行呈现。

表示达到具体响应率/响应水平患者比例的另一种方法是提供所有可能的截止点（cut-off points），所有截止点构成了累计分布曲线（CDF），类似于正态分布曲线图中的集中趋势分布特征。可以从累计分布图获得达到某具体截止点以上受试者的比例或例数（频数）。图9.2就是芬太尼透皮贴剂作用的例子，X轴为截止点，Y轴为在该截止点及以上的频数或累计率。我们可以从CDF图中读出任何截止点对应的受试者累计应答率。医生可以根据有效应答率

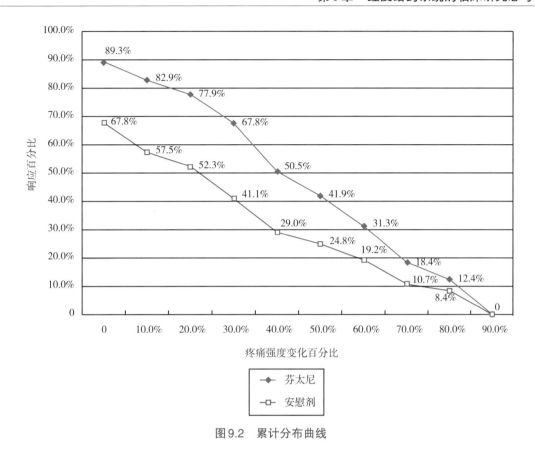

图9.2　累计分布曲线

来选择是否使用该制剂，因选择的截止点对应的应答是二分类的，有效或无效（有无应答），因此，医生在根据不同的截止点值带来的获益水平来决定是否用药，这个决策和CDF的原理是一致的。

9.12　副作用评估

疗效研究并不是临床试验的唯一用途。在药物审批过程和向临床医生提供如何使用治疗方法的数据时，潜在风险也必须进行评估。尽管并不理想，但对这些风险的研究通常是通过观察所有长期使用该药物的受试者来进行的。如果没有对照组，就无法区分随机事件和治疗的真实副作用。所有的临床试验也会收集副作用数据，但通常没有把握甄别微小的差异，甚至可能是严重的差异。然而，任何带有对照组的研究都会为治疗组和对照组中副作用发生的一些数据提供依据。还需要考虑到的是，一个典型的治疗开发计划中，在一种新药获得批准前，受试者超过10 000人的情况是不常见的。因此，我们无法知道副作用，甚至死亡的发生频率是否低于1/1000。这一事实表明，在批准后，应继续警惕和积极监测任何新药的副作用的发生情况。

对经皮给药制剂而言，除全身副作用外，还必须考虑其他因素，包括高药物浓度对局部结构的影响、基质材料或压敏胶的影响、皮肤封闭效应以及用于促进递送或增强短期递送的方法。此外，还必须考虑他人意外接触该类型药物后的潜在后果，就像使用睾酮乳膏或凝胶所看到的那样。

评估副作用的过程早在进行临床试验之前就开始了，通常是先在细胞培养物中进行实验室测试，然后再采用动物进行评估。如果在实验中发现是安全的，该产品将首次在人体中进行试验，在一小部分健康人群中进行逐渐剂量递增，以评估药代动力学、耐受性，并确保不会发生严重副作用（Ⅰ期试验），随后在患有目标疾病的受试者中使用，努力寻找合适的剂量（ⅡA期）和合适的适应证，以了解疗效的潜力（ⅡB期）。一旦治疗在没有明显副作用风险，并确定了剂量和适应证，就会进行更大规模的Ⅲ期临床试验，以评估患者的疗效。如果治疗确实存在效果，则临床试验必须有足够多的样本量，以便最大限度地提高具有临床相关性统计效应的显著 P 值的可能性。FDA需要至少两项具有可接受风险的阳性Ⅲ期试验才能考虑批准一种治疗方法。随后，通常还会就普通人群的监查计划达成一致，这些人群将接受治疗，以确保在适当的时间范围内检测到罕见的重要副作用（Ⅳ期）。对于透皮递送装置，通常是应先对递送装置本身进行研究，然后再对药物和递送装置一起进行研究，这些将会使研究过程更为复杂。

9.13　第1部分结论

总之，在临床试验的设计中，问题的合理提出、结果和患者群体的正确选择、试验计划的拟定和实施、数据的适当分析以及对结果解释的合理性，均是其最重要的组成部分。随着越来越多的证据表明如何将这一过程与各种研究和临床问题相适应，人们对这一过程有了很好的理解。通过认真关注细节，临床试验是获得什么对治疗有效、对谁有效以及在什么条件下有效这一问题答案的最佳方法。最终，所有这些试验都试图回答一个基本的临床问题，即治疗的益处（考虑到可能的风险）是否会延长患者的寿命或提高生活质量。归根结底，当临床试验坚持"只有当一个差异产生影响时，它才是一个真正的差异"（Darrell Huff）这一公理时，临床试验才能发挥最佳作用。

第1部分参考文献

1. Anonymous. Guidance for Industry：Providing Clinical Evidence of Effectiveness for Human Drugs and Biological Products. In：Food and Drug Administration-Center for Drug Evaluation and Research (CDER)，ed. Rockville，MD；1998.

2. Cleeland CS，Ryan KM. Pain assessment：global use of the Brief Pain Inventory. *Annals of the Academy of Medicine，Singapore*. 1994；23 (2)：129-38.

3. Jensen MP，Engel JM，McKearnan KA，Hoffman AJ. Validity of pain intensity assessment in persons with cerebral palsy：a comparison of six scales. *Journal of Pain*. 2003；4 (2)：56-63.

4. Gschwend MH，Martin W，Arnold P，Verdun MO，Cambon N，Frentzel A，et al. Determination of the transdermal bioavailability of a newly developed diclofenac sodium patch in comparison with a reference preparation. *Arzneimittel-Forschung*. 2005；55 (7)：403-13.

5. Sathyan G，Zomorodi K，Gidwani S，Gupta S. The effect of dosing frequency on the pharmacokinetics of a fentanyl HCl patient-controlled transdermal system (PCTS). *Clinical Pharmacokinetics*. 2005；44 Suppl 1：17-24.

6. Katz NP. The measurement of symptoms and side effects in clinical trials of chronic pain. *Contemporary Clinical Trials*. 2012；33 (5)：903-11.

7. Wisniewski SR，Rush AJ，Balasubramani GK，Trivedi MH，Nierenberg AA，Investigators S. Self-rated global measure of the frequency，intensity，and burden of side effects. *Journal of Psychiatric Practice*. 2006；12 (2)：71-9.

8. Bolognese JA，Ehrich EW，Schnitzer TJ. Precision of composite measures of osteoarthritis efficacy in comparison to that of individual endpoints. Journal of Rheumatology. 2001；28 (12)：2700-4.

9. Gilron I，Jensen MP. Clinical trial methodology of pain treatment studies：selection and measurement of self-report primary outcomes for efficacy. Regional Anesthesia & Pain Medicine. 2011；36 (4)：374-81.

10. Gidal BE，DeCerce J，Bockbrader HN，Gonzalez J，Kruger S，Pitterle ME，et al. Gabapentin bioavailability：effect of dose and frequency of administration in adult patients with epilepsy. Epilepsy Research. 1998；31 (2)：91-9.

11. Jalali S，MacFarlane JG，Grace EM，Kassam YB. Frequency of administration of short half-life nonsteroidal anti-inflammatory analgesics (NSAID's)：studies with ibuprofen. Clinical & Experimental Rheumatology. 1986；4 (1)：91-3.

12. Hawker GA，Davis AM，French MR，Cibere J，Jordan JM，March L，et al. Development and preliminary psychometric testing of a new OA pain measure— an OARSI/OMERACT initiative. Osteoarthritis & Cartilage. 2008；16 (4)：409-14.

13. Dworkin RH，Turk DC，Farrar JT，Haythornthwaite JA，Jensen MP，Katz NP，et al. Core outcome measures for chronic pain clinical trials：IMMPACT recommendations. Pain. 2005；113 (1-2)：9-19.

14. Dworkin RH，Turk DC，McDermott MP，Peirce-Sandner S，Burke LB，Cowan P，et al. Interpreting the clinical importance of group differences in chronic pain clinical trials：IMMPACT recommendations. Pain. 2009；146 (3)：238-44.

15. Turk DC，Dworkin RH，Allen RR，Bellamy N，Brandenburg N，Carr DB，et al. Core outcome domains for chronic pain clinical trials：IMMPACT recommendations. Pain. 2003；106 (3)：337-45.

16. Lee S，Walker JR，Jakul L，Sexton K. Does elimination of placebo responders in a placebo run-in increase the treatment effect in randomized clinical trials? A meta-analytic evaluation. Depression & Anxiety. 2004；19 (1)：10-9.

17. Dworkin RH，McDermott MP，Farrar JT，O'Connor AB，Senn S. Interpreting patient treatment response in analgesic clinical trials：implications for genotyping，phenotyping，and personalized pain treatment. Pain. 2014；155 (3)：457-60.

18. Dworkin RH，Katz J，Gitlin MJ，Dworkin RH，Katz J，Gitlin MJ. Placebo response in clinical trials of depression and its implications for research on chronic neuropathic pain. Neurology. 2005；65 (12 Suppl 4)：S7-19.

19. Turner JA，Jensen MP，Warms CA，Cardenas DD，Turner JA，Jensen MP，et al．Blinding effectiveness and association of pretreatment expectations with pain improvement in a double-blind randomized controlled trial．Pain．2002；99（1-2）：91-9.

20. Committee on National Statistics．The Prevention and Treatment of Missing Data in Clinical Trials：Panel on Handling Missing Data in Clinical Trials．Washington，DC：The National Academies Press；2010.

21. Farrar JT，Dworkin RH，Max MB，Farrar JT，Dworkin RH，Max MB．Use of the cumulative proportion of responders analysis graph to present pain data over a range of cutoff points：making clinical trial data more understandable．Journal of Pain & Symptom Management．2006；31（4）：369-77.

22. Permutt T，Li F．Trimmed means for symptom trials with dropouts．Pharm Stat．2017 Jan；16（1）：20-28. doi：10．1002/pst．1768．Epub 2016 Aug 15．PubMed PMID：27523396.

23. Bian Z-x，Shang H-c．CONSORT 2010 statement：updated guidelines for reporting parallel group randomized trials．Annals of Internal Medicine．2011；154（4）：290-1；author reply 1-2.

第2部分　可用指南概要

9.14　背景

本章讨论的指南概述了支持药物有效性所需的临床试验数据要求，这些与FDA目前关于"定量和定性标准"的理念相一致，根据这些要求，申请人可以拟定出合理的药物开发计划。一般来说，经皮给药制剂，无论是局部使用还是全身使用，其有效成分通常已在其他途径（如口服或非肠道给药）获得批准上市。对新的给药途径进行临床试验的目的是证明药物在这种新型制剂中的有效性和安全性（局部和全身），确认其是否可用于新适应证的治疗。

对于透皮给药制剂，如果具有足够的全身血药浓度，且能与另一给药途径（如注射或口服）通过血药浓度建立临床桥接，那么一个505（b）（2）新药申请可能足以获得批准，而无须进行基于疗效的临床试验。然而，在缺乏足够的全身血药浓度的情况下，如局部给药局部起效的外用制剂，通常需要开展关键临床研究（adequate well-controlled clinical trials）来获得新药申请的批准。对于拟通过505（j）途径申请上市的仿制药，如果是全身起效的透皮给药制剂，可基于药代动力学（PK）对生物等效性（BE）进行论证；如果是局部起效的外用制剂，则需要进行基于临床终点的BE试验。此外，在进行新药申请（NDA）或仿制新药申请（ANDA）时，"建议"申请人咨询审评机构，以获得具有的批准建议。

9.14.1　法律要求——《食品、药品和化妆品法案》

美国的法律通过主题被系统化为《美国法典》，其中只包含当前生效的法定语言。《联邦食品、药品和化妆品法案》（FDCA）和未来的修订法规被编入《美国法典》第21篇第9章。

FDCA最初于1938年由国会通过，赋予FDA全权监督各种食品、药品和化妆品的安全。该法案受到了数百名患者因磺胺类药中含有二甘醇而死亡的影响。

现行FDCA包含十个章节，对确保食品、药品、器械和化妆品安全的适当措施进行讨论。FDCA第505条涵盖了监管的审批程序，用于帮助将药物推向市场，其又分为不同的小节，对批准和拒绝的理由进行阐述。根据第505条：

（1）所有新药必须获得批准才能上市。

（2）每份申请必须包含完整的研究报告，以显示药物是否安全有效，同时还必须包含详细的组成、组分、方法和质控措施。

（3）美国食品药品管理局将有充分的权力拒绝或批准药物申请。

（4）必须提供拒绝或批准药物申请的理由。

有关新药批准的法律要求的更多信息，请参阅《美国法典》第21篇第9章第355节。

9.14.2　物证的定义

在1962年Kefauver-Harris修正FDCA之前，制药公司只需要证明其产品是安全的。该修正案包括一项条款，要求制造商根据"关键临床研究"的结果提供有效性的"实质性证据"。研究对象必须在知情的情况下，才能参加相关试验。FDCA指出，"实质性证据"一词与以下证据有关：

由经过科学培训和经验丰富的合格的专家进行充分且质控良好的研究，包括临床调查，以评估所涉及药物的有效性，在此基础上，这些专家可以公平和负责任地得出结论，即该药物将在其说明书或拟议说明书中规定、建议或建议的使用条件下具有其声称的效果。

根据21 CFR 314.126，批准的唯一依据是来自充分和良好控制的研究的数据。新药申请必须提供这些研究的所有相关详细信息，而不仅仅是总结性信息。此外，对于要批准的药物，其效果必须在可复制的具有临床意义的终点上显示出统计学意义。

9.14.3　关键研究的定义

美国食品药品管理局指南：提供人体药物和生物制品有效性的临床证据

美国食品药品管理局关于提供有效性临床证据的指导意见指出，"美国食品药品管理局的立场是，国会通常打算要求至少两项充分受控的研究，每项研究都有说服力，以确定新药的有效性［赫克勒，《联邦判例汇编》第二辑第787卷第147页（第三巡回法庭，1986年）］。对一项以上充分受控的临床试验的要求表明了对试验结果进行独立"证实"的必要性（第2.A节）。单个临床试验可能不足以支持有效性的原因包括：

（1）临床试验可能会引入"意想不到的、未被发现的、系统性的偏差"。

（2）人类生物系统的变异性仅凭"偶然性"就可能产生某些结果。

（3）在单个中心获得的结果可能取决于研究地点或研究者的特定因素。

（4）科学造假。

在某些情况下，新产品或已批准的药物产品对新适应证的疗效可以在没有额外的受控的临床试验的情况下得到证明。在《ICH E9：临床试验的统计学原则》中提供了可以从另一种适应证或产品的数据中推断出有效性的其他情况示例（第2.C节）。

在提交新产品或新适应证的临床有效性数据以供批准时，公司还必须"记录研究的充分设计和进行"。试验计划、方案、试验进行和数据处理需要提交给美国食品药品管理局，以表明试验的设计和进行是充分的。然而，根据所进行的研究类型，美国食品药品管理局能够接受"不同水平的数据质量文件，只要能够确保科学证据的充分性"（第3.B节）。

9.15　指南文件

9.15.1　临床试验规范相关的指南文件

ICH E6（R1）：药物临床试验管理规范——综合指南

ICH E6（R1）：药物临床试验管理规范

ICH药物临床试验管理规范（GCP）指南提出了"设计、实施、记录和报告"药物批准临床试验的必要要求。遵循这些准则，可以确保受试者的权益、安全和和福祉的规定。同时，遵守这一系列指南也可以保护来自临床试验所收集的数据的可信度。这些指南有助于为监管机构接受临床试验数据提供统一的标准。由于技术的发展以及临床试验的复杂性和成本的增加，修订后的指南［ICH E6（R2）］为试验设计提供了改进和有效的方法。修订后的指南中还增加了关于维护临床试验电子数据记录的指南，以期提高质量和效率。

有几个原则奠定了本书9.16节内容中所引用指南的基础。重要的是，在开始试验之前，要权衡任何"可预见的风险和不便"对受试者的益处。关于研究产品的任何可用的临床和非临床信息都可以用来提出临床试验。重要的是，在开发临床试验时，试验应符合机构审查委员会（Institutional Review Board，IRB）和独立伦理委员会（Independent Ethics Committee，IEC）提交并批准的方案。该指南还讨论了最终承担每个试验受试者责任并符合IRB/IEC批准的方案的研究人员的资格。选择这些研究人员的申请人应高度重视质量管理，以"确保人体受试者的保护和试验结果的可靠性"（第3.1节）。

指南还提供了有关临床试验方案和研究者手册制定的建议。研究者手册通常包括以下内容：研究者手册是对研究药物的临床和非临床数据的汇编。这些数据与研究药物在人体受试者中的研究相关，其目的是向研究人员和其他参与试验的人员提供信息，以便于他们理解方案的许多关键特征的基本原理，并确保他们遵守这些特征，如剂量、剂量频率/间隔、给药方法和安全监测程序。研究者手册还提供见解，以在临床试验过程中支持研究对象的临床管理。如果一种已上市的产品正在进行新适应证研究，还应准备一份针对该适应证的研究者手册。（第7.1节）

在临床试验的各个阶段制定的其他重要文件也应考虑提交给适当的监管机构：基本文件是指单独或集体允许对试验的进行和所产生数据的质量进行评估的文件。这些文件用于证明研究者、申办者和监管者符合《临床试验规范》标准和所有适用的监管要求。

这些文件通常由申请人和监管机构进行审计，以确保试验的可信度和数据的可靠性。文件可以分为三个不同的部分，对应于它们产生的试验阶段：①试验开始前，②临床试验期间和③试验结束后（第8.1节）。

9.15.2　与临床报告内容相关的指南文件

ICH E3：临床研究报告的结构与内容

本指南提供了开发临床研究报告所需的必要信息，该报告可为监管卫生当局接受，以批准新产品。该报告包括"临床和统计学描述、说明和分析"：

研究方案、病例报告表样本、研究者的相关信息、试验药品/研究性产品相关信息包括阳性对照/对照品、技术统计资料、相关出版物、患者数据表和技术统计细节如推导、计算、分析和计算机输出。

最终，报告应清晰地阐明研究中的关键设计特点的选择过程，以及关于研究计划、方法和实施过程的完整信息，避免对研究过程的描述不够明确。报告及附录还应提供充分的个体患者数据，包括人口统计学和基线数据、分析方法详情，从而保证必要时监管机构可以对关键分析进行重复。临床研究的安全性数据应包括对个别不良事件和异常实验室值的详细讨论。还应包括受试者的人口统计数据，以便可以通过亚组来表征疗效和/或安全性的潜在差异。此外，已经制定了针对不同治疗领域的具体临床指南，并应在分析和呈现数据时使用。该指南的主要目的是告知所有申请人应定期向监管机构提供的必要信息，以减少未来提交后对额外数据和澄清的要求。

9.15.3　与临床研究设计相关的指南文件

ICH E8：临床试验的一般考虑

ICH E10：临床试验中对照组的选择和相关问题

ICH E8指南提供了关于临床试验中公认原则和实践的一般概述。临床试验应根据科学原理进行开发和分析，以实现预期目标。所包含的开发方法部分涵盖了与规划临床项目及其单个组成部分研究相关的问题和注意事项。

对照组在临床试验中的作用是允许"区分试验治疗引起的患者结果与其他因素引起的结

果，如疾病的自然进展、观察者或患者的期望或其他治疗"（第1.2节）。ICH E10指南讨论了可用于证明疗效的不同类型的对照组。对照组从与治疗组相似的患者群体中选择，并在相同的时间段内进行治疗。非常重要的是，治疗组和对照组具有相似的基线特征，这样来自其他混杂因素的偏差就不会在决定测试产品的疗效方面发挥作用。

指南（第1.5节）也说明了使用主动对照试验通过显示非劣效性或等效性来证明疗效的相关问题。然而，在某些情况下，对非劣效试验结果的解释不能用作支持疗效的证据。为了在非劣效性试验中显示疗效，该试验需要有能力区分有效、低效和无效的治疗方法。

该指南进一步详细描述了每种类型对照组的使用，并讨论了对照组最大限度地减少与其使用相关的偏差、伦理和实践问题的能力、在特定情况下的有用性和推理质量、研究设计的修改或与其他对照组的组合，以解决伦理、实践或推理问题，以及总体优势和劣势。还提供了流程图，以帮助指导根据试验目标选择特定对照组。

9.15.3.1　随机临床试验：研究设计

《美国联邦法规汇编》第21篇第314.126条规定，进行临床试验的全部目的是从其他因素（如疾病进展的变化、安慰剂效应或有偏见的观察）来确定药物的效果。如前所述，美国食品药品管理局要求在一种药物进入市场之前，至少进行两次受控良好的试验，以证明其安全性和有效性。这些试验应该是双盲、随机并且应该有安慰剂或阳性药物作为对照，与研究药物进行比较。随机对照试验是评估药物疗效的金标准。有三种重要的随机临床试验设计，通常用于评估新药和适应证，如下所述：

9.15.3.1.1　平行设计

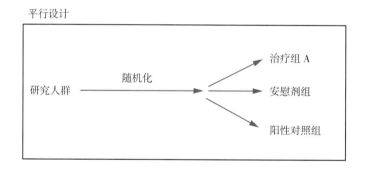

平行研究设计是一种经典的临床试验方法。受试者被随机分为不同的组，如治疗组、安慰剂组或阳性对照组。所研究药物的有效性可以通过优于安慰剂组或不劣于阳性对照组来确定。只有完成研究的受试者用于统计分析。

9.15.3.1.2 交叉设计

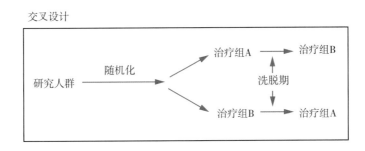

交叉设计

在交叉研究设计中，受试者被随机分配到不同的治疗序列中。这可以减少个体内变异性的来源。每一个交叉个体都是自身控制。通常，交叉设计需要较少的受试者报名。这种研究设计的缺点包括因研究的时间和疾病的进展导致较高的脱落率。对受试者进行治疗的顺序也可能影响研究的结果。

9.15.3.1.3 析因设计

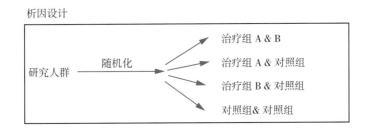

析因设计

析因设计使研究人员能够在一项研究中更仔细地观察不止一种治疗方案。这项研究可以通过独立或互补地观察治疗效果来进行，以评估是否存在任何治疗相互作用。如果治疗A的效果因治疗B的水平而异，则由于存在相互作用，无法独立解释主要治疗。如果没有相互作用，一项研究可以提供两项不同研究的可能反应。

9.15.4 与统计分析相关的指南文件

ICH E9：临床试验的统计学原则

统计学在确定临床试验中治疗效果的重要性方面发挥着关键作用。值得注意的是，ICH E9指南强调了几个统计原则的重要性，而不是具体统计方法的使用。在提交新的批准申请时，应在试验开始前，在一份良好的方案中概述有关设计、实施和拟统计分析的细节。"在多大程度上遵守了方案中的程序，并事先计划了初步分析，这将有助于提高对试验最终结果和结论的信心"（第1.2节）。

本指南中描述的统计原理与最小化偏差和最大化精度有关：在对处理效应和处理间比较的不确定性的统计测量进行解释时应考虑偏倚对P值、置信区间或推断的潜在影响。由于临床试验设计和分析的主要方法是基于频率派统计方法，因此在讨论假设检验和/或置信区间时，本指南主要提到使用频率派方法。（第1.2节）

9.16　第2部分结论

正如《美国联邦法规》第21卷第315.126节所述，进行充分受控研究的目的是，当药物以特定的剂型存在并通过特定的给药途径针对特定的适应证开发时，从其他因素中确认药物的效果。为任何治疗的测试设计合适的临床试验的最重要部分是一个精心定义的问题，选择正确的结果指标，选择合适的患者群体，仔细规划和监测试验的执行，对数据进行适当的分析，并对结果进行适当的解释。尽管本章简要介绍了有关新药疗效支持的监管要求，但建议申办方查阅下表中列出的指导文件，并向相关监管机构了解更多具体信息。

与临床试验相关的具体指导文件：

指导原则代码	名称
E1	人群暴露程度：评估非危及生命性疾病长期治疗药物的临床安全性
E2A	临床安全性数据管理：快速报告的定义和标准
E2B	临床安全性数据管理：个例安全报告电子传输执行指导原则
E2C	临床安全性数据管理：已上市药物定期安全更新报告
E3	临床研究报告的结构与内容
E4	药品注册所需的量效关系信息
E5	接受国外临床试验数据的种族因素
E6	药物临床试验管理规范——综合指南
E7	特殊人群的研究：老年医学
E8	临床试验的一般考虑
E9	临床试验的统计学原则
E10	临床试验中对照组的选择和相关问题
M3	支持药物进行临床试验和上市的非临床安全性研究指导原则
S6	生物制品的临床前安全性评价

第2部分参考文献

1. FDA. Guidance for Industry：Providing Clinical Evidence of Effectiveness for Human Drug and Biological Products. www.fda.gov/downloads/Drugs/GuidanceCompliance%20RegulatoryInformation/Guidances/UCM078749.pdf

2. "Drugs and Devices" 21 CFR 9. 355. (2011) www.gpo.gov/fdsys/pkg/USCODE-2011-title21/pdf/USCODE-

2011-title21-chap9.pdf

3. "Adequate and Well Controlled Studies" 21 CFR 314. 126 (2010) www.gpo.gov/fdsys/pkg/CFR-2010-title21-vol5/pdf/CFR-2010-title21-vol5-sec314-126.pdf

4. FDA. Guidance for Industry：E6 Good Clinical Practice：Consolidated Guidance. www.fda.gov/downloads/Drugs/... /Guidances/ucm073122.pdf

5. FDA. Guidance for Industry：E6 (R2) Good Clinical Practice. www.fda.gov/downloads/Drugs/GuidanceComplianceRegulatoryInformation/Guidances/UCM464506.pdf

6. FDA. Guidance for Industry：E3 Structure and Content of Clinical Study Reports. www.fda.gov/downloads/Drugs/GuidanceComplianceRegulatoryInformation/Guidances/UCM073113.pdf

7. FDA. Guidance for Industry：E8 General Considerations for Clinical Trials. www.fda.gov/downloads/Drugs/GuidanceComplianceRegulatoryInformation/Guidances/UCM073132.pdf

8. FDA. Guidance for Industry：E10 Choice of Control Group and Related Issues in Clinical Trials. www.fda.gov/downloads/Drugs/GuidanccComplianceRegulatoryInformation/Guidances/UCM073139.pdf

9. FDA. Guidance for Industry：E9 Statistical Principles for Clinical Trials. www.fda.gov/downloads/Drugs/GuidanceComplianceRegulatoryInformation/Guidances/UCM073137.pdf

第10章 皮肤外用药物制剂审评的监管标准

10.1 引言

几十年来，美国食品药品管理局（FDA）一直在致力批准安全有效、可局部起效的皮肤外用药物制剂。这些药物制剂旨在将外用药物递送到特定的作用部位"皮肤"，以实现预防或治疗皮肤病的目的。通常，可将药物涂抹于皮肤最外层的角质层，而具体的涂抹部位取决于皮肤病的类型，可能是头皮、手、脚、手臂、腿等。根据药物的治疗类别，主要分为镇痛剂、抗菌剂、抗真菌剂、非甾体抗炎药、糖皮质激素、抗生素、抗病毒药、肿瘤用药和维甲酸。为达到符合预期的治疗效果，应根据药物的作用部位和疾病类型选择合适的剂型。

皮肤外用药物制剂包括从简单到复杂、从溶液到半固体的各种不同剂型，例如：水或油溶液剂；乳膏、泡沫剂、凝胶、洗剂、软膏、糊剂和喷雾剂等半固体制剂。不同的剂型可能会对药物的吸收和有效性造成影响。在给药后，产生治疗作用的过程见图10.1。在外用药物制剂的生物等效性评价中，相应的关键因素包括药物的作用部位（即皮肤的给药部位）、治疗类别和规格。这些因素对生物等效性评价中所用分析方法的选择有重大影响，需确保所选方法符合美国和国际监管机构对特定药物的监管审评程序。

在美国，有三种向FDA注册申报的途径，包括：适用于新化学实体的新药申请（new drug application，NDA）、适用于仿制药的简略新药申请（abbreviated new drug application，ANDA）以及非处方药（over-the-counter，OTC）申请，见图10.2。支持批准所需的申报资料取决于注册申报的类型。在大多数情况下，临床试验是NDA获批所需的必要条件。对于外用非皮质类激素药物，ANDA通常需包含以临床终点为依据的生物等效性研究；当然，也可基于体外药效学研究、药代动力学研究、体外研究或基于生物等效性研究的豁免要求。本章将根据不同的注册申报类型，对局部起效皮肤外用制剂获批的监管标准进行讨论。此外，本章也会对其他可替代方法的合理性进行讨论，并着重对已得到公认的体内药效学方法进行讨论，即血管收缩试验（vasoconstrictor assay，VCA）。

1938年，FDA发布《联邦食品、药品和化妆品法案》，要求所有在美国上市的新药必须

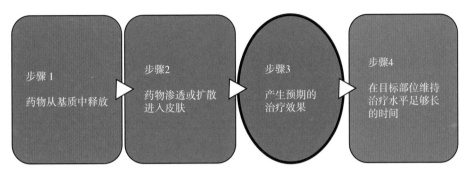

图10.1　皮肤外用药物制剂在给药后产生治疗作用的典型流程示意图

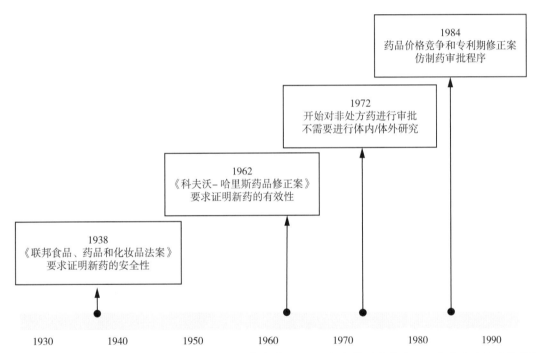

图10.2　FDA审批创新药（NDA）、简略新药申请（ANDA）和非处方药（OTC）上市申请的监管依据时间轴

通过安全性审查。1962年，通过的《科夫沃–哈里斯药品修正案》（Kefauver-Harris药品修正案），要求所有新药不仅要证明其安全性，也要证明其有效性。1984年，根据通过的《药品价格竞争和专利期修正案》（Waxman-Hatch Act），ANDA的上市申请可以参考已批准药物的安全性和有效性数据。

10.2　局部起效皮肤外用制剂的审批程序和监管要求

10.2.1　1962年之前

自1938年《联邦食品、药品和化妆品法案》（FFD&C法案）发布以来，FDA要求所有拟在美国申请上市的药物，在上市前均应进行安全性评价。而在1962年《科夫沃－哈里斯药品修正案》发布之后，除需对安全性进行评价外，还应对药物的有效性进行评价。在这之间的24年中，也有许多药物被批准上市，为了评估这些药物的潜在有效性问题，1966年，FDA委托国家科学院/国家研究委员会对这些药物的有效性进行评估。在这项评估中，发现大部分药物具有有效性，并将这些有效的药物列入药物有效性评价（drug efficacy study implementation，DESI）目录。在该目录中，包括所有类型的皮肤外用药物制剂。事实上，在1953年，第一个外用皮质类激素——醋酸氢化可的松软膏（商品名Cortef Acetate），是通过NDA申报途径获得FDA批准的，并不是基于可比性临床试验。醋酸氢化可的松软膏目前被收录于药物有效性评价（DESI）目录，具有1%、1.5%和2.5%三种不同的规格，根据美国现行联邦法规（Code of Federal Regulations，CFR）第21篇320.22（c），收录于DESI的药品可豁免进行体内生物利用度和生物等效性研究。

10.2.2　1962年之后

10.2.2.1　新药申请

自1938年以来，每一种新药都必须进行NDA申请，以获得FDA批准。根据《联邦食品、药品和化妆品法案》（FFD&C法案），NDA申报可以采用505（b）（1）或505（b）（2）两种途径。505（b）（1）途径需根据药物的拟议用途提供全面的安全性和有效性数据。在申报资料中应提供必要的信息，说明产品的质量符合规定，并同时提供相应的说明书。而505（b）（2）途径，部分研究资料可以直接引用，应不用重新进行研究，如在动物和人体试验研究中确定的安全性和有效性数据（IND申请，2013年）。

通常，在外用药物制剂的上市申请中，至少应进行两项以安慰剂为对照的Ⅲ期临床终点试验。研究中应包含临床的预期最大使用剂量，且与其适应证和说明书一致。对皮肤外用药物制剂而言，如皮质类激素，可能需要进行Ⅰ期临床安全性研究和下丘脑－垂体－肾上腺（pituitary-adrenal axis，HPA）轴试验，以评估与全身暴露和安全相关的问题。HPA轴试验的目的是评估皮质类激素的使用对肾上腺皮质可能造成的严重抑制作用。因为这种抑制作用可能导致皮质醇水平无法升高，进而引起急性肾上腺功能不全，严重时可能会威胁到生命。此外，每个适应证至少应进行一项Ⅲ期临床试验。

根据21 CFR 320.21（a），采用505（b）途径递交的NDA申请人也需要递交生物利用度数据。生物利用度是指原料药（API）或活性成分吸收进入全身循环的速率和程度。外用药物制剂的生物利用度与其全身安全性有关，对于这类药物制剂，FDA目前建议申请人在拟定的患者中采用"最大剂量"进行研究，如采用其他方法，需提供合理性说明。2015年，Bashaw等人对动物安全性数据、剂量和配方优化之间的关系进行了阐述。IND阶段，在外用药物制剂批准前，可能需要采用其他可替代方法评估关键临床批次和即将上市批次之间的关系，如体外释放试验或血管收缩试验。在NDA申请中，通常可采用血管收缩试验测定皮质类激素的相对效价。此外，血管收缩试验也可用于不同皮质类激素药物之间效价的比较，以及相同药物、不同配方之间的生物利用度或生物等效性比较。本章第10.3节将会对血管收缩试验进行更详细的讨论。总的说来，已上市的NDA药物制剂可能成为参比制剂（RLD），用于仿制药的上市申请。

10.2.2.2 非处方药

非处方药（OTC）在美国市场上市有两种监管途径，分别为NDA申请程序和OTC专论程序。OTC药物审评程序的建立是为了评估1972年5月11日之前在美国上市的OTC药物的安全性和有效性。1974年，FDA发布21 CFR 330"通常公认为安全有效、无误标的OTC人用药物"。现有的审评程序为三阶段公共规则制定程序，每一阶段均需要以联邦公报的形式发布，从而为OTC治疗药物类别建立药物专论。OTC专论的内容包括活性成分、剂量、处方、标签，在某些情况下，也可能包括检测要求。OTC专论会不断更新，以便根据需要添加或删除某些成分和说明。对于符合OTC专论的产品，可以不经FDA批准，直接进行上市销售。

20世纪50年代，生产商曾向FDA申请将皮肤外用糖皮质激素作为OTC药物上市销售。最初在1957年，FDA拒绝了这一请求。直至1972年，FDA开始进行OTC药物审评。在之后的第七年，即1979年，批准将外用镇痛药"醋酸氢化可的松软膏"作为OTC药物上市销售。随后，在1990年，FDA同意也可将规格不超过1%的产品作为OTC药物上市销售。

10.2.2.3 简略新药申请

自1984年，仿制药可通过ANDA途径获得FDA批准，所递交的ANDA应包含所选参比制剂（RLD）的具体信息及选择的理由，其批准的依据是1984年发布的《药品价格竞争和专利期修正案》，也称为《Waxman-Hatch法案》（《美国法典》，1984年）。该法案对《联邦食品、药品和化妆品法案》（FFD&C法案）进行了修改。仿制药ANDA的递交通常不需要进行昂贵的动物和临床研究。根据FFD&C法案505（j），仿制药与RLD必须具有生物等效性。此外，除了证明具有生物等效性，仿制药还必须具有药学等效性。也就说是，与RLD相比，仿制药必须具有相同的剂型、相同数量的活性成分，且符合药典或其他现行标准（如规格、质量、纯度和一致性）。进行体外或体内生物等效性研究的目的是确认仿制药与RLD相比，具有相同的性能和安全性，因为在NDA审评的过程中已经对其有效性进行了确认。

根据21 CFR 320.24，可接受用于生物利用度和生物等效性论证的几种方法及其适用性见表10.1。

表10.1　美国FDA可接受用于生物利用度和生物等效性论证的方法及其适用范围

方法	所适用皮肤外用制剂的简要描述	示例
体内药代动力学	皮肤外用药物制剂一般不用于全身吸收。很多情况下，全身吸收会引起与安全性相关的问题，而与临床疗效无关。但仍有一些外用药物制剂，其全身吸收的药物量与临床安全性和/或有效性有关	5%利多卡因贴剂和1%双氯芬酸钠凝胶。这两种药物产品都可从给药部位，通过血管进行全身吸收。生物等效性接受标准为药代动力学参数的90%置信区间在80.00%～125.00%范围内
体内药效学研究	该方法是最普遍可接受的可比性临床试验的替代方法。在1995年，FDA发布了《皮肤外用皮质激素类药物：体内生物等效性》工业指南	适用于给药部位为"非头部皮肤"的皮肤外用皮质激素类药物
良好控制的临床试验	该方法是皮肤外用药物制剂中最常用的方法	几乎适用于所有类别的皮肤外用药物制剂
体外试验	该方法依赖于仿制药和参比制剂的体外性能表征。其测试内容包括评估产品物理化学（Q3）特性的流变学研究和采用扩散池（如Franz扩散池）进行的体外释放试验	示例：阿昔洛韦软膏（U.S. FDA, 2012d）。受试制剂与参比制剂相比，具有相同的Q1、Q2和Q3特性

FDA认为可足以评估生物利用度或生物等效性的其他方法（21 CFR 320.24（b）（6））

注：上述方法是按准确度、精密度和可重现性的顺利从上到下依次列出。

10.2.2.3.1　体内药代动力学研究

如前文所述，不像口服固体制剂，通常情况下，皮肤外用药物制剂不能或不适于进行体内药代动力学研究。大多数情况下，皮肤外用药物制剂不用于全身吸收，其血药浓度与治疗效果之间往往没有明确的相关性。通常，仅有的关系反而是，可能由于全身吸收的原因导致不良副反应的产生。在某些情况下，可能由于表皮层、真皮层或皮下组织等对药物的吸收，引起全身暴露的发生。因此，通常需采用其他的生物等效性评估方法。

10.2.2.3.2　体内药效学研究

血管收缩试验（VCA）是目前FDA唯一可接受用于皮肤外用药物制剂可比性临床试验的可替代方法。该方法是基于所评估药物的药效学效应与时间的关系，所述的药效学效应是指由皮肤微血管收缩引起的临时性皮肤变白。在1995年6月2日FDA发布的工业指南《皮肤外用皮质激素类药物：体内生物等效性》中，对以下内容进行了详细阐述，包括：①血管收缩试验方法；②如何基于群体模型，通过初步的剂量持续时间−效应研究和关键性体内生物等效性研究论证生物等效性。对关键性体内生物等效性研究的数据进行统计分析，生物等效性的接受标准为80.00%～125.00%。虽然这种方法成本较低，需要的受试者也较少，但它只适用于皮肤外用皮质激素类药物。所有其他类型的药物通常都需要进行具有临床终点的生物等效性研究。

10.2.2.3.2.1 具有临床终点的生物等效性研究

在外用仿制药的上市申请中，通常需要进行以临床终点为依据的生物等效性研究。在该研究中，通常采用以安慰剂组为平行对照的随机、盲法研究设计。其中，安慰剂组的目的是用于确认仿制药和参比制剂之间治疗反应和可检测的差异。如果参比制剂具有多个适应证，FDA建议选择药物局部递送最敏感的适应证作为临床终点，这可能是因为某些适应证对处方的变异不敏感或敏感性不足。

研究周期通常持续数周，其终点的评估主要基于二分法（成功与失败）或连续变量（基于数字量表的严重程度），两个评估方法的数据统计分析因终点不同存在差异。对于二分法，产品之间差异的90%置信区间必须在［−0.20，＋0.20］。对于连续变量，其统计分析是基于来自基线的平均变化，要求仿制药与参比制剂均值比率的90%置信区间应在［0.80，1.25］。临床终点的主要缺点是可能存在高变异性或对不同处方变异的检测灵敏度较低。此外，在该研究中通常需要大于500～600名的大量患者群体。总的来说，这种研究方法成本较高且比较费时。

10.2.2.3.2.2 体外生物等效性研究

体外生物等效性研究依赖于仿制药和参比制剂的体外性能特征。在某些情况下，如阿昔洛韦软膏，FDA可根据体外对比研究数据批准ANDA的上市申请，其研究内容包括评估产品物理化学（Q3）特性的流变学测试和采用扩散池（如Franz扩散池）进行的体外释放试验（IVRT）。IVRT可用于评估一个产品批次的稳态药物释放速率，表征某些工艺、配方和/或热力学性质的变更对药品的影响。但是，采用该方法的前提条件是，仿制药应具有与参比制剂相同的定性（Q1）和定量（Q2）组成。此外，仿制药和参比制剂在理化性质上不应存在明显的差异，包括体外测试。截至2012年，FDA可以接受采用体外终点论证阿昔洛韦软膏的生物等效性，其法规依据为21 CFR 320.24（b）（6）。

对于皮肤外用制剂，也有可能豁免体内生物等效性（BE）研究。根据21 CFR 320.22（b）（3），外用溶液剂可豁免BE。当BE"不言自明"时，可给予豁免。一般来说，当仿制药与参比制剂具有相同的定性（Q1）和定量（Q2）组成时，可能能够获得豁免BE。根据21 CFR 314.94（a）（9）（4），只要不影响药物制剂的安全性和/或有效性，允许辅料存在差异。但是，如果辅料的含量变化大于5%，或处方的变更影响到药物的吸收，则可能需要进行其他的补充研究。此外，可以从化学、生产和控制（CMC）的角度处理处方工艺和开发过程中存在的差异。

在美国FDA药品橙皮书中收录的所有皮肤外用药物制剂，如果治疗代码为"AT"，则可豁免BE（FDA《橙皮书》，2014年）。这意味着，如果能够对这类制剂的化学和生产工艺进行充分控制，可确保BE等效。对于药学等效，但存在BE问题的外用药物制剂，包括在1962年之后批准的非溶液制剂，如果提供了充分的BE数据，治疗代码为"AB"。如果缺乏充分的BE数据，治疗代码为"BT"。

10.2.3 新药申请和简略新药申请的批准后变更

体外研究可用于某些皮肤外用半固体制剂的批准后变更。FDA工业指南"非无菌半固体制剂扩大规模和上市后变更：体外释放试验和体内生物等效性要求（1997年）"，常被称为SUPAC-SS指南，对体外释放试验（IVRT）和体内生物等效性研究进行了概述。该指南对于批准后变更的建议，不仅适用于简略新药申请（ANDA），也适用于新药申请（NDA），其中所述的非无菌半固体制剂包括乳膏、凝胶、洗剂和软膏，变更的类型包括成分或组份、生产（工艺和设备）、扩大/缩小生产规模和生产场地。递交数据的多少取决于变更水平的大小。到目前为止，SUPAC-SS指南概述的IVRT是基于一个带有开放腔室的扩散池系统，如Franz扩散池，通常在供给室和接收室之间安装有合成膜。在大多数情况下，IVRT有助于评估产品（处方）变更前后的同一性。通常，在申报资料中需拟定IVRT的可接受标准，以便批与批之间质量的控制，同时避免在上市后变更中进行昂贵的临床试验。

10.3   临床试验替代研究方案：体内药效学——血管收缩试验

10.3.1 简史

1951年，Hollander初步研究发现，在类风湿性关节炎患者中，关节内类固醇会使充血的滑膜变白（发白）。据推测，在正常皮肤中产生的血管收缩现象可能是经皮吸收的一个指标。在20世纪50至60年代，开始进行外用治疗和皮肤变白方面的研究。而后在1962年，McKenzie和Stoughton报道，可以以血管收缩为经皮吸收的指标来评估类固醇的效价。在研究中，对地塞米松、曲安奈德和氟轻松三种皮质激素类产品进行了评估。研究时，在健康受试者的前臂部位涂抹不同的皮质类激素药物，并在涂抹部位封包上带孔的膜进行保护，持续16小时，之后通过视觉评估测定皮肤发白的强度。

根据研究结果可知，封包会极大地促进经皮吸收。研究表明，在封包条件下，皮肤的水合作用和温度均会大大增加。为了阐述血管收缩试验的潜在用途，以及其与经皮吸收、生物利用度、效价和临床疗效的相关性，之后又通过临床研究进行了评估。1972年，Stoughton首次发表了一篇采用生物试验测定经皮吸收的文章。几个不同的研究团队开发了该方法的变体，其中两个团队对31种皮质激素类软膏和30种乳膏和凝胶的生物利用度和活性进行了对比研究。在研究中均采用人类受试者，而给药部位分为封包和未封包两种情况，将软膏和乳膏的结果对比发现，在大多数情况下，二者具有相似的皮肤变白现象。在1984年，Haigh和Kanfer发表了一份报告，其中对血管收缩试验测定方法的相关变量进行了详细阐述，包括：

单个时间点与多个时间点、给药部位封包与未封包等。此外，1992年，Stoughton报道了不同基质对皮肤外用皮质激素类药物生物利用度和效价的影响。根据该研究结果发现，不同的基质（即相同药物的不同剂型，从乳膏转变为软膏）会影响皮质激素的释放速率，并可能对具有相同活性成分、相同规格但不同基质药物产品的整体效价产生影响。将皮质激素类药物根据效价进行分类如表10.2所示。

表10.2 已上市皮质激素类药物按效价分类

效价	活性成分	剂型	规格	参比制剂/创新药物名称
Ⅰ类超高效价	二丙酸倍他米松	强效乳膏	0.05%	Diprolene AF
		强效洗剂、软膏	0.05%	Diprolene
	丙酸氯倍他索	乳膏、软膏、溶液	0.05%	Temovate
				Temovate E
		洗剂、洗发剂（溶液）	0.05%	Clobex
	醋酸双氟拉松	软膏	0.05%	Psorcon
	氟轻松	乳膏	0.05%	Lidex
	卤贝他索丙酸酯	乳膏、软膏	0.05%	Ultravate
Ⅱ类高效价	安西奈德	乳膏	0.025%、0.1%	Cyclocort
		软膏	0.1%	
	二丙酸倍他米松	软膏	0.05%	Diprosone
	去羟米松	软膏	0.05%	Topicort
	氟轻松	软膏、溶液	0.05%	Lidex
Ⅲ类中-高效价	去羟米松	乳膏	0.25%	Topicort
	醋酸双氟拉松	乳膏	0.05%	Psorcon
Ⅳ类中效价	安西奈德	洗剂	0.1%	Cyclocort
	二丙酸倍他米松	乳膏、洗剂	0.05%	Diprosone
	戊酸倍他米松	乳膏、软膏	0.1%	Valisone
	丙酸氟替卡松	乳膏	0.05%、0.005%	Cutivate
		软膏		
	氢化可的松戊酸酯	乳膏、软膏	0.2%	Westcort
	氢化可的松丁酸酯	乳膏	0.1%	Locoid Lipocream
	糠酸莫米松	乳膏、洗剂、软膏	0.1%	Elocon
	泼尼卡酯	乳膏	0.1%	Dermatop E Emollient
		软膏	0.1%	Dermatop
	曲安奈德	洗剂	0.025%、0.1%	Kenalog
		软膏	0.025%、0.1%、0.5%	

续　表

效价	活性成分	剂型	规格	参比制剂/创新药物名称
VI类低－中效价	二丙酸阿氯米松	乳膏，软膏	0.05%	Aclovate
	地奈德	软膏	0.05%	--
	氟轻松	乳膏	0.01%、0.025%	Synalar
		油	0.01%	Derma-Smoothe/FS
		软膏	0.025%	Synalar
		洗发剂	0.01%	Capex
		溶液	0.01%	Synalar
	丙酸氟替卡松	洗剂	0.05%	Cutivate
	氢化可的松丁酸酯	乳膏、洗剂、软膏、溶液	0.1%	Locoid
	曲安奈德	乳膏	0.025%、0.1%、0.5%	Kenalog，Aristostat
VII低效价	戊酸倍他米松	洗剂	0.1%	Valisone
	地奈德	乳膏、洗剂	0.05%	Desowen
	氢化可的松	乳膏、洗剂、软膏	1%、2.5%	Hytone
		溶液	1%、2.5%	Texacort
	醋酸氢化可的松	乳膏	2%、2.5%	Micort-HC
		软膏	1%、2.5%	Cortef Acetate

10.3.2　血管收缩试验研究方法

血管收缩试验主要由受试者、应用部位（双臂）、剂量持续时间、封包与未封包以及皮肤变白效应评估五个部分组成，根据研究的目的不同，如效价测定、不同配方的对比研究、不同皮肤外用皮质激素类药物的筛选等，可对其进行适当的调整。但是，不管是什么研究目的，均有两个必不可少的元素，即：①只招募健康的人类受试者；②给药部位均为前臂。本节将对以下几个组成部分进行详细讨论，包括应用部位、封包与未封包、变白效应的评估和基于研究设计的剂量持续时间的选择。

10.3.3　应用部位

根据现行美国FDA工业指南《皮肤外用皮质激素类药物：体内生物等效性》（U.S. FDA，1995年），建议最初的皮肤应用部位如下：

- 皮肤部位与肘前窝或腕关节应至少相距3cm。
- 在1cm² 的皮肤表面积和直径为1cm的皮肤部位上，制剂的使用剂量在2 ~ 10mg。
- 根据皮肤表面的适宜性，各部位可以按直线或交错的方式以中心－中心为2.5cm的间距排列。

10.3.4 封包与未封包的比较

众所周知，封包通常可用于增强皮肤外用药物制剂的渗透。1962年，McKenzie和 Stoughton初步研究表明，对于曲安奈德、氟轻松、氢化可的松和地塞米松等低至中效价的皮质激素类药物，与未封包相比，在给药部位封包可促进药物吸收增加10～100倍。封包也有可能改变角质层，以利于皮肤水份的保持和皮肤温度的增加，促进药物渗透进入皮肤。因此，在封包条件下，不同处方的区分能力可能不足。然而，对于高效价的药物产品而言，通常不需要进行封包覆盖；因此，封包可能仅适用于较低效价的药物产品。

10.3.5 药效学反应的评估

10.3.5.1 视觉评估

视觉评分法可用于在特定部位给予皮肤外用皮质激素类药物一段时间并移除后发生的皮肤变白效应的评估。在评估时采用四点量表（0～3）：

0＝没有变白（无变化）

1＝轻度变白（给药部位有可见轻微的变化）

2＝中度变白（给药部位有看得清的变化）

3＝明显变白（给药部位有明显的变化）

基于视觉对变白程度进行评估，通常是以实际评分（Actual Score，AS）相对于总可能评分（Total Possible Score，TPS）的百分比来表示（% TPS）。AS为相应时间点待评估制剂各给药位点的实际评分之和。TPS为每个给药部位的最大可能评分（M）、独立观察员的人数（O）、每只手臂上相关制剂给药位点的个数和志愿者人数（V）的乘积。TPS和% TPS的计算公式如下：

$$总可能评分（TPS）= M \times O \times S \times V$$

$$TPS百分比（\%TPS）= \frac{实际评分（AS）}{总可能评分（TPS）} \times 100$$

然后，以%TPS对时间作图，可得出皮肤变白曲线（图10.3）。

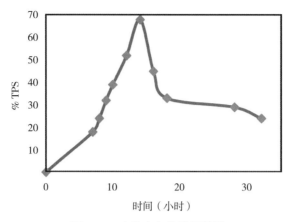

图 10.3　皮肤变白曲线示例图

10.3.5.2　色度计评估

色度计是一种测定光吸收强度的三刺激照度计。1976年，Király等人首次报道采用色度计法对皮肤变白的情况进行评估；然而，这种方法在当时被认为是没有益处的，所以没有被进一步采用。直到20世纪80年代末，Minolta报告可采用色度计对十二烷基硫酸钠引起的刺激性皮炎进行量化，同时也可用于红斑和晒黑的评估。这促进了色度计在血管收缩试验的变白效应测定方面的进一步研究。随后的研究表明，可采用视觉和色度计评估法。基于这些初步的研究结果，可知色度计能准确地测定皮肤颜色的变化，通过对某些因素的控制，可产生可重复的结果，如皮肤上是否有毛发。

10.3.6　基于血管收缩试验研究设计的剂量持续时间选择

10.3.6.1　血管收缩试验在相对效价评估中的应用

对于相对效价的测定，可采用单一时间点的血管收缩试验设计。研究时将皮肤外用皮质激素类药物随机涂敷到前臂，并在特定的时间后（在大多数情况下为16小时）用温和的皮肤清洁剂轻轻擦除。然后，在擦除后的特定时间，通常为擦除后2小时，采用10.3.5.1节所述的视觉评估法对变白效应进行评估。根据各给药位点的总分计算得出平均分，将该平均分用于皮肤外用皮质激素类药物之间的对比研究。

10.3.6.2　血管收缩试验在生物利用度和生物等效性评价中的应用

对于两种不同制剂的对比研究，应采用多个时间点的血管收缩试验设计。根据FDA工业指南《皮肤外用皮质激素类药物：体内生物等效性》，剂量持续时间的选择尤为重要。初步研究的推荐剂量持续时间为0.25、0.5、0.75、1、1.5、2、4和6小时，但可能会随研究的皮质激素的不同而发生变化。每只手臂应至少8个给药位点，其中包括1个控制位点。在将药物轻轻擦除后，可以按照下述的其中一个方式对皮肤的颜色和皮肤的变白效应进行评估：

- 错时敷药，同时擦除：在不同时间将药物涂敷到给药位点，但在同一时间擦除。零时相当于药品擦除时。在剂量持续时间最长的药物给药前进行基线读数以及在擦除药品后0 ~ 24小时的多个时间点进行读数。

- 同时敷药，错时擦除：在同一时间将药物涂敷到给药位点，但是不同时间擦除。零时相当于给药时。在药物给药前进行基线读数以及在给药后6 ~ 28小时之间的多个时间点进行读数。

10.3.7　血管收缩试验与临床试验之间的相关性

已经对血管收缩试验和临床疗效之间的相关性进行了充分的评估。尤其是在1964年至20世纪80年代的血管收缩试验方法开发阶段，有多篇文章报道变白效应和临床疗效之间的相关性。研究表明，在大多数情况下，无论临床研究的设计方案如何，二者均显示有相关性。例如，在1972年血管收缩试验开发的早期阶段，Syntex Research公司的Burdick在封包和未封包两种条件下，设定剂量持续时间为6小时，采用视觉评估变白效应，而临床采用双盲对照的试验设计。根据这项研究的数据表明，血管收缩试验可有效预测临床疗效。

1985年，Cornell和Stoughton报道对22种具有不同效价和不同剂型的皮质类激素进行了研究。该研究在非封包条件下进行，药物涂敷到皮肤上的维持时间为16小时，采用四点量表的视觉评估法对变白效应进行评分。临床研究同样在非封包条件下，采用随机、双盲、双边对照法对患有银屑病的门诊患者进行评估。结果显示，在90%的门诊患者（22个中有20个）中，变白效应和临床疗效之间具有可比性结果。

此外，在1987年，FDA委托加州大学圣迭戈分校医学院的Stoughton进行研究，以确定仿制药与创新药是否具有等效性，所研究的药物包括0.1%曲安奈德乳膏（Kenalog）、0.1%曲安奈德软膏（Aristocort A）、0.1%倍他米松乳膏（Valisone）、0.1%戊酸倍他米松软膏（Valisone）、0.025%氟轻松乳膏（Synalar）以及0.025%和0.5%曲安奈德乳膏（Kenalog）。从研究结果可知，即使仿制药与创新药具有相同的基质、相同的活性成分和相同的浓度，二者也有明显的差异。1989年，Shah等人对这一研究结果进行了深入的讨论。基于Stoughton的发现，在1991年，FDA也委托了杜克大学医学院的Olsen教授对其进一步研究。Olsen教授得出与Stoughton相似的结论。在此期间，FDS也举行了多次咨询委员会会议。最终确定，血管收缩试验是一种可接受的临床试验替代研究方案。此外，在过去的20年中，FDA已经批准了近100种皮质类激素仿制药物。关于血管收缩试验的局限性，已有很多讨论。如图10.4所述，从科学、临床和/或监管的角度来看，其好处大于这些担忧。

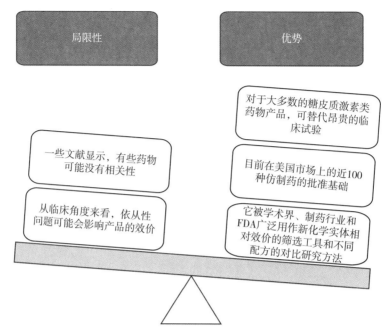

图10.4　血管收缩试验和优点和局限性示意图

10.4　FDA采用血管收缩试验评估局部起效皮肤外用皮质类激素的历史

伴随着《Waxman-Hatch法案》的通过，也称为《药品价格竞争和专利期修正案》，以及对血管收缩试验的广泛研究，对于皮肤外用皮质类激素仿制药的上市许可，FDA允许通过血管收缩试验来评估其生物等效性。在FDA临时指南"特定药物产品的生物等效性建议（1992年7月1日）"发布以前，为了确认皮肤外用皮质类激素药物产品的生物等效性，推荐进行单一时间点的血管收缩试验研究，采用视觉评估变白效应。后来对该方法进行了变更，要求采用最大作用（E_{max}）模型（图10.5）的多个时间点的剂量维持研究，以计算药效曲线下面积（area under the effect curve，AUEC）（图10.6）。E_{max}模型需要对全部单个受试者的全部结果进行数据拟合。然而，该指南在1992—1994年的执行过程中，在剂量持续时间－效应数据的E_{max}模型拟合方面存在一些问题（Singh等人，1999年）。作为回应，FDA召开了咨询委员会会议并对该指南进行了修订。在1995年修订后的工业指南《皮肤外用皮质激素类药物：体内生物等效性》中，包括两项体内研究，可用于论证仿制药和参比制剂（RLD）的生物等效性。此外，该指南建议采用非线性混合效应模型法或单纯聚集法模拟剂量持续时间－效应数据，以确定群体ED_{50}值。表10.3和图10.7从科学和监管的角度详细介绍了血管收缩试验的历史概要。

（1）E_{max} 模型

$$E = E_0 + \frac{E_{max} \times 剂量}{剂量 + ED_{50}}$$

其中，E 代表药效学效应

E_0 代表基线作用

E_{max} 代表最大拟合值 "E"

ED_{50} 代表半数 E_{max} 的剂量

（2）皮肤用产品数据 E_{max} 的模型

$$AUEC = \frac{AUEC_{max} \times 剂量持续时间}{剂量持续时间 + ED_{50}}$$

其中，$AUEC$ 代表药效曲线下面积

$AUEC_{max}$ 代表 "$AUEC$" 的最大拟合值

ED_{50} 代表半数 E_{max} 值所需的剂量持续时间

图10.5 （1）模型和（2）皮肤用产品数据的模型的数学描述

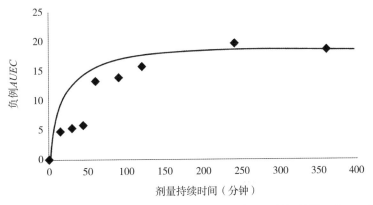

图10.6 $AUEC$ 与剂量持续时间（分钟）关系的代表性示意图。数据被拟合为 E_{max} 模型，以确定关键性生物等效性研究中所用的 ED_{50}

表10.3 FDA对血管收缩试验推荐方法的法规要求变更概要

	新药申请–创新药	简略新药申请–仿制药		
	现在	1992年7月之前	1992年7月1日之后	1995年至今
剂量持续时间点的个数	单个	单个	多个	多个
封包与未封包**	未封包	未封包	未封包	未封包
评估方法	视觉	视觉	色度计	色度计
药效学模型	—	—	单个受试者	群体模型
结果	相对效价	生物等效性	生物等效性	生物等效性

注：** 通常情况下，血管收缩试验应在非封包条件下进行，除非创新药或参比制剂（RLD）另有规定，详细信息可参见本书10.3章节。

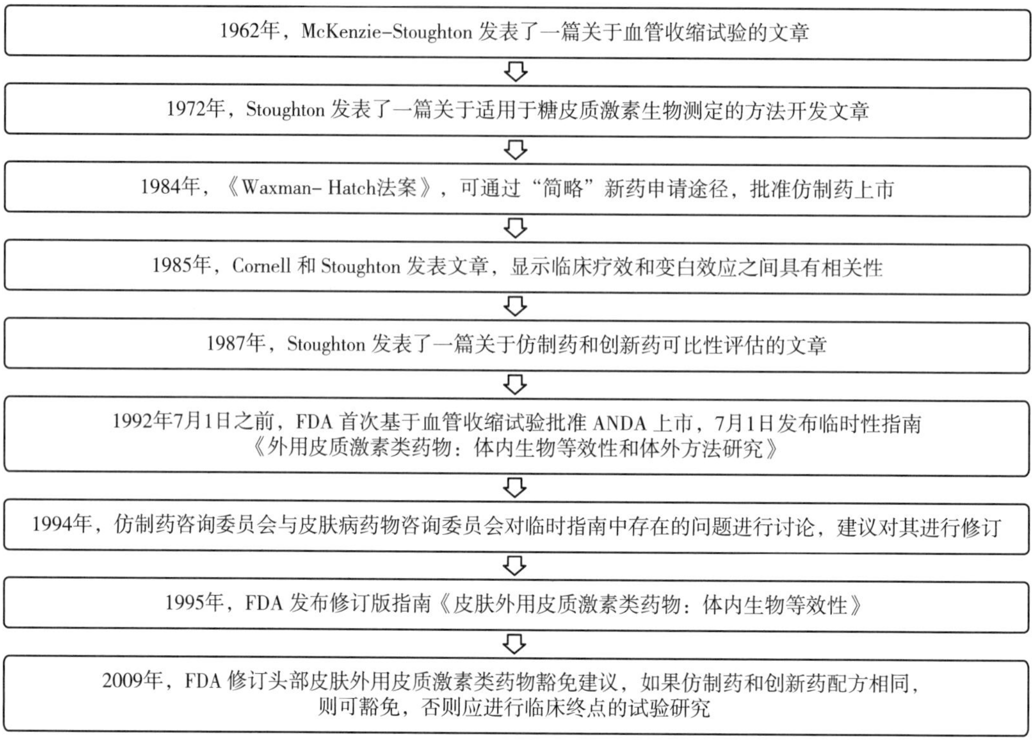

1962年，McKenzie-Stoughton 发表了一篇关于血管收缩试验的文章

⇩

1972年，Stoughton 发表了一篇关于适用于糖皮质激素生物测定的方法开发文章

⇩

1984年，《Waxman-Hatch法案》，可通过"简略"新药申请途径，批准仿制药上市

⇩

1985年，Cornell 和 Stoughton 发表文章，显示临床疗效和变白效应之间具有相关性

⇩

1987年，Stoughton 发表了一篇关于仿制药和创新药可比性评估的文章

⇩

1992年7月1日之前，FDA 首次基于血管收缩试验批准 ANDA 上市，7月1日发布临时性指南
《外用皮质激素类药物：体内生物等效性和体外方法研究》

⇩

1994年，仿制药咨询委员会与皮肤病药物咨询委员会对临时指南中存在的问题进行讨论，建议对其进行修订

⇩

1995年，FDA 发布修订版指南《皮肤外用皮质激素类药物：体内生物等效性》

⇩

2009年，FDA 修订头部皮肤外用皮质激素类药物豁免建议，如果仿制药和创新药配方相同，
则可豁免，否则应进行临床终点的试验研究

图 10.7　血管收缩试验方法进展的时间轴、FDA 的接受程度以及目前在皮肤外用皮质类激素类产品的应用情况

10.5　根据FDA皮肤外用皮质类激素指南进行体内血管收缩试验研究设计

10.5.1　初步的剂量持续时间-效应研究

初步研究描述了 $E_{\max}$ 模型（图 10.5）中药物的剂量持续时间-效应关系特征，并且仅需采用参比制剂（RLD）进行试验。根据指南要求，在研究中，通常需纳入至少12名健康受试者；将 RLD 随机涂敷到不同的皮肤部位，剂量持续时间维持在 0.25～6 小时之间；采用色度计法测定皮肤的变白效应。在大多数情况下，给药部位采用非封包形式，除非在药物的效价极低导致检测效果极差的极端条件下，可采用封包处理。应用非线性混合效应模型法或单纯聚集法模拟剂量持续时间-效应数据，以确定用于关键性生物等效性的群体 ED_{50} 值。初步研究的结果提供了确定 ED_{50}、D_1（较短的剂量持续时间校准物，约等于0.5倍的 ED_{50}）和 D_2（较长的剂量持续时间校准物，约等于2倍的 ED_{50}）所需的剂量持续时间-效应信息，以便用于关键性的体内生物等效性研究（图 10.8）。对于皮质类激素，在 ED_{50} 值的确定中，合适的剂量持续时间点的选择非常重要。对于高效价的皮质类激素而言，预期其达到变白效应的速率与低效价的皮质类激素更快。

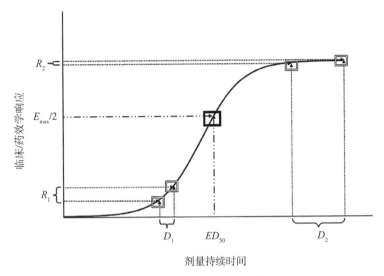

图10.8　药效学反应与剂量关系的典型示意图

注：药理反应的可检测性取决于给定的剂量。低剂量与低反应相关，分别指代上图中的D_1和R_1区域。然而，高剂量与过饱和现象和不需要的反应相关，在这种情况下会达到平台期，即使继续增加剂量，也不会出现更大的反应，分别指代上图中的D_2和R_2区域。在这两个区域，由于不同制剂具有非常相似的药效学反应，因此不能用于两种制剂的区分。然而，对应于半数最大效应（E_{max}）的剂量持续时间（ED_{50}），可基于药效学反应来区分两种不同的产品。

10.5.2　关键性体内生物等效性研究

关键研究的目的是证明仿制药相对于参比制剂（RLD）的体内生物等效性。根据FDA工业指南《皮肤外用皮质激素类药物：体内生物等效性》（U.S. FDA，1995年），将仿制药和RLD随机涂敷到手臂的不同部位维持一定的时间，并同时采用未处理的空白对照（图10.9）。

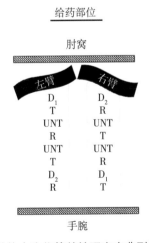

图10.9　关键性体内生物等效性研究中典型给药部位示意图

注：其中，T代表仿制药，R代表RLD，UNT代表未处理的对照。此外，D_1和D_2分别代表在初步的剂量持续时间－效应研究中确定的"较短的剂量持续时间的RLD校准物"和"较长的剂量持续时间的RLD校准物"。

采用色度计法测定变白效应。基于可接受的RLD的*AUEC*值的D2/D1比率，测定单个受试者剂量持续时间 – 效应，该比率的最小值应为1.25，满足该标准的受试者才能纳入数据统计分析中。根据该指南要求，至少应有40～60例受试者满足数据统计分析的要求。可采用Locke法进行数据的统计分析，如果仿制药平均*AUEC*效应和RLD平均*AUEC*效应比率的90%置信区间在80.00%～125.00%，可认为二者具有生物等效性。

10.6　皮肤药代动力学方法和FDA的观点

皮肤药代动力学方法曾被提议给FDA，建议将其作为确认皮肤外用药制剂生物利用度/生物等效性的方法。与外用皮质类激素不同的是，对于大多数皮肤外用制剂来说，没有其他可行的临床试验替代方案。皮肤药代动力学方法可用于评估角质层中药物的水平，如在药物涂抹一定时间并将其去除后，药物渗透进入角质层的量。基于此，有人提出它可与"评估全身吸收药物制剂的生物利用度/生物等效性"的药代动力学方法相媲美，如口服制剂。此外，有报道称，也可基于角质层浓度 – 时间曲线（以"量/表面积"对时间作图），提供来自角质层的药物吸收、表观稳态水平和药物清除的信息。

该方法通过将皮肤外用药物制剂涂敷到皮肤来评估药物从制剂渗透通过角质层的速率；在研究中，采用胶带剥离角质层，然后对药物的渗透动力学进行评估。对于生物等效性确认，有人提出，如果两个相似的处方在角质层中有相同的药物浓度，那么药物在皮肤内活性部位的传递也是相同的，因此，同样具有相同的安全性和有效性。然而，这种方法存在一些问题，例如：健康皮肤与病变皮肤渗透性的差异；皮肤表面纹理的差异；角质层上毛囊和卵泡的渗透。据推测，如果角质层受损或病变，可能会降低药物的吸收屏障，使药物更多、更迅速地输送到作用部位，导致对不同皮肤外用药物制剂的区分力降低。皮肤表面并不平坦，其含有纹理或皱纹。因此，存在的担忧是，胶带剥离法测定的可能并不是皮肤中药物的"真实"浓度，而是药物沉积在皮肤纹理或皱纹的量。再则，由于存在毛囊和卵泡渗透的现象，这些"孔"可能使一些药物渗透到皮肤中的量增加。

美国FDA一直对使用皮肤药代动力学方法评估生物利用度/生物等效性的可能性持开放态度。在为皮肤药代动力学研究制定相应指南的过程中，美国FDA与犹他大学医学院合作开展了一些研究。根据两项不同的研究发现，皮肤药代动力学方法在皮肤外用药物制剂的生物利用度/生物等效性评估中，有一定的应用价值。其中一项研究是，采用不同生产商的维A酸凝胶确认临床安全性和有效性与皮肤药代动力学方法之间存在相关的可能性，其中包括创新药和仿制药厂商。另一项研究采用皮质激素类药物进行，在研究中分别采用体外释放试验、皮肤胶带剥离和血管收缩试验对不同生产商曲安奈德乳膏的剂量反应性和生物等效性进行对比研究。

在进行这些研究之前以及研究期间，美国FDA已将皮肤药代动力学方法纳入到皮肤外用制剂的两个指南中。美国FDA在1992年发布外用皮质类激素的临时指南时，首次将皮肤药代动力学方法纳入其中。然而，在后来1995年发布的后续指南中又删除了这一点。

在1998年6月，美国FDA发布了工业指南草案《皮肤外用皮质激素类药物：体内生物等效性》（U.S. FDA，1995年）。在该指南中，给出了胶带剥离方法需进行的初步和关键性研究内容，以及对该方法的性能验证建议。关键性生物等效性评价的参数包括达到最大浓度的时间（T_{max}）、最大浓度（C_{max}）和浓度－时间曲线下面积（AUC）。对AUC和C_{max}而言，基于数据对数转换的产品均值比率的90%置信区间分别应在80.00% ～ 125.00%和70.00% ～ 143.00%。然而，经过多年的研究，同时结合1998年和2001年的公众意见和公共咨询委员会会议，发现该方法存在重大问题，因此，在2002年，美国FDA最终决定撤回该指南。其中两个主要的问题：①皮肤药代动力学方法评估生物等效性的充分性不足，因为皮肤外用药物制剂是用于治疗皮肤不同组织部位的各种皮肤病，而不仅仅是角质层；②在各实验室之间，皮肤药代动力学方法的重现性较差。之后，学术界和工业界又对该方法进行了一些改进。然而，到目前为止，该方法仍未被美国FDA接受。

10.7　可用于临床疗效和/或生物利用度/生物等效性评价的可替代方法的发展现状

总的来说，美国FDA已认识到，因可接受的能用于生物利用度和生物等效性评价的方法有限，目前对某些药物的评价仍然存在困难。2003年，对《联邦食品、药品和化妆品法案》（FFD&C法案）中505（j）（8）（A）（ii）小节进行了修订，以期进一步解决那些不需要进入血液循环就可以发挥作用的药物制剂的生物利用度和生物等效性评价方法的局限性问题，如外用药物制剂。这一修订允许申请人采用基于科学合理的、能准确反映活性成分达到作用位点速率和程度的其他测定方法来评估产品的生物利用度。随着监管和科学的不断进步，美国FDA进一步重申应对生物利用度和生物等效性评价中科学挑战的重要性。特别是，在2007年，美国FDA提出仿制药"关键路径计划"，其中包括这些剂型的潜在方法开发内容。

这一举措的目的是引起政府机构和制药厂商对可替代方法研究与开发的关注，同时促进讨论与合作。对于皮肤外用药物制剂，重点在于：①具有临床终点的生物等效性试验设计；②在定性（Q1）和定量（Q2）一致的基础上，通过进行流变测试以及采用扩散池进行体外释放试验，对皮肤外用药物制剂的体外特性进行表征；③皮肤外用药物制剂的局部递送研究——药代动力学、胶带剥离试验、微透析和近红外光谱。自那时起，更多的科学监管措施被纳入作为2012年仿制药用户收费修正案（2012年）的一部分，其中包括在外用药物制剂生物等效性评估领域与学术团队的合作。

10.8 结论

美国FDA已批准很多皮肤外用药物制剂在美国的上市申请，其中包括新药、仿制药和OTC药物。尽管批准途径存在差异，但这些药物均是安全有效性的。尽管目前美国FDA对皮肤外用药物制剂有明确的要求，但仍在努力取得改变，以期获得新的进展。美国FDA将继续探索开发其他的可替代方法，以使其可与创新药的临床安全性和有效性相关联。

参 考 文 献

1. Au WA, Skinner M, Kanfer I. Bioequivalence assessment of topical clobetasol propionate products using visual chromametric assessment of skin blanching. *J Pharm Pharmaceut Sci*., 2008; 11: 160-6.

2. Babulak SW, RHein LD, Scala DD, Simon A, Grove GL. Quantification of erythema in soap chamber test using the minolta chroma (reflectance) meter: comparison of instrumental results with visual assessments. *J Soc Cosmet Chem*., 1986; 37: 475-9.

3. Barry BW, Fyrand O, Woodford R, Ulshagen K, Hogstad, G. Control of the bioavailability of a topical steroid; comparison of desonide creams 0.05% and 0.1% by vasoconstrictor studies and clinical trials. *Clin and Exper Dermatol*. 1987; 12: 406-9.

4. Barry BW, Woodford R. Comparative bio-availability of proprietary topical corticosteroid preparations; vasoconstrictor assays on thirty creams and gels. *Br J Dermatol*. 1974; 91: 323-38.

5. Barry BW, Woodford R. Comparative bio-availability and activity of proprietary topical corticosteroid preparations: vasoconstrictor assays on thirty-one ointments. *Brit J Dermatol*. 1975; 93: 563-71.

6. Bashaw ED et al. Maximal usage trial: an overview of the design of systemic bioavailability trial for topical dermatological products. *Therapeutic Innovation & Regulatory Science*. 2015; 49 (1): 108-15.

7. Benfeldt E, Hansen SH, Volund A, Menne T, Shah VP. Bioequivalence of topical formulations in humans: evaluation by dermal microdialysis sampling and the dermatopharmacokinetic method. *J Invest Dermatol*. 2007; 127: 170-8.

8. Boix-Montanes A. Relevance of equivalence assessment of topical products based on the dermatopharmacokinetics approach. *Eur J Pharm Sci*. 2011; 42: 173-9.

9. Braddy AC, Davit BM, Stier EM, Conner DP. Survey of international regulatory bioequivalence recommendations for approval of generic topical dermatological drug products. *The AAPS J*. 2014; 17 (1): 121-33.

10. Braddy AC, Conner DP. Regulatory perspective of dermatokinetic studies. In: Murthy SN, editor. *Dermatokinetics of therapeutic agents*. Florida: Taylor & Francis Group, LLC; 2011. pp. 193-201.

11. Burdick, KH. Corticosteroid bioavailability assays. Correlation with a clinical study. *Acta Derm-Venereol*, 1971; 52: 19-23.

12. Chaurasia CS, Muller M, Bashaw ED, Benfeldt E, Bolinder J, et al. AAPS-FDA workshop white paper: microdialysis principles, application and regulatory perspectives. *Pharm Res*. 2007; 24: 1014-25.

13. Cornell RC, Stoughton RB. Correlation of the vasoconstriction assay and clinical activity in psoriasis. *Arch Dermatol*. 1985; 121: 63-7.

14. Davit BM. Regulatory approaches for generic drugs: BE of topical drug products. Presented at: PQRI

Workshop on the Evaluation of New and Generic Topical Drug Products-Current challenges in bioequivalence, quality and novel assessment technologies. March 11, 2013; Rockville, MD USA. www.pqri.org/workshops/Topicals2013/Davit.pdf.Accessed April 23, 2014.

15. FDA Orange Book. Approved drug products with therapeutic equivalence evaluations: publications. Last updated March 28, 2014. US Deparment of Health and Human Services, Food and Drug Adminsitration. www.accessdata.fda.gov/scripts/cder/ob/eclink.cfm.Accessed April 23, 2014.

16. Federal Food, Drug, and Cosmetic Act. 1938 US Department of Health and Human Services, Food and Drug Administration. Last updated: December 5, 2011. www.fda.gov/RegulatoryInformation/Legislation/FederalFoodDrugandCosmeticActFDCAct/default.htm.Accessed April 23, 2014.

17. Federal Register-Docket # 98D-0388. US Department of Health and Human Services, Food and Drug Administration. www.fda.gov/ohrms/dockets/98fr/051702d.htm.Accessed April 23, 2014.

18. Fullerton A, Fischer T, Lahti A, Wilhelm KP, Takiwaki H., et al. Guidelines for measurement of skin colour and eryhtema: A report from the standardization group of the European society of contact dermatitis. *Contact Dermatitis*. 1996; 35: 1-10.

19. Generic Drug User Fee Amendments. US Food and Drug Administration Safety and Innovation Act, S. 3187. 3187. Congress. gov, Washington, D. C. 2012. www.congress.gov/bill/112th-congress/senate-bill/3187/text.Accessed October 6, 2019.

20. Gibson JR, Kirsch JM, Darley CR, Harvey SG, Burke CA, Hanson ME. An assessment of the relationship between vasoconstrictor assay findings, clinical efficacy and skin thinning effects of a variety of undiluted and diluted corticosteroid preparations. *Brit J Dermatol*. 1984; 111 204-12.

21. Haigh JM, Kanfer I. Assessment of topical corticosteroid preparations: the human skin blanching assay. *Int J Pharm*. 1984; 19: 245-62.

22. Hollander JL, Stoner EK, Brown EM, deMoor P. The use of intra-articular temperature measurement in the evaluation of antiarthritic agents. *J Clin Invest*, 1951: 30: 701-706.

23. Investigational New Drug (IND) Application. US Department of Health and Human Services, Food and Drug Administration. Last updated: October 18, 2013. www.fda.gov/Drugs/DevelopmentApprovalProcess/HowDrugsareDevelopedandApproved/ApprovalApplications/Over-the-CounterDrugs/default.htm.Accessed April 23, 2014.

24. Joint NDAC/DODAC Advisory Committee Meeting. U. S. Food and Drug Adminstraion US Department of Health and Human Services. March 24, 2005. www.fda.gov/ohrms/dockets/ac/05/briefing/2005-4099B1_01_FDA-Backgrounder.pdf.Accessed April 23, 2014.

25. Kanfer I. Strategies for the bioequivalence assessment of topical dermatological dosage forms. *Journal of Bioequivalence & Bioavailability*. 2010; 2: 102-10.

26. Király K, Soós G. Objective measurement of topically applied corticosteroids. *Dermatologica*. 1976; 152 Suppl. : 133-7.

27. Kirkland R, Pearce DJ, Balkrishnan R, Feldman SR. Critical factors determining the potency of topical corticosteroids. *J Dermatol Treat*. 2006; 17: 133-5.

28. Lionberger R. FDA critical path initiatives: opportunities for generic drug development. *AAPS J*. 2008 Mar; 19 (1): 103-9.

29. Lionberger R. Challenges of assessing bioequivalence of topical pharmaceutical products. Presented at: PQRI Workshop on the Evaluation of New and Generic Topical Drug Products-Current challenges in bioequivalence, quality and novel assessment technologies. March 11-13, 2013; Rockville, MD USA.

www.pqri.org/workshops/Topicals2013/Lionberger.Challenges.pdf.Accessed April 23，2014.

30. Locke CS. An exact confidence interval from untransformed data for the ratio of two formulation means. *J Pharmaokinetic Biopharm*，1984；12：649-55.

31. Maibach HI. In vivo percutaneous penetration of corticoids in man and unresolved problems in their efficacy. *Dermatologica*；1976；152 Suppl. 1：11-25.

32. McKenzie AW, Stoughton RB. Method for comparing percutaneous absorption of steroids. *Arch Dermatol*；1962；86；608-10.

33. New Drug Application. US Department of Health and Human Services，Food and Drug Adminstration. Last updated：June 10，2019. www.fda.gov/drugs/types-applications/new-drug-application-nda.Accessed October 6，2019.

34. N'Dri-Stempfer B，Navidi WC，Guy RH，Bunge AL. Improved bioequivalence assessment of topical dermatological drug products using dermatopharmacokinetics. *Pharm Res*. 2009；26：316-28.

35. Olsen，EA. A double-blind controlled comparison of generic and trade-name topical steroids using the vasoconstriction assay. *Arch Dermatol*. 1991；127：197-201.

36. Pershing LK. Assessment of topical corticosteroid-induced skin blanching response using the visual mckenzie-stoughton and colorimeteric methods. *Drug Inf J*. 1995；29：923-34.

37. Pershing LK，Bakhitan S，Poncelet CE，Corlett JL，Shah VP. Comparison of skin stripping，in vitro release，and skin blanching response methods to measure dose response and similarity of triamcinolone acetonide cream strengths from two manufactured sources. *J Pharm Sci*. 2002；91：1312-23.

38. Pershing LK，Nelson JL，Corlett JL，Shrivastava SP，Hare DB，Shah VP. Assessment of dermatokinetic approach in the bioequivalence determination of topical tretinoin gel products. *J Am Acad Dermatol*. 2003；48：740-51.

39. Queille-Roussel C，Poncet M，Schaefer，H. Quantification of skin-colour changes induced by topical corticosteroid preparations using the minolta chroma meter. *Br J Dermatol*. 1991；124：264-70.

40. Seitz JC，Whitmore CG. Measurement of erythema and tanning responses in human skin using tri-stimulus colorimeter. *Dermatologica*. 1988；177：70-5.

41. Shah，VP. Progress in methodologies for evaluating bioequivalence of topical formulations. *Am J Clin Dermatol*. 2001；2：275-80.

42. Shah VP，Flyn GL，Yacobi A，Maibach HI，Bon C，Fleischer，NM，Franz TJ，et al. AAPS/FDA workshop report. Bioequivalence of topical dermatological dosage forms-methods of evaluation of bioequivalence. *Pharm Res*. 1998；15：167-71.

43. Shah，VP，Peck，CC，Skelly，JP. 'Vasoconstriction'-skin blanching-assay for glucocorticoids-a critique. *Arch Dermatol*. 1989；125：1558-61.

44. Singh GJ，Adams WP，Lesko LJ，Shah VP，Molzon JA，Williams RL，Pershing LK. Development of in vivo bioequivalence methodology for dermatologic corticosteroids based on pharmacodynamic modeling. *Clin Pharmacol Ther*. 1999；66：346-57.

45. Smith EW，Meyer E，Haigh JM，Maibach HI. *The human skin-blanching assay as an indicator of topical corticosteroid bioavailability and potency*：*an update*. In：Percutaneous absorption：mechanisms-methodology-drug delivery. New York：Marcel Dekker；1989. pp. 443-60.

46. Stoughton，RB. Some bioassay methods for measuring percutaneous absorption. *Adv Bio Skin*. 1972；12：535-46.

47. Stoughton，RB. Are generic formulations equivalent to trade name topical glucocorticoids. *Arch Dermatol*.

1987；123：1312-4.

48. Stoughton，RB. *Vasoconstrictor assay-specific applications*. In：Topical Corticosteroids，Surber C Maibach HI，editors. Basel：Krager：1992. pp. 42-53.

49. US Code. The Waxman-Hatch Act. The Drug Price Competition and Patent Term Restortation Act of 1984 (popularly known as the Waxman-Hatch or Hatch-Waxman Act) is codified at 21 U. S. C. 355 of the Food，Drug and Cosmetic Act and 35 U. S. C. 271 (e) and 35 U. S. C. 156 of the Patent Act. 1984.

50. U.S. Code of Federal Regulations. 2013. 21 Parts 300 to 499. US Departmetn of Health and Human Services，Food and Drug Adminstration. Last updated 01 June 2013. www.accessdata.fda.gov/scripts/cdrh/cfdocs/cfcfr/cfrsearch.cfm.Accessed April 23，2014.

51. U.S. FDA. Guidance for industry：topical dermatologic corticosteroids：in vivo bioequivalence. US Department of Health and Human Services，Food and Drug Adminsitration. 1995. www.fda.gov/downloads/Drugs/Guidance ComnplianceRegulatoryInformation/Guidance/ucm070234.pdf.Accessed April 14，2014.

52. U.S. FDA. Guidance for industry：nonsterile semisolid doseage forms scale-up and postapproval changes：chemistry，manufacturing，and controls；in vitro release testing and in vivo bioequivalence documentation. US Department of Health and Human Services，Food and Drug Administration. 1997. www.fda.gov/downloads/Drugs/GuidanceComplianceRegulatory Information/Guidances/UCM070930.pdf.Accessed February 26，2013.

53. U.S. FDA. Guidance, bioequivalence recommendations for specific drug products. US Department of Health and Human Services，Food and Drug Administration. 2007. www.accessdata.fda.gov/scripts/cder/psg/index.cfm?event ＝ Home.Search#letterSearchBar.Accessed October 6，2019.

54. U.S. FDA. Drug applications for Over-the-Counter (OTC) drugs. US Department of Health and Human Services，Food and Drug Administation. Last updated：October 18，2012a. www.fda.gov/Drugs/DevelopmentApprovalProcess/HowDrugsareDevelopedandApp roved/ApprovalApplications/Over-the-CounterDrugs/default.htm.Accessed April 23，2014.

55. U.S. FDA. For consumers：Kefauver-Harris amendments revolutionized drug development. US Department of Health and Human Services，Food and Drug Administration. 2012b. www.fda.gov/ForConsumers/ConsumerUpdates/ucm322856.htm.Accessed April 23，2014.

56. U.S. FDA. Generic Drug User Fee Act program performance goals and procedure. US Department of Health and Human Services，Food and Drug Administration. 2012c. www.fda.gov/downloads/ForIndustry/UserFees/GenericDrugUserFees/UCM282505.pdf.Accessed April 23，2014.

57. U.S. FDA. Guidance, bioequivalence recommendations for Acyclovir Ointment. US Department of Health and Human Services，Food and Drug Administration. 2012d. www.fda.gov/downloads/Drgs/Guidance ComplianceRegulatory Information/Guidances/UCM296733.pdf.Accessed April 23，2014.

58. U.S. FDA Approved Drug Products. US Department of Health and Human Services，Food and Drug Adminsitration. www.accessdata.fda.gov/scripts/cder/daf/.Accesssed October 6，2019.

59. Weiss SC. Conventional topical delivery systems. *Dermatol Ther*. 2011；24 (5)：471-6.

60. Westerhof W，Van Hasselt BA，Kammeijer A. Quantification of UV-induced erythema with a portable computer controlled chromameter. *Photodermatology*. 1986；3：310-4.

61. Wilhem KP，Surber C，Maibach HI. Quantification of sodium lauryl sulfate irrant dermatits in man：comparison of four techniques：skin colour reflectance，transepidermal water loss，lass Doppler flow measurement and visual scores. *Arch Dermaol Res*. 1989；281：293-5.

62. Zhai H，Maibach HI. Occlusion vs. skin barrier function. *Skin Res Technol*. 2002；8：1-6.

第11章

外用和透皮给药制剂开发的差距和未来考虑

11.1 引言

尽管透皮和外用给药制剂（统称为TDS）的生产已有几十年的历史，但在其质量控制和法规监管方面仍然存在很多的困难和挑战。与口服和非肠道给药制剂相比，TDS在开发、生产和监管方面进展甚微。自1979年第一个透皮制剂上市以来，从市场上召回的透皮制剂和类似剂型的数量不断增加；其中，大多数是因质量方面的问题，如药物结晶、储库泄漏和黏附性等。导致这些复杂制剂质量问题的根本原因可能是，采用了过时的开发、生产和控制方法。常见的缺陷包括缺乏对物料特性的理解、不充分的工艺开发和产品控制、过量的药物残留以及可识别的其他缺陷等。本章不仅对TDS的开发和生产相关因素进行简要讨论，也对与透皮给药制剂的开发、生产和控制的相关监管挑战和常见缺陷进行探讨。

11.2 透皮制剂的开发和质量控制

尽管在21 CFR 314.50中对新药申请（NDA）和简略新药申请（ANDA）的一般要求进行了讨论，但这并没有解决透皮和外用给药制剂（TDS）的特定问题，从而导致TDS在科学生产和监管方面仍然存在一定差距。监管机构强烈建议申请人采用质量源于设计（QbD）的理念进行药物开发，以减少整个制药领域中许多质量相关问题。然而，对于像TDS这样的复杂剂型来说，不太可能包含ICH Q8、Q9和Q10中所述的QbD所有方面，但在整个开发和生产过程中纳入QbD的一些工具或概念，从长远来看是有益的。在研究时，首先需要根据药物的具体情况，在开发早期确定影响产品纯度、规格、药物释放、渗透性和稳定性的关键质量属性（CQA）。然后，根据对药物CQA和原辅料特性的理解，建立一个系统且设计良好的药物开发方法。接下来，可通过风险评估，将原辅料特性和生产工艺对最终药品的影响联系起来。此外，可采用过程分析技术（PAT）建立一个设计、分析及生产控制体系，以确保最终产品质量。

通常情况下，由于透皮给药制剂的复杂性，导致对其CQA和目标产品质量概况（QTPP）的确定比较困难。尽管FDA尚未发布终版指南，但我们可以设想，透皮制剂的

CQA可能涵盖其常规特性，如药物渗透性、黏附特性和体外释放，以及与已上市产品的常见质量缺陷相关的特性，如冷流、溶剂残留、药物残留和储库密封性等。同样，QTPP可能包括体内和体外递送速率、TDS中药物的残留、皮肤的黏附性和无刺激性以及避免剂量倾泻等。此外，在生产过程中可采用PAT工具，以实现对生产过程的动态监控，确保能够生产出质量一致的产品，同时还可以减少浪费和降低生产成本。表11.1为PAT工具在被动型透皮给药制剂生产过程中可能的应用领域。

表11.1　PAT工具在被动型透皮给药制剂生产中的应用情况

		骨架型		储库型	
生产步骤	液体混合	涂布、干燥、层压	灌装、层压、密封	模切、装袋	
可能采用的PAT工具	在线黏度测定	层压材料缺陷的红外（IR）监测	泄漏的在线检测	尺寸剔除	
	显微镜技术*	温度和湿度的在线监控	填充重量的在线监测	多层系统的纠偏	
	傅立叶变换红外光谱法（FTIR）/近红外光谱法（NIR）*	涂布重量和厚度的在线测定	监控产品缺陷的可视化设备**	包装袋密封的完整性	

注：* 对颗粒大小、晶体形成和聚合物特性进行实时监测。
** 对背衬膜和热封中的针孔、撕裂和切口进行实时监测。

总之，在透皮制剂的开发过程中纳入ICH Q8、Q9和Q10的一些基本理念，可有助于生产商解决与剂型相关的一些复杂难题。根据界定的关键质量属性（CQA）和目标产品质量概况（QTPP），同时结合过程分析技术（PAT），无论是开发过程中的多变量分析还是生产过程中的工艺控制，生产商均比较容易对开发和生产的进程进行控制，从而防止产品上市后出现较多的质量问题。

11.3　透皮给药制剂的常见缺陷

11.3.1　原辅料特性

众所周知，透皮制剂可以是包含单一压敏胶的简单体系，也可以是包含多种组分、多种压敏胶和多层骨架的高度复杂的体系。辅料可能包括各种压敏胶、渗透促进剂、增溶剂、增塑剂、软化剂或增稠剂等，这些辅料均可能对透皮和外用给药制剂（TDS）的物理和药代动力学性质造成复杂的影响。因此，关键辅料（如压敏胶）的表征和控制对药物制剂的安全性、有效性和质量可控性至关重要。

对透皮和外用给药制剂而言，在开发阶段，如配方开发前后，对压敏胶和其他关键辅料的关键参数和特性进行适当的表征，可有助于确定其关键的质量特性，以及在原辅料的生产商或生产工艺发生变更时，便于上市后变更评估的顺利实施。

在压敏胶的评估中，应包括其生命周期的三个主要阶段，包括市售的压敏胶辅料、涂布覆膜后的中间产品和制剂成品中的压敏胶。对市售的压敏胶辅料进行评估，可以了解因生产商或生产工艺的不同导致的细微差异。在对涂布覆膜后不含药物和其他辅料的中间产品或薄膜进行评估时，与对市售压敏胶辅料的评估大致相同，但此时更加关注黏附性能以及潜在的杂质差异。此外，对制剂成品中的压敏胶进行评估，是为了识别因与药品中的其他组分相互作用而可能发生的任何相关变化。具体的评估内容可能包括：

- 市售的压敏胶辅料：分子量分布、多分散性、光谱分析（红外）、热分析、特性黏度、残留单体、二聚体、溶剂、重金属、催化剂和引发剂等。
- 涂布覆膜后不含药物和其他辅料的中间产品或薄膜：残留溶剂、可提取和可浸出物，同时对剥离力、初黏力、持黏力和黏附性进行评估。
- 制剂成品中的压敏胶：残留单体、二聚体和溶剂、黏度、红外鉴别、干燥失重、杂质和含量均匀度。需要评估的功能参数包括但不限于剥离力、持黏力、黏附性、初黏力、体外药物释放和体外药物渗透。

11.3.2　过程控制

对任何药物制剂而言，中控检测、生产控制、质量标准和稳定性对于确保产品质量至关重要，同样，也是监管机构重点关注的领域。但不幸的是，我们对透皮和外用给药制剂（TDS）的科学理解认识不足，同时，对工艺和产品的控制也不充分，这些均可能导致TDS的质量差强人意。

对黏胶分散型系统而言，在涂布干燥、复合层压之前，应将压敏胶、药物和其他辅料进行充分混合，以确保在生产期间未分切复合层的一致性。同样，储库型透皮贴剂在将含药液体或半固态凝胶用热封区域截留在储库之前，应将其充分混合，以确保各组分的均一性。如果混合不充分或各组分的均一性存在问题，则不能保证药物制剂的含量均一性。因此，在混合阶段，应确定其关键工艺参数，并建立相应的中控检测方法，这些对药物产品的整个生产过程至关重要。

对很多配方制剂而言，物料的加入顺序、混合的速度、时间和温度等都会对压敏胶配方产生重要影响。因此，在工艺开发阶段，应对每个参数的重要性和对工艺的影响程度进行认真评估。通常，在混合工艺的中控检测时，应分别从混合容器的上、中、下三个位置进行取样。虽然测定的内容因产品而异，但可能包括且不限于：①鉴别；②含量或效价测定；③对颜色、澄清度、空气包埋、原辅料的未溶解颗粒或结块现象进行目视检查；④黏度。如上文所述，在生产过程中采用过程分析技术（PAT），是一种比较好的方法。根据FDA工业指南《PAT：创新药物的开发、生产和质量保证的框架》所述，"工艺控制的终点并不是要获得一个固定的时间，而是要实现所需的物料属性"。在混合过程中，可采用红外或其他实时监控技术来确认溶解或混合均一性情况，随后进行到生产的层压和成型阶段。

与许多其他剂型一样，透皮和外用给药制剂（TDS）的生产过程并不总是连续的。通常情况下，由于各种原因，将压敏胶、药物和其他辅料混合后，在涂布、干燥和层压之前需要放置一段时间。同样，在层压后，通常会将中间产品重新卷起并储存一段时间，然后再进行模切和装袋。正如预期的那样，只要生产过程中出现中断，无论是否是有意为之，都可能对成品造成影响。为了解决这一潜在的监管问题，在药物的上市申请中，申请人需要提供数据或证据，说明这种情况不会影响最终药品的质量或影响较小。此外，如果产品在上市销售前，需要放置一段时间，也需要提供合理性声明。

11.3.3　药品质量标准

在药品批准前后，质量标准均是生产商和监管机构重点关注的内容。然而，对经皮给药制剂而言，在过去尽管也受到了极大的关注，但仍未实现对药品质量进行充分控制的目的，这点可以从以下几个方面看出，包括药品的召回、存在的稳定性问题以及有时需要在上市后对配方或生产工艺进行变更等。尽管在质量标准中均有对外观、鉴别、含量测定、降解产物和体外释放进行控制，但与大多数剂型不同的是，经皮给药制剂有一些经常被忽视的关键质量属性（CQA），如析晶、冷流和黏附性等，由于申请人对这些CQA的控制方法或拟定的可接受标准不合理，导致对药品的控制欠佳。因此，只有在开发阶段对产品进行全面的科学了解，确定其关键质量属性，才有可能拟定出比较完善的产品质量标准，确保产品质量稳定可靠。

2008年，因存在药物析晶现象，Schwarz Pharma Manufacturing Inc.召回了罗替戈汀透皮贴片（商品名Neupro）。最近，Ortho-McNeil-Janssen制药也是因为药物析晶问题，对多批次芬太尼透皮贴片（商品名Duragesic）进行了召回。造成这一问题的原因可能是，在透皮贴剂中使用的大多数药物是固体，而生产过程中必须将其溶解在压敏胶基质或其他载体中，这导致药物发生重结晶的可能性很大。鉴于上述情况，可将结晶性颗粒订入质量标准，在产品放行和整个稳定性考察期间对其进行监控，从而可以更好地对产品进行控制。此外，可在产品开发过程中，进行稳定性挑战试验，如晶种、温度波动、光稳定性和冻融循环，以预测制剂在储存期间发生析晶的可能性。

透皮贴剂中所用的压敏胶（PSA）必须能够在轻微的压力下变形；当施加压力时，既可以像液体一样流动，又可以润湿皮肤表面，从而产生黏附作用。虽然压敏胶的流动性是使其具有黏附性所必需的特性，但它也会导致通常被称为"冷流"的质量问题。冷流是压敏胶基质在背衬层边缘产生蠕变或渗出的现象。冷流的存在可能会导致药物的无意暴露；当冷流比较严重时，可能会导致透皮贴剂无法从包装袋中移出和/或无法与离型膜剥离；或移除贴剂后，在给药部位留下压敏胶残留的典型"黑圈"现象。

虽然冷流现象是透皮和外用给药制剂所固有的，但仍可在产品开发阶段，通过对其进行针对性的研究来实现最优的产品设计，并在此基础上，拟定合理的可接受标准，实现对产品更好的控制。在开发过程中，生产商应对不同的压敏胶、辅料以及原辅料相容性进行评估，并将冷流作为关键质量属性（CQA）之一进行考察。此外，生产商也可以对离型膜的设计和包装进行探索性研究，同时，在基质/非速率控释膜内增加基质的结构支撑作用，以尽可能减少冷流现象。

在产品的放行检测和整个货架期间，通常需要采用定性和定量相结合的方法对其发生冷流的风险进行充分评估。对于定性方法，可通过外观评估由冷流引起的潜在使用问题，如透皮和外用给药制剂（TDS）难以从包装袋中取出。如果出现下述现象则认为冷流不可接受，例如：在从包装袋取出的过程中，离型膜与支撑层分离，或将TDS取出后发现压敏胶残留在包装袋上。冷流的定量检测是指获取冷流溢出背衬层边界的距离。与离型膜相比，背衬层和溢出贴剂切割边缘的压敏胶与压敏胶基质的亲和力更强。因此，在移除包装袋和离型膜后，在背衬层边缘和贴剂周边经常会出现压敏胶"拉丝""起球"和其他的类似现象。在佩戴期间，随着贴剂周边胶粘性的增加，其脱离的可能也会逐步增大。

如上所述，在透皮和外用给药制剂的设计中，黏附性至关重要，也是其发挥治疗作用的关键因素。同样，在产品的放行和货架期标准中，为其拟定合理的可接受限度，也是必不可少且非常重要的一方面；其限度的设定应有科学合理且充分的数据作为支撑，以便可以检测出由于原辅料特性的变化引起的黏附性能的变化。此外，根据在产品的放行和整个货架期内获得的黏附性结果，可以对产品在整个生命周期内的不良趋势进行评估。目前可用于黏附性测定的方法有多种，但通常情况下包括剥离强度测试、离型膜剥离测试、探针黏性测试和剪切力测试。

与其他剂型相比，透皮和外用给药制剂（TDS）有一些需评估的特定检查项，如残留单体、含量均匀度、包装袋完整性和微生物限度等。譬如说，对压敏胶中的残留单体而言，尽管在生产过程中会进行干燥处理，但在制剂中仍有残留的可能性，因此在研究中应对其进行测定以确保可充分控制。此外，对透皮贴剂而言，像很多其他剂型一样，既要按照USP通则<905>的要求进行含量均匀度检查，也要递交拟定生产工艺的取样计划，以确保整个未分切复合层的均匀性。对于某些外用给药制剂，如多剂量包装的半固体制剂，需要对容器中内容物的均一性进行考察；对于某些透皮贴剂，可能需要按照说明书的要求将其剪切后，通过体外释放试验对其均一性进行评估，如5%利多卡因透皮贴剂。在产品的放行和整个货架期期间或生产过程中，应采用合适的标准化方法对其内包装的密封完整性进行测定，并拟定相应的可接受标准。对于微生物限度检查，研究与否，取决于产品的设计。通常情况下，压敏胶分散性透皮贴剂不会促进微生物的生长，但尽管如此，监管机构通常仍会要求申请人提供不进行微生物限度检查的理由。相反，对于水基储库型透皮贴剂，无论是被动型还是主动型，均需要对微生物进行全面的评估。

11.3.4　稳定性

在上文对产品质量标准讨论的基础之上，本节对产品开发的后续阶段进行讨论，即稳定性。在产品的放置过程中，有些问题到效期末才可能出现，如晶体生长、黏附力下降、离型膜剥离难度增加、冷流、压敏胶杂质和体外释放特性的变化等。因此，对透皮和外用给药制剂而言，在产品的货架期标准中，同样应将某些特定的检查项订入标准，并制定合理的可接受标准，以确保能够对产品进行充分的控制。此外，根据上文对产品生产过程中"放置时间"的讨论，产品的货架期应从压敏胶与药物混合后开始计算，而不是模切和装袋后。

在稳定性研究中，一个比较容易忽视的问题是，背衬膜上的标签对产品的稳定性可能造成的影响。一般来说，在透皮贴剂的背衬膜上应至少标注药物的产品名称和规格信息，并确保在整个佩戴期间，相关信息清晰可见。根据产品的预期用途，可能需要在标签上添加其他信息。这里需说明的是，在临床试验的早期阶段，即使无法确定上市后标签的具体书写内容，也应充分评估其对产品稳定性可能造成的影响。在透皮和外用给药制剂（TDS）的生产中，可用的标签技术有多种，如油墨印刷、压花、压印或激光蚀刻等。在这些技术手段中，如果采用油墨印刷技术，应进行可提取物和可浸出物研究，以确保在整个有效期内所用油墨不与药物本身发生相互作用；而对于压花、压印或激光蚀刻等物理技术，如果在层压后进行，则可能会引起结晶或其他不希望发生的质量问题。因此，在药物开发的早期确定标签的印刷技术非常重要，而标签的具体书写内容则可在后期进行确定。

对透皮和外用给药制剂（TDS）的开发而言，采用全生命周期的设计方法，可有助于了解并最终避免许多上市后的问题。众所周知，胶黏剂基质是非刚性结构，其类似于压敏胶，必须有一定程度的流动性才能黏附到皮肤，因此，在产品的有效期内，药物活性成分和辅料可能会发生迁移。通过科学地了解原辅料变化对成品批次的影响以及药物基质可能发生的变化对稳定性的影响，并拟定合适的控制策略，可确保所生产的产品在拟定有效期内的安全性和有效性，从而减少与产品质量相关的召回情况。如前所述，除活性成分外，很多TDS还可能包含多种压敏胶、增溶剂、渗透促进剂、软化剂、内膜或许多其他可能的辅料，随着时间的推移，其中一些成分可能会根据其固有的物理和化学性质发生重排。在产品的开发、稳定性甚至是上市后的研究中，生产商可能会谨慎地通过高倍显微镜、元素图谱或其他科学手段直观评估药品基质的表面和横截面变化。通过对原辅料特性变化的影响进行评估，并结合全生命周期方法，可确保在产品的开发、生产和上市销售过程中，对其进行充分的控制。

11.3.5　药物残留

众所周知，对透皮和外用给药制剂（TDS）而言，与递送进入全身循环或在佩戴期间产生治疗所需的剂量相比，TDS通常具有更高的载药量，尽管如此，过高的载药量最近仍受到了监管机构的关注。根据2011年FDA发布的工业指南《透皮和相关药物递送系统中药物的残留量》，在注册申请中应提供充分的科学依据，以支持TDS、经黏膜给药制剂或局部贴剂中药物残留量的合理性。提供的信息应足以说明对产品和工艺的充分理解，并采用基于科学和风险的方法，以确保可最大限度地减少使用后系统中的药物残留量。这些信息可能包括对不同压敏胶系统优缺点的讨论、渗透促进剂或其他辅料的使用以及处方开发中体外皮肤渗透数据。此外，在临床试验期间也应参考该指南，因为相比于理论评估，实际使用后的药物残留量更加重要。

参　考　文　献

1. "2000-2010 Recalls by Dosage Form and Problem Area." *The Gold Sheet*. May 2011，Vol. 45，No. 5.

2. Aksu，B.，De Beer，T.，Folestad，S. et al. 2012. Strategic Funding Priorities in the Pharmaceutical Sciences Allied to Quality by Design (QbD) and Process Analytical Technology (PAT). *European Journal of Pharmaceutical Sciences*. 47 (2)：402-405.

3. U.S. Department of Health and Human Services Food and Drug Administration. *Guidance for Industry PAT-A Framework for Innovative Pharmaceutical Development*，*Manufacturing*，*and Quality Assurance*. September 2004. www.fda.gov/downloads/Drugs/GuidanceComplianceRegulatoryInformation/Guidances/ucm070305.pdf

4. Strasinger，Caroline. "Regulatory Challenges：Gaps and Future Consideration for Transdermal Systems." Improved Development/Regulation Transdermal Systems，DIA，Arlington，VA. 15 SEP 2011. Conference Presentation.

5. Buskirk，G. A.，Arsulowicz，D.，Basu，P. et al. 2012. Passive Transdermal Systems Whitepaper Incorporating Current Chemistry，Manufacturing and Controls (CMC) Development Principles. *AAPS PharmSciTech*，13 (1) (March)：218-230. www.ncbi.nlm.nih.gov/pmc/articles/PMC3279638/pdf/12249_2011_Article_9740.pdf.

6. U.S. Food and Drug Administration. Enforcement Report for May 14，2008. U. S. Food and Drug Administration,30 APR 2009. Web. 4 Nov. 2012. www.fda.gov/Safety/Recalls/EnforcementReports/2008/ucm120506.htm

7. U.S. Food and Drug Administration. Enforcement Report for June 6，2012. U. S. Food and Drug Administration，07 JUN 2012. Web. 4 Nov. 2012. www.fda.gov/Safety/Recalls/EnforcementReports/ucm307229.htm

8. Wokovich，A. M.，Prodduturi，S.，Doub，W. H. et al. Transdermal drug delivery system (TDDS) adhesion as a critical safety，efficacy and quality attribute. *European Journal of Pharmaceutics and Biopharmaceutics*. 64 (2006) 1-8.

9. Endo Pharmaceuticals Inc. *How to Apply the Lidoderm® Patch*. Endo Pharmaceuticals，September 2012.

Web. 12 Nov. 2012. www.lidoderm.com/patch.aspx

10. U.S. Department of Health and Human Services Food and Drug Administration. *Guidance for Industry*：*Residual Drug in Transdermal and Related Drug Delivery Systems*. August 2011. www.fda.gov/downloads/Drugs/GuidanceComplianceRegulatoryInformation/Guidances/UCM220796.pdf 4.5.8.9.10.

第12章

化学、生产和控制的监管挑战：局部起效外用制剂的差距和未来考虑

12.1 引言

局部起效外用制剂是指应用于身体外表面并旨在以最小的全身暴露进行局部作用的药物制剂。最常见的剂型是溶液剂、混悬剂、洗剂、乳膏剂、软膏剂和凝胶剂。最近，泡沫剂越来越受欢迎，一些处方泡沫剂已获得FDA的批准。外用喷雾剂、指甲油、海绵扑、拭子（拭抹剂）和局部作用的外用贴剂也存在于处方药市场上，但不太常见。

局部起效外用制剂的剂量通常是不精确的。通常，在包装说明书的剂量和给药部分只给出了诸如"在患处涂上薄薄的一层"之类的说明。局部起效外用制剂的另一个特征是，由于难以测量局部组织中的局部药代动力学（PK）参数（例如C_{max}和AUC），因此普遍缺乏关于PK的认知。这种缺乏阻碍了将临床表现与局部药代动力学参数建立相关性的努力。因此，使用临床终点一直是生物等效性评估和确定的典型监管方法（局部类固醇除外，其可以选择使用血管收缩研究建立仿制药开发的生物等效性）。

局部药代动力学知识和工具的局限性阻碍了局部起效外用新药和仿制药的化学、生产和控制（CMC）开发。对于新药，很难识别和确认临床相关的关键产品属性。因此，很难证实通过处方或工艺创新实现的新颖性。对于仿制药，在没有临床研究的情况下难以证明生物等效性，导致与全身给药制剂相比，仿制药皮肤外用产品要少得多。

12.2 近期和未来趋势

12.2.1 工业创新

皮肤外用药物领域虽然存在开发挑战且缺乏工具，但仍然相当活跃。最近活跃的一个主要焦点是皮肤外用药物评价方法的开发和优化。用于质量评估的体外释放试验（IVRT）和体外皮肤渗透试验（IVPT），以及用于生物等效性测定的皮肤药代动力学（DPK）和微透析受到特别关注，并获得业界的监管认可。此前，FDA已经接受一种单独的药效学方法，用于糖皮质激素生物等效性测定的血管收缩试验。

除了方法开发和优化，FDA还定期收到新的皮肤外用药物申请，并且每年都会批准大量的新药申请（NDA）。对最近批准的以及近期向FDA递交申报的皮肤外用药物的一份综述表明，制剂处方以及容器/密闭系统变得更加复杂和多样化，并且正在探索具有有趣的物理化学甚至生物特性的新型药用辅料，以改善经皮给药。皮肤外用药物的前景也包括植物提取物和蛋白质等复杂活性成分。

更复杂和多样化的制剂，容器/密闭系统和活性成分经常给监管机构带来重大挑战，特别是在剂型确定，活性成分控制策略，处方和工艺，以及结合联合用药政策指定多种活性成分等方面。以下是提议的创新及其监管挑战（即差距）的一些示例。

12.2.1.1　泡沫剂

近年来，皮肤用泡沫产品越来越受欢迎。早期均为气雾剂。最近，由于技术的进步，产生泡沫的机械泵可用于制药工业生产非气雾型泡沫剂。

非气雾型泡沫剂的生产无危险且成本更低，它为行业提供了一种生产泡沫产品的替代方案，同时也提出了一个监管挑战，即这两种技术生产的泡沫之间的差异是否足够明显，泡沫剂型下是否有必要分为气雾型和非气雾型。

在药学上，气雾型和非气雾型泡沫剂之间存在明显的处方差异，因为前者需要使用推进剂，而后者不需要。两种技术生产泡沫剂的物理特性（密度、硬度、破碎时间等）似乎也有所不同。然而，这些明显的物理化学差异的临床意义尚未确定，因为通常皮肤用泡沫剂的标签指示患者将泡沫摩擦到治疗区域。摩擦可能会破坏所有泡沫结构，从而可能消除或减轻推进剂造成的物理化学差异。

普遍的共识是迫切需要确定泡沫的剂型。然而，由于缺乏对药物泡沫的物理化学特性（包括药物释放和渗透特性）的了解，目前尚无法做出科学合理的决定。

12.2.1.2　成膜制剂

早期批准的指甲油是成膜有机溶液。制剂的挥发性成分蒸发后，药物会在治疗区域留下一层残留膜。该薄膜被认为是一个潜在的药物储库，可以持续向组织提供活性成分，也是一种保护层，可以防止药物因摩擦而磨损。因此，这种类型的制剂可能会降低给药频率，从而成为缓释制剂。

成膜概念最近已应用于指甲感染以外的其他皮肤病。此外，所提出的处方不一定是溶液，也可能是混悬剂、乳剂、乳膏等。显然，指甲油不再是此类产品的合适剂型命名法，符合当前命名标准的适宜名称需要由监管机构决定。

可以预期，支持此类产品的CMC信息可能比简单溶液、混悬剂和乳剂通常所需的信息更多。可能需要对生成的薄膜和负责成膜的辅料进行表征和控制。如果可以证实某些适应证可减少给药频率，则药物体外释放（IVRT）可能会被视为关键质量属性并包括在药品质量标准中。

12.2.1.3　脂质体/囊泡/纳米颗粒

近年来，脂质体、囊泡和纳米颗粒技术已被引入皮肤外用制剂，目的是增加药物渗透，从而提高药物在靶向局部组织中的生物利用度。这些技术非常复杂，其在处方、表征和放大方面的技术挑战已有详细的记录。对于这些复杂的技术，早期进行全面产品表征的重要性怎么强调也不为过。早期识别关键质量属性和关键生产工艺参数对开发的最终成功至关重要。药物体外释放是这类产品潜在的关键质量属性。因此，谨慎的做法是尽早进行方法开发和验证。这类产品的剂型分类也将是一项有趣的任务。

12.2.1.4　泵和涂药器

由于技术进步和产品生命周期管理，许多最近提出的产品涉及容器/密闭系统设计的创新，例如在批准的瓶子配置中添加泵头或涂药器，或共包装泵头或涂药器。为患者提供滴管或刷子进行皮肤给药并不是一个新的想法，但新提出的泵和涂药器的复杂性和多样性是前所未有的。人们对这些泵头/涂药器的监管状况（例如，它们属于医疗器械吗？）以及批准此类产品所需的研究类型提出了问题。

12.2.1.5　有机挥发性制剂

过去，由于生产和处理方面的挑战，以及与安全性（即可提取物/可浸出物）和质量（溶剂蒸发、泄漏和容器/包装的老化）相关的问题，非水的挥发性制剂并不常见。有机溶剂与容器/包装系统塑料的相互作用可能导致瓶子、瓶盖、阀门、垫圈等变色、起泡、开裂和膨胀。有机挥发性制剂需要密闭、配合良好的容器/密闭系统以防止挥发性成分的损失和泄漏，以及清洁、惰性的塑料作为容器/密闭系统的生产材料以最大限度地减少不希望的可提取物/可浸出物。

随着近年来更清洁的医用级塑料的出现和更复杂的生产设备/工艺，上述CMC的挑战已经被克服。FDA已收到多个适应证为皮肤的全有机挥发性制剂NDA，预计未来将有更多具有此类性质的产品提交。

12.2.1.6　渗透促进剂和转运肽

多年来，使用有机溶剂和表面活性剂来增强药物渗透一直是外用给药的制剂策略。FDA认识到这些溶剂/表面活性剂在增强渗透方面的潜力，从未将其视为"活性成分"。FDA可能会要求在药品质量标准中包含对"渗透促进剂"进行常规鉴别和含量测定，以确保预期的促渗作用，但从未要求过与活性成分相同程度的CMC控制和GMP（良好生产规范）。

近年来出现了一类新的蛋白质渗透促进剂。这些生物促渗剂，也称为转运肽，可以与屏障膜（如皮肤）上的特定受体反应，打开蛋白质穿过的途径。没有转运肽的存在，蛋白质的渗透可以忽略不计。但如果有转运肽的存在，渗透可能会显著到足以达到治疗水平。一些监管机构根据他们对药物法律的解释，将转运肽的作用视为等同于活性成分。然而，对其他人来说，转运肽只是功能性辅料。因为发挥药理活性的实际部分是蛋白质分子。那些试图开发外用蛋白产品的人应该留意FDA对转运肽监管状态的最终立场。

12.2.2　USP倡议

自世纪之交以来，USP专家委员会积极开展标准制定活动，以保持药典标准和信息的更新。一个公认的迫切需求是建立药物剂型的药典分类法和术语表，以便药物制剂能以明确、统一的方式分类。这种系统不仅有利于处方医生和患者，而且具有重要的法律和监管意义，因为根据橙皮书，剂型已被视为确定药物等效性的一个因素。

2002年，由在药物剂型、生物药剂学和命名方面具有专业知识的成员组成的USP特设委员会成立，与药物剂型专家委员会合作开发药典分类法和术语表。这一共同努力的成果是一篇Stimuli文章，于2003年发表。这篇文章描述了一个三级分类方案，并附有一个相关的术语表（表12.1）。此外，该分类法被认为是USP专家委员会通用政策和要求部门支持USP性能检测扩展到口服固体以外剂型的基础。Stimuli文章最后建议，可以指派USP专家委员会或成立咨询小组，来制定和修订每种给药途径下剂型质量标准所需的检测和通则。

表12.1　Stimuli文章中描述的三级分类方案

分级	内容
一级：给药途径	口服、注射、黏膜（口含、直肠、鼻、眼、耳、尿道、阴道）、皮肤表面（透皮、外用）、肺
二级：物理状态	固体、片、胶囊、咀嚼片、散、微丸、栓剂、冻干、植入剂、贴剂、纱布、贴膏、半固体、凝胶、乳膏、胶姆剂、糊剂、软膏、泡沫剂、液体、溶液、混悬剂、乳剂
三级：药物释放模式	速释、调释、缓释、迟释

自2004年以来，针对每种给药途径均成立了咨询小组。通过专家组的努力，修订了关于药物剂型的通则USP <1151>，另外两个关于外用药品的新通则USP <3>外用和透皮制剂——产品质量测试，以及USP <1724>半固体制剂——性能试验，也已纳入到USP当中。

将体外释放试验（IVRT）等USP性能试验扩展至非口服固体剂型，并利用性能试验进行衔接，是USP的一项新举措。这个概念加上分层分类法和质量检测与性能试验的区别正在被纳入前面提到的每一章/章节草案中。以下列表是对修订后的USP <1151>和新通则USP <3>和USP <1724>以及USP <603>的简要总结。

- USP <1151>药物剂型

Stimuli文章的层级概念被纳入修订后的USP <1151>通则章节。修订后的章节侧重于药典分类法的第二级，并根据每种特定剂型的物理属性进行分类。修订后的章节比旧版全面得多，因为修订后的章节除了提供定义外，还包括大多数剂型的一般生产通则、质量控制信息、包装和储存、标签和使用等。修订后的章节分为四个部分：

一般考虑：作为介绍性部分，涵盖层级概念，剂型定义和检测，以确保符合剂型性能的药典标准。

产品质量检测概述：提供全面的检测策略，以确保商业化药品的安全性和有效性。有些检测（如性状、鉴别、含量测定和杂质）是普遍适用的；有些检测是针对剂型的。

剂型专论：提供一般描述、定义、生产或配制一般原则的讨论，以及正确使用、储存和标签的建议。

术语表：提供医学术语的定义，并作为官方文章的官方名称来源。术语表清楚地区分了首选术语和非首选术语。

- USP <3> 外用和透皮制剂－产品质量测试

本章提供了外用药品的产品质量检测的清单。质量检测分为两类：通用检测（如性状、鉴别、含量测定、杂质）和特定检测（如剂量单位均一性、防腐剂含量、抗氧剂含量、粒度、pH、无菌、微生物限度等）。个别章节专门讨论半固体的表观黏度，容器内均匀度和透皮递送系统的特定检测。如本章标题所示，本章中描述的所有检测都是针对产品质量进行的。虽然产品质量检测在成品剂型的总体控制策略中很重要，但没有一项质量检测被认为是性能试验。

- USP <1724> 半固体制剂－性能测试

本章提供了外用半固体制剂和洗剂的体外药物释放试验的一般信息，试验的理论和应用，描述了三种不同的药物释放装置设计和药物释放试验的应用。USP通则<3>外用和透皮制剂－产品质量测试提供了与外用和透皮制剂产品质量检测相关的信息，USP <724> 药物释放提供了测定药物从透皮系统释放的程序和细节，本章<1724>旨在提供测定外用给药的半固体制剂和洗剂药物释放的程序。

- USP <603> 外用气雾剂

本章针对外用气雾剂产品。本章规定，外用气雾剂的产品质量检测应遵循USP <5>，USP <61>，USP <62>，USP <755> 和 USP <604>。此外，还有一些特殊的考虑因素和质量要求，包括：

- 给药速率和给药量。
- 压力测试，仅适用于配有连续阀的外用气雾剂。
- 最低装量，符合 USP <755>。
- 按照 USP <604> 规定的泄漏率。
- 每个容器的喷射次数。
- 给药剂量均匀性。

12.2.3　FDA质量倡议

● 剂型标准化

自1987年SUPAC-SS（行业指南，非无菌半固体制剂）发布以来，FDA一直没有任何重大的质量倡议来解决皮肤用药品的特定需求，直到2005年Buhse等人发表了题为"外用药分类"的手稿。如其摘要和引言中所述，该手稿目的是获得基于科学的、系统的外用药品剂型分类，以便医生在为患者开外用药品处方时可以根据剂型获得所需的物理特性。

自20世纪末美国仿制药市场建立以来，外用药品分类主题开始受到FDA的关注。由于FDA在橙皮书中将药物等效性定义为"相同的活性药物成分，相同的规格，相同的剂型和相同的给药途径"，因此"剂型"一词开始具有监管和法律含义。因此，剂型确定成为药品批准过程中CMC审核的关键组成部分。

虽然Buhse等人的工作只涵盖了几种常见的外用剂型，表征也不全面，但他们制定的分类系统在科学上是合理的，足以让FDA将其主要原则应用于新药申请的CMC审核。2006年6月21日，FDA根据Buhse等人开发的分类系统修订了其CDER数据标准手册中对洗剂、乳膏、软膏和糊剂的定义，这是外用剂型命名史上的一个重要里程碑。同时，美国药典修订了USP <1151> 药物剂型，以符合CDER数据标准手册。迄今，尽管外用药物分类尚未发布官方指南，但CDER数据标准手册和Buhse手稿中包含的决策树已成为CMC审核人员确定外用药品剂型的主要指导参考（见图12.1）。

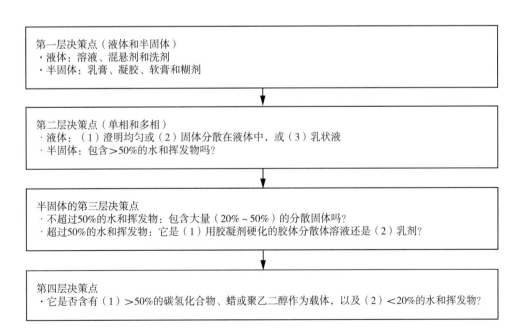

图12.1　Buhse等人2005年发表的决策树思维过程

决策树的思维过程并非没有一些模糊性，但与USP特设委员会在2003年发布的分层分类法是一致的。该分类法将物理状态（即固体、半固体或液体）指定为仅次于给药途径的第一层考虑因素。制药行业已经认识到决策树的价值，并且一些人表示希望通过应用流变学特性的知识进一步扩展决策树和更好地定义剂型（例如，乳膏剂与洗剂）。

- 质量源于设计

质量源于设计（QbD）是FDA"21世纪的药品质量：基于风险的方法"倡议的基本要素。该倡议于2002年发起，是FDA为实现药品质量监管和监管流程现代化而做出的努力。采用QbD概念及其原则作为实现该倡议而设定的目标工具如下：

鼓励制药业尽早采用新的技术进步。

- 促进现代质量管理技术的工业应用，包括实施质量体系方法。
- 鼓励实施基于风险的方法。
- 确保监管审核和检查政策基于最先进的制药科学。
- 加强FDA药品质量监管计划的一致性和协调性。

ICH指南Q8（R2）中定义的质量源于设计（QbD）是一种系统的开发方法，从预定义的目标开始，强调产品和工艺的理解以及工艺控制，基于健全的科学和质量风险管理。QbD的重点是对产品及其开发和生产工艺的透彻理解，以及对产品生产中所涉及的风险和如何最大地降低这些风险的了解。

ICH Q8R为药品开发的QbD方法提供了一个说明性的例子，其中包括以下关键的QbD要素：

- 以产品概况为目标。
- 确定关键质量属性（CQA）。
- 将原材料属性和工艺参数与CQA联系起来，并进行风险评估。
- 开发设计空间。
- 设计和实施控制策略。
- 管理产品生命周期，包括持续改进。

要素1和2是获得产品理解的活动，要素3和4是获得工艺理解的活动，要素5和6是实现工艺控制的活动。在ICH Q8R和相关出版物中可以找到对每个QbD要素的更多阐述。

为了促进QbD的实施，并确保监管过程的国际协调，FDA通过参与国际协调会议（ICH）与国际卫生和监管组织合作，为三个主要监管区域制定ICH QbD相关指南。自药品质量倡议启动以来，已最终确定了以下三个与QbD相关的ICH指南：

- ICH Q8（R2）药物开发，2009年8月。
- ICH Q9质量风险管理，2005年11月。

○ ICH Q10药品质量体系，2008年6月。

此外，FDA还在引入该倡议后的第一个十年中完成并发布了许多与QbD一致的CDER指南。一些例子是：

○ 行业指南：PAT-创新药物开发、生产和质量保证框架，2004年9月。

○ 行业指南：Q10药品质量体系，2009年4月。

○ 行业指南：工艺验证：一般原则和实践，2011年1月。

○ 行业指南：Q8、Q9和Q10问题与答案—附录：培训课程的问答（Q8、Q9和Q10要点考虑），2012年7月。

○ 行业指南：Q11原料药开发和生产，2012年11月。

在推出该倡议后的第一个十年里，FDA在其质量审查的内部监管程序中实施QbD的努力也取得了重大进展。一些亮点是：

■ CDER新药质量评价办公室（ONDQA）基于产品和工艺理解的应用，建立了新的基于风险的药品质量评价体系（PQAS）。

■ ONDQA发起并完成了一项CMC的QbD申报试点项目。12份申请（9份NDA和3份补充资料）被纳入项目，其中11份已获批准。一份申请被撤回。该试点项目的经验已与业界分享。

■ CDER仿制药办公室（OGD）于2005年宣布对其简略新药申请（ANDA）的CMC评估采用基于问题的审查（QbR）流程，并于2007年开始实施。QbR专注于关键的药品质量属性。它旨在评估申办方对FDA21世纪质量倡议的实施情况。

■ 2008年，CDER生物制品办公室（OBP）启动了QbD试点项目，为此试点项目选定了一组10个申请和补充申请。

■ 2011年EMA-FDA QbD 试点项目启动。该试点项目是FDA与欧洲药品管理局（EMA）之间的合作，旨在平行审查包含质量源于设计（QbD）要素的申请。两个机构的审查员将分别评估提交给FDA和EMA的申请。试点项目的启动旨在解决工业界对某些ICH指南在欧洲和美国可能有不同解释的担忧。

多年来，QbD的概念和原理已被许多行业广泛采用，但其在药品开发中的应用直到世纪之交才开始。尽管FDA在引入该倡议后的第一个十年中在内部和外部都取得了重大进展，但要让制药行业全面接受QbD，仍有许多工作要做。

迄今的经验表明，QbD可能更容易被大型制药公司用于口服固体制剂和鼻喷剂的开发。它对乳膏和洗剂等皮肤外用制剂的开发吸引力较小。截至2012年12月，在ONDQA审查的所有QbD申请中，大多数是片剂，没有一个是皮肤外用制剂。

与其他治疗领域相比，皮肤科市场规模可能相对较小，但皮肤外用制剂的处方、容器/密闭系统和生产工艺可能与其他剂型一样复杂且具有技术挑战性。生产偏差、批次失败和产品召回的事件对这个领域来说并不陌生。作为行业的一部分，皮肤外用制剂生产商必须密切参与质量倡议，以保持竞争力。

12.3 开发考虑因素

本节中描述的考虑因素以最近的USP和FDA倡议为指导，并致力未来皮肤外用制剂的开发。重点是过去未被经常考虑在内的皮肤外用制剂的特有因素。USP和ICH最近采用了一些想法（例如，USP <1151>、<3>和<1724>；ICH Q8、Q9和Q10），但有些仍在讨论中。本节不包括标准CMC监管要求，它们是贯穿本书多个章节的内容。

皮肤外用制剂的开发应从建立目标产品概况开始。该概况不仅应包括临床、毒理学、生物药剂学和临床药理学所需的特性，还应包括CMC所需的特性，如剂型、处方、容器/密闭系统、稳定性和有效期。

传统皮肤外用制剂开发的CMC活动往往是经验性的。临床开发在没有充分制剂表征的情况下仓促进行。关键质量属性或未被识别，或被识别过晚而无法对关键临床批次进行测定。在临床批次关键质量属性值未知的情况下，关键批次和商业批次之间的联系是未经证实的。因此，通过Ⅲ期试验建立并在产品标签中注明的临床性能无法在未来的商业批次中得到保证。CMC忽视通常是由于对CMC要素（例如剂型、容器/包装等）的临床/监管影响的无知。这种忽视往往会导致开发倒退。在某些情况下，需要付出的代价是重新进行Ⅲ期研究和/或重新进行注册稳定性研究。

以下是选择CMC主题的开发考虑因素：

12.3.1 剂型

目标剂型的选择必须考虑临床适应证和治疗区域。凝胶和洗剂通常对痤疮和玫瑰痤疮更有利，而乳膏和软膏则是治疗银屑病的典型方法。喷雾和泡沫渗透得更好更深，因此它们更适用于多毛区域。然而，它们的雾气很容易进入眼睛和鼻孔，因此应避免直接涂抹在面部和头皮上。

根据橙皮书，剂型是确定药物等效性的四个因素之一。因此，它具有监管意义，并可以决定应将申请发送给仿制药办公室（OGD）或是新药办公室，以及应该是新的NDA或是补充申请。

皮肤外用剂型直到2006年才标准化。在标准化之前，皮肤科市场的剂型非常混乱。类似处方的产品可能被一家公司称为洗剂，而被另一家公司称为乳膏。这种混乱导致了许多监管和法律问题。

FDA和USP都采用了Buhse等人在2005年发表的概念来定义以下七种皮肤外用剂型：乳膏、洗剂、凝胶、软膏、溶液、混悬剂和糊剂。除了Buhse 2005年的文章中提到的，市场上还有更多的皮肤外用剂型可供选择。有些剂型的命名是由容器/密闭系统而不是处方决定的。擦拭布、海绵扑、拭子、喷雾和泡沫只是几个例子。这些产品的瓶/罐内的处方可能是溶液或乳剂，但授予的剂型通常基于呈现给患者的最终物理形式，而不是容器中制剂的物理形式。

必须了解，由于监管原因，产品的物理化学性质必须在其整个保质期内与其授予的剂型相匹配。FDA只授予每种产品的一种剂型。因此，在开发具有目标液体或半固体性质的产品时，必须密切关注处方的黏弹性。

12.3.2　处方

在处方开发中应多加考虑。目标制剂的性质受临床适应证、治疗区域、人群、剂型、保质期、储存条件、美观性等因素的影响。为了达到目标性能，除了pH、缓冲剂类型、防腐剂、抗氧化剂、螯合剂等之外，还需要对许多处方变量做出决定，如有机物含量、挥发物含量、黏弹性性能和辅料的选择。下面的讨论只关注第一组中的四个因素，因为它们对于皮肤外用制剂处方是独特的，而第二组由保证处方稳定性和微生物属性的常见成分组成。

- 挥发物含量

挥发性有机溶剂如乙醇、异丙醇常用于皮肤外用制剂中，主要有两个原因：①增强活性成分的渗透，②溶解水溶性差的活性成分或其他辅料。然而，高含量的挥发性有机溶剂可能需要特殊的包装设计和封盖/密封操作，以防止挥发性溶剂蒸发和制剂的严重泄漏。挥发性溶剂的显著蒸发会改变处方组成。泄漏是包装在保护制剂方面的失败。从质量角度来看，这两者都是不可接受的。高挥发物含量也可能引发对处方易燃性的担忧，因此，产品标签上可能需要有易燃性警告。

- 黏弹性

黏弹性决定了制剂的流动性和铺展性。当黏度太低时，制剂的流动性强。当其黏度太高时，制剂可能不容易铺展。某些适应证（例如头虱）不建议使用流质的制剂，因为担心制剂可能进入眼睛，但确实希望具有良好的涂抹性。

黏弹性是一个经常被开发者忽视的处方属性。这些特性可能会受到放大、工艺变化、温度和时间的影响。因为液体与半固体的关键区别在于流动性，黏弹性的显著变化会使剂型由乳膏变成洗剂，反之亦然，如本章第三节中"剂型"项下所述。

- 有机物含量和辅料的选择

皮肤外用制剂因高有机含量而声名狼藉。其中许多是由蜡、脂类、凡士林、聚乙二醇、硅油、脂肪醇及其酯、表面活性剂、树胶、甘油、丙二醇、有机溶剂等配制而成。许多成分是混合物，许多是聚合材料。对于一些半固体产品，如软膏、乳膏和糊剂，为了产生半固体所需的黏弹性，高有机含量是必要的，但它也会产生不希望的油腻肤感，并降低涂抹性。

在处方中加入了一些辅料作为"润肤剂""保湿剂"或"湿润剂"。润肤、保湿和湿润是体内的皮肤效应，不能仅由物理化学数据来证实。辅料在制剂中的功能应基于其物理化学性质，除非其皮肤效应可以得到证实。

建议使用功能得以证明的辅料制备皮肤外用制剂。换句话说，不建议加入未经证实作用的成分，因为相容性、稳定性、原材料的变化和供应问题，可能会给产品带来相关风险。此外，从QbD的角度来看，处方越复杂，就越难获得正确的产品理解。

皮肤外用制剂研发人员应该注意的另一个事项是，辅料可能会成为意想不到的活性成分。例如，作为非处方（OTC）防晒成分的二氧化钛，在用于治疗玫瑰痤疮的制剂中的功能可能会受到质疑。二氧化钛可能出于防晒以外的目的添加到处方中，但由于其防晒能力，二氧化钛可能为玫瑰痤疮患者提供临床益处；因此，它可以被视为产品中的第二活性成分。另一个例子是批准的尿布皮炎治疗药Vusion软膏中的凡士林。Vusion于2006年获得批准，具有三种活性成分：硝酸咪康唑、白凡士林和氧化锌。凡士林是软膏的基质，但被认为是一种活性成分而不是辅料。

12.3.3　容器／密闭系统

- 容器／密闭系统的确认

皮肤外用制剂的研发人员经常依赖USP <661>容器的检测结果，对间接食品添加剂法规的符合性，以及注册稳定性研究数据，来支持拟议的容器／密闭系统的上市许可。USP <661>对皮肤外用制剂规定的相关检测为四项理化检测（非挥发性残留物、炽灼残渣、重金属和缓冲能力）。这四项检测仅是对塑料中可提取物的定性粗略评估，它们最初是为了评估接触水性处方的塑料而设计的。

然而，如本章第二节所述，最近的皮肤外用制剂往往含有高水平的有机溶剂，容器／密闭系统在设计和生产材料方面变得更加多样化。仅USP <661>不再足以评估接触有机处方并涉及不常用塑料或橡胶的容器／密闭系统的安全性（即可提取物／可浸出物）。容器／密闭系统的功能是需要对新容器／密闭设计确认的另一个领域。

通过进行USP <661>之外的其他研究，对未来皮肤外用制剂的容器／密闭系统进行适当的确认，应解决以下四个一般考虑因素：

- 解决对防护的考虑（例如，防光、防溶剂蒸发、防泄漏）：

  在注册稳定性研究中包括包装完整性和重量减失测试（和／或使用稳定性研究中，如果适用和有必要）。包装完整性测试应在批放行和稳定性研究时检查直接接触容器的内部和外部，它还应该包括检查泄漏。如果有必要，泄漏测试可以采用复杂的方法（如压力或电流上升），而不是目视检测。

  在稳定性项目中包括ICH Q1B的光稳定性研究。

- 解决相容性的考虑（例如，塑料对药物的吸收，塑料的变色或质地变化等）：

塑料对制剂的影响、制剂对塑料的影响应进行特殊的相容性研究。该研究应针对单独的、与处方接触的包装组件进行。

○ 解决对安全性的考虑（例如，可提取物/可浸出物）

根据接触制剂的塑料的化学成分进行风险评估，并假设最坏的情况。

对高风险塑料进行特殊的可提取物研究。该研究应针对单独的、与制剂接触的、高风险的包装组件（而不是整个容器/密闭系统）进行。如有必要，应在注册稳定性研究中监测主要可提取物。

○ 解决对性能的考虑（功能，给药等）

对于容器/密闭系统，如泵或涂药器，在注册稳定性研究或使用中稳定性研究中（以适用者为准）包括功能检测。

- 容器/密闭系统设计的变更：临床影响

我们不应该假设容器设计的变更没有或很少带来临床问题。最近，泵配置已被批准并添加到一些现有的已批准的乳膏和凝胶的产品线中（这些产品最初是用瓶子、管子或小袋包装的）。对于多种产品，也向FDA提出了现有已批准的产品增加涂药器的提议。泵头和涂药器有可能影响临床剂量和给药。某些更复杂的可能被认为是一种器械，可能需要进行人为因素研究才能获得批准。以下是批准后变更容器/密闭系统设计（例如，增加泵头或涂药器）可能提出的临床问题示例：

○ 拟议的变更是否涉及器械？这种变化会产生组合产品吗？

○ 拟议的变更会影响剂型吗？

○ 拟议的新容器/密闭系统的安全性或功能是否有必要进行临床试验？

○ 拟议的新容器/密闭系统提供的剂量是否与原来的大致相同？

○ 是否担心涂药器表面的微生物污染？

- 容器/密闭系统设计的变更：剂型影响

如前面关于"剂型"所述，人们应该了解由容器/密闭系统规定的剂型，如擦拭布、海绵、拭子、喷雾、泡沫等。这些剂型的瓶/罐内的制剂可以是溶液或乳液，但授予的剂型是基于呈现给患者的最终物理形态，而不是容器内的物理形态。因此，当泵头安装在溶液瓶的顶部时，可能需要根据泵出后的物理形态将剂型更改为喷雾或泡沫。然而，从患者的角度来看，如果原始物理形态保持不变，也存在剂型不变的情况。例如，凝胶、乳膏和软膏包装在装有泵头的瓶中或装有涂药器头的药筒中。它们仍然被称为凝胶、乳膏和软膏。

- 对容器/密闭系统设计的特殊考虑

皮肤外用制剂的容器/密闭系统的设计应避免与口服液产品相似。这是由于担心医疗差错（如意外摄入）。在某些情况下，儿童安全包装可能更可取。

由于意外摄入林丹洗剂导致死亡，FDA特别要求为治疗头虱开发的液体产品采用儿童安全包装。儿童将管状产品误认为牙膏的事件也有报道。

12.3.4　生产

● QbD工艺开发，放大和商业化生产

皮肤外用制剂的生产可能是复杂的，并且在技术上具有挑战性。生产偏差、批次失败和产品召回的事件并不陌生。为了提高生产一致性和工艺可靠性，QbD方法可能是有用的。QbD方法强调对产品和工艺的理解以及工艺控制。它基于可靠的科学和质量风险管理。

图12.2是一个流程图，显示了建立生产工艺知识库的QbD方法。

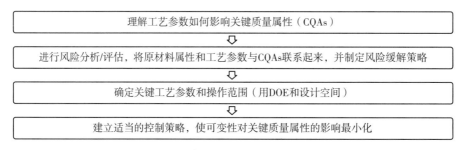

图12.2　建立生产工艺知识库的QbD方法流程图

● 灌装/封盖/安装特殊注意

对于涉及泵头或涂药器的皮肤外用制剂，人们应该意识到组装过程（例如，全自动与半自动）对包装完整性以及泵头和涂药器性能的影响。半自动工艺可能会生产出性能较差的容器。同样，需要特别注意工艺对容器/密闭系统在防止溶剂蒸发和泄漏方面性能的影响，特别是对高挥发性有机制剂。中试规模可能会有较高的缺陷发生率，如松盖/歪盖。因此，中试批次产生的关于重量减失、泄漏和包装完整性的批次放行和稳定性数据可能不代表商业批次。

12.3.5　稳定性

● 注册稳定性研究

注册稳定性批次应使用即将上市的容器包装系统和具有商业规模工艺代表性的工艺生产，包括灌装/封盖/安装工艺（根据ICH Q1A）。然而，灌装/封盖/安装工艺往往被忽视。注册稳定性批次生产和Ⅲ期临床批次生产可以在泵头或涂药器设计最终确定之前开始，或者灌装/封盖/安装操作可以使用半自动中试工艺，该工艺比全自动工艺产生更多的缺陷。

当容器/密闭系统涉及安装的泵头或涂药器时，注册稳定性批次的稳定性方案应包括所有关键产品属性和功能检测。该方案还应研究容器/密闭系统的不同朝向，并包括包装完整性（包括泄漏）和重量减失测试。分析样品应取自泵或喷头排出的制剂。

- 使用中稳定性研究

如有必要，应进行使用中稳定性研究，以支持建议的使用期限。泵头或施药器的物理化学完整性和功能性需要在整个预期使用期间得到证明。此外，应证明排出的制剂在整个预期使用期间符合产品质量标准。无论泵头或涂药器是否共同包装，都需要进行使用中稳定性研究。

- 特殊稳定性研究

进行特殊的稳定性研究，如光稳定性、冷融循环和冷热循环研究，以支持产品的运输/处理。

12.4　总结

在本章第二节关于工业创新中描述的各种挑战是作者所看到的制药行业和监管机构之间的潜在"差距"。有些本质上是命名法。有些是由于前所未有的技术。为了最大限度地减少"差距"，FDA和USP已经开始实施质量和命名的监管和药典标准现代化。鼓励行业关注这些举措，以保持竞争力。以下是作者对开发下一代外用药品的建议：

- 应用QbD原则以获得充分的产品/工艺理解，并识别关键质量属性和工艺变量。
- 早期开发体外药物释放方法（如适用），作为常规质量控制措施，并协助放大、场地变更、处方变更等所需的桥接。
- 在使用中稳定性和注册稳定性研究中纳入容器/密闭系统考虑因素（例如，取自所排出制剂的样品、功能、可浸出物等）
- 容器/密闭系统的充分确认，包括可提取物/可浸出物和功能。
- 准确理解预期剂型的定义。
- 了解装配工艺（如全自动或半自动工艺）对功能（如泵）和包装完整性（如泄漏）的影响。
- 意识到某些批准后容器/密闭系统变更（例如，增加复杂的涂药器）需要进行人体研究（例如，人为因素研究）的必要性。

参 考 文 献

1. Keith Marshall et al. Development of a Compendial Taxonomy and Glossary for Pharmaceutical Dosage Forms, *Pharmacopeia Forum* 29 (5)，Sep-Oct，2003.

2. Roger L. Williams，Standards-Setting Activities of the US Pharmacopeia During the 2000-2005 Cycle, *Drug Information Journal*，vol. 40，pp. 317-329，2006.

3. Lucinda Buhse et al.，Topical Drug Classification, *International Journal of Pharmaceutics*，vol. 295，pp. 101-112，2005

免责声明

本书这一章反映了作者的观点，不应被解释为代表FDA的观点或政策。

致　谢

感谢Sarah Ibrahim博士提供的技术编辑。

皮肤是最广泛、最容易接触的器官之一，其具有保护屏障作用，能够防止化学物质和异物进入身体并改变其内部环境；同时，富有弹性且相对坚固，在正常生理条件下可以自我生成。对药物开发而言，无论是局部给药局部起效的外用制剂（以下简称"外用给药制剂"）还是局部给药全身起效的透皮制剂（以下简称"透皮给药制剂"），在给我们带来挑战的同时，也给我们带来了机遇。尽管透皮给药利用了皮肤的相对可及性，但目前只有少量的药物可通过该途径给药。在许多情况下，药物的物理特性，包括分子量大小和药物极性，限制了其通过皮肤递送的能力。同样，药物分子的生物学特性，如对皮肤的刺激性和致敏性，以及由于对皮肤渗透性有限而导致的生物利用度不足，也对这种递送技术构成了额外的限制。所用制剂的活性成分、压敏胶或其他辅料可能会引起皮肤的刺激和过敏。尽管如此，市场上仍有很多透皮给药制剂上市，如可乐定、雌二醇、雌激素/孕激素、芬太尼、水杨酸甲酯、哌甲酯、尼古丁、硝酸甘油、奥昔布宁、卡巴拉汀、罗替戈汀、司来吉兰、东莨菪碱和睾酮。近年来，美国食品药品管理局（FDA）也收到了一些新药申请。

13.1 皮肤的解剖学和生理学

皮肤是人体最大的器官，成年男性的皮肤表面积约为 $1.73m^2$。尽管皮肤通常被认为是厚度均匀的屏障，但毛囊和皮脂腺的厚度、类型和分布却各不相同，而这些不同赋予了皮肤不同的吸收途径（图13.1）。表皮的外层，即角质层，厚度为 $10 \sim 15$ 个细胞，由死皮细胞（角质细胞）组成；表皮的下部是有活力的，并且由从真皮向上延伸到表皮的乳头层获取营养。角质细胞本身以所谓的"砖块和砂浆"模式排列，脂质代表将细胞固定在适当位置的砂浆。角质层的组织使其成为水分流失和环境挑战（包括药物渗透）的有效屏障。因此，通过皮肤的药物递送是局部（即进入表皮）或全身（即进入真皮）药物递送向下渗透到适当皮肤层的程度和速率的平衡。

虽然皮肤被视为连续的膜，但它处于动态平衡状态。平均每两周，角质层就会在一个"剥落"的过程中被替换。为了支持这一重塑过程，真皮在支持皮肤柔韧性方面发挥着关键作用，因为它含有弹性蛋白和胶原纤维，这赋予了皮肤的强度和弹性。真皮还含有用于疼

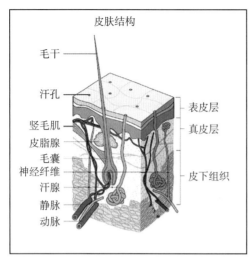
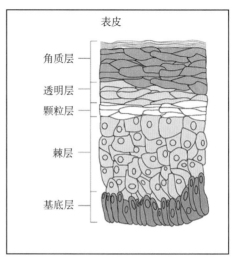

图13.1　皮肤结构

资料来源：Particle Sciences

痛、触摸和温度的感觉神经纤维。这种组织，特别是角质层中缺乏神经末梢，已经通过使用微针来输送其他不可渗透的产品，微针穿透和刺穿角质层和表皮，但仍保持在感觉神经末梢上方。在此过程中，微针为递送蛋白质、疫苗和其他大分子或小分子药物提供了一条可行的途径，这些药物的溶解性或电荷特性会阻碍其渗透。微针也代表了一种灵活的递送途径，因为穿透深度与针的长度有关，并且可以发展为仅穿透角质层或更深地到达真皮。它还有多种形式，从用于化妆品的手持式滚筒到使用涂层、可溶解的水凝胶或提供药物储库的中空微针透皮系统。

在开发用于经皮递送的产品时，存在一个主要的分歧。大多数"局部"应用产品旨在治疗皮肤疾病（如痤疮、牛皮癣、特应性皮炎等），因此，产品本身直接应用于患病皮肤。相比之下，对于全身起效的产品，如TDDS（如东莨菪碱、芬太尼等）或外用凝胶（如睾酮）应用于完整的皮肤。在患病皮肤中，角质层屏障功能受到损害，导致药物进入的阻力降低，生物利用率相应提高。这种屏障功能的丧失可通过测量经皮水分散失量来评估的。需注意的是，切勿将透皮给药制剂应用于患病皮肤。对于这些产品，药物递送研究一般是在正常皮肤上进行，因此可以以可重复的方式对处方因素（压敏胶、递送速率）进行评估。此外，在不同的患者之间和同一患者不同的病变部位之间，患病皮肤均存在固有的变异，因为没有两个病变是完全相同的。

因此，在决定进行开发制剂时，应首先考虑应用部位和皮肤的生理状态（健康与患病）。在确定之后，再考虑药物开发者可以控制的处方元素。

13.2 物理化学特性和经皮递送

对局部外用制剂而言，一旦确定了理想大小的应用区域和疾病严重程度，药物的物理化学性质就成为了制剂开发和临床药理学要考虑的关键问题。但是，对透皮给药制剂来说，在考虑物理化学性质前，还应确定其应用部位。

无论是外用给药制剂还是透皮给药制剂，任何外用产品的生物利用度都是原料药、制剂剂型和影响皮肤屏障功能的皮肤因素（疾病、热、出汗、粘连、闭塞等）之间复杂相互作用的结果。这些相互作用可以通过适当的处方开发进行优化，以实现在目标皮肤层或全身的有利分布。如前所述，使用"砖块和砂浆"的类比，扩散进入并穿过角质层是药物透皮递送的限速步骤。"砂浆"由神经酰胺、脂肪酸、胆固醇和胆固醇酯组成，为亲脂性化合物提供了优势。以此为出发点，对目前已上市的透皮制剂进行回顾，发现了一些相似的物理化学特性（表13.1）。

表13.1 部分外用和透皮给药制剂中活性成分和对乙酰氨基酚的物理化学特性[c]

药物	分子量	熔点（℃）	辛醇：水	剂量（口服或静脉注射）
奥昔布宁	357	129	2.9	5mg
芬太尼	336	87.5	860	100μg
氢化可的松[a]	324	217	1.61	/
东莨菪碱	303	197	0.98	0.4～0.8mg
维A酸[a]	300	180	6.3	/
特比萘酚[a]	291	195	3.3	250mg
睾酮	288	155	3.32	[b]
哌甲酯	233	42	0.38	5～20mg
尼古丁	162	79	15	1mg
对乙酰氨基酚	151	168	0.46	325mg

注：[a] 局部递送治疗制剂。

[b] 睾酮的治疗剂量水平因人而异。

[c] 物理化学性质从PubChem获得，网址http://pubchem.ncbi.nlm.nih.gov

从表13.1可以看出，通常情况下，透皮给药制剂中药物的分子量和熔点较低，但是不一定需要较高的辛醇-水分配系数。透皮给药制剂的关键特征是有效剂量小、效力高。例如，尽管哌甲酯具有不利的辛醇-水分配系数，但其有效剂量（口服）小于20mg，且通过透皮递送可实现1.1mg/h的递送量，因此可用于透皮给药。另外，对"对乙酰氨基酚"来说，其分子量低于上述所列的其他药物，辛醇-水分配系数和熔点对于透皮给药来说并非不合理，这表明它可能是一种可行的经皮给药候选化合物。然而，由于对乙酰氨基酚的最低有效剂量通常为6小时325mg，用于透皮递送的每日总剂量可达1300mg。为了实现从TDDS或乳膏/洗剂等渗透通过皮肤进入全身循环的这种大量药物的转移，需要一种具有极端渗透增强功能的复杂处方和一块大尺寸的贴片（大约一张笔记本纸！），这与药物的理化优点相反。

然而，特比萘芬似乎是一个例外，虽然其口服剂量为250mg，但该药物是用于甲真菌病或其他局部真菌感染的治疗。在口服给药的情况下，药物首先进入血液，再从血液迁移到皮肤，而不是以相反的方式进行质量转移。一般来说，大多数透皮给药制剂的每日剂量都低于20mg，并且，在理想情况下，应尽可能低，以使贴剂尺寸和应用区域不引人注目。

药物与皮肤之间的物理化学作用也与皮肤在用药过程中对环境因素的反应有关。最典型例子是芬太尼的透皮递送。在将芬太尼应用于皮肤后，由于其高亲脂性，会在皮下形成一个药物储库。当皮肤暴露在高温下时，会导致血管舒张，促进芬太尼快速吸收，从而引起毒性。虽然这些因素的存在在理论上一直是公认的，但通过与芬太尼相关的死亡事件，人们以戏剧性的方式也认识到了这一点。虽然报道显示，一些死亡是由于芬太尼的摄取或使用不当（在非阿片类药物耐受患者中使用）导致，但文献中仍有关于热和/或皮肤屏障受损导致不良结果的报道。

虽然具有较多（吸入）或较少（直接静脉注射）递送问题的剂型都是如此，但对经皮给药制剂来说，还要考虑其所处的环境。虽然它们不是开发的驱动因素，但对于具有高辛醇−水分配系数、高效力以及具有潜在危及生命不良事件的产品，在产品使用的过程中，应对以下问题进行考虑，如患者是否生活在温暖或寒冷的气候中？患者是否进行剧烈运动或久坐不动？

13.3 外用给药制剂

外用给药制剂具有多种剂型和表现形式，包括乳膏、软膏、洗剂、凝胶、喷雾剂、粉末和摩丝。虽然这些产品之间存在明显的物理差异，但它们有一个共同特征，即：产品的设计目标是局部给药局部递送。然而，也有例外，比如前面提到的局部外用制剂睾酮进行替代治疗的情况。

虽然人们普遍认为，一种剂型的生物利用度可能高于另一种剂型，但在实践中并没有遵守这一点。例如，软膏可能对某一药物表现出最高的生物利用度，但对另一种药物，洗剂可能表现出最高的生物利用度。正是药物、处方和病变皮肤的病理生理学/严重程度的相互作用决定了外用给药制剂的体内生物利用度。这种区别与临床剂量选择有关，因为在市场上，外用给药制剂通常以多种形式存在，其中比较常见的是软膏、乳膏、洗剂和凝胶剂。在某些情况下，一些产品，如特比萘芬，除口服片剂和颗粒剂外，还有乳膏剂、溶液剂、凝胶剂和喷雾粉末。单一产品的这一系列剂型说明，对于各种适应证和不同的应用部位而言，其中一种剂型由于包括美观和便利性在内的各种原因而优于另一种剂型。后两个要素，即美观和便利性，在外用给药制剂中不容忽视。

13.3.1 可转移性和清洗

外用给药制剂的特殊性在于它们是"开放式"剂型。也就是说，一旦给药，它们对环境是开放的，这种情况会造成一个明显的担忧，即任何接触给药部位的人都有可能接触到该药物，从而可能导致全身暴露的发生。这种担忧已在替代睾酮疗法的实践中得到了证实，在这种疗法中，将药物转移到儿童身上会导致性早熟、攻击性和情绪变化症状的发生。2009年5月，FDA进行了一项上市后审查，结果在1%睾酮凝胶（商品名分别为AndroGel和Testim）中添加了一个方框警告，其中描述了存在的担忧以及应采取的措施以尽量减少药物向伴侣或儿童转移。尽管这代表了极端情况，但仍需通过直接皮肤接触的方式对体内转移的情况进行研究，并根据研究的结果制定缓解策略，将其作为安全性评估的一部分，以便制定关于转移风险的适当标签和患者说明。

与转移相关的是清洗问题，也就是说，需确认什么程度的清洗能有效地去除用药后手上或作用部位的药物残留。此外，建议对给药后淋浴与药物吸收的关系进行评估，根据研究的结果，告知患者应在多长时间内避免淋浴/清洗，以使药物充分吸收。以睾酮为例，在使用后15分钟或30分钟内淋浴，会导致药物不能有效暴露，从而出现无效的治疗结果；而在2小时后淋浴则无影响。进行可转移性和淋浴/清洗研究的目的是在确保有效暴露的同时减少无意暴露的风险。

13.3.2 体内生物利用度测试：一般设计因素

一般来说，外用给药制剂的作用部位是角质层（如抗真菌药物）、皮脂腺（如痤疮的治疗）或基底细胞层（如银屑病的治疗）。在美国，FDA要求所有药品在开发过程中都需对产品的生物利用度进行评估。对于外用给药制剂，其作用部位可能是角质层或表皮与真皮的交界处，这取决于具体的疾病类型。迄今，尽管已提出了很多用于生物利用度评估的方法，如胶带剥离、共聚焦拉曼光谱、近红外和微透析等，但尚未有一种方法获得监管部门的认可。然而，FDA仍然是这些领域研究的支持者，并为此参加了许多公共研讨会。

目前，FDA建议申请人进行最大使用量试验（MUsT）生物利用度评估。该试验旨在"最大化"那些在计划的"使用"条件下影响局部吸收的因素。随着分析方法的改进，MUsT模式解析大多数（如果不是所有的话）受试者整个血浆水平-时间曲线的能力已添加到临床药理学知识库。自20世纪90年代中期以来，这一模式已在多个国家会议上提出。

生物制药注意事项

为了满足21 CFR第320部分（生物利用度和生物等效性要求）的要求，可能需要进行药代动力学研究，以评估全身吸收的程度和/或潜力。

根据本节规定，新药申请必须包含体内生物利用度评估或符合FDA发布的体内生物利用度豁免的充分信息。一般来说，体内生物利用度豁免只有在特定情况下才会批准。对于外用给药制剂，通常建议在所谓的最大使用量条件下进行全身暴露的体内评估研究。这种最大使用量研究的推荐要素如下：

（1）制剂的处方和生产工艺应与临床研究和拟上市的制剂相同。

（2）该研究应在足够数量的患者中进行，且患者的受累区域和疾病严重程度应接近拟议适应证的上限，给药部位至少包括面部、肩部、胸部和背部。

（3）使用的剂量应代表Ⅲ期试验和拟议的包装说明书中预期的最大剂量，包括：给药频率、治疗持续时间、使用拟议的最大规格、一次治疗涉及的给药面积、每平方厘米的用量、给药方法。

（4）应对活性成分和代谢产物的测定方法进行适当的验证。

本研究的目的是最大化那些影响皮肤渗透的因素，从而确定全身吸收的情况。我们建议，在尽可能的情况下，使用标准的药代动力学指标（AUC、C_{max}、T_{max}）分析得到的药代动力学数据。同时建议将研究方案纳入到皮肤安全性评价中。

正如本试验所概述的那样，其目标是在拟议使用的上限范围内对全身吸收的情况进行评估，即采用申请人提出的最高剂量和规格进行研究。如果在这种条件下，全身药物水平低于检测下限，或者通过毒理学评估证明在安全范围内，那么，这些研究数据就可以进一步佐证药物的安全性。2015年，Bashaw ED等对该方法做了进一步阐述，其在遵循FDA指南文件中提出的准则的同时，也对该试验方法的要素和总体目标做了更深入的解释。

这项测试的重点不是产品的功效，而是产品的安全性。目前，体内临床疗效试验对于证明生物等效性是必要的。虽然这代表了一种真实世界的测试，但人们仍然对开发其他专注于在实际作用部位测量药物的技术感兴趣。这样的测试，或更类似于针对不同剂型或情况优化的测试，将通过允许处方优化和处方改变更容易的纳入，从而允许更快速的开发计划。然而，除了垂体-肾上腺轴抑制试验外，到目前为止，还没有公认的外用制剂生物等效性的体内评估方法。

13.4   透皮给药制剂

与局部给药局部起效的外用制剂相比，透皮制剂——无论是透皮系统、喷雾剂还是凝胶剂——都是通过皮肤渗透进入全身血液循环来实现其治疗效果。可以理解的是，与更传统的剂型相比，透皮给药制剂具有几个重要的优势。药物在皮肤上的稳定渗透使血药浓度水平更加稳定，这通常是治疗的目标。血药浓度没有峰值，可以降低副作用的风险。此外，如果透皮给药产生毒性，则通过去除TDDS可能会逆转这种影响。然而，一些药物可能会在皮肤内形成储库，即使在产品去除后仍能继续递送。另一个优点是方便，尤其是对于每周只需要应用一次的透皮制剂。这种简单的给药方案可以帮助患者坚持药物治疗。通过透皮给药可以避免首过代谢，这是口服给药的一个额外限制。此外，可被胃酶、极端胃肠道pH、胃肠系统中表面活性剂降解的药物也可能是透皮给药的候选药物。然而，有很多外部因素可能导致透皮吸收的变异，其中包括温度、湿度、种族、年龄、性别、解剖部位、受试者的总体健康状况、疾病和创伤、洗澡/美容习惯、皮肤的闭塞和水合作用。此外，可改变TDDS固有皮肤渗透性的常见因素有制剂的黏附性、药物的物理状态、促渗剂、药物在TDDS组分中的溶解度（浓度梯度）、TDDS引起的皮肤刺激性。

通常情况下，TDDS的递送是通过皮肤或系统（即，该系统包含控释膜）来控制的。这些系统是"封闭的"输送系统，相比于外用给药制剂，其可转移的风险较小。

一般来说，透皮给药制剂的首选贴敷部位是胸部、上臂和背部，因为这些部位易于贴敷且具有较大的表面积，可便于轮换。此外，也可以贴敷于其他部位，如耳后（东莨菪碱透皮贴）和大腿（局部外用制剂睾酮替代产品）。

13.4.1 透皮给药系统

被动透皮给药系统（transdermal drug delivery system，TDDS）是一种旨在通过皮肤将药物递送至全身血液循环以达到治疗效果的药物递送系统。就本文件而言，被动TDDS是指不使用加热、电泳、离子电渗、超声波导入、微针或其他机械方法来诱导或控制透皮给药的系统。为了维持稳定的释放速率和恒定的血药浓度，透皮系统通常含有过量的活性药物成分，因为释放速率和血药浓度的维持依赖于稳定的浓度梯度。大多数透皮系统含有几乎是用药期间吸收量的10～20倍的药量。因此，在去除后，大多数TDDS可能含有药物产品中多达95%的初始载药量。因此，患者和医疗服务人员在处理使用过的TDDS时应小心谨慎，尤其是对于美国缉毒局所列的违禁药品（如麻醉剂），更应引起重视，它们很容易被滥用和转移。处理用过的TDDS的常见方法是将其对折，使黏合面粘在一起，然后将它们冲下厕所，而不是丢弃在家庭垃圾中，因为儿童和宠物可能会在那里接触到它们并摄入剩余的药物。FDA已经发布了"透皮和相关药物递送系统中药物残留"的相关指南。

FDA批准的被动TDDS的两种主要类型，如图13.2所示。

TDDS的常见结构单元包括：背衬层、药物层或储库、胶黏层和离型膜。Ⅰ型系统中存在不同的药物层或储库（图13.2）。在Ⅱ型系统中，黏合层也可以用作药物层或贮库。其他组分，如促渗剂、黏度诱导剂等也可以包含在该层中。除上述常见的结构单元外，一些系统（通常是填充–密封型TDS）在药物储库和黏合层之间可能包括微孔或致密聚合物膜，用于调节和控制药物从系统中的释放速率（系统类型I，图13.2），或仅形成药物储库的边界，而

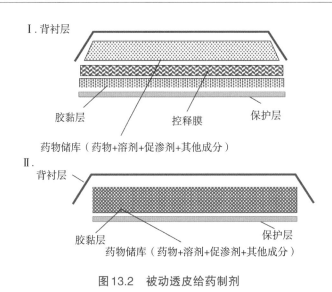

图13.2　被动透皮给药制剂

不起控制药物释放速率的作用。近年来，FDA已经批准了这两种系统的几种变体。

13.4.2　体内生物利用度试验：一般设计因素

由于透皮制剂旨在将药物通过皮肤渗透进入全身血液循环，因此，其体内生物利用度测试通常非常简单，有些类似于口服药物开发。在典型的透皮药物开发中，有单剂量、多剂量、剂量比例研究，以及在可获得口服或静脉注射剂相关数据的情况下，可进行相对或绝对生物利用度研究。通常，透皮药物开发是通过替代途径获得的产品线延伸。这种延伸的案例有芬太尼（静脉注射）、尼古丁（吸入）和哌甲酯（口服）。在此过程中，开发人员可以利用这些原始审评中的大量信息来支持透皮制剂的开发。

一般来说，此类研究中确定的药代动力学参数与口服生物利用度评估中使用的药代学参数相同。即AUC、C_{max}、C_{ss}、T_{max}、清除率（Cl）和峰谷波动（波动指数，FI）。后面参数与该疾病的慢性特征一致。由于角质层厚度的差异，有必要进行应用部位的研究，尤其是对于那些皮肤控制的透皮系统，也就是说，它们缺乏控释膜，并依靠皮肤的渗透性来调节药物渗透。在临床开发计划中，需要考虑和跟踪关注黏附性、覆盖层的使用以及产品脱落后果的研究。通常在开发过程中，压敏胶会因临床研究中出现的问题而发生变化。在这种情况下，有必要进行桥接研究，以证明压敏胶变化的影响。虽然透皮产品没有这样的范例，但它们的临床药理学发展确实有独特的特点，这将在本章中进一步讨论。

13.5　外用和透皮系统的特殊注意事项：年龄、性别和种族

皮肤和其他器官系统一样，会衰老，随着年龄的增长，它会失去一些结构和功能，包括

调节体温和维持体液平衡的能力。皮肤变得褶皱，使得外用制剂的应用变得困难，TDDS的黏附变得复杂。一般来说，体内药代动力学研究，无论是口服还是外用产品，都应在拟议的人群中进行，包括老年人。

相比之下，在儿科人群中，尤其是在新生儿中，皮肤成熟度的差异可能与疾病的严重程度有关。在成年人中，皮肤仅约占总体重的3%，而在新生儿中，可高达13%。因此，新生儿的表面积与体重之比是成年人的四倍，虽然足月婴儿出生后不久就具有完整皮肤屏障的所有特征，但这种表面积与体重的高比例只会增加局部给药后全身血药浓度水平升高的可能性。对于主要是儿科疾病的情况，例如特应性皮炎，尤其如此。

在儿科患者中，特应性皮炎代表了局部受累和药物使用的极端情况，其中90%的体表面积受累并不罕见。与成年人不同，由于衣服的原因，儿科很少有超过30%体表面积的局部用药，这些考虑因素与婴儿群体无关，因为他们通常只穿着尿布或尿布－衬衫组合。此外，通常会给婴儿使用保湿剂和其他润肤剂，这些润肤剂可以暂时滋润皮肤，并可以增强或阻碍这一人群的药物吸收。由于这些因素，根据《儿科研究公平法案》，必须在相关人群中研究拟用于儿科人群的局部或透皮制剂。一般来说，为了获得儿科给药方案的批准，必须研究所讨论的年龄范围，并在最低期望年龄范围内有足够数量的受试者。此类研究的方案应预先规定每个年龄组要研究的儿童人数，并应采取措施确保入组受试者分布在整个年龄段，以防止在每个年龄段的上限聚集。不鼓励将成人数据外推到儿科人群，并且仅用于规划适当的儿科项目。

关于种族和性别，迄今，无论是外用给药制剂还是透皮给药制剂，二者的药物生物利用度尚未显示出新的差异，这是以前口服或其他给药途径未观察到的。这并不是说这种差异不可能或根本不存在。与使用其他给药途径进行的临床研究一样，参与这些研究的受试者应反映美国人口的种族。理想情况下，每个制剂或给药系统的研究应包括足够数量的受试者，以便使用种族、性别和年龄等人口统计学因素作为协变量进行二次药代动力学分析。

13.6 外用和透皮系统的特殊注意事项：刺激和致敏

在外用或透皮给药制剂的开发过程中，均需采用人体和动物进行皮肤致敏和刺激性测试。对于外用给药制剂，当将其用于患病（受刺激）皮肤时，必须注意确保在临床试验期间进行适当的观察和评分，以区分疾病过程本身和任何诱导产生的刺激或致敏现象。

对于TDDS，由于在佩戴后其具有的封包作用，长期给药可增加局部反应的可能性。为了减轻TDDS移除后对皮肤造成的局部创伤，使皮肤中与闭塞相关的变化逆转，应轮换其应用部位，以便皮肤在使用后恢复。在临床观察中，必须能够区分观察到的现象是由于药物的刺激作用导致，还是由于其本身的药理作用引起。例如，硝酸甘油和尼古丁等血管舒张物质会导致反应性充血，可能被误认为是皮疹或过敏反应。对临床工作人员和皮肤科医生进行适当的培训，对判断这些类型的反应非常有帮助（表13.2）。

表13.2 刺激反应与过敏反应的一般区别[a]

刺激反应	过敏反应
-移除时反应最大	-移除后严重程度可能会增加
-原位点没有反应	-药物应用之前可能发生的反应
-应用位点有反应	-可能不在应用位点出现反应
	-可能有囊泡

注：[a] 表13.2摘自 "Murphy M，et al. Am J Clin Dermatol，2000；6：361-368"，经SPRINGER许可使用。

13.7 特殊情况 – 外用制剂的最大给药表面积

皮肤病表面受累范围，从几乎完全受累（特应性皮炎）到本质上的病变（特应性角化病）。后一种疾病的严重程度从鳞状细胞癌、基底细胞癌到疣不等。它们通常局限于特定区域，与正常皮肤不同。这些病变的治疗可以包括通过切割或激光消融进行手术切除，以及使用局部应用的腐蚀剂，如乙酰丙酸。在这种情况下，必须修改最大使用量试验（MUsT）模式，以反映大面积的皮肤不会在同一时间进行治疗。然而，该研究应包括在Ⅲ期研究计划中进行的和拟议上市的一次治疗的最大病变数量。在这种情况下，可以将MUsT评估作为Ⅲ期试验的一部分而不是单独的试验来完成。

13.8 外用和透皮制剂的开发路径

一旦选定了药物，确定了给药途径（局部给药与透皮给药）和处方，就可以开始临床开发了。尽管通常被证明是一个线性过程，随着开发从Ⅰ期顺利推进到Ⅲ期，从而获得批准（图13.3），但现实情况有所不同。

事实上，药物的开发路径是一个平行的过程，随着化学、临床前、临床药理学和临床计划的实时进展，同一阶段会同时存在多种活动。在药物的开发过程中，申请人应寻求并充分利用与FDA或其他监管机构的沟通会议。以FDA为例，关键的里程碑会议有Pre-IND会议、Ⅱ期结束会议和Pre-NDA会议。这些是决策会议，申请人应寻求机会，让FDA作为合作伙伴参与药物开发的这些关键里程碑（图13.4）。

此外，FDA也在努力为相关信息和指导的请求，做出积极的响应。这并不是说FDA拥有无限的资源，建议申请人充分考虑向FDA提交的问题和方案，并提出明确的答复请求和

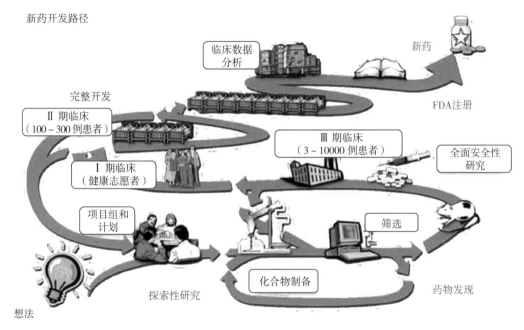

图13.3 新药开发路径示意图

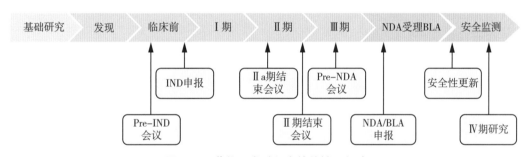

图13.4 药物开发过程中的关键里程碑

合理的答复时间表。另外，细节稀疏的会议包，或在会议时提出新的问题，都不能证明制定了精心设计的发展计划或监管策略。古老的格言"未雨绸缪"在当今的药物开发中也是如此。一个仓促准备、考虑不周、有未明确问题的会议请求不太可能产生加快开发计划所需的信息。

13.8.1 外用与透皮制剂的审批管理办法

如前所述，大多数透皮制剂是对已获批上市产品线的延伸，例如哌甲酯、芬太尼和奥昔布宁。也就是说，它们是最初被批准用于相同适应证的另一种给药途径的产品。在同一申请人的情况下，可通过原始申请的补充申请形式提交。如果是其他申请人，则需根据《食品药品和化妆品法案》（FDC）第505（b）（2）条提交申请。

505（b）（2）申请是指根据第505（b）（1）提交的申请，就该申请而言：

- 申请人申请批准所依赖的研究不是由原申请人进行的，也不是为原申请人进行的。
- 申请人未获得研究的参考权或使用权［《美国法典》第21卷第355（b）（2）条］。

根据第505（b）（2）条，允许FDA依靠非申请人开发的数据来批准NDA，例如已发表的文献或该机构对先前批准的药品的安全性和/或有效性的发现。

根据第505（b）（2）条，审评过程中关注的重点是开发计划和审查两条路线之间的差异。对于透皮产品，该产品极不可能与原始或"上市药物"产品具有生物等效性，也不必要如此。需要研究的是这两种产品之间的差异，即，如果透皮给药后的药物水平低于已批准的给药途径，临床开发计划将重点关注其疗效（因为从系统角度来讲，更低的水平不可能更不安全）。然而，如果由于首过代谢效应降低，药物水平更高，那么该计划将重点关注这些增加的药物水平的安全性。此外，无论是上述的任何一种情况，都需在临床计划中对产品的皮肤安全性（刺激性和致敏性）进行评估，因为这两种制剂很可能在辅料的类型和比例方面有所不同。

从临床药理学的角度来看，递送途径的变化（从口服到透皮/局部应用）可能会对所需信息产生重大影响。需要解决的一些问题包括但不限于：

- 应用部位
- 剂量比例
- 热和运动的影响
- 覆盖层和皮肤黏附的影响
- 药物在皮肤上的残留量
- 可转移性和清洗（去除）研究
- 用于特殊人群（老年人、儿科等）

如果可能的话，这种性质的研究应在拟议的患者群体中进行，特别是正在治疗的疾病可能影响人体药代动力学或代谢活动的情况下。

如果透皮制剂实际上是首次上市，那么需通过505（b）（1）途径申请，其中应包括完整的安全性和有效性研究报告。在申请中，批准所依据的研究是由申请人或为申请人进行的，或者申请人已获得研究的参考权或使用权。在这种情况下，除了需对透皮制剂的性能描述之外，申请人也需证明药物在其他方面的安全性和有效性，包括疾病的动物模型、体外代谢研究、药物分布的放射性标记研究等。505（b）（1）申请所需潜在信息的完整描述超出了本章的范围，读者可参考FDA网站，查阅关于药物开发和临床特定要求的相关指南，如文献22～24。

从监管的角度来看，外用给药制剂的开发路径与透皮给药制剂类似，不同之处在于，在大多数情况下，该途径是第一个获批上市的途径，而其他剂型或给药途径是作为该途径的补充或通过新的505（b）（1）申请获批。应该注意的是，对于外用或透皮产品（或任何其他给药途径）的创新药申请，不能通过505（b）（2）途径，因为该途径旨在通过允许新的申请人根据之前对药物安全性和有效性的发现开发新产品来刺激创新。最常见的是，根据（b）（2）法规，当产生的体内暴露量等于或小于参考产品的暴露量时，新的申请人能够参考原始申请的药理学/毒理学数据，而无须重复动物和生殖研究。然而，在新配方的高暴露量更高或存在安全性风险的情况下，需对安全性和有效性进行单独确定，并可能包括新的药理学/毒理学研究。

13.8.2　药品开发监管指南

在药品的开发过程中，强烈建议按照ICH Q8指南中描述的原则和质量源于设计（QbD）的原理进行。在NDA申请时，建议提交一份详细的药物开发报告，对所选工艺的理由、产品和工艺的开发过程、关键质量属性、关键工艺参数以及基于产品和工艺理解的工艺放大的科学方法进行概述，将其放在通用技术文件（CTD）的模块P.2中。此外，CTD格式虽然可以以多种不同的方式提供药物开发研究产生的其他信息，但需注意的是，申请人应明确指出信息所放的位置。除申请中提交的内容外，本指南的某些方面（如产品生命周期管理、持续改进），还应符合申请人的药品质量体系。

药物的开发应至少包括以下要素：

- 确定与产品质量、安全性和有效性相关的目标产品质量概况（QTPP），其中考虑的内容包括但不限于给药途径、剂型、规格、生物利用度和稳定性。
- 识别药品的潜在关键质量属性（CQA）。
- 确定原料药和辅料的关键质量属性，如辅料的型号，以确保产品的质量符合要求。
- 选择合适的生产工艺。
- 拟定控制策略。

影响TDDS性能的两个关键因素是皮肤的黏附性以及药物渗透通过皮肤的速率和程度。这些质量属性对递送治疗范围窄的高效药物尤其重要。众所周知，黏附性差的产品会导致药物渗透性低和缺乏疗效。黏合和内聚失效可能与产品设计或制造缺陷有关，也可能与稳定性不佳有关。此外，高血药浓度可能是由于制造缺陷，以及由于高温、过度贴敷造成的闭塞或皮肤受损等情况造成的。因此，在产品的性能评估中，建议采用可指示产品体内性能的生物相关体外测试法。

在TDDS的开发中，影响黏附性的最关键的处方变量是所用添加剂的类型和浓度、载药量、压敏胶层的厚度、背衬层的组成和厚度以及溶剂残留物。对于活体皮肤黏附性研究，FDA指南草案"ANDA申请中透皮和外用递送系统的黏附性评估"建议采用五点量表。此外，欧洲药品管理局（EMA）也发布了活体皮肤黏附性研究的相关指南，如"调释制剂药代动力学和临床评估"和"透皮贴剂质量"。

此外，还建议进行使用中研究，以模拟实际磨损情况。出于临床目的，更合理的做法是考虑人体皮肤上的"自然"测试条件，如皮肤上的热量和水分。此外，还应考虑不同皮肤类型对黏附性的影响。

体外皮肤渗透研究是透皮制剂开发的绝佳工具，通常可用于预测产品的体内特性。皮肤渗透研究是指包括促渗剂（如果存在）在内的活性成分的经皮扩散。关于药物和促渗剂浓度的处方优化通常可通过皮肤渗透研究进行评估，2011年Kalia和Guy描述了一种模拟透皮药物释放的方法。当处方、组分、生产工艺或其他因素发生变化时，该测试也可能有助于预测药物和促渗剂（如果存在）递送特性的变化。

为了增加药物的皮肤通量，通常可采用过饱和条件。过饱和是一种溶解在载体中的药物量大于其平衡溶解度的状态。这具有增加药物热力学活性的效果，从而可使药物的通量增加。然而，这样的系统在热力学上是不稳定的，并且过饱和的药物溶液有形成晶体的趋势。压敏胶基质内的药物结晶可能会导致TDDS的皮肤渗透和/或黏性降低。因此，正如1996年Ma等人评估的那样，药物结晶的控制对TDDS应用的功效和质量尤其重要。建议开展包括聚合物添加剂和溶剂对压敏胶基质中药物结晶影响的研究。使用不同溶剂和不同结晶条件的常规多晶型研究可能并不总能预测是否可以在贴片内形成新的多晶型。药物可能在储存时在TDDS内结晶成已知或新的多晶型。类似地，关于药物在TDDS各个组分中溶解度的信息应谨慎使用，因为溶剂对药物结晶的抑制作用不能简单地根据药物在该溶剂中的溶解度来预测。

13.8.3 通用技术文件（CTD）的编制和组织

上市申请的通用技术文件格式可参考ICH M4——人用药品注册通用技术文件组织指南。

透皮制剂的组成和组分不同于常规剂型。通常情况下，被动透皮给药制剂由包括原料药在内的离型膜、背衬层、膜（可选）、压敏胶以及促渗剂和溶剂（可选）组成，其容器密闭系统为铝箔袋。

离型膜通常为聚酯材质，在药物主文件（DMF）中应包括化学、生产和控制（CMC）信息，否则申请人需单独提交。通常，在其质量标准中应包括但不限于以下内容：鉴别、厚度、重量与面积比、摩擦试验、剥离、拉伸和伸长率。剥离试验，即在不发生内聚失效的情况下，将具有已知化学性质压敏胶的特定胶带从离型膜移除所需的剥离力，是测量离型膜表面特性的一项重要实用试验。

背衬材料的CMC信息应与皮肤安全信息一起在DMF中提交，否则申请人需单独提供。透皮贴剂中所用的背衬层可分别封闭性或非封闭性，二者可通过湿气或氧气的透过率来确定。封闭性的背衬膜可增加皮肤的渗透率。背衬膜表面是无孔的，因此其表面张力可能较低，导致它们不易与印刷油墨、压敏胶或基于压敏胶的制剂结合。因此，可能需要对背衬材料的表面进行处理以改善其黏合特性。

化学促渗剂具有增强皮肤渗透性的功能特性。通常，在其质量标准中应包括但不限于以下内容：鉴别、含量测定、纯度、熔点等。在极少数情况下，会用到新型促渗剂，此时所提交的信息类似于新分子实体，因此，可能需要对其进行全面表征，并提供相应的毒性信息。对于这种情况，建议申请人咨询临床部门，了解关于新型促渗剂所需提交内容的具体要求。

在图13.2所示的Ⅰ型透皮系统中采用的膜有致密膜和微孔膜。致密膜或聚合物膜通常具有较高的聚合密度和极少的空隙，这些膜的生产工艺通常为溶剂浇铸、熔融挤出或在聚合的过程中形成。类似地，微孔膜的生产可采用干、湿、相转化和各种其他技术。膜的CMC信息通常为生产商的专有信息，为保密内容。通常，在致密膜或聚合物的质量标准中应包括但不限于以下内容：鉴别、膜厚度、拉伸、伸长率和每米的重量等；而微孔膜为鉴别、膜厚度、孔隙率、透气度、拉伸、伸长率和每米的重量等。

皮肤黏附性是TDDS的关键质量特性，因为它是确保实现所需药物递送速率不可或缺的特性。TDDS与皮肤的黏附性是通过使用压敏胶（PSA）来实现的，其中所述的压敏胶为只需施加轻度压力，即可与被粘接物黏合的黏合剂。通常，PSA在使用时是固化的，并具有永久黏性和可移除性。它在键合形成的条件下（应变较小）是柔软的，在键合破裂（应变较大）时变得坚固。作为药物开发的一部分，申请人可分别对压敏胶以及包含所有组分的胶黏剂处方原型的流变学特性进行研究，并通过实验设计（DoE）法对处方进行筛选。根据获得的粘弹性数据，说明所选压敏胶以及处方设计的合理性。

TDDS的黏合性能与压敏胶的三种性能直接相关，分别是：①初黏力，与另一种材料的表面在轻微压力下短暂接触时的黏附力。②抗蠕变性或持黏力，流动阻力可以被认为是系统中压敏胶内聚性的一种表达。增加剪切强度可能会牺牲初黏力和剥离或黏合强度。③剥离强度，将TDDS从基材表面剥离所需的力。

在透皮制剂中常用的压敏胶有聚异丁烯/聚丁烯、丙烯酸酯和硅酮三个类别。在极少数情况下，也有使用亲水性压敏胶和基于嵌段共聚物的热熔压敏胶。聚异丁烯类压敏胶是一种使用氯化铝或三氟化硼为催化剂，由异丁烯在液态乙烯、二氯甲烷或己烷中低温聚合而成的聚合物，并可能含有合适的稳定剂。增黏剂为黏性物质提供黏性和特定的黏合质量。增塑剂软化黏性物质。增黏剂和增塑剂都充当黏度增强剂并改变聚异丁烯的流动性能。改性剂如烃类树脂和低分子量聚异丁烯也可用于改善黏合/流动性能。

柔软的皮肤黏合剂是由两部分组成的有机硅黏合剂凝胶，即，在铂催化下，由乙烯基聚二甲基硅氧烷和氢交联剂聚合而成。在透皮制剂中使用时，可用于装载药物和辅料，赋予其足够的抗蠕变性。

药用丙烯酸压敏胶通常是玻璃化温度（Tg）较低的软单体、Tg较高的硬单体以及官能单体的共聚物。这些共聚物是不同官能度单体的无规聚合物，通常使用溶液聚合技术以缓慢添加的方式制备，其中分子量由各组分化学计量比和所用引发剂的量决定。此外，可通过使用清除剂来减少反应结束时存在的残余单体。这些共聚物也可以通过加入交联剂进行交联。另外，也可采用乳液聚合技术来制造丙烯酸压敏胶。通常情况下，可通过以下几个方面对压敏胶进行表征，包括分子量及其分布、光谱、热分析和流变学。

通常，在压敏胶的质量标准中应订入以下内容：外观、鉴别、黏度、特性黏度、固体含量、残留单体、剥离强度、初黏力、持黏力。压敏胶的CMC信息通常由其制造商在DMF中提供。

药品制造商购买的包装袋材料是几种薄膜的层压物。它们或者通过使用压敏胶层压在一起，或者在热塑性材料的情况下，通过加热层压。铝箔部件由于其低渗透性而被用于大多数层压板中。有些产品容易受潮，有些产品含有挥发性成分。因此，在选择包装袋时，水蒸气透过性能和阻隔性能是重要的。一些药物，如麻醉剂，需要一种特殊的儿童防护功能。袋子通常有可打印的表面。包装袋的CMC信息通常由袋材料的供应商在DMF中提供。

在1997年的研讨会报告（workshop report）中有关于黏胶分散型（DIA）和储库型贴剂的生产操作、验证和过程控制相关注意事项。对于储库型贴剂，其生产工艺步骤为：药物、凝胶和促渗剂的配制；混合和密封；压敏胶溶液的配制；涂布和干燥；膜的层压覆合；系统形成；模切；装袋。对于DIA贴剂，其生产工艺步骤为：药物、压敏胶和促渗剂的混合；涂布和干燥；层压；模切和装袋。

在稳定性研究过程中，建议考察的项目包括：①外观，包括晶型监控；②冷流；③药物含量；④杂质，包括有关物质；⑤药物释放；⑥促渗剂含量；⑦剥离强度；⑧离型膜剥离；⑨初黏力；⑩持黏力；⑪爆裂强度（适用于储库型贴剂）；⑫包装袋完整性和；⑬微生物限度。含量均一性和残留单体在初始时间点测定即可，无须在稳定性研究中考察。

在美国材料与试验协会（ASTM）或压敏胶带委员会（PSTC）起草的标准中提供了剥离强度、离型膜剥离、持黏力和初黏力测试的几种方法，具体信息可查阅"参考文献34～39"。透皮贴剂体外释放特性的测试可采用USP药典中收载的装置。其他测试方法，如外观、冷流、爆裂强度和包装袋完整性等需申请人自行开发，并需在申报资料中提交。

对于TDDS，还有一些需考虑的其他因素。2011年，FDA发布了行业指南《透皮和相关药物递送系统中药物残留》，该指南建议"在申请中应包含足够的科学依据，以支持TDDS、经黏膜给药系统或局部贴剂中药物残留的数量"。与TDDS开发相关的其他因素在本书的其他章节中进行了讨论。

13.9　未来展望

FDA和欧洲药品评价局（European Medicines Evaluation Agency，EMEA）均在其各自的

官方网站上，发布了有关药物开发的相关指导原则。此外，FDA还在Drugs@FDA网站上发布了所有NDA审评过程中以及批准之后的相关信息，其中包括医学、化学、药理学、统计学和临床药理学审评的历程和副本。但是，为了保护个人患者隐私和商业机密信息，仅提供了药物开发的总结性信息，尽管如此，在药物开发之前仍需对这些文件进行详细的调研，因为这些数据代表了药物开发的"历史视角"。此外，需注意的是，随着监管政策的不断变化，建议在某一治疗领域或对于某一给药途径（如外用或透皮），查看最新获批的3个NDA的相关审评信息，这将有助于深入了解监管机构的当前想法和方向。

这与FDA使用外部会议演示、工作组和咨询委员会会议一起，使开发人员/临床医生有机会在开放的环境中与FDA就一般开发主题进行讨论。这些活动对FDA来说非常重要，因为它们使FDA在采取某些政策和程序之前，可获得有关政策和程序的反馈意见。然而，这些并不能代替与FDA或其他监管机构直接就开发项目进行沟通，而是可以用来完善问题和开发策略，以充分利用现有的会议机会。

总之，一种成功的外用或透皮产品的开发是处方设计者、皮肤和药理学目标之间相互作用的结果。所有药物开发都有类似的监管框架和侧重于安全性和有效性证明的信息需求。随着制药开发的全球化，监管机构和药品开发商最关心的问题仍然是促进健康。

参 考 文 献

1. Jacob SW and Francone CC. Structure and Function of Man, 2nd Edition, W. B. Saunders Co., Philadelphia (1970), Chapter 4.

2. Chandrasekhar S, Iyer LK, Panchal JP, Topp EM, Cannon JB, Ranade VV. "Microarrays and microneedle arrays for delivery of peptides, proteins, vaccines and other applications." *Expert Opin Drug Deliv*. 2013 Aug; 10 (8): 1155-70.

3. www.clinicalresolution.com/main/whatismts.html

4. 3M. Drug Delivery Systems. About 3M Microneedle Drug Delivery Systems. http://solutions.3m.com/wps/portal/3M/en_ WW/3M-DDSD/Drug-Delivery-Systems/transdermal/microneedle/

5. Lebwohl M, Herrmann LG. "Impaired skin barrier function in dermatologic disease and repair with moisturization." *Cutis*. 2005 Dec; 76 (6 Suppl): 7-12.

6. Farahmand S, Maibach H. "Estimating skin permeability from physicochemical characteristics of drugs: a comparison between conventional models and an in vivo-based approach." *Int J Pharm*. 2009 Jun 22; 375 (1-2): 41-7.

7. Huang S, Gupta S, Bashaw E. "Pharmacokinetic and pharmacodynamic modeling of transdermal products" In: Shah and Maibach (eds) Topical Drug Bioavailability, Bioequivalence, and Penetration., 1st Edition. (1993). Boston, MA: Springer.

8. Anderson DT, Muto JJ "Duragesic transdermal patch: postmortem tissue distribution of fentanyl in 25 cases" *J Anal Toxicol* 2000 Oct; 24 (7): 627-34.

9. Sindall K, Sherry K, Dheansa B. "Life threatening coma and full thickness sunburn in a patient treated with transdermal fentanyl patches: a case report" *J Med Case Rep*. 2012 Jul 26; 6 (1): 220.

10. Cabrera SM, Rogol AD "Testosterone exposure in childhood: discerning pathology from physiology" *Expert Opin Drug Saf*. 2013 May; 12 (3): 375-88.

11. Martinez-Pajares JD, Diaz-Morales O, Ramos-Diaz JC, Gomez-Fernandez E. "Peripheral precocious puberty due to inadvertent exposure to testosterone: case report and review of the literature" *J Pediatr Endocrinol Metab*. 2012; 25 (9-10): 1007-12.

12. Stahlman J, Britto M, Fitzpatrick S, McWhirter C, Testino SA, Brennan JJ, Zumbrunnen TL. "Effects of skin washing on systemic absorption of testosterone in hypogonadal males after administration of 1. 62% testosterone gel." *Curr Med Res Opin*. 2012 Feb; 28 (2): 271-9.

13. Stahlman J, Britto M, Fitzpatrick S, McWhirter C, Testino SA, Brennan JJ, Zumbrunnen TL. "Effect of application site, clothing barrier, and application site washing on testosterone transfer with a 1. 62% testosterone gel." *Curr Med Res Opin*. 2012 Feb; 28 (2): 281-90.

14. Bashaw ED, Tran DC, Shukla CG, Liu X. "Maximal usage trial: an overview of the design of systemic bioavailability trial for topical dermatological products" *Therapeutic Innovation & Regulatory Science*. 2015; 49 (1): 108-15.

15. www.fda.gov/media/79401/download

16. www.fda.gov/drugs/development-resources/pediatric-research-equity-act-prea

17. Fang JY. "In vitro and in vivo evaluations of the efficacy and safety of skin permeation enhancers using flurbiprofen as a model drug", *International Journal of Pharmaceutics*. 2003; 255: 153-66.

18. https://en.wikipedia.org/wiki/Drug_development

19. Yetter P. "PDUFA activities in drug development" FDA. www.fda.gov/media/78711/download

20. FDA. Applications Covered by Section 505 (b) (2). 1999. www.fda.gov/regulatory-information/search-fda-guidance-documents/applications-covered-section-505b2

21. General Considerations for the Clinical Evaluation of Drugs, February 1997. www.fda.gov/regulatory-information/search-fda-guidance-documents/general-considerations-clinical-evaluation-drugs

22. Guideline for the Clinical Evaluation of Antianxiety Drugs, September 1997. www.fda.gov/media/71189/download

23. Establishing Effectiveness for Drugs Intended to Treat Male Hypogonadotropic Hypogonadism Attributed to Nonstructural Disorders, Guidance for Industry, U. S. Department of Health and Human Services, Food and Drug Administration, Center for Drug Evaluation and Research (CDER), May 2018. www.fda.gov/media/110004/download

24. Guideline for the Clinical Evaluation of Antidepressant Drugs, 1997. www.fda.gov/media/71189/download.

25. International Conference on Harmonisation of Technical Requirements for Registration of Pharmaceuticals for Human Use, ICH Harmonised Tripatrite Guideline, Pharmaceutical Development Q8 (R2).

26. Assessing Adhesion with Transdermal and Topical Delivery Systems for ANDAs Guidance for Industry, Draft Guidance, 2018. www.fda.gov/media/98634/download

27. EMA. Guideline on the Pharmacokinetic and Clinical Evaluation of Modified Release Dosage Forms. 2014. www.ema.europa.eu/docs/en_ GB/document_ library/Scientific_ guideline/2014/11/WC500177884.pdf

28. EMA. Guideline on Guality of Transdermal Patches, 2014. www.ema.europa.eu/docs/en_ GB/document_ library/Scientific_ guideline/2014/12/WC500179071.pdf

29. Kalia YN, Guy RH. "Modeling transdermal drug release", *Adv. Drug Delivery Reviews*, 2001; 48: 159-72.

30. Pellett MA, Davis AF, Hadgraft J. "Effect of supersaturation on membrane transport: 2. Piroxicam", *Int. J.*

Pharm, 1994; 111: 1-6.

31. Ma X, Taw J, Chiang C-M. "Control of drug crystallization in transdermal matrix system", *Int. J. Pharm*, 1996; 142: 115-19.

32. Handbook of Pressure Adhesives and Products, Fundamental of Pressure Sensitivity, Edited by Istavan Benedek and Mikhail M. Feldstein, CRC Press, 2009.

33. Workshop Report, Scale-up of Adhesive Transdermal Drug Delivery Systems; Pharmaceutical Research, Vol. 14, No. 7, 1997.

34. American Society for Testing and Materials, ASTM D2979: Pressure Sensitive Tack of Adhesives Using an Inverted Probe Machine.

35. American Society for Testing and Materials, ASTM D3121-94: Rolling Ball Test for Surface Tack.

36. American Society for Testing and Materials, ASTM D3330: Standard Test Method for Peel Adhesion of Pressure-Sensitive Tapes.

37. American Society for Testing and Materials, ASTM D3654: Shear Adhesion of Pressure Sensitive Tape.

38. Pressure Sensitive Tape Council, PSTC 101: Peel Adhesion of Pressure Sensitive Tape.

39. Pressure Sensitive Tape Council, PSTC 107: Shear Adhesion of Pressure Sensitive Tape.

40. www.fda.gov/media/79401/download

第14章 经皮递送系统创新和未来展望

14.1 前言

皮肤给药制剂包括透皮给药和局部给药两种类型的产品。透皮给药系指药物通过皮肤进入体循环。局部给药系指将药物递送到不同的皮肤层，通常用于治疗局部皮肤问题。透皮市场的规模近320亿美元，这可归因于经皮给药处方和给药系统的进步。局部给药系统仍然主要由乳膏、软膏和凝胶组成。然而，近期在局部给药制剂和药物递送系统方面有了一些进展，包括泡沫和喷雾剂等气雾剂产品和其他新型递送系统，如微海绵和有机凝胶。本章旨在总结透皮和局部给药系统的最新进展。

14.2 局部给药制剂的创新

开发用于局部给药的产品涉及控制活性物质在皮肤内分布的挑战。活性药物成分（API）和辅料的理化性质是决定药物到达不同皮肤层深度的关键因素。局部制剂和给药系统方面的最新进展，如气雾剂、微海绵技术和卵磷脂有机凝胶，皆是为了实现局部药物递送的可控性和增强而开发的。

14.2.1 药用气雾剂

药用气雾剂（pharmaceutical aerosols）是一种动态系统，作为局部给药载体已经受到了广泛的关注。这些气雾剂是由分散在液相中的气体组成的。气雾剂系统的基本组成部分包括容器、抛射剂、处方浓缩物、阀门和触发器。该制剂通常是含有一种或多种活性物质、表面活性剂、共溶剂和抛射剂的乳液。当阀门启动时，抛射剂蒸发产生泡沫或喷雾。如果抛射剂处于乳化液的内相，则排出稳定的泡沫；如果抛射剂处于外相，则会排出喷雾或快速破裂的泡沫。这些装置和处方成分的性质决定了泡沫/喷雾特性，如粒径分布、剂量均一性（适用于计量阀）、递送速率、喷雾模式、泡沫密度等。抛射剂对泡沫/喷雾递送到皮肤上起着关键作用。它在气雾剂系统内提供必要的压力以排出容器中的物质。处方中含有各种抛射剂，包括压缩气体（二氧化碳、氮气）、碳氢化合物（丁烷、戊烷）和氢氟烷烃。

与传统的乳膏、凝胶、软膏、洗剂和溶液相比，用于皮肤递送的泡沫剂具有显著的优势。软膏是由黏稠的油性赋形剂组成的，使用起来很不舒服。它们的黏性会导致患者不适，而且很难从衣服上去除。同样，乳膏和凝胶在使用后会留下残留物从而污染衣服。局部应用的溶液会很容易地从给药部位流走。泡沫的主要特点使其在美容上有典型的需求亮点。泡沫膨胀后，很容易扩散到目标部位，特别是难以触及的部位，如耳后和颈部。它们不像乳膏那么黏稠，易于使用，留下的残留物更少，因此不太可能污染衣服和身体的其他部位。它们在使用过程中不需要摩擦，因此避免了在损伤部位使用软膏时经历的疼痛或刺激，使它们成为治疗严重发炎的皮肤不适（如晒伤、湿疹和牛皮癣）的首选剂型。此外，由于抛射剂的蒸发，它们可能比周围环境空气更凉爽，对发炎的皮肤产生冷却效果。虽然没有临床证据表明泡沫剂优于其他制剂，但它易于使用，对消费者具有很高的吸引力。

最近关于泡沫剂技术的专利可以进一步分为四个领域：①用于递送特定药物分子的新处方；②用于产生泡沫的处方和装置的进展；③旨在提高化妆品吸引力的泡沫技术的进展；④旨在增强皮肤渗透性的泡沫技术的进展。其中一个例子是用于递送米诺地尔的泡沫，其含有化学促渗剂如油酸、异丙胺、三乙胺和丙二醇。其他例子包括含有黄酮类化合物作为稳定剂用于递送水溶性维生素的泡沫，以及含有维生素D和皮质类固醇的泡沫用于银屑病的协同治疗。新型泡沫生成组合物包括使用七氟丙烷（HFA）抛射剂代替碳氢化合物、含有高浓度固体以稳定泡沫的组合物，以及泡沫应用的新型装置。

Airpsray® 泵泡沫喷雾器是一项突破性技术，无须使用气体抛射剂即可产生泡沫。该技术允许液体和空气混合，从而产生泡沫。这项专利技术产生的泡沫质量比抛射剂产品更细腻、多孔、更黏稠。用于改善化妆品效果的其他创新包括：无酒精泡沫，减少皮肤刺激；含有纳米级液滴的超细泡沫乳液，改善化妆品外观；耐水的局部泡沫，消除水接触后重新补妆的需要。渗透增强泡沫是含有皮肤促渗剂的组合物，例如醇和脂肪酸。

泡沫剂提供了一种与传统局部制剂相比更受消费者青睐的产品呈现方式，因此许多现有的凝胶和乳膏产品已被改良为泡沫剂产品。目前，市面上有20多种局部泡沫剂产品，还有一些产品正在开发中。市售产品的代表性例子有用于治疗脂溢性皮炎的Exina®泡沫（酮康唑）和用于治疗寻常性痤疮的Evoclin®（克林霉素磷酸酯）。

通过泡沫递送的典型药物有皮质类固醇、非甾体抗炎药、抗菌剂、抗真菌剂和局部麻醉剂。目前，尽管与传统外用剂型相比，市场上的泡沫产品数量较少，但随着泡沫剂可以递送一系列不同亲脂性的药物，从log P为 -2.1 的尿素（非亲脂）到4.75的胡椒基丁醚（亲脂），这种情况有望发生改变。

此外，泡沫载体的动力学特性为纳米粒的皮肤递送提供了潜在的助力。纳米粒由于各种原因被用于局部药物中，例如，改善配方的美观性，保护化学不稳定的药物免受降解而延长药物的释放时间。然而，纳米粒在涂抹于皮肤后释放治疗剂的能力仍然存在不确定性。泡沫制剂在释放过程中会发生显著的相变，这会引发纳米粒的分解，从而确保药物释放和药物递送。

皮肤喷雾剂（如泡沫）可最大限度地减少使用传统剂型时所经历的疼痛和刺激，从而为患者提供更好的依从性。市售皮肤喷雾剂主要用于伤口部位、治疗真菌感染以及作为兽医用止痒产品。

14.2.2　微海绵体

微海绵体（Microsponge®）是一种专有的药物递送系统，可以控制局部药物的递送。它由大孔微球组成，直径通常为10～25μm，负载有活性药物。这些微球通过每个微海绵中无数相互连接的空隙彼此联通，使它们能够容纳各种各样的物质。当应用于皮肤时，它们以一种控释的方式释放药物。在外界的刺激作用下，如按摩或摩擦，或在皮肤温度、pH和湿度的刺激下也可以释放药物。传统剂型通常会在短时间内释放较高浓度的API，这可能会导致不良反应，如刺激和皮疹。微海绵递送技术被设计成在一段时间内逐渐释放API，从而使刺激的程度最小，这使其适用于过氧苯甲酰等药物的递送。这些递送系统具有的其他优势还包括提高活性物质的稳定性和产品美观性。此外，这些系统的亚组分具有非刺激性、无毒和非过敏性。基于Microsponge®递送系统的产品可被制备成凝胶、液体、乳膏或粉末，目前已被用于化妆品、防晒霜、非处方护肤和处方产品中，来解决各种皮肤问题，如嫩肤、痤疮、色素沉着、黑眼圈和保湿。

14.2.3　卵磷脂有机凝胶

卵磷脂有机凝胶（lecithin organogels）载体是另一种递送系统，其具有局部给药促进递送以达到真皮和透皮作用的潜力。这些载体具有"果冻状"外观，由磷脂（卵磷脂）、有机溶剂（如肉豆蔻酸异丙酯和棕榈酸异丙酯）和水组成。"生物友好"的卵磷脂可在以非极性有机溶剂为外相，水为内相的体系中发挥凝胶分子的作用。当卵磷脂与外部有机相接触时，它们会自组装成反胶束结构，通过添加水继续形成细长的管状胶束。这些结构随后交联形成一个三维网状结构，从而形成卵磷脂有机凝胶。这些载体可以包载一系列具有不同物理化学性质（例如，大小、分子量、溶解度）的物质。它们良好的亲水性和亲脂性以及超溶解能力使其成为有效地递送药物分子（亲水性和亲脂性）进入和穿过皮肤的合适载体。它们具有热力学稳定性，并且具有其有机特性从而对水分的侵蚀不敏感。由于它们是自发形成的，因此处理过程非常简单。虽然这些处方中的赋形剂是非免疫原性和生物相容性的，但它们含有高水平的表面活性剂和有机溶剂。因此，对于长期使用的处方，需要考虑安全性和刺激性。卵磷脂有机凝胶需要使用高纯度卵磷脂进行凝胶化，但这些高纯度磷脂价格昂贵。在这些处方中加入泊洛沙姆作为助表面活性剂，使得用低纯度的卵磷脂就可以有机凝胶化。一些止吐药、肌肉松弛剂、神经药物，非甾体抗炎药（nonsteroidal anti-inflammatory drugs，NSAIDs）
和全身镇痛药及激素已经制备成泊洛沙姆有机凝胶而上市使用。Bhatia等人对负载他莫昔
芬的卵磷脂有机凝胶进行了处方优化研究。研究结果表明，负载有他莫昔芬的卵磷脂有机
凝胶的性质取决于处方中使用的磷脂类物质、辅助胶凝剂、有机溶剂和泊洛沙姆的类型和
数量。图14.1是本研究中使用的卵磷脂有机凝胶制备过程的图片描述。有机凝胶已经成为
一种潜在的载体系统，并且在功效、稳定性和技术简单性方面比其他基于囊泡的递送系统
（如脂质体）具有优势。此外，它们在局部递送生物技术分子（如肽）方面的潜力使其备受
青睐。

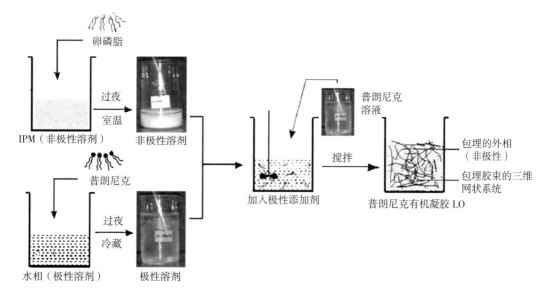

图14.1　用于制备卵磷脂有机凝胶的工艺的图示说明

经参考文献允许转载：Bhatia等人，2013。

除了上述的创新之外，本章的第七节中还讨论了纳米技术领域的几项进展。

14.3　固体透皮制剂的创新

14.3.1　结晶储库技术

为了改善固体透皮制剂（贴片）的性能和患者依从性，近年来对几种新技术进行了研
究。Aveva DDS公司的新型结晶储库技术（crystal reservoir technology）能够持续可控的释
放药物，并可确保每个贴片的一致性。该技术的概念是基于贴片中的黏合剂聚合物与药物
过饱导致部分药物结晶。因此，在贴片黏合层中包含溶解的药物分子和药物结晶。随着药

物递送的进行，结晶的药物会重新溶解以维持贴片中的饱和状态，确保经皮药物渗透的一致和最大的热力学活度。因此，这项技术可使贴片外观更加美观，且小而薄，有助于改善患者的依从性。结晶储库技术的另一个优点包括能够实现各种模式的药物释放。由于黏合剂聚合物中存在过量的药物，可以获得持续的药物释放。日东电工（Nitto Denko）将这项技术应用到了不同类型的释药递送系统中。硝酸异山梨酯是一种抗心绞痛剂，日东电工采用这种透皮技术，增加了患者的依从性，并使用脂质凝胶黏合剂减少了皮肤的刺激性。同样，使用结晶储库技术也可以实现突释给药（药物在皮肤表面的快速释放）和时间控释给药（基于疾病状态和患者需要的释放）。日东电工开发的利多卡因透皮制剂和妥洛特罗透皮制剂分别为突释和定时控制释放给药系统，因为这样有助于更好地控制局部麻醉药的释放，减轻患者的疼痛。

14.3.2　凝胶基质黏附系统

固体透皮制剂的耐受性和贴敷性正成为患者依从性的重要考虑因素。通常情况下，黏胶分散型（drug-in-adhesive，DIA）系统可根据药物的性质和递送需求采用丙烯酸、有机硅或聚异丁烯聚合物作为压敏胶。Aveva DDS公司（Apotex Inc.）开发了一种新型凝胶基质黏附系统（gel-matrix adhesive system），与传统的固体透皮系统相比，它具有更温和的贴敷特性。凝胶基质压敏胶由丙烯酸类聚合物交联而成，以保持其内聚力强度和低聚合度。这是通过在压敏胶层中掺入高达基体重量60%的液体成分来实现的。该液体通常是亲脂性的，在起到药物增溶剂作用的同时还具有促渗剂的作用。高液体含量可以方便载入高浓度药物。此外，系统的高内聚强度可防止由于系统液体含量高而可能出现的冷流。该贴片基质的柔顺性能够适应皮肤的轮廓，最大限度地增加压敏胶与皮肤的接触面。这样可有助于立即获得最大的初粘力，并可长期保持稳定。因此，对于凝胶基质压敏胶，通常不需要形成传统压敏胶所需的强黏性键合。此外，使用该技术可以显著地减少皮肤刺激，减少贴剂剥离时的角质层脱落。通过体外渗透试验研究了不同类别的化合物采用凝胶基质技术制备的制剂的递送特性，其中包括利多卡因（高剂量、高载药量）、尼古丁（液体药物）和雌二醇（低剂量、难溶性药物），结果发现，渗透特性均与市售制剂相当。因此，凝胶基质技术似乎是有效、广泛适用和高度患者依从性的创新贴剂剂型。

14.3.3　DOT固体透皮系统

Noven制药公司开发的优化热力学递送（delivery optimized thermodynamic，DOT）固体透皮系统有助于在更小的贴片尺寸下实现更高的药物负载。在这种情况下，药物装载在丙烯酸酯压敏胶中，药物/丙烯酸酯混合物通过硅胶压敏胶分散，形成半固体混悬剂。这种设计消除了黏合性能受损的问题，提高了患者的依从性。这些系统已经被制备成多层基质系统中的药物混悬剂，以允许药物以预定的速率进行药物递送。

14.3.4 "无贴片的贴剂"-定量透皮喷雾剂

2013年，Acrux公司开发的"无贴片"（patchless patch）技术或定量透皮喷雾剂（metered dose transdermal spray，MTDS®）是经皮给药技术的另一项创新。MTDS为快速干燥喷雾剂，其中含有挥发性和非挥发性溶剂混合物的药物溶液，在使用时，将一定量的液体喷在皮肤表面，这使得制剂可以在刺激最小的情况下实现被动且非封闭的递送。挥发性成分可确保制剂的均一性，使药物的递送剂量、喷雾体积和给药区域具有可重现性。非挥发性成分可防止药物在皮肤表面沉淀，并可能有助于药物在角质层中的分配。该系统可形成一个无形的药物储库，具有促渗效果，单次使用可以实现2～4天的药物持续递送。该喷雾技术现在的上市品牌为Evamist®，并由Perrigo在美国销售。

14.4 化学促渗剂——有多现实？

在过去的几十年里，基于经验筛选和高通量筛选实验，许多分子已被研究作为潜在化学促渗剂用于经皮递送。然而，只有有限数量的分子属于GRAS（通常被认为是安全的）物质范畴，这些物质通常用于透皮制剂和局部用药的商业化产品中。一些众所周知且广泛应用的促渗剂，按化学性质可分为醇类、乙二醇类、脂肪酸类、酯类、萜烯类、表面活性剂、亚砜类、磷脂类和1-正十二烷基氮杂环庚-2-酮（氮酮）。化学促渗剂通过多种机制协助透皮和局部递送给药。它们可以溶解和提取角质层的脂质成分（如醇类），诱导角质层膜内的脂质流化或相分离（如脂肪酸），或者仅仅作为助溶剂增加药物在制剂中的溶解度，从而增加浓度梯度和经皮渗透的动力。经皮渗透的改善还取决于制剂中促渗剂的浓度和待递送到或穿过皮肤的药物的物理化学性质。乙醇、油酸和油醇已用于市售雌二醇系统以及一些复方药物递送系统。乙醇也被用于市面上销售的芬太尼和睾酮递送系统中。二甲亚砜已被用于双氯芬酸钠外用溶液（在美国被批准用于治疗骨关节炎）和碘苷外用溶液（在欧洲被批准用于治疗带状疱疹）中。Gattefosse（法国）开发了一系列作为增溶剂/皮肤促渗剂的产品。虽然化学促渗剂有助于小分子的透皮/局部递送（小于500Da），但它们在增强大分子递送方面的应用效果有限。使用化学促渗剂进行透皮递送的一个挑战是这些促渗剂的活度与其的刺激性风险密切相关。因此，促渗剂必须在对皮肤无刺激和无致敏的浓度范围内使用。此外，在将这些分子纳入商业处方之前，必须考虑诸如使用化学促渗剂后皮肤屏障的可再生以及长期用药的局部和系统潜在的毒性风险等因素。

14.5 物理促渗技术 – 未来展望

目前的经皮递送市场仅限于小分子量（分子量小于500Da）、高效（每天从10cm^{2}贴片释放剂量约10mg）和中等亲脂性药物（log P 1～3.5），因为这些分子能通过被动扩散的方式通过皮肤。近年来，经皮递送在物理促渗技术方面取得了重大的创新，如离子导入、电穿孔、超声导入、喷射推进粒子和微孔化技术，并将其范围扩展到生物治疗大分子和水溶性分子的递送。本节将重点介绍最有前途的技术，包括离子导入法、超声导入法和微针。

在物理治疗领域，使用生理上可接受的离子导入法促进局部药物递送，已有多年的历史。然而，直到过去的十年中，离子导入设备和药物储库才被小型化为独立的贴片，并已被批准和商业化销售用于全身递送。这项技术有助于经皮递送带电的和电中性药物分子。带电分子由电斥力驱动，即将带电药物分子置于相同带电电极下方，当施加电流时，被电极排斥进入皮肤。中性分子通过溶剂拖动或阳极到阴极方向发生的电渗作用进行递送。离子电渗疗法的理想候选药物是带电的、分子量不大于10～12 KDa的水溶性分子。

2006年，美国食品药品管理局（FDA）和欧洲药品管理局（EMA）批准了一种离子导入系统（Ionsys™），用于经皮递送芬太尼以控制术后疼痛。然而，由于其中一批产品存在腐蚀问题，后来被撤出市场，后经改进处方/设备后再次获得批准上市。此外，TapeMark公司旗下的Travanti Medical 开发的可穿戴一次性电子药物递送技术（wearable electronic disposable drug delivery，WEDD）也已商业化，产品名为IontoPatch。最近，NuPathe/Teva开发的离子导入经皮递送系统（Zecuity™）也获得了FDA批准，用于递送舒马曲坦，以治疗急性偏头痛，但该产品因收到一些皮肤烧伤的报告已被撤回。Transport Pharmaceuticals、Iomed等其他前公司也曾致力于这项技术的研究，但由于设备的复杂性以及微孔等其他相对简单、廉价的新兴技术的日益普及，这项技术的发展受到了限制。

微孔技术是指在皮肤中产生临时的微米级孔或微通道，以促进大分子和亲水性物质的递送。近年来，微孔技术在递送水溶性和大分子生物药物方面引起了广泛关注。这种技术是微创和无痛的，因为它产生的微孔只是浅层穿透角质层，对位于真皮层的神经末梢没有影响。一些公司已经探索了多种技术来生产这些微孔，如机械微针、热消融或射频消融和激光消融。表14.1列出了开发微孔产品的代表性公司名单，并简要介绍了其技术和产品线。

表14.1 微孔技术

微孔	公司/技术	技术描述	产品线
微针[1]	BD/Soluvia™	一根1.5mm长的空心微针连接在预先装满流感疫苗的注射器上	作为IDflu®，Itanza®和Fluzone Intradermal®在全球销售
	Nanopass/Micronjet®	四个空心硅微针安装在塑料适配器上，与标准注射器一起使用	获得FDA批准
	Zosano/Macroflux®technology	由微针阵列和薄钛板组成精密产品	治疗骨质疏松的PTH贴片已成功完成Ⅱ期临床试验，偏头痛贴片正在Ⅲ期临床试验中
	3M/微观结构透皮系统	有各种形状和尺寸的实心微针（sMTS）或空心微针（hMTS）	人生长激素、纳洛酮、破伤风类毒素和卵清蛋白的临床前研究
热融	Altea 治疗技术现已被日东电工Passport™收购	贴片中的金属丝释放热能烧蚀角质层，形成微孔，然后将药物应用于有微孔的皮肤	对盐酸氢吗啡酮、枸橼酸芬太尼和盐酸阿扑吗啡的递送进行了临床研究
激光	Pantec Biosolutions AG/P.L.E.A.S.E	铒YAG激光对皮肤的消融术	糖尿病、镇痛和疫苗的临床前研究
射频消融术	英达医疗有限公司技术现已被Syneron Medical Ltd/Viador™（前身为Viaderm）收购	从微电极阵列发射的射频能量用于在皮肤上创建微孔	成功完成降钙素、人甲状旁腺激素、GLP1激动剂的Ⅰ期临床试验。目前用于皮肤再生及作用于皮肤的美容剂的递送

注：[1]其他开发微针贴片的公司有Theraject，Corium，Nanopass jointly、Silex Microsystems，Apogee Technology，Becton Dickinson，Elegaphy，Imtek，ISSYS，Kumetrix，Norwood Abbey，Valeritas and Zeopane.

微针技术自20世纪90年代以来就开始受到关注，当时的微加工技术使微针用于制药行业成为可能。与其他物理方法不同，基于微针的贴片非常简单、廉价，不需要任何电源或先进的微电子或复杂的设备。微针与皮下给药系统非常相似，具有诸多优势，如无针刺伤的风险，患者的依从性高且无创伤。它们有多种配置可供选择：①用于皮肤预处理的实心微针，增强药物制剂的皮肤渗透性；②药物涂层微针，药物通过微针溶解在皮肤中；③聚合物或多糖材料微针，包裹药物并在皮肤中溶解；④用于将药物输注到皮肤中的空心微针。图14.2展示了使用不同方法实现皮肤药物递送的微针类型及其配置。涂层微针价格低廉，但只可以在阵列上涂覆约1mg的剂量，使其仅适用于递送疫苗或其他强效药物。通过空心微针注射药物被认为是一种基于微针的药物递送的潜在方法，可以实现对药物递送剂量和动力学的精准控制。

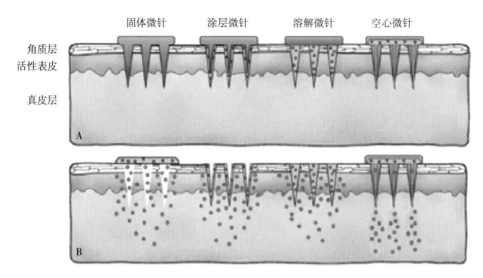

固体微针　涂层微针　溶解微针　空心微针

角质层
活性表皮

真皮层

A

B

图14.2　微针的类型－使用不同的方法来实现经皮给药（经参考文献允许转载：Kim等人，2012）

微针的几何形状是确定药物递送特性的另一个重要因素。微针的长度通常为100～750μm。它们可以通过用拇指或其他手指施加压力在皮肤上插入，或者借助进针器辅助使用。历史上，微针阵列是由晶硅制成的，但由于其昂贵的微加工成本以及易在皮肤中断裂，目前的趋势是采用金属、聚合物和多糖材质来制备微针。这些微针可以以较低成本制造，并且从监管的角度来看可能更容易接受。

根据文献报道，在临床前和人体临床研究中，微针可用于低分子量药物（如利多卡因、苯肾上腺素）、治疗性蛋白（如胰岛素、醋酸亮丙瑞林、去氨加压素、人生长激素）和疫苗（流感、卡介苗、HPV等）的递送。

目前，基于微针的药物产品已进入商业化领域。Soluvia®是一种单针的空心微针，长1.5mm，连接到预先填充流感疫苗的注射器上，在全球市场上以IDflu®和Fluzone Intradermal®为商品名进行销售。此外，基于微针的设备MicronJet®最近获得了FDA的批准。MicronJet®由四个空心晶硅微针组成，安装在塑料适配器上，与标准注射器结合使用。如表14.1所示，许多公司正积极致力于开发基于微针的产品。3M公司的空心微针结构透皮系统（hMTS）采用了"迷你皮下注射器"结构，已被广泛研究用于药物递送。许多基于微针的产品在商业上可用于美容。第一个商业化的美容产品是Dermaroller，它是一个圆柱形的滚轮，上面覆盖着长度为0.2～0.25mm的固体金属微针。该器械可用于涂抹化妆品和痤疮药物前的皮肤预处理。最近，日本市场推出了一种新的贴片MicroHyala®，它是含有透明质酸的溶解微针，用于治疗皱纹。

使用微针后的皮肤恢复情况一直是研究的主题，因为它是安全性的决定因素，并且从监管的角度来看，有必要证明在皮肤上形成的微孔不会造成安全或感染风险是很重要的。通过经皮水分散失和组织染色测试表明，如果微孔被封闭膜、溶液、缓冲液或水封闭，微孔在72小时内仍会保持开放状态，而如果不被封闭，则可在15小时内闭合。这表明，当将制剂/贴片放置在皮肤上时，所刺微孔会保持打开状态，而在取出制剂/贴片后，微孔将开始关闭。此外，通过在人体上进行电阻测量，研究微孔重新封闭的动力学过程，结果表明，若微针在皮肤上的微孔未被制剂封闭时，微孔可在两小时内恢复闭合，而当皮肤微孔被微针填充时，根据微针的几何形状，恢复时间为3～40小时不等。

患者和医护人员表示，与皮下注射相比，他们更喜欢微针产品，因为微针带来的疼痛可以忽略不计。治疗后皮肤可能会出现轻微的暂时性红斑，但在许多文献报道的人体和临床研究中尚未有皮肤感染的报道。在过去的15年中，微针领域取得了迅速发展，并有望在未来几年对医学产生重大影响。

除了微针，其他涉及热能、激光或射频消融和超声技术也在开发中，以实现微孔。热微孔化是利用短暂的高温脉冲引起角质层的结构破坏和蒸发，在皮肤上形成临时的微孔/微米级的通道。日东电工正在开发一种基于这项专利技术（PassPort®）的一次性贴片。射频消融类似于热微孔技术；它利用射频范围内的电流（100～500KHz）施加到微电极阵列上，在皮肤细胞中引起离子振动，从而导致局部加热和细胞消融。基于该技术研制了甲状旁腺激素贴片，但遗憾的是，在II期临床试验中未能达到主要终点。

激光技术通过特定方式过度加热皮肤表面的水分子，使其瞬间蒸发并形成微通道。Pantec Biosolutions推出的一种名为PLEASE®（无痛激光表皮系统）的手持式激光设备，已在欧洲市场上市，该设备使用铒激光产生微孔，通常微孔直径为150μm，深度为100～200μm。

微孔技术也正在与离子导入法相结合，以促进经皮递送。虽然离子导入法仅限于递送最高12kDa的分子，但微孔技术可以通过创建较大的递送通道，使得更大分子的经皮递送成为可能。这些技术在结合使用时具有巨大的潜力，例如，通过微孔技术产生的通道，结合离子导入电流驱动离子化的药物跨过皮肤屏障。

超声促渗利用超声能量将药物递送到皮肤内或透过皮肤。自20世纪50年代以来，已有关于高频超声波（＞0.7MHz）的研究文献，而低频超声促渗（20～100KHz）是近二十年来研究的一个相对较新的领域。这两种技术在促进渗透机制和程度上存在差异，并且具有不同的应用。

低频超声促渗技术是在皮肤表面瞬时声空化（即在液体内部形成或增长的气泡）相关联，这被认为是主要的渗透增强机制。它能够通过皮肤（经皮）递送各种分子，包括亲水和疏水性分子、小分子和大分子（蛋白质）、激素、疫苗甚至纳米粒。另外，高频声载药技术在皮肤附属物或角质层角质细胞附近引起空化，导致角质层的脂质双分子层紊乱。该技术不会导致皮肤屏障完整性的显著变化，因此已被证明可用于有效地增强局部递送的小分子化合物的渗透能力。已经表明，声空化（从而渗透增强）与超声波频率成反比。因此，低频超声促渗技术现在被研究作为一种物理促渗技术，具有将经皮递送范围扩展至亲水分子或大分子的潜力。高频超声技术的安全性已得到证实，因为它被用于物理治疗诊断，更适合用于人体试验，从大量的人体研究中可以看出这一点。另外，低频超声的临床研究还处于起步阶段，体内研究相对较少。

声波促渗技术发展的主要障碍是难以将技术微型化，成为类似离子导入这种包含器械的贴片形式。

超声已经与其他促渗技术（如微孔和离子导入）相结合开展了研究。声波促渗增强型微针阵列（sonophoretic enhanced microneedle array，SEMA）技术通过将空心微针与声波促渗发射器结合使用，极大地提高了递送速率。发射器为流体介质提供能量，并诱导声空化，以提高大分子量化合物穿过微针内微流道的扩散速率，使药物与表皮接触，从而更深入地扩散到真皮中。与离子电渗疗法相结合，声波能量导致渗透性增强，导致角质层连接松弛，然后通过离子导入法增强带电体流动。

本章讨论的每一种物理促渗技术都有自己的优点。许多因素，如药物分子的物理化学性质、期望的渗透性增强程度、药物剂量、期望的起效和患者的可接受程度，都会影响促渗技术的选择。虽然用于经皮递送的离子导入法和微孔技术的产品已经在市场上推出，但声波促渗技术的研究工作仍处于早期阶段。

14.6　药妆品和经皮递送

药妆品（cosmeceuticals）代表着皮肤科学领域中一个快速发展的前沿。它们代表了一类处于仅仅起到清洁美容的化妆品与治疗和治愈的药品之间的产品。药妆品本质上是含有生物活性成分的化妆品，声称具有医疗或类似药物的功效。药品的目的是改善、改变或保护皮肤免受异常或病理状况的影响，而药妆品的目的是优化皮肤的健康和美丽，从而改善皮肤的外观，而非皮肤功能。它们被认为是药品和化妆品的混合体。药妆品这个术语仅适用于局部使用的产品，如乳膏、乳液和软膏。虽然皮肤学研究表明这些产品具有益处，但它们并没有被要求进行临床测试来证明其所声称的效果。

药妆品市场的快速增长主要归因于消费者的需求、新成分的发现、对皮肤生理学了解的加深以及与开发这些产品相关的经济回报。现代消费者可以通过互联网资源获取医疗档案，并不断寻找能使皮肤功能更好的成分，而不仅仅让皮肤看起来更好。见多识广的消费者要求产品具有卓越质量，因此技术进展的步伐必须满足消费者不断提升的期望。

在美国和欧洲，药妆品作为化妆品销售，而在日本，它们成为了一种新型的"准药品"类别，直接销售给消费者。在美国，这些产品所声称的效果需要仔细关注。例如，产品可以声称改善皱纹的外观，这是化妆品的声明，但不能声称消除皱纹，这是药物的声明。同样地，它们可以声称美白皮肤，但不能声称治疗异常的色素沉积。大多数药妆品所声称的效果都是滋润保湿的效果。

药妆品利用非处方（OTC）成分作为功能性化妆品。所使用的成分来自一些普遍认为是安全的原材料。从植物中提取的成分物质是这些功能性化妆品的基础。植物提取物富含内源性抗氧化剂，符合美国食品药品管理局（FDA）规定，可纳入OTC制剂的物质标准。一旦确定了药妆品的活性成分，就可在细胞培养模型中测试其活性，有时在啮齿动物模型中进行确认所期望的皮肤获益。这些测试之后会进行人体临床研究，如果成功的话就会为其进入市场打开大门。

由于药妆品没有受到监管，因此这类产品具有无限的潜在用途，如改善皮肤的光泽和亮度，改善肤色和质地，减少皮肤皱纹的出现，提供抗衰老功效，缩小面部毛孔，减少痤疮，增加头发光泽，减少指甲脆性等。

药妆品中可用于治疗痤疮、抗衰老、改善皮肤质地和美白皮肤的代表性成分见表14.2。

表14.2 药妆品中的代表性成分

痤疮	抗衰老		抗皱	美白	去角质剂
柳树皮	多肽		封闭剂：	甘草浸膏	水杨酸
硫磺	载体：蓝铜肽		二甲基硅氧烷	曲酸	乳酸
茶树油	信号：棕榈酰五肽			熊果苷	阿魏酸
	神经递质：乙酰六肽-3			N-乙酰氨基葡萄糖	葡萄糖酸内酯
	抗氧剂		湿润剂：	芦荟苦素	
	类胡萝卜素：维生素A的衍生物		蜂蜜		
	黄酮类：银杏、四氢姜黄素		亲水基质保湿剂：		
	多酚：来源于绿茶、石榴汁和葡萄籽		玻尿酸		
	防晒霜				
	阿伏苯宗				
	二苯甲酮				
	依莰舒				

痤疮药妆基于抑制痤疮的物质，如水杨酸柳树皮、元素硫和茶树油。它们具有分离角质、抗感染和抗炎的特性。

改善老化皮肤外观的药妆品在市场上占有重要地位。这些产品主要基于多肽，但作为抗氧化剂和防晒活性成分的植物提取物也被用于抗衰老药妆品中。

药妆肽可分为载体肽、信号肽、神经递质肽和酶调节肽四大类。第一个商业肽是载体肽，设计用于与其他成分（例如铜）结合，并促进其渗透到受损皮肤中用于愈合皮肤。这种载体概念被应用于抗衰老产品，例如一种名为GHK-Cu的蓝铜肽被开发成一系列产品，以最大限度地减少细纹和皱纹的出现。在此基础上，开发了模拟自然机体结构并调节内源蛋白产生的信号肽。最流行和广泛分布的信号肽是棕榈酰五肽（Pal-KTTKS），商业上称为Matrixyl（Sederma，法国巴黎）。这种肽是由赖氨酸、苏氨酸和丝氨酸组成的前胶原片段，可下调胶原酶的产生，从而增加皮肤胶原蛋白，最大限度地减少衰老的出现。神经递质肽，如商业名称为阿基瑞林的乙酰六肽-3和商业名称为韦洛斯肽的五肽-3（Centerchem，美国诺瓦克），据称可以局部放松肌肉和减少面部皱纹的出现。酶调节肽是植物提取物。一个例子是在大豆蛋白中发现的一种肽，它可以抑制蛋白酶的形成，被用作药妆品的面部保湿剂。

皮肤老化的主要原因之一是由于环境中存在的高活性氧分子导致皮肤结构氧化。植物提取物，如类胡萝卜素、黄酮类和多酚，能够淬灭单线态氧和活性氧。

防晒霜的活性成分可在紫外线A波长范围内提供广谱光保护，是非常有效的抗衰老成分，因为紫外线A辐射是过早衰老的主要驱动因素。这些成分包括二苯甲酮、二苯甲酮复合物、阿伏苯宗和依茨舒。依茨舒是一种新的成分，有望在抗衰老药妆品中，提供持久的紫外线保护。

药妆品通常宣称可减少皱纹的出现。用于此目的的传统成分包括封闭剂（如二甲基硅油、矿物油等）、湿润剂（如甘油、蜂蜜、丙二醇等）和亲水基质保湿剂。透明质酸是一种较新的亲水基质保湿剂，存在于许多抗衰老药妆品中，可用于减少皱纹。

美白药妆品是另一个受欢迎的市场。这些产品通常基于维生素和植物成分，能够在关键步骤阻断黑色素的产生。近年来，人们一直在致力开发一种可替代对苯二酚的美白成分，以避免对苯二酚氧化对黑色素细胞的毒性。对苯二酚以其美白功效而被公认为黄金标准。迄今，还没有任何一种成分能够与对苯二酚相媲美。曲酸（5-羟甲基-4H-吡喃-4-酮）是全世界最流行的皮肤美白剂之一，但由于存在致敏性，目前已从日本市场撤市。新型美白药妆品含有多种成分，可达到最佳功效。例如，一种美白护肤品含有曲酸、余甘果提取物和乙醇酸。

功能性化妆品的一个分支最近被称为神经药妆产品。这些产品是应用于皮肤的局部药物，利用身心相互作用的生理概念，诱导产生一种良好的感觉。这些产品是为那些相信只有在心态轻松的情况下皮肤才能看起来健康，并且认为通过皮肤可以改善心理健康的消费者量身定制的。神经药妆产品声称通过局部应用改变神经递质来改善健康状况，例如抑制P物质的释放，并通过局部应用促进β-内啡肽的释放。

如Dermelect Cosmeceuticals和Hale Cosmeceuticals等众多公司销售的产品填补了药品和化妆品之间的空白。

在未来几年里，药妆品的创新很可能集中在以下领域：

- 鉴定有效成分，特别是天然产品和提取物以及合成材料。
- 复杂而有效的递送系统，如控释、触发式递送和纳米结构递送。

在美容药妆领域，希望把化妆品配方师的技能、皮肤科医生的知识、市场营销专家的创造力和老龄化人口的愿望融合在一起，以形成一个"希望之罐"，供消费者使用。

14.7　纳米技术和经皮递送

在过去的二十年里，从信息技术、生物学到化妆品和制药产品，纳米技术在许多领域都取得了越来越多振奋人心的进展。由于纳米化合物具有局部给药、靶向给药、克服溶解度和稳定性差的能力，纳米药品取得了突破性进展，这使整个行业焕发了活力。

各种基于纳米载体的剂型，如微乳液、囊泡递送系统（脂质体）、纳米粒和树状大分子，已经被用于皮肤给药和经皮递送。这些剂型的主要目标是克服角质层这一难以逾越的屏障。

14.7.1　微乳液

微乳液（delivery optimized thermodynamic），也称为纳米乳剂，是由油、水、表面活性剂和助表面活性剂组成的透明或微乳白色的胶体制剂。它们可分为水包油（O/W）和油包水（W/O）体系，内相液滴嵌入并稳定在外相中，通过富含表面活性剂的分子层将两相分离。内相液滴的大小在 $20 \sim 100nm$。这些光学各向同性、热力学稳定的分散体具有低黏度，并且在没有任何能量输入的情况下即可自发形成。

该剂型在皮肤和经皮药物递送方面具有显著的优势，例如为难溶性药物提供高溶解度环境，并增强亲水和亲脂药物的皮肤吸收（与传统载体相比）。微乳中的两亲性成分起渗透促进作用。该药物在载体内具有较高的内部流动性，由于溶剂拖拽效应从而导致高渗透率。迄今，微乳液领域的大部分研究都局限于体外研究，仅有少数使用这些载体进行皮肤递送的体内研究被报道。

这些系统的主要缺点是使用大量的表面活性剂，这有可能会引起皮肤的刺激性。在许多研究中，使用中链醇作为助表面活性剂，但由于其具有引起皮肤刺激的风险，不适合药用。开发耐受性良好的表面活性剂系统，并将它们用于已批准的产品中，将为基于纳米载体的递送系统的发展提供动力。

正在研究的反向（W/O）微乳体系可用于递送类似多肽和蛋白药物这样的亲水性生物分子。利用纳米级乳液进行毛囊靶向也是一个备受关注的研究课题。

14.7.2　囊泡输送系统

在过去20年中，诸如脂质体之类的胶体囊泡已经出现，用于皮肤局部给药和经皮药物递送。这些囊泡药物载体系统主要由磷脂和胆固醇等脂质组成。1995年，MIKA Pharma成为全球首家在医药市场推出稳定的局部脂质体产品（肝素喷雾剂）的公司。

近年来研究表明，脂质体主要滞留于角质层的上层，因此不适合经皮药物递送。创新的方法包括在载体中加入新型添加剂，从而导致许多新的囊泡类型的出现，如传递体、醇质体、柔体、类脂质体、囊泡体、聚合体，专门设计用于实现经皮药物递送。

传递体Transfersomes®，也被称为可变形脂质体，是由磷脂和边缘活性剂组成的弹性囊泡。这些边缘活性剂通常是单链表面活性剂分子，如胆酸钠、脱氧胆酸钠、司盘和吐温，它们能够破坏和改变角质层的脂质双层。研究报道，可变形的囊泡能够穿透体内完整的皮肤，并能够输送治疗量的许多活性物质，包括大分子。其中一些案例包括利多卡因、环孢素A、胰岛素、双氯芬酸、曲安奈德、左炔诺孕酮、炔雌醇和齐多夫定。传递体在活体皮肤中受到皮肤水合梯度的影响，具有在角质层细胞之间挤压变形的能力，这是其提高经皮递送能力的机制之一。图14.3为Chaudhary等人的研究图片，结果显示，与对照制剂相比，传递体制剂在皮肤层中的渗透性增加。生物制药公司IDEA AG正在开发基于这项技术的产品。他们基于传递体的酮洛芬凝胶产品目前正在欧洲进行治疗外周性疼痛的Ⅲ期试验。

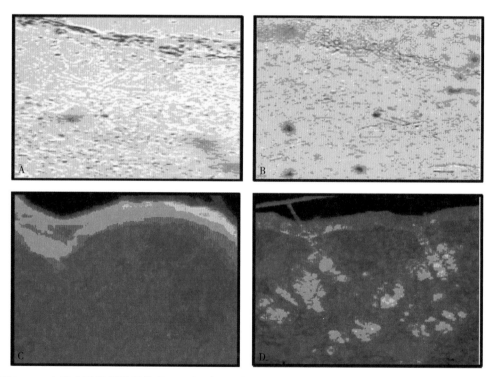

图14.3 大鼠皮肤的显微照片显示，与对照组相比，可变形脂质体的摄取增加，（A）载体给药（作为对照），（B）优化的传递体处方给药－放大100倍，（C）载体中应用罗丹明B染色后大鼠皮肤的荧光显微照片（作为对照），（D）优化的传递体处方染色后照片。（经参考文献许可转载：Chaudhary 等人，2013年）

醇质体是另一种新型的脂质载体，由磷脂、水和乙醇（20%～45%）组成。据报道，它们通过皮肤将药物输送到体循环中。乙醇是一种众所周知的促渗剂。然而，含有乙醇的脂质囊泡在促进经皮渗透方面优于乙醇水溶液，这表明乙醇、皮肤脂质和脂质囊泡之间存在协同机制。Novel Therapeutic Technology公司正在开发一系列基于醇质体技术的皮肤外用产品。

14.7.3 纳米粒

根据美国国家标准，纳米粒（nanoparticles）被定义为尺寸在1～100nm之间的粒子。目前有几家公司正在开发一些纳米技术平台。在过去的十年中，纳米粒用于真皮和毛囊递送已经引起了人们的兴趣。与微米粒子相比，它们的优点是可以渗透到更深的皮层。非常小的颗粒（小于10nm），如功能化富勒烯和量子点，已经被证明可以渗透到表皮和真皮的活性层中。

纳米粒的主要特征之一是增加被包封药物的渗透性。20nm及以上的纳米粒已被证明可以深入渗透到头发的毛囊中，并形成长期的药物递送储库。毛囊下段的角质细胞内层尚未发育良好，为纳米粒进入表皮的活性层提供了入口。纳米粒（大小为40 nm）已被证明可以将疫苗经皮递送至人类抗原呈递细胞中。纳米粒可以在细胞水平上与皮肤相互作用，并在局部应用的疫苗中发挥佐剂作用（增强免疫反应性）。它们与皮肤相互作用也可用于控制活性物质的释放，例如，从驻留在皮肤上的纳米粒中缓慢释放银离子已被证明可以抑制微生物滋生并加速伤口愈合。

研发人员已经研究了几种类型的纳米粒用于皮肤递送，例如胶束纳米粒、固体脂质纳米粒、纳米结构脂质载体、富勒烯、量子点。

14.7.3.1 胶束纳米粒

胶束纳米粒技术（micellar nanoparticle technology，MNP）是Novavax在20世纪90年代中期发明并获得专利授权的技术，之后在2003年又基于该技术推出第一款活性成分为17b-雌二醇的透皮洗剂产品Estrasorb。MNP系统的基本组成是油、水、稳定剂和溶剂。基于MNP的纳米乳液系统具有更高的生物利用度，并可通过局部应用促进全身药物递送。它可使高浓度的药物渗透通过皮肤，并在角质层和表皮中形成储库，从而实现持续和可控的全身药物递送。利用MNP技术，可以通过改变载药量、纳米乳滴大小和其他制剂参数来调整药物分布和渗透动力学。

另一种基于MNP的制剂（Androsorb™）已成功完成Ⅰ期临床试验。MNP技术也可应用于其他药物，如用于非甾体抗炎药、抗真菌药、抗菌药物、抗病毒药物、抗痉挛药和血管舒张药的递送，因此，可为局部给药领域提供新的前景。

14.7.3.2 固体脂质纳米粒和纳米结构脂质载体

目前，已在化妆品和皮肤病领域，对固体脂质纳米粒（solid lipid nanoparticles，SLN）和纳米结构脂质载体（nanostructured lipid carriers，NLC）进行了探索。SLN由0.1%～30%（w/w）的固体脂质组成，通常是在稳定表面活性剂的帮助下，将活性成分分散在水中。颗粒的大小在50～1000nm，因此，可认为其是微米粒子而非纳米粒。

NLC类似于SLN，不同之处在于它们包含固体和液体脂类（油）的混合物。与SLN相比，NLC具有更高的药物装载能力和在储存过程中更好的稳定性（即减少药物排出）。SLN和NLC具有多种特性，如控制药物释放、保护包封药物以免降解和低皮肤刺激，使其成为可应用于皮肤的有吸引力的候选载体。这些纳米粒也表现出屏障特性，从而有助于维持皮肤水分。由于它们的粒径小，因此可与角质层密切接触，从而增加了许多药物的渗透性，例如，克霉唑、泼尼卡酯、糖皮质激素、鬼臼毒素和异维A酸。SLN和NLC也被证明可以有效地靶向递送药物到某些皮肤层。SLN制剂已经实现雷公藤内酯在表皮的局部递送。局部递送有助于进一步减少给药频率，从而减少剂量依赖性副作用（如刺激）。这些纳米粒还可以作为紫外线物理阻挡剂，以及多种防晒剂的有吸引力的载体。

SLN被称为"纳米安全"载体，因为它们只是由体内发现的天然化合物（例如无羟基脂肪酸、胆固醇、硬脂酸等）组成的纳米粒递送系统，并且通过体内的代谢过程降解，从而有优异的耐受性。

市场上首个使用脂质纳米粒的产品是化妆品。自2005年推出以来，已经推出了30多种基于该技术的化妆品。到目前为止，还没有含有脂质纳米粒的药物产品上市。然而，由于其优异的特性和大量研究证明的高获益/风险比，预计在不久的将来，将作为一种药用皮肤产品进行商业推广。

14.7.3.3　富勒烯

富勒烯（fullerenes）是一种类似空心球体的碳基分子。在与皮肤接触时，它们通过细胞间而不是跨细胞的方式迁移穿过皮肤。其作用可以分为包载活性成分和将活性成分递送释放到表皮两方面。有文献证据表明这些分子具有抗氧化剂的作用。迄今进行的研究表明富勒烯耐受性良好，在未来的皮肤科和化妆品处方中具有相当大的应用前景。

14.7.3.4　量子点

量子点（quantum dots）是由具有独特光学和电学特性的半导体材料制成的纳米结构。研究表明，它们能够穿透人体皮肤等效模型（Epiderm™）的角质层。它们在表皮中积聚的能力可能会对长期皮肤暴露后的透皮递送产生影响。

14.7.4　树状大分子

树状大分子（dendrimers）是一类独特的聚合物，是新纳米技术时代不可或缺的一部分。它们是超支化、单分散、三维大分子，具有高的表面电荷密度和包裹活性分子的能力。由于树突状分子外围存在多个可电离基团，每个树突状聚合物分子可以静电吸附许多药物分子。这种结构可以提高疏水药物的溶解度，使经皮给药呈现出更易扩散的结果。树状大分子已被证明可以增强非甾体抗炎药（NSAID）的经皮递送。树状大分子提高疏水药物溶解度的特性可能为离子导入疗法提供可行的替代方案。

　　研究人员已经发表了大量关于以基于"纳米"技术的经皮递送系统的文章。市面上已经有许多与纳米技术相关的化妆品产品。就制药行业而言，这些技术正处于从早期可行性评估到后期开发/或商业化的不同开发阶段。基于脂质体技术和胶束纳米粒的产品已经实现商业化，而基于超强变型能力的脂质体技术产品也有望很快上市。如果开发出耐受性良好的表面活性剂体系，微乳液具有易于制备和超强稳定性的优点，是未来外用制剂的理想载体。纳米粒具有毛囊靶向的潜力，而SLN/NLC由于其优异的耐受性成为未来有吸引力的递送候选载体。研究工作的方向直指获得纳米递送系统与皮肤成分相互作用的机理理解，这将指导开发最有效的载体/递送系统，对角质层屏障造成最小的损害。

14.8　总结

　　透皮给药提供了一种有前途的替代给药途径，克服了与传统口服药物给药相关的问题，例如胃肠道副作用，也避免了与注射给药相关的患者依从性问题。局部给药被广泛研究用于治疗局部皮肤病症。制剂和药物递送系统的最新进展扩大了经皮和局部药物递送的范围。泡沫、喷雾剂和卵磷脂有机凝胶等局部外用制剂的创新，带来了美观优雅的处方，可用于具有不同理化性质的分子。同样，贴剂剂型的最新创新，如结晶储库技术，可以超预期地更好控制药物的释放模式。凝胶基质黏合系统改善了透皮贴剂的耐受性和贴敷特性。离子导入疗法、微孔化、超声导入和微针等物理促渗技术将透皮递送的分子范围扩大至亲水性分子和大分子。药妆品行业的发展提供了多种清洁和美容皮肤的产品。各种纳米载体也正在被广泛研究，以改善分子的皮肤渗透性并在经皮和局部给药过程中促进药物稳定。

参 考 文 献

1. Acrux Ltd. 2013. www.acrux.com.au/irm/content/technology-overview.aspx?RID＝275& RedirectCount＝1. [cited April 2013].

2. Adams，C. 2007. Exploring properties of gel matrix technology. *Drug Delivery Technology* 7 (9)：36-41.

3. Amer，M.，and M. Maged. 2009. Cosmeceuticals versus pharmaceuticals. *Clin Dermatol* 27 (5)：428-30.

4. Arzhavitina，A.，and H. Steckel. 2010. Foams for pharmaceutical and cosmetic application. *Int J Pharm* 394 (1-2)：1-17.

5. Banga，A. K. 2009. Microporation applications for enhancing drug delivery. *Expert Opin Drug Deliv* 6 (4)：343-54.

6. Banga，Ajay K. 2011. Transdermal and intradermal delivery of therapeutic agents：Application of Physical Technologies. London：Taylor & Francis Inc.

7. Bhatia，A.，Singh，B.，Raza，K.，Wadhwa，S. and Katara，O. P. 2013. Tamoxifen-loaded lecithin organogel (LO) for topical application：Development，optimization and characterization. *International*

Journal of Pharmaceutics 444：47-59.

8. Chaudhari，Y. S. 2012. Nanoparticles-A paradigm for topical drug delivery. *Chronicles of Young Scientists* 3 (1)：82-85.

9. Chaudhary，H.，Kohli，K. and Kumar，V. 2013. Nano-transfersomes as a novel carrier for transdermal delivery. *International Journal of Pharmaceutics* 454：367-80.

10. Chauhan，A. S.，Sridevi，S.，Chalasani，K. B. et al. 2003. Dendrimer-mediated transdermal delivery：enhanced bioavailability of indomethacin. *J Control Release* 90 (3)：335-43.

11. Chen，B.，Wei，J. and Iliescu，C. 2010. Sonophoretic enhanced microneedles array (SEMA) — Improving the efficiency of transdermal drug delivery. *Sensors and Actuators B：Chemical* 145 (1)：54-60.

12. Cheng，Y.，Man，N.，Xu，T. et al. 2007. Transdermal delivery of nonsteroidal anti-inflammatory drugs mediated by polyamidoamine (PAMAM) dendrimers. *J Pharm Sci* 96 (3)：595-602.

13. Draelos，Z. 2008. The cosmeceutical realm. *Clinics in Dermatology* 26 (6)：627-32.

14. Draelos，Z. D. 2011. The art and science of new advances in cosmeceuticals. *Clin Plast Surg* 38 (3)：397-407，vi.

15. Elsayed，M. M.，Abdallah，O. Y.，Naggar，V. F. and Khalafallah，N. M. 2007. Lipid vesicles for skin delivery of drugs：reviewing three decades of research. *Int J Pharm* 332 (1-2)：1-16.

16. Hadgraft，J.，and Lane，M. E. 2006. Passive transdermal drug delivery systems：Recent considerations and advances. *Am. J. Drug Deliv* 4 (3)：153-60.

17. Heuschkel，S.，Goebel，A. and Neubert，R. H. 2008. Microemulsions— modern colloidal carrier for dermal and transdermal drug delivery. *J Pharm Sci* 97 (2)：603-31.

18. Jacques，E.，and Tickle，S. 2005. Minoxidil pharmaceutical foam formulation. In *United Stated Patent US 20050079139 A1*.

19. Jeong，S. H.，Kim，J. H.，Yi，S. M. et al. 2010. Assessment of penetration of quantum dots through in vitro and in vivo human skin using the human skin equivalent model and the tape stripping method. *Biochem Biophys Res Commun* 394 (3)：612-5.

20. Kalluri，H.，and Banga，A. K. 2011. Formation and closure of microchannels in skin following microporation. *Pharm Res* 28 (1)：82-94.

21. Kapadia，M.，Thosar，M. and Pancholi，S. 2012. Formulation and Evaluation of Econazole Nitrate Topical Spray：Topical Antifungal Treatment LAP LAMBERT Academic Publishing

22. Kato，S.，Aoshima，H.，Saitoh，Y. and Miwa，N. 2010. Fullerene-C60/liposome complex：Defensive effects against UVA-induced damages in skin structure，nucleus and collagen type I/IV fibrils，and the permeability into human skin tissue. *J Photochem Photobiol B* 98 (1)：99-105.

23. Kim，Y. C.，Park，J. H. and Prausnitz，M. R. 2012. Microneedles for drug and vaccine delivery. *Adv Drug Deliv Rev* 64 (14)：1547-68.

24. Kreilgaard，M. 2002. Influence of microemulsions on cutaneous drug delivery. *Adv Drug Deliv Rev* 54 Suppl 1：S77-98.

25. Kumar，R.，and Katare，O. P. 2005. Lecithin organogels as a potential phospholipid-structured system for topical drug delivery：a review. *AAPS PharmSciTech* 6 (2)：E298-310.

26. Neubert，R. H. 2011. Potentials of new nanocarriers for dermal and transdermal drug delivery. *Eur J Pharm Biopharm* 77 (1)：1-2.

27. Pardeike，J.，Hommoss，A. and Muller，R. H. 2009. Lipid nanoparticles (SLN，NLC) in cosmetic and pharmaceutical dermal products. *Int J Pharm* 366 (1-2)：170-84.

28. Patel, E. K., and Oswal, R. J. 2012. Nanosponge and micro sponges: a novel drug delivery system. *International Journal of Research in Pharmacy and Chemistry* 2 (2): 237-244.

29. Paudel, K. S., Milewski, M., Swadley, C. L. et al. 2010. Challenges and opportunities in dermal/transdermal delivery. *Ther Deliv* 1 (1): 109-31.

30. Pecha, R., and Gompf, B. 2000. Microimplosions: cavitation collapse and shock wave emission on a nanosecond time scale. *Phys Rev Lett* 84 (6): 1328-30.

31. Peck, M. S., Pena, E. L., Thoennes, J. C. and Valvani, C. S. 1988. Foams for delivery of minoxidil. In *WO1988001863 A1*, edited by T. U. Company.

32. Polat, B. E., Hart, D., Langer, R. and Blankschtein, D. 2011. Ultrasound-mediated transdermal drug delivery: mechanisms, scope, and emerging trends. *J Control Release* 152 (3): 330-48.

33. Prow, T. W., Grice, J. E., Lin, L. L. et al. 2011. Nanoparticles and microparticles for skin drug delivery. *Adv Drug Deliv Rev* 63 (6): 470-91.

34. Reszko, A. E., Berson, D. and Lupo, M. P. 2009. Cosmeceuticals: practical applications. *Dermatol Clin* 27 (4): 401-16, v.

35. Sachdeva, V., and Banga, A. K. Autumn 2009. Skin deep. *Drug Delivery and Dosage Forms*, *PMPS*, 17-24.

36. Tamarkin, D., Eini, M., Friedman, D. et al. 2008. Sensation modifying topical composition foam. In *United States Patent US 20080253973 A1*, edited by F. Ltd.

37. Thomas, B. J., and Finnin, B. C. 2004. The transdermal revolution. *Drug Discov Today* 9 (16): 697-703.

38. Van der, H., and Edgar, I. M. 2013. Foam-forming assembly, squeeze foamer and dispensing device. In *United States Patent US 8360282 B2*, edited by R. A. N. V.

39. Wosicka, H., and Cal, K. 2010. Targeting to the hair follicles: current status and potential. *J Dermatol Sci* 57 (2): 83-9.

40. Zhao, J. H., Ji, L., Wang, H. et al. 2011. Microemulsion-based novel transdermal delivery system of tetramethylpyrazine: preparation and evaluation in vitro and in vivo. *Int J Nanomedicine* 6: 1611-9.

41. Zhao, Y., Brown, M. B. and Jones, S. A. 2010. Pharmaceutical foams: are they the answer to the dilemma of topical nanoparticles? *Nanomedicine* 6 (2): 227-36.